Reinhart Lempp

Gerichtliche Kinder- und Jugendpsychiatrie

Ein Lehrbuch für Ärzte, Psychologen und Juristen

Reinhart Lempp

Gerichtliche Kinder- und Jugendpsychiatrie

Ein Lehrbuch für Ärzte, Psychologen und Juristen

Verlag Hans Huber Bern Stuttgart Wien

Herrn Professor Dr. jur. Karl Peters
und dem Gedächtnis von
Herrn Professor Dr. med. Dr. phil. hc. Dr. med. hc. Hermann Stutte
gewidmet

CIP-Kurztitelaufnahme der Deutschen Bibliothek

Lempp, Reinhart:
Gerichtliche Kinder- und Jugendpsychiatrie: e. Lehrbuch für Ärzte, Psychologen u. Juristen / Reinhart Lempp. - Bern; Stuttgart; Wien: Huber, 1983.
ISBN 3-456-81239-6

Herstellung: Satzatelier Paul Stegmann Bern
Druck: Lang Druck AG Liebefeld-Bern
Printed in Switzerland

Inhaltsverzeichnis

Vorwort

Diese «Gerichtliche Kinder- und Jugendpsychiatrie» soll ein Lehrbuch sein, das sich an zwei sehr unterschiedliche Berufsgruppen wendet: an die Kinder- und Jugendpsychiater und ebenso an die Juristen. Das Buch ist ganz aus der kinder- und jugendpsychiatrischen Klinik und Praxis heraus entstanden, aus einer jahrzehntelangen Zusammenarbeit zunächst mit Jugendgerichten und Jugendstrafkammern, später in zunehmendem Maße auch mit Zivilkammern, mit Vormundschaftsgerichten und seit dem 1. Juli 1977 mit den Familiengerichten aller Instanzen. Diese Erfahrung, wie auch der Erfahrungshintergrund und der berufliche Standort des Verfassers, geben dem Buch seine Blickrichtung und vielleicht auch da und dort seine Einseitigkeit. Der Arzt kann sich in seiner Funktion als Berater, Helfer und Therapeut von Kindern und Jugendlichen und deren Eltern auf der einen Seite, und als Ratgeber für den Juristen, den Jugendrichter und den Familienrichter auf der anderen Seite, nicht auf einen scheinbar neutralen, rein rechtspolitischen Standpunkt zurückziehen. Er muß auch hier die Position des Kindes vertreten. Als Kinder- und Jugendpsychiater kommt er dabei mit seiner Aufgabe, dem Gericht zu raten und zu helfen, weniger in Konflikt als der forensische Psychiater, der ein Gutachten über erwachsene Patienten zu erstellen hat. In der Notwendigkeit, Kindern und Jugendlichen dabei zu helfen, den Weg in die Gemeinschaft als körperlich und seelisch möglichst gesunde Menschen zu finden, ist er unbestritten. So soll in diesem Buch versucht werden, den Kinder- und Jugendpsychiater oder den in entsprechender Weise tätigen Arzt und Psychologen mit den rechtlichen Fragestellungen und Problemen vertraut zu machen, gleichzeitig aber auch dem Juristen – sei er Richter, Staatsanwalt oder Rechtsanwalt – die Aspekte der Kinder- und Jugendpsychiatrie zu vermitteln und ihn in die Psychologie und Psychopathologie des Kindes und Jugendlichen einzuführen, soweit dies für die rechtlichen Fragestellungen von Bedeutung ist.

Dieses Lehrbuch der gerichtlichen Kinder- und Jugendpsychiatrie hat keinen Vorläufer. Die Fragestellungen dieses Teilgebietes der forensischen Psychiatrie oder Teilgebietes der Kinder- und Jugendpsychiatrie fanden bisher nur im Rahmen forensisch psychiatrischer Lehrbücher eine randständige Erwähnung, und auch dies im allgemeinen nur im Bereich des Jugendstrafrechts. Für die zivilrechtlichen, insbesondere die familienrechtlichen Fragestellungen gab es überhaupt noch keine zusammenfassende Darstellung. Die Zusammenfassung aller rechtlichen Probleme in Verbindung mit der Kinder- und Jugendpsychiatrie geschah vor allem unter dem Aspekt, daß es innerhalb der Kinder- und Jugendpsychiatrie noch kaum zu einer Spezialisierung innerhalb der gerichtlichen Kinder- und Jugendpsychiatrie gekommen ist, auch wenn der eine Gutachter sich mehr den strafrechtlichen, der andere mehr den zivilrechtlichen Fragen zugewandt hat. Aber auch für den Juristen ist es vielleicht gut, wenn er in diesem Buch Kapitel finden kann, die ihn bei seiner prozessual scharf begrenzten Tätigkeit erkennen lassen, daß es allemal ein Kind oder ein Jugendlicher ist, um den es geht, und daß die Aufteilung dieser Persönlichkeit des Kindes oder des Jugendlichen in einzelne Rechtsaspekte gerade in dieser Altersphase oft problematisch ist.

In ein auf diese Weise aus langjähriger Praxis heraus gewachsenes Lehrbuch gehen natürlich nicht nur unmittelbar eigene Erfahrungen ein, sondern auch solche, die Mitarbeiter gemacht und berichtet haben; Probleme und Erfahrungen, die man gemeinsam besprochen und zu lösen versucht hat, ohne daß im einzelnen noch zu trennen wäre, von wem die Erfahrung stammt und was der Einzelne dazu beigetragen hat. So habe ich allen meinen langjährigen Mitarbeitern, die zusammen mit mir forensisch kinder- und jugendpsychiatrisch tätig gewesen sind, zu danken, vor allem meinem langjährigen früheren Mitarbeiter, besonders auf dem Gebiet des Jugendrechts, Professor Dr. G. Schütze, Kiel, aber auch meinen psychologischen Mitarbeitern, den Akademischen Oberräten Frau Diplompsychologin Dr. Doris Röcker und Herrn Diplompsychologe Dr. Harald Moosmann. Die letzteren trugen vor allem in familienrechtlichen Fragen, wie auch bei der Begutachtung zur Frage der Glaubwürdigkeit kindlicher Zeugen, wesentlich zu der hier niedergelegten Erfahrung bei.

Außerdem danke ich Frau Cornelia Eßlinger herzlich dafür, daß sie das Manuskript hinsichtlich der juristischen Aspekte noch einmal durchgesehen hat.

Sommer 1982 REINHART LEMPP

Einleitung

Die gerichtliche Kinder- und Jugendpsychiatrie war bis vor kurzem eigentlich nur ein Spezialfall der allgemeinen Gerichtspsychiatrie. In den gängigen Lehrbüchern der forensischen Psychiatrie werden dementsprechend auch die Fragen, welche die Begutachtung von Kindern und Jugendlichen im Rahmen gerichtlicher Verfahren betreffen, im allgemeinen auf wenigen Seiten abgehandelt. Im Laufe dieses Jahrhunderts hat sich jedoch in den unterschiedlichsten Bereichen die Erkenntnis Bahn gebrochen, daß Kinder und Jugendliche nicht nur «kleine Erwachsene» sind, sondern daß sie sich im Denken, Fühlen und Handeln und damit auch in ihren sozialen Beziehungen und ihren Bedürfnissen grundsätzlich von den Erwachsenen unterscheiden. In Konsequenz dieser allmählich sich durchsetzenden Erkenntnis fand die öffentlich-rechtliche Absicherung, der Schutz der Kinder und Jugendlichen, aber auch ihre Bedürfnisse nach einer verbesserten psychosozialen Entwicklung, im Rahmen der Gesetzgebung ihre weitergehende Berücksichtigung. Auch im Bereich des Gesundheitswesens und der Wissenschaft spezialisierten sich die einzelnen Fachdisziplinen auf dem Gebiet der Kinder- und Jugendpflege. Aus der allgemeinen Psychiatrie und Neurologie erwuchs als eigenes medizinisches Fach- und Weiterbildungsgebiet die Kinder- und Jugendpsychiatrie mit eigener Facharztanerkennung und den entsprechenden Spezialeinrichtungen in der Krankenversorgung. Im Rahmen dieser differenzierenden Entwicklung hat sich auch eine eigene gerichtliche Kinder- und Jugendpsychiatrie etabliert, mit dem Bedürfnis, ihre Erfahrungen und die daraus sich ergebenden Leitlinien in einem eigenen Lehrbuch niederzulegen.

Während die allgemeine gerichtliche Psychiatrie ursprünglich und auch heute noch zum überwiegenden Teil sich der Aufgabe gegenüber sieht, den psychisch kranken Menschen in seinen rechtlichen Verpflichtungen der Allgemeinheit gegenüber abzugrenzen durch Feststellung einer aufgehobenen oder verminderten Schuldfähigkeit, oder auch seine Geschäftsfähigkeit zu seinem eigenen Schutze und dem Schutz der Allgemeinheit zu überprüfen, muß die Aufgabe der forensischen Kinder- und Jugendpsychiatrie von vornherein schon deshalb eine ganz andere sein, weil die Kinder und Jugendliche betreffenden Gesetze die besondere Situation und die Bedürfnisse dieser Altersgruppe zum Inhalt haben und im wesentlichen dem Schutze des noch unreifen, in seiner Entwicklung begriffenen und zur Durchsetzung seiner elementaren Bedürfnisse nur eingeschränkt instand gesetzten Personenkreises dienen. Zustände psychischer Krankheit und Schwäche spielen dabei eine eher untergeordnete Rolle, und die damit im Zusammenhang stehenden Fragen nehmen im Rahmen der gerichtlichen Kinder- und Jugendpsychiatrie nur einen relativ geringen Raum ein. Kinder und Jugendliche sind inzwischen zu einem unter dem besonderen Schutz der Allgemeinheit stehenden Teil der Bevölkerung geworden, der auch besondere Ansprüche stellt hinsichtlich seiner Erziehungsbedürfnisse und Entwicklungsmöglichkeiten.

Die große Problematik, die sich hinter einer solchen Entwicklung verbirgt, welche das besondere Schutz- und Anspruchsbedürfnis gesunder Kinder und Jugendlicher betont, kann hier nicht erörtert werden. Diese besonderen Schutzbedürfnisse und Ansprüche der Kinder und Jugendlichen gegenüber der Allgemeinheit sind im Grunde wohl durch eine Änderung der sozialen Struktur der Gesellschaft im allgemeinen und der Familie im besonderen bedingt. In einer zunehmend arbeitsteiligen Gesellschaft bedarf die Familie als solche einer zunehmenden rechtlichen Absicherung. Eine sich ständig verkleinernde und immer mehr isolierte Familie, reduziert auf zwei Generationen mit einem oder zwei Kindern, ist immer weniger in der Lage, ohne zusätzliche gesetzliche Absicherung den Kindern allein die notwendige Sicherheit und Entwicklungsmöglichkeit zu garantieren.

Die Familien haben aber damit auch in gewissem Maße ihre spezifische Kompetenz eingebüßt, das heißt, es ist für die Eltern auch im Laufe der geschichtlichen Entwicklung in zunehmendem Maße schwieriger geworden, die Bedürfnisse ihrer Kinder nicht nur zu befriedigen, sondern sie als solche auch rechtzeitig zu erkennen. Dies drückt sich in den steigenden Bedürfnissen nach Erziehungsberatung und Lebensberatung im weitesten Sinne aus. Hier entfaltet sich die Aufgabe für den Kinder- und Jugendpsychiater, und neben ihm auch für den fachlich qualifizierten Psychologen, durch seine fachliche Kompetenz die individuellen Bedürfnisse des Kindes und des Jugendlichen zu erkennen und zu beurteilen. Dies ist eine fachliche Kompetenz; sie muß aber auch den Richtern und Verwaltungsbeamten zur Verfügung stehen, die im Rahmen dieser besonderen Jugendgerichtsbarkeit und in jugendrechtlichen Verfahren tätig sind.

Der gerichtliche Kinder- und Jugendpsychiater hat daher im Rahmen seiner Tätigkeit nicht nur eine diagnostische, sondern auch eine prospektive und prophylaktische Aufgabe. Wenn P. H. Bresser im Vorwort der von ihm herausgegebenen «Gerichtlichen Psychiatrie» ausführt, es komme im Rahmen einer gutachtlichen Beurteilung nicht darauf an, warum ein Rechtsbrecher eine Krankheit habe, sondern nur darauf, ob er von einer solchen Krankheit betroffen sei, so reicht das für die gerichtliche Kinder- und Jugendpsychiatrie nicht aus. Die Frage nach dem Warum ist, so schwer sie im Einzelfall zu beantworten sein mag, im Hinblick auf die prospektive Aufgabe, die die jugendrechtlichen Bestimmungen stellen, zu beantworten notwendig.

Im Hinblick auf diese prospektive Aufgabe, die den gerichtlichen Kinder-

und Jugendpsychiater bei seiner Tätigkeit ständig begleitet, kommt er auch viel weniger als der Erwachsenengerichtspsychiater als Arzt in einen Rollenkonflikt, der die allgemeine Gerichtspsychiatrie seit jeher schwer belastet, weil der dabei tätige Arzt seine ihm immanente Helferrolle aufgeben und die Position des nur diagnostizierenden Wissenschaftlers einnehmen soll. Diese Rolle, beziehungsweise dieser Rollenverzicht, hat dem allgemeinen Gerichtspsychiater schon schwere Vorwürfe eingetragen (T. Moser). Sie hat auch viele qualifizierte Psychiater dazu veranlaßt, die von der Allgemeinheit her gesehen unabdingbare Aufgabe abzulehnen und anderen zu überlassen. Für den Kinder- und Jugendpsychiater stellt sich die Alternative zwischen helfendem und beratendem Arzt auf der einen und diagnostizierendem Wissenschaftler auf der anderen Seite viel weniger, da er in Übereinstimmung mit den Zielen der Jugendgesetze das Wohl des Kindes und dessen soziale Integration im Auge behalten muß. Daß auch eine kinder- und jugendpsychiatrisch-forensische Tätigkeit im Rahmen der rechtlichen Bestimmungen von solchen Konfliktsituationen nicht frei ist, wird sich in manchen Tätigkeitsbereichen noch zeigen.

Die vergleichsweise stärkere Einbindung des kinder- und jugendpsychiatrischen Gutachters in den Prozeß der Justiz und Verwaltung birgt aber auch die Gefahr in sich, daß die kinder- und jugendpsychiatrische Wissenschaft von dort mit einem höheren Anspruch an Allgemeingültigkeit entgegengenommen wird, als die Wissenschaft von ihrer Natur her bieten kann. Auch die Kinder- und Jugendpsychiatrie ist, ebensowenig wie die Psychiatrie überhaupt, eine exakte Naturwissenschaft, sondern eine Erfahrungswissenschaft mit starker sozialer Beziehung und Auswirkung. Der Kinder- und Jugendpsychiater steht ständig in der Versuchung, Überzeugungen anstelle von fundierten Erkenntnissen als Beweis, Maßstab und Richtschnur einzubringen, die sich möglicherweise einige Zeit später als Modeströmungen und Vorurteile erweisen werden. Das Verständnis für die Notwendigkeit, welcher der Jurist, der Gesetzgeber wie der Richter, aber auch der Verwaltungsbeamte in der Jugendbehörde, unterworfen ist, der Notwendigkeit, eine hinreichende Rechtskontinuität und Rechtssicherheit zu gewährleisten und stets die Ansprüche der Allgemeinheit gegen die Ansprüche des Individuums abzuwägen, ist eine wesentliche Voraussetzung für eine befriedigende Tätigkeit als kinder- und jugendpsychiatrischer Gutachter.

Frau Schönfelder hat in einem bedeutsamen Aufsatz die besondere Stellung des jugendpsychiatrischen Sachverständigen und die Probleme seiner Identität dargelegt. Sie hat dabei gezeigt, daß die Funktion des jugendpsychiatrischen Sachverständigen auch eine therapeutische Haltung mit einschließt, die ebensowenig vorrangig die Tendenz zur Exkulpierung des Jugendlichen oder Heranwachsenden im Auge haben kann wie seine psychodynamisch begründete Arbeitsweise, die auf ein Verstehen der Taten des Begutachteten abzielt. Verstehen kann hier nicht heißen, einen Menschen von seiner persönlichen Verantwortung freizustellen. Die veränderte Zielrichtung des Jugendgerichtsgesetzes, die auf eine Erziehung und soziale Eingliederung des Jugendlichen ausgerichtet ist, verändert die Rolle des psychiatrischen Sachverständigen. Sie bringt aber auch insofern im juristischen Bereich Probleme mit sich, als aus dem Erwachsenenstrafrecht übernommene Bestimmungen, wie zum Beispiel die §§ 20 und 21 StGB, dieser neuen Zielrichtung teilweise entgegenstehen und dem Auftrag des Jugendgerichtsgesetzes hinderlich sein können. Die Verwirklichung der Ziele des Jugendgerichtsgesetzes stößt allerdings noch immer dort auf den größten Widerstand, wo Jugendrichter sich nicht von der Aufgabe des Erwachsenenstrafrechts lösen können und die erzieherischen Möglichkeiten, die das Jugendgerichtsgesetz bietet, nicht anzuwenden sich getrauen oder wollen. Darauf hat kürzlich SCHAFFSTEIN hingewiesen, der die besondere Stellung des Jugendrichters herausstellte. Er betont dabei, daß es fast völlig in das pflichtgemäße, *nur durch erzieherische Rücksichten bestimmte Ermessen* (Hervorhebung durch den Verfasser) des Jugendrichters gestellt sei, ob er auf eine Jugendstraftat mit Einstellung des Verfahrens, Erziehungsmaßregeln, Zuchtmitteln oder Jugendstrafe reagieren will. Er weist darauf hin, daß sich mit der Durchsetzung des Erziehungsgedankens im deutschen Jugendstrafrecht im «Jugendrichter» ein neuer Richtertypus entwickle, der dem früheren und auch noch heute weitgehend herrschenden Idealbild der allein dem Gesetz und der Gerechtigkeit verpflichteten Richterpersönlichkeit widerspreche. SCHAFFSTEIN weist in diesem Aufsatz den Sachverständigen ausdrücklich auch die Aufgabe zu, sich hinsichtlich der Zweckmäßigkeit der zu treffenden Maßnahmen für die weitere Entwicklung des jungen Angeklagten zu äußern. Verlangt somit sogar das Jugendstrafrecht vom Richter ein Primat des Erziehungsgedankens und vom Sachverständigen eine pädagogisch-therapeutische Haltung, so ist dies im Bereich des Familienrechts noch viel ausdrücklicher der Fall. Hier geht es auch nach dem Willen des Gesetzgebers um das Wohl des Kindes, das festzustellen und zu vertreten eine legitime Aufgabe des Kinder- und Jugendpsychiaters sein muß. Allein im übrigen zivilrechtlichen Bereich, im Rahmen von Schadensersatzprozessen, ist auch vom kinder- und jugendpsychiatrischen Sachverständigen im wesentlichen nur die reine Diagnostik und die wissenschaftliche Beurteilung des Zusammenhangs verlangt, ohne daß die Belange des Kindes dabei einen Vorrang erfahren dürften. Da es hier aber in aller Regel nur um materielle Entscheidungen über zurückliegende, der Anamnese angehörende Sachverhalte geht, ist es auch für den kinder- und jugendpsychiatrischen Arzt meistens nicht schwer, seine ärztlich helfende Rolle zugunsten der des wissenschaftlich Urteilenden aufzugeben.

So soll dieses Lehrbuch sowohl den kinder- und jugendpsychiatrischen und den in diesem Bereich tätigen psychologischen Gutachtern die Ergebnisse einer langjährigen Gutachtererfahrung vermitteln, als auch den im Bereich des Jugendrechts tätigen Juristen und Verwaltungsbeamten die für ihre Tätigkeit nötigen Kenntnisse der Kinder- und Jugendpsychiatrie und der Kinderpsychologie nahebringen.

Literatur

LANGELÜDDEKE, A.; BRESSER, P.H.: Gerichtliche Psychiatrie. Berlin/New York: de Gruyter 1976[4].

MOSER, T.: Repressive Kriminalpsychiatrie. Vom Elend einer Wissenschaft. Eine Streitschrift. Frankfurt: Suhrkamp 1971.

SCHAFFSTEIN, F.: Zur Situation des Jugendrichters. NStZ, 1981, *8*, 286-293.

SCHÖNFELDER, TH.: Zur Identität des jugendpsychiatrischen Sachverständigen. In: MÜLLER-KÜPPERS, M.; SPECHT, F. (Hrsg.): Recht, Behörde, Kind. Bern/Stuttgart/Wien: Huber 1979, 159-164.

A. Allgemeine gerichtliche Kinder- und Jugendpsychiatrie

1. Die rechtlichen Voraussetzungen

a) Die Entwicklung und Differenzierung des Jugendrechts

Eine differenzierte Ausgestaltung eines Rechts, das speziell für die Bedürfnisse der Kinder und Jugendlichen gesetzt wurde, gibt es erst seit Anfang der zwanziger Jahre dieses Jahrhunderts.

Das Jugendgerichtsgesetz von 1923 verwirklichte im strafrechtlichen Bereich die Ideen einer schon Jahrzehnte bestehenden Jugendgerichtsbewegung. Das Jugendgerichtsgesetz trat an die Stelle der damaligen §§ 55–57 des Strafgesetzbuches, in welchen die Jugendlichkeit ebenso als schuldmindernder oder schuldausschließender Umstand aufgeführt war, wie etwa Krankheit und Taubstummheit. Auch in früheren Jahrhunderten gab es Bestimmungen, welche die Schuldfähigkeit und die Möglichkeit zur Bestrafung für Kinder und Jugendliche einschränkten und begrenzten. So gab es schon im Römischen Recht einen Strafausschluß bei Kindern bis zum siebenten Lebensjahr, eine alternative Möglichkeit zur Bestrafung von Kindern vom siebenten bis zum vierzehnten Lebensjahr und eine fakultative Strafmilderung bis zum fünfundzwanzigsten Lebensjahr, wobei dem Richter die Entscheidung darüber, ob im Einzelfalle eine Strafe oder eine mildere Strafe ausgesprochen wurde, überlassen blieb. Stets aber waren diese Bestimmungen, welche Kinder und Jugendliche betrafen, Teil eines allgemeinen Strafgesetzbuches, dessen rechtspolitische Tendenzen auch für Kinder und Jugendliche galten. So waren auch Jugendliche mit dem allgemeinen Strafrecht einem «Tatstrafrecht», einem «Vergeltungsstrafrecht» unterworfen. Erst eine schon im 19. Jahrhundert einsetzende Jugendgerichtsbewegung konnte dem Erziehungsgedanken auch im Strafrecht für Jugendliche Geltung verschaffen; und diese grundsätzlichen, divergierenden Tendenzen machten ein eigenes Strafrecht für Jugendliche notwendig. Dabei ist die Entwicklung vom «Tatstrafrecht» zum «Täterstrafrecht» und zum «Erziehungsstrafrecht» noch keineswegs abgeschlossen. Das jetzt geltende Jugendgerichtsgesetz (JGG) ist zwar nach seinem Gesetzestext ein weitgehendes, wenn auch nicht uneingeschränktes Erziehungsrecht, seine Möglichkeiten jedoch werden auch heute noch nicht von allen Jugendrichtern in dieser Funktion ausgeschöpft; tatstrafrechtliche und vergeltungsrechtliche Tendenzen setzen sich vielmehr immer wieder durch.

Seit seiner Verkündigung am 16. Februar 1923 wurde das JGG noch zweimal reformiert. Das Reichsjugendgerichtsgesetz von 1943 brachte die heute noch gültige Dreigliederung der Rechtsfolgen der Jugendstraftat in Gestalt von Erziehungsmaßregeln, Zuchtmitteln und Jugendgefängnis, wobei als Zuchtmittel schon 1940 der Jugendarrest anstelle der als wertlos erkannten kurzfristigen Freiheitsstrafe eingeführt wurde. Durch die Einführung der Jugendgefängnisstrafe mit einem Mindestmaß von drei Monaten und einer Höchststrafe von zehn Jahren hatte sich das Jugendgerichtsgesetz vom Strafrahmen des allgemeinen Strafrechts gelöst. Allerdings wirkte sich die damalige NS-Ideologie auch nachteilig auf die Reform aus, insofern als die Strafaussetzung zur Probe wieder aufgegeben und eine Bestrafung auch von Kindern zwischen zwölf und vierzehn Jahren möglich gemacht wurde. Die Reform des Jugendgerichtsgesetzes von 1953 ist heute noch geltendes Recht. Die Erhöhung des Mindestmaßes der Jugendstrafe auf sechs Monate und die Wiedereinführung der Strafaussetzung zur Bewährung, die Festlegung der Strafmündigkeit auf 14 Jahre und die Einbeziehung der 18- bis 21jährigen als Heranwachsende in das Jugendgerichtsgesetz beseitigten die Mängel der vorangegangenen Reform. Die Deutsche Vereinigung für Jugendgerichte und Jugendgerichtshilfen e. V. bemüht sich seither um eine Weiterentwicklung der Jugendgerichtsbarkeit, unter anderem auch um eine Ausdehnung eines die Täterpersönlichkeit in den Mittelpunkt stellenden Strafrechts, auch für sogenannte Jungerwachsene bis zum 24. oder 25. Lebensjahr.

Die Schaffung eines eigenen Jugendstrafrechts, das den Gedanken der Strafe von der Vorstellung der Vergeltung lösen und dem Erziehungsgedanken unterordnen konnte, war nur vor dem Hintergrund der Entwicklung zum Sozialstaat denkbar, der den Bedürfnissen einer industriellen Gesellschaft entsprechend auch der öffentlichen Jugendpflege einen breiten Raum einräumen mußte.

So war kurz vor der Verkündigung des JGG am 9. Juli 1922 das Reichsjugendwohlfahrtsgesetz (RJWG) verkündet worden. Diesem waren lediglich gewisse Arbeitsschutzmaßnahmen für Jugendliche, wie auch die öffentliche Waisenfürsorge vorausgegangen. Das RJWG war insofern bahnbrechend, als es jedem deutschen Kind ausdrücklich ein Recht auf Erziehung zur leiblichen, seelischen und gesellschaftlichen Tüchtigkeit zubilligte. Darüber hinaus legte es das Verhältnis von Erziehungsrecht und -pflicht der Eltern, privater Jugendhilfe und dem Eingreifen der öffentlichen Hand fest, wobei es den Vorrang der Eltern und die Subsidiarität der öffentlichen Jugendhilfe festlegte. Schließlich regelte es den Aufbau und die Zuständigkeit der Jugendwohlfahrtsbehörden.

Auch dieses Gesetz fand 1961 unter der Bezeichnung «Gesetz für Jugendwohlfahrt» (JWG) mit weiteren Änderungen 1970 und 1977 Ergänzungen. Ein neues Jugendhilfegesetz, das an die Stelle des JWG treten soll, ist derzeit in Bearbeitung und ist in seinem Referentenentwurf schon seit 1977 fertiggestellt. Das JWG ist auch inzwischen mit anderen Gesetzen unter das Sozialgesetzbuch (SGB) Allgemeiner Teil zusammengefasst worden.

Auch im Privatrecht haben sich seit Verkündigung des bürgerlichen Gesetzbuches (BGB) für Kinder und Jugendliche Änderungen ergeben, vor allem auf dem Gebiet des Familienrechts; so wurde das nichteheliche Kind in seiner Rechtsstellung dem ehelichen nähergebracht, auch war die Adoption neu geregelt worden.

Besondere Änderungen und Verbesserungen der Rechtsstellung des Kindes ergaben sich vor allem im Familienrecht, insbesondere auch durch die Neufassung des Scheidungsrechts vom 1.7.1977 mit der Aufgabe des Schuldprinzips. Dem Kinde werden dabei der Tendenz nach mehr eigene Persönlichkeitsrechte zugewiesen. So fand der schon früher im Gesetz verankerte Begriff des «Kindeswohls» im neuen Scheidungsrecht eine breitere Anwendung und sowohl in der juristischen Literatur wie auch in der familienrichterlichen Praxis eine differenziertere Berücksichtigung.

Eine Neufassung des Rechts der elterlichen Sorge vom 1.1.1980 entspricht der genannten Tendenz, dem Kinde und dem Jugendlichen mehr eigene Persönlichkeitsrechte zuzubilligen. Die Grundrechte des Grundgesetzes (GG), die für alle Deutschen und damit nicht nur für alle erwachsenen Deutschen Gültigkeit haben, sind für Kinder und Jugendliche natürlicherweise eingeschränkt, wobei in Artikel 6 GG das natürliche Recht der Eltern und die ihnen zuvörderst obliegende Pflicht ausdrücklich festgelegt ist, aber auch das Wächteramt der staatlichen Gemeinschaft über die Betätigung der Eltern.

Eine im letzten Jahrhundert sich deutlich abzeichnende soziologische und demographische Entwicklung hat die Familie in ihrer Struktur und damit auch in ihrer Schutz- und Sozialisierungsfunktion deutlich verändert.

Eine Entwicklung zur Zwei-Generationen-Familie und Ein- bis Zwei-Kinder-Ehe mit zunehmender Übertragung von Erziehungsaufgaben an außerfamiliäre Institutionen (Hort, Kindergarten, Schule) und einer Veränderung der Rollenverteilung zwischen Vater und Mutter haben die für eine gesunde, psychische Entwicklung jedes Kindes notwendigen Bindungsmöglichkeiten eingeschränkt und das Kind damit in seiner Sozialisation vulnerabler gemacht. Mit der Einschränkung der Leistungsfähigkeit der Familie muß zwangsläufig die gesetzlich definierte Rechtsstellung des Kindes abgesichert, sein Schutz gesetzlich geregelt und die Wächterfunktion der staatlichen Gemeinschaft erweitert werden. Auch die rechtlichen Voraussetzungen, unter denen ein kinder- und jugendpsychiatrischer Gutachter tätig werden kann, und damit auch alle Jugendgesetze dienen letztendlich nur dem Schutz des Kindes und des Jugendlichen dort, wo die Familie fehlt, oder wo die Familie in ihrer Schutz- und Sozialisierungsfunktion vorübergehend oder dauernd insuffizient geworden ist. Die Gesetze bedeuten daher an keiner Stelle eine Beeinträchtigung der gesunden und leistungsfähigen Familie.

b) Die rechtlichen Voraussetzungen der Sachverständigentätigkeit

Jedermann hat das selbstverständliche Recht, von einem Arzt, also auch von einem Arzt für Kinder- und Jugendpsychiatrie, ein Gutachten zu erbitten, in dem dieser aufgrund seiner speziellen Sachkunde eine vom Auftraggeber gestellte Frage sachgerecht beantworten soll. Hierbei handelt es sich um eine normale ärztliche Leistung, deren Vergütung in den ärztlichen Gebührenordnungen geregelt ist. Allerdings besteht im Gegensatz zur ärztlichen Behandlung, insbesondere einer Behandlung im Notfall, kein Anspruch gegenüber dem Arzt, daß er eine solche gutachtliche Äußerung abgeben *muß*. Wie weit es allerdings zweckmäßig ist, gutachtliche Äußerungen, Gutachten oder auch nur ärztliche Bescheinigungen gegenüber Privatpersonen, privaten Institutionen und juristischen Personen abzugeben, soll an anderer Stelle noch ausführlich erörtert werden.

Auch Gutachten gegenüber privaten Lebensversicherungen oder Haftpflichtversicherungen sind private Werkverträge und übliche ärztliche Leistungen, die keiner besonderen gesetzlichen Regelung darüber hinaus bedürfen. Äußerungen und Stellungnahmen gegenüber Pflichtkrankenkassen, Berufsgenossenschaften usw. sind dagegen Pflichtleistungen des Arztes; Behörden und Verwaltungsdienststellen, soweit sie keine Gerichte sind, können jedoch einen Arzt nicht zur gutachtlichen Äußerung verpflichten. Man wird allerdings in diesen Fällen nicht ohne triftige, in der Person des Patienten, um den es geht, oder in der Person des befragten Arztes liegende Gründe ein solches Ersuchen ablehnen.

Die Voraussetzungen, unter denen ein Arzt von Gerichten verpflichtet werden kann, ein Gutachten zu erstatten oder ganz allgemein für die Gerichte als Gutachter tätig zu werden, sind dagegen gesetzlich festgelegt. In Strafverfahren sind die dafür gültigen Bestimmungen in der Strafprozeßordnung (StPO) in den §§ 72ff. geregelt. Die Auswahl der zuzuziehenden Sachverständigen und die Bestimmung ihrer Anzahl erfolgt nach § 73 StPO durch den Richter. In § 75 StPO ist auch die Pflicht zur Erstattung des Gutachtens für den Sachverständigen festgelegt. Er hat «der Ernennung Folge zu leisten», wenn er zur Erstattung von Gutachten der erforderten Art öffentlich bestellt ist, oder wenn er die Wissenschaft, die Kunst oder das Gewerbe, deren Kenntnis Voraussetzung der Begutachtung ist, öffentlich zum Erwerb ausübt oder wenn er zu ihrer Ausübung öffentlich bestellt oder ermächtigt ist. Das Recht, die Erstattung eines Gutachtens zu verweigern, ist nach § 76 StPO aus denselben Gründen gegeben, bei deren Vorliegen auch ein Zeuge aus persönlichen Gründen (§ 52 StPO) oder aus beruflichen Gründen (§ 53 StPO) das Zeugnis verweigern darf. Die persönlichen Gründe können eine nahe, persönliche Beziehung zum Beschuldigten sein, wobei diese Ausnahmen auf Verlobte, Ehegatten und in gerader Linie Verwandte oder Verschwägerte beschränkt sind. Ein beruflicher Grund kann zum Beispiel ein Arzt-Patienten-Verhältnis zum Beschuldigten sein, welches gerade bei ärztlichen Sachverständigen einen wichtigen Konfliktpunkt darstellen kann. Nach § 53, Abs. 2 StPO darf der Sachverständige das Zeugnis jedoch nicht verweigern, wenn er von der Verpflichtung zur Verschwiegenheit entbunden wird.

Im übrigen wird auch in Strafverfahren der Sachverständige oft nicht erst vom Richter bestellt, sondern bereits nach § 160 StPO während des Ermittlungsverfahrens durch den Staatsanwalt.

Neben der allgemeinen Wahrheitsermittlungspflicht, der das Gericht nach § 244 StPO unterliegt, ist das Gericht nach § 246a StPO ausdrücklich verpflichtet, in der Hauptverhandlung einen Arzt als Sachverständigen über den geistigen und körperlichen Zustand des Angeklagten zu vernehmen, wenn mit einer Unterbringung in einem psychiatrischen Krankenhaus gemäß § 63 StGB oder in einer Entziehungsanstalt gemäß § 64 StGB zu rechnen ist. Sinngemäß wird in der Regel das Gericht auch einen Sachverständigen zuziehen, wenn eine Unterbringung in einer sozialtherapeutischen Anstalt gemäß § 65 StGB (tritt voraussichtlich erst zum 1.1.1985 in Kraft) zu erwarten ist. Dies ist allerdings für den kinder- und jugendpsychiatrischen Sachverständigen in Strafverfahren in aller Regel ohne Bedeutung.

Muß ein Beschuldigter zur Vorbereitung eines Gutachtens über den psychischen Zustand zur Beobachtung in ein öffentliches psychiatrisches Krankenhaus gebracht werden, dann kann dies das Gericht nach § 81 StPO nur nach Anhörung eines Sachverständigen und des Verteidigers anordnen. Die Unterbringung darf dabei die Dauer von insgesamt sechs Wochen nicht überschreiten.

Dieses etwas umständliche, aber zweifellos notwendige Verfahren, das im Grunde eine zweimalige Begutachtung des Jugendlichen notwendig macht, nämlich sowohl die Begutachtung durch den Arzt, der die Notwendigkeit einer stationären Beobachtung in einem öffentlichen psychiatrischen Krankenhaus für notwendig hält, wie auch die daran sich anschließende eigentliche Begutachtung, kann in der Regel in einem Jugendgerichtsverfahren dadurch umgangen werden, daß die Unterbringung auf freiwilligem Wege oder auf Veranlassung der das Aufenthaltsbestimmungsrecht über den jugendlichen Probanden wahrnehmenden Personen unter Aufhebung des Haftbefehls geschieht, wobei dann auch die Sechs-Wochen-Frist nicht eingehalten zu werden braucht. Eine andere Möglichkeit ist die Verschubung des Beschuldigten in ein in der Nähe des Sachverständigen gelegenes Untersuchungsgefängnis, in welchem in geeigneten Räumlichkeiten der Sachverständige die Begutachtung vornimmt, beziehungsweise sich den Probanden zu entsprechenden Untersuchungen von dort vorführen läßt. Dies bedarf aber im einzelnen der Absprache mit der Staatsanwaltschaft beziehungsweise den Justizvollzugsbehörden.

Da nach § 72 JGG Untersuchungshaft nur verhängt und vollstreckt werden darf,

> «wenn ihr Zweck nicht durch eine vorläufige Anordnung über die Erziehung oder durch andere Maßnahmen erreicht werden kann»,

legt sich die Aufhebung des Haftbefehls zur Unterbringung des zu begutachtenden Jugendlichen in einer jugendpsychiatrischen Klinik nahe und kann in aller Regel auch erreicht werden, sofern nicht wegen der Schwere der Tat, der zu erwartenden Strafe oder wegen der Gefahr für die Öffentlichkeit, die sich aus einer eventuellen Wiederholungsgefahr ergibt, vom Gericht die weitere Vollstreckung der Untersuchungshaft für notwendig erachtet wird.

Nur wenige jugendpsychiatrische Einrichtungen verfügen noch über geschlossene Abteilungen. Im allgemeinen empfiehlt es sich jedoch, auch wenn solche noch vorhanden sind, keine Untersuchungshäftlinge dort aufzunehmen, da sich in der Regel die Gewährleistung der Unterbringungssicherheit solcher Jugendlicher gegenüber dem Gericht nicht mit den Belangen und Bedürfnissen einer jugendpsychiatrischen Klinik in Einklang bringen läßt.

Spezielle gesetzliche Regelungen für Jugendlichc cnthält § 73 JGG. Danach kann

> «zur Vorbereitung eines Gutachtens über den Entwicklungsstand des Beschuldigten der Richter nach Anhörung eines Sachverständigen und des Verteidigers anordnen, daß der Beschuldigte in eine zur kriminalbiologischen Untersuchung Jugendlicher geeignete Anstalt gebracht und dort beobachtet wird».

Diese Anordnung hat mit Untersuchungshaft nichts zu tun, auch handelt es sich dabei nicht um eine geschlossene Unterbringung. Der Begriff «kriminalbiologische Untersuchung» entstammt noch einer Zeit, in welcher die Kriminalbiologie sich von der allgemeinen Kriminologie abgrenzte. Die Betonung der «biologischen» Untersuchung meint in diesem Zusammenhang, daß ein Jugendlicher im Rahmen eines Jugendgerichtsverfahrens nicht nur hinsichtlich seines psychischen bzw. psychiatrischen Zustandes zu begutachten ist, sondern daß hierbei Reifekriterien und die allgemeine Entwicklung auch unter körperlichen Aspekten Beachtung finden sollen. Die Eignung einer Anstalt zu einer solchen Untersuchung richtet sich aber dabei im wesentlichen nach der Eignung des Sachverständigen, der dort tätig ist. Die Eignung soll aber auch die Bedürfnisse des zu begutachtenden Jugendlichen im Auge behalten.

Die Möglichkeit und Notwendigkeit einer Untersuchung eines jugendlichen Beschuldigten ist in § 43, Abs. 3 JGG angesprochen, der folgenden Wortlaut hat:

> «Soweit erforderlich, ist eine Untersuchung des Beschuldigten, namentlich zur Feststellung seines Entwicklungsstandes oder anderer, für das Verfahren wesentlicher Eigenschaften, herbeizuführen. Nach Möglichkeit soll ein zur kriminalbiologischen Untersuchung von Jugendlichen befähigter Sachverständiger mit der Durchführung der Anordnung beauftragt werden.»

In diesem Paragraphen ist die im Jugendgerichtsverfahren stets weitergreifende Fragestellung für den Sachverständigen umrissen, wobei nicht nur das Vorliegen einer eventuellen Krankheit beim Beschuldigten festgestellt werden soll, sondern auch sein Entwicklungsstand oder «andere für das Verfahren wesentliche Eigenschaften». Hier findet das im Jugendgerichtsgesetz angestrebte Täterstrafrecht seinen Ausdruck, das die Persönlichkeit des Beschuldigten und seine wesentlichen Eigenschaften in ihrer Bedeutung für das gesamte Verfahren herausstellt. Das im Zusammenhang mit § 73 JGG zu dem Begriff der kriminalbiologischen Untersuchung Gesagte gilt auch hier. Über die Qualifikation des kinder- und jugendpsychiatrischen Sachverständigen sollen an anderer Stelle Ausführungen gemacht werden.

Ein Sachverständiger kann im Strafverfahren darüber hinaus auch aufgrund eines Beweisantrages zugezogen werden, der das Gericht in verhältnismäßig weitem Umfange zwingen kann (§ 244, Abs. 3–5 StPO). Auch kann nach § 38 StPO der Sachverständige unmittelbar durch den Verteidiger oder den Staatsanwalt mit der Zustellung der Ladung durch den Gerichtsvollzieher geladen werden. Er muß auch dieser Ladung Folge leisten. Glücklicherweise nehmen Staatsanwaltschaft wie Verteidigung diese Möglichkeit nur in seltenen Ausnahmen in Anspruch. Der so geladene Sachverständige kommt dabei ganz ohne sein Zutun unter Umständen in die etwas schiefe Situation des «Parteigutachters». Auch wenn die Ladung völlig rechtens ist und der Sachverständige sich gegen sie kaum wirksam wehren kann, erscheint er doch in der Hauptverhandlung in den Augen der übrigen Verfahrensbeteiligten als der Sachverständige der ihn ladenden Partei. Der Sachverständige sollte daher Wert darauf legen, daß er in aller Regel durch das Gericht oder im Ermittlungsverfahren durch die Staatsanwaltschaft geladen wird und nicht erst während der Hauptverhandlung durch Staatsanwaltschaft oder Verteidigung.

Die gesetzlichen Voraussetzungen der Sachverständigkeit im Zivilrecht regelt § 404 der Zivilprozeßordnung (ZPO), die nach § 15 des Gesetzes über die Angelegenheiten der freiwilligen Gerichtsbarkeit (FGG) auch in diesen Verfahren Anwendung findet, also zum Beispiel in Vormundschaftssachen und bei der Regelung der elterlichen Sorge.

Im Zivilprozeß können gemäß § 404 ZPO die Parteien einen Sachverständigen nennen. Auch in diesem Falle ist er vom Gericht bestellter Sachverständiger und nicht Parteigutachter, auch wenn er von einer Partei in Vorschlag gebracht wurde. Er kann aber nach § 406 ZPO von jeder Partei mit entsprechender Begründung beim Gericht abgelehnt werden. Wird er aber vom Gericht mit der Gutachtenerstattung beauftragt, dann hat er auch im Zivilprozeß gemäß § 407 ZPO der Ernennung Folge zu leisten,

> «wenn er zur Erstattung von Gutachten der erforderten Art öffentlich bestellt ist, oder wenn er die Wissenschaft, die Kunst oder das Gewebe, deren Kenntnis Voraussetzung der Begutachtung ist, öffentlich zum Erwerb ausübt oder wenn er zur Ausübung derselben öffentlich bestellt oder ermächtigt ist».

Nach § 408 ZPO kann der Sachverständige aus denselben Gründen, die einen Zeugen berechtigen, das Zeugnis zu verweigern, die Erstattung des Gutachtens ablehnen.

Die Gründe, die zur Verweigerung berechtigen, sind im wesentlichen dieselben wie im Strafprozeß.

Im Zivilprozeß erfolgt die Begutachtung in der Regel nach § 411 ZPO schriftlich; allerdings kann nach § 411, Abs. 3 ZPO das Gericht das Erscheinen des Sachverständigen anordnen, damit er das schriftliche Gutachten erläutere. Dies ist aber die Ausnahme, im Gegensatz zum Strafprozeß, in dem das Gutachten grundsätzlich mündlich in der Hauptverhandlung vorgetragen werden muß.

Auch im Sozialgerichtsverfahren kann der Arzt wie von jedem ordentlichen Gericht mit der Erstattung eines Gutachtens beauftragt werden, wobei sich die Begutachtung in der Regel auf ein schriftliches Gutachten beschränkt. Aber auch hier kann nach § 111 des Sozialgerichtsgesetzes (SGG) der Vorsitzende das persönliche Erscheinen eines Beteiligten zur mündlichen Verhandlung anordnen, sowie Zeugen und Sachverständige laden.

Im Gegensatz zum Strafprozeß und Zivilprozeß muß im Sozialgerichtsverfahren nach § 109 SGG ein bestimmter Arzt gutachtlich gehört werden, wenn der Versicherte, der Versorgungsberechtigte oder Hinterbliebene einen Antrag dazu stellt. Dieser Antrag kann nur unter bestimmten Bedingungen vom Gericht abgelehnt werden.

In Verfahren nach dem Jugendwohlfahrtsgesetz (JWG), bei Anordnung der Fürsorgeerziehung (§ 64 JWG), kann nach § 66 JWG das Vormundschaftsgericht zur Beurteilung der Persönlichkeit des Minderjährigen die Untersuchung durch einen Sachverständigen anordnen.

Nach § 66, Abs. 2 JWG kann dazu das Vormundschaftsgericht zur Vorbereitung des Sachverständigengutachtens

> «die Unterbringung des Minderjährigen bis zu sechs Wochen in einer für die pädagogische, medizinische oder psychologische Beobachtung und Beurteilung geeigneten Einrichtung anordnen. Erweist sich diese Zeit als nicht ausreichend, so kann das Vormundschaftsgericht die Unterbringung durch Beschluß verlängern. Die Dauer der Unterbringung darf insgesamt drei Monate nicht überschreiten».

So ist der kinder- und jugendpsychiatrische Sachverständige in aller Regel dann zur Erstattung eines Gutachtens verpflichtet, wenn er dazu von einem Gericht den Auftrag erhält. Die Möglichkeiten der Verweigerung der Erstattung eines solchen Gutachtens sind gesetzlich vorgeschrieben und im ganzen eng begrenzt. Auch sind die Gerichte in der Regel berechtigt und verpflichtet, zur Erstattung des Gutachtens eine Frist zu setzen und die Durchsetzung dieser Frist nach eingeräumter Nachfrist notfalls durch ein Ordnungsgeld durchzusetzen (§ 77 StPO; § 411 ZPO). Allerdings kann kein Gericht die Erstattung von Gutachten verlangen, wenn der betreffende Sachverständige in einem Maße durch die Erstattung zahlreicher Gutachten belastet ist, daß seine hauptberufliche Tätigkeit darunter leidet. Darüber hinaus können natürlich auch Jugendämter, Sozialämter und andere Behörden einen Sachverständigen mit Erstattung von Gutachten beauftragen, jedoch ist die Bereitschaft hierzu in das freie Ermessen des Arztes gestellt, sofern er nicht vertraglich aus seiner speziellen Berufstätigkeit heraus dazu verpflichtet ist.

Die Erstattung von Gutachten für Jugendämter kann aber für einen Kinder- und Jugendpsychiater eine durchaus sinnvolle Aufgabe sein, die letztlich dem Jugendlichen zugute kommt. Allerdings wird er darauf achten, daß er nicht gegenüber dem Jugendamt in einer gutachtlichen Äußerung oder in einem Gutachten zu Fragen Stellung nimmt, die über den unmittelbaren Auftrag des Jugendamtes hinausgehen. So kann es vorkommen, daß das Jugendamt für seine Jugendgerichtshilfeberichte vom Kinder- und Jugendpsychiater über eine allgemeine Stellungnahme zur Persönlichkeit des jugendlichen Täters hinaus auch eine Stellungnahme zu speziellen Fragen des Jugendgerichtsgesetzes einholen will. Die Beantwortung solcher Fragen muß einem Gerichtsgutachten vorbehalten werden, das heißt der Sachverständige kann darauf bestehen, daß er hierzu vom Gericht und nicht von der Jugendgerichtshilfe bzw. dem Jugendamt befragt wird.

In dem Referentenentwurf des Jugendhilfegesetzes des Bundesministeriums für Jugend, Familie und Gesundheit vom 31.10.1977 ist bei voraussichtlich zu leistender Hilfe zur Erziehung und bei schwieriger Beurteilung, welche Hilfe geeignet und ausreichend ist, eine Untersuchung des jungen Menschen und ein Gesamtplan über die Leistungen vorgesehen. Die Durchführung der Untersuchung und die Aufstellung des Gesamtplans hat danach der öffentliche Träger der Jugendhilfe einer Fachkraft oder mehreren Fachkräften, die dazu aufgrund ihrer Ausbildung und ihrer beruflichen Erfahrung geeignet sind, zu übertragen.

Näheres ist hierzu noch nicht ausgeführt. Sollte der Entwurf insoweit Gesetz werden, steht in Aussicht, daß auch der Kinder- und Jugendpsychiater zu den Fachkräften gehören wird, der mit der Durchführung der Untersuchung und mit der Erstellung des Gesamtplans für die Hilfe zur Erziehung beauftragt werden kann.

c) Die rechtlichen Altersgrenzen

Die Altersgrenzen im Zivilrecht

Nach § 1 BGB beginnt die *Rechtsfähigkeit* des Menschen mit der Vollendung der Geburt. Danach zählt jeder Mensch zu den «natürlichen Personen». Unter der Rechtsfähigkeit versteht der Jurist die Fähigkeit, Träger von Rechten und Pflichten zu sein. Zivilrechtlich kann von diesem Augenblick an jeder Mensch, das heißt also auch jeder Säugling, klagen oder verklagt werden. Die *Geschäftsfähigkeit* wird dagegen erst mit Erreichung der Volljährigkeit erworben, die nach § 2 BGB mit der Vollendung des 18. Lebensjahres eintritt. Erst danach ist der Mensch fähig, rechtsgeschäftliche Willenserklärungen wirksam abzugeben und entgegenzunehmen, vor allem Verträge abzuschliessen.

Diese Altersgrenze der Volljährigkeit wurde 1975 vom vollendeten 21. Lebensjahr auf das vollendete 18. Lebensjahr vorverlegt.

Der nicht Volljährige, der Minderjährige, ist nach § 104, Abs. 1 BGB völlig geschäftsunfähig, wenn er nicht das siebente Lebensjahr vollendet hat. Darüber hinaus kann eine völlige Geschäftsunfähigkeit auch vorliegen bei einem die freie Willensbestimmung ausschließenden Zustand krankhafter Störung der Geistestätigkeit oder bei jemandem, der wegen Geisteskrankheit entmündigt ist.

Der Minderjährige, der das siebente Lebensjahr vollendet hat, ist beschränkt geschäftsfähig. Seine Geschäftsfähigkeit hängt von der Mitwirkung, beziehungsweise Zustimmung des gesetzlichen Vertreters ab.

Nach § 1 des Ehegesetzes (EheG) tritt die Ehemündigkeit mit der Volljährigkeit ein. Dies ist allerdings nur eine Soll-Bestimmung. Auf Antrag kann das Vormundschaftsgericht einen Ehegatten, der das 16. Lebensjahr vollendet hat und dessen künftiger Ehegatte bereits volljährig ist, auf Antrag von dieser Vorschrift des § 1 EheG befreien.

Im Familienrecht gelten zunächst auch die Altersgrenzen des BGB; das heißt, das Recht der elterlichen Sorge gemäß § 1671 BGB muß für ein minderjähriges Kind vor Vollendung des 18. Lebensjahres ebenso bestimmt werden, wie die Umgangsbefugnis des § 1634 BGB auf Antrag bis zu dieser Altersgrenze geregelt werden kann. Allerdings ist in § 1671, Abs. 3 BGB festgestellt, daß das Gericht die Regelung trifft, die dem Wohl des Kindes am besten entspricht, wenn ein Kind, welches das 14. Lebensjahr vollendet hat, einen abweichenden Vorschlag von einem übereinstimmenden Vorschlag der Eltern im Recht der elterlichen Sorge macht. Diese Altersgrenze von 14 Jahren ist im Gesetz der freiwilligen Gerichtsbarkeit (FGG) in § 50b ausdrücklich geregelt worden. Danach hörte das Gericht in einem Verfahren, das die Personensorge betrifft, das Kind stets persönlich an, sofern dieses das 14. Lebensjahr vollendet hat und nicht geschäftsunfähig ist.

Die Altersgrenzen im Strafrecht

Nach § 19 StGB ist derjenige, der bei Begehung der Tat noch nicht 14 Jahre alt ist, schuldunfähig. Diese Altersgrenze im Strafgesetzbuch wird im Jugendgerichtsgesetz (JGG) im einzelnen differenziert. Nach § 1, Abs. 2 JGG ist Jugendlicher, wer zur Zeit der Tat 14, aber noch nicht 18 Jahre alt ist; Heranwachsender, wer zur Zeit der Tat 18, aber noch nicht 21 Jahre alt ist.

Weitere Altersgrenzen im StGB betreffen nicht den Täter, sondern das Opfer der Tat bei sexuellen Handlungen oder Gewalttaten. So ist nach § 174 StGB strafbar, wer sexuelle Handlungen an einer Person unter 16 Jahren, die ihm zur Erziehung, zur Ausbildung oder zur Betreuung in der Lebensführung anvertraut ist, oder an einer Person unter 18 Jahren, die ihm im Rahmen eines Dienst- oder Arbeitsverhältnisses untergeordnet ist, unter Mißbrauch einer mit dem Erziehungs-, Ausbildungs-, Betreuungs-, Dienst- oder Arbeitsverhältnis verbundenen Abhängigkeit oder auch an seinem noch nicht 18 Jahre alten leiblichen oder angenommenen Kinde vornimmt oder an sich von dem Schutzbefohlenen vornehmen läßt.

Der § 175 StGB über die homosexuellen Handlungen stellt sexuelle Handlungen eines Mannes über 18 Jahre an einem Manne unter 18 Jahren unter Strafe, wobei das Gericht von einer Bestrafung absehen kann, wenn der Täter zur Zeit der Tat noch nicht 21 Jahre alt war.

Der sexuelle Mißbrauch von Kindern gemäß § 176 StGB definiert die sexuellen Handlungen an einer Person unter 14 Jahren, und die Förderung sexueller Handlungen Minderjähriger. Der § 180 StGB stellt das Vorschubleisten sexueller Handlungen an einer Person unter 16 Jahren an oder vor einem Dritten oder sexuelle Handlungen eines Dritten an einer Person unter 16 Jahren unter Strafe. Nach Abs. 2 dieses Paragraphen wird bestraft, wer eine Person unter 18 Jahren bestimmt, sexuelle Handlungen gegen Entgelt vorzunehmen, und Abs. 3 des § 180 StGB bestraft denjenigen, der eine Person unter 18 Jahren, die ihm zur Erziehung, zur Ausbildung oder zur Betreuung in der Lebensführung anvertraut oder im Rahmen eines Dienst- oder Arbeitsverhältnisses untergeordnet ist, zu sexuellen Handlungen an oder vor einem Dritten vorzunehmen bestimmt.

Nach § 182 StGB wird bestraft, wer ein Mädchen unter 16 Jahren dazu verführt, mit ihm den Beischlaf zu vollziehen, wobei diese Tat nur auf Antrag verfolgt wird. Auch hier kann das Gericht von einer Bestrafung absehen, wenn der Täter zur Zeit der Tat noch nicht 21 Jahre alt war.

Die Verbreitung pornographischer Schriften an Personen unter 18 Jahren ist in § 184 StGB unter Strafe gestellt.

Altersgrenzen im Jugendwohlfahrtsgesetz (JWG) sind in der freiwilligen Erziehungshilfe und in der Fürsorgeerziehung für Minderjährige festgelegt, die das 17. Lebensjahr noch nicht vollendet haben (§ 62 JWG und § 64 JWG). Dabei ist der Beschluß der Anordnung der Fürsorgeerziehung dem Minderjährigen dann zuzustellen, wenn er das 14. Lebensjahr vollendet hat (§ 65, Abs. 3 JWG). Dem Minderjährigen, der das 14. Lebensjahr vollendet hat, steht auch die sofortige Beschwerde gegen die Anordnung der vorläufigen Fürsorgeerziehung zu (§ 67, Abs. 2 JWG), und die endgültige Fürsorgeerziehung kann nach Anordnung der vorläufigen Fürsorgeerziehung auch noch angeordnet werden, nachdem der Minderjährige das 17. Lebensjahr vollendet hat (§ 67, Abs. 4 JWG). Über das vollendete 17. Lebensjahr hinaus kann jedoch das Verfahren auf Anordnung der Fürsorgeerziehung nicht ausgesetzt werden (§ 68 JWG). Bei der Unterbringung der Minderjährigen gemäß § 71 JWG ist im Abs. 3 festgelegt, daß Minderjährige, die keiner Kirche oder sonstigen Religionsgesellschaft und keiner Weltanschauungsgemeinschaft angehören, nach Vollendung des 14. Lebensjahres nur mit ihrem Einverständnis in einer Familie oder in einem Heim untergebracht werden, in denen die Erziehung nach den Grundsätzen einer bestimmten Kirche, Religionsgesellschaft oder Weltanschauungsgemeinschaft durchgeführt wird.

In der religiösen Erziehung gilt im übrigen insofern eine andere Mündigkeitsgrenze als in der zivilrechtlichen Geschäftsfähigkeit: Nach der Bestimmung des § 5 des Gesetzes über die religiöse Kindererziehung (RKEG) steht dem Kind, sobald es 14 Jahre alt ist, die alleinige Entscheidung darüber zu, welchem religiösen Bekenntnis es angehören will. Dieses Entscheidungsrecht wird von den Juristen als Religionsmündigkeit bezeichnet.

Ist so die rechtliche Stellung, die Fähigkeit, Rechte und Pflichten wahrzunehmen, sich dem Strafgesetz zu unterwerfen, Geschäfte auszuführen und Verträge zu schließen, beim Kind und beim Jugendlichen in differenzierte Altersstufen gegliedert, finden sich im Grundgesetz (GG) keinerlei Altersgrenzen und altersentsprechende Abstufungen der Grundrechte. Das Grundgesetz gilt nicht nur für alle volljährigen Deutschen, sondern schlicht für «alle Deutschen», also auch für alle Kinder und Jugendlichen jeglichen Alters. Wegen der dadurch möglichen Konkurrenz etwa zwischen dem Recht der Erziehung gemäß Artikel 6, Abs. 2, und dem Artikel 2 über die Handlungsfreiheit und die Freiheit der Person, oder zwischen dem Artikel 5, der die Meinungsfreiheit regelt, und der Einschränkung derselben gegenüber Kindern und Jugendlichen in der Schule, zwischen dem Recht der Freizügigkeit gemäß Artikel 11 GG und dem Aufenthaltsbestimmungsrecht im Rahmen des Personensorgerechts der Eltern wurde der Begriff der Grundrechtsmündigkeit geprägt, der aber in keinem Gesetz verankert ist. Die oben zitierten Konkurrenzen zwischen den Grundrechten für Kinder und Jugendliche einerseits und denen diese einschränkenden Rechten der Eltern, der Schulen usw. werden von manchen Juristen grundsätzlich bestritten, was in soweit nachvollziehbar erscheint, als eine grundsätzlich freiwillige Unterordnung etwa der Kinder unter die Autorität der Eltern oder der Schule natürlich keinen Rechtswiderspruch hervorrufen kann. Dies bedeutet aber, daß die Erziehung durch die Eltern im Grunde darauf gerichtet sein müßte, die grundsätzliche Freiwilligkeit ihrer Kinder zur Ein- und Unterordnung unter eine auch von diesen als sinnvoll angesehene gemeinschaftliche Ordnung zu wecken. Soweit diese Forderung im großen und ganzen erreicht wird, können sich aus Überschneidung der Grundrechte mit anderen Herrschaftsrechten keine Probleme ergeben. Überall da, wo diese grundsätzliche Einstellung nicht erreicht wird – und das dürfte vor allem in der Reifeentwicklung und Adoleszenz in zunehmendem Maße der Fall sein –, sind die Konflikte vorgezeichnet und es ist gut, sich dabei der häufig übersehenen, grundsätzlich aber unbestreitbaren Grundrechtsfähigkeit der Kinder und Jugendlichen zu erinnern.

Die in den Gesetzen festgelegten Altersstufen zeigten ursprünglich eine weitgehende Bindung an die Zahl sieben; so die Abgrenzung der eingeschränkten Geschäftsfähigkeit und zivilrechtlichen Schuldfähigkeit vom siebenten Lebensjahr an, die strafrechtliche Verantwortlichkeit vom 14. Lebensjahr an und bis 1975 die Volljährigkeit vom 21. Lebensjahr an. Mögen hier auch mystische Bindungen an die Zahl sieben eine Rolle spielen, so entsprachen doch diese Altersabschnitte auch sozialen Entwicklungsstufen insofern, als im Alter von 14 Jahren früher für den größten Teil der Kinder und Jugendlichen der Schulabschluß und der Eintritt in die Berufsausbildung bzw. in das Berufsleben stattfand. Mit zunehmender Kenntnis von der Kompliziertheit der psychischen und vor allem der psychosozialen Entwicklung kam es auch in neueren Gesetzesbestimmungen zu differenzierterer Altersabstufung. Ein tatsächlicher Zusammenhang zwischen den früher auch sozial begründeten Altersabschnitten, deren Sozialbegründung heute für den größeren Teil der Bevölkerung infolge Änderung der sozialen Situation des Kindes oder des Jugendlichen nicht mehr gültig ist, und der in einzelnen Paragraphen geforderten Fähigkeit zur Wahrnehmung von Rechten und Pflichten, zur Einsichts- und Schuldfähigkeit, besteht kaum. Der normative Charakter der Gesetze war in früheren Zeiten sehr viel rigoroser und unreflektierter zum Ausdruck gebracht worden.

d) Gründe zur Einholung eines kinder- und jugendpsychiatrischen oder psychologischen Gutachtens

Die rechtlichen Voraussetzungen zur Einholung eines gerichtlichen Gutachtens bei einem Kinder- und Jugendpsychiater oder einem auf diesem Gebiet bewanderten Psychologen sind bereits an anderer Stelle erörtert worden (siehe Seite 23).

Grundsätzlich soll ein Sachverständiger, gleichgültig welcher Kompetenz, die Sachkenntnis des Gerichts um den eigenen, speziellen Sachverstand erweitern. Ob ein Sachverständiger zu einer bestimmten Frage oder zu einem bestimmten Beweisthema zugezogen wird, unterliegt dem pflichtgemäßen Ermessen des Gerichts. Im engeren Bereich der Psychiatrie und damit auch der Kinder- und Jugendpsychiatrie, also im Bereich krankhafter psychischer Veränderungen, ergeben sich daraus in aller Regel keine besonderen Probleme, da das Gericht sich gewöhnlich auf dem Gebiet der Psychopathologie, wie auch der körperlichen Krankheiten, keinen eigenen Sachverstand zumißt. Anders ist das jedoch bei kinder- und jugendpsychologischen Fragen, bei Fragen der psychischen Reife und der psychischen Entwicklung, wie auch der Glaubwürdigkeit. Vom Gericht wird relativ häufig davon ausgegangen, daß sich hier nur Fragen ergeben können, die auch vom Gericht aus eigener Kenntnis beurteilt werden könnten, sei es, daß der Richter eigene Kinder hat, oder auch nur, daß er glaubt, sich an seine eigene Kindheit oder Jugend erinnern zu können. Hierbei kommt es tatsächlich häufig zu Fehlurteilen aus vermeintlicher eigener Kompetenz des Gerichts.

Da andererseits praktisch in jedem Gerichtsverfahren, in das Kinder involviert sind, sei es zivilrechtlich in der Beurteilung ihrer Schuldfähigkeit, sei es familienrechtlich hinsichtlich ihrer Reife, besondere Sachkenntnis erforderlich ist, müßte im Grunde ein jugendpsychiatrischer oder psychologischer Sachverständiger zugezogen werden. Dies wäre jedoch keinesfalls praktikabel, und so erscheint es notwendig, gewisse Richtlinien zu geben, in welchen Fällen die Zuziehung eines Sachverständigen ernstlich zu erwägen ist.

Im zivilrechtlichen Bereich sind die Anlässe relativ selten. Handelt es sich um die Feststellung körperlicher oder seelischer Folgezustände nach Unfall oder Verletzung, wird in aller Regel die Beiziehung eines Sachverständigen bereits von einer Partei beantragt.

Bei der Prüfung der zivilrechtlichen Schuldfähigkeit gemäß § 828 BGB wird man ebenfalls in aller Regel einen Sachverständigen beiziehen, vor allem dann, wenn die verübte, schädigende Handlung, etwa die kindliche Brandstiftung, schon längere Zeit zurückliegt und es notwendig wird, aus Zeugenaussagen, Schulberichten und aus dem Verhalten bei der schädigenden Handlung selbst Rückschlüsse auf die damalige psychische Verfassung und damit die Schuldfähigkeit zu ziehen.

Im familienrechtlichen Bereich hat die Zuziehung von Sachverständigen in den letzten Jahren sehr stark zugenommen. Dies hängt wohl zum Teil mit der Anhörungspflicht gemäß § 50 FGG zusammen, bei welcher der Richter wohl immer wieder durch die oft schwierig zu interpretierenden Stellungnahmen der Jugendlichen verunsichert wird. Darüber hinaus wird immer mehr zur Kenntnis genommen, daß das Wohl des Kindes besonders unter psychischen Gesichtspunkten festzustellen ist und auch der Familienrichter in den menschlich oft sehr belastenden und problematischen Entscheidungen sich gerne auf einen Fachmann stützen möchte.

Im strafrechtlichen Bereich ergeben sich zwar gerade im Jugendgerichtsverfahren Fragestellungen, die eigentlich in der Regel die Zuziehung eines jugendpsychiatrischen Sachverständigen notwendig erscheinen ließen, da gerade das Jugendgerichtsgesetz dem Jugendrichter Beurteilungen abverlangt, zu denen er aufgrund seiner juristischen Ausbildung ohne langjährige Erfahrung nicht hinreichend kompetent sein kann. So sind die Beurteilung der Reife gemäß § 3 JGG und § 105 JGG in aller Regel, von extremen Fällen abgesehen, allein aufgrund des Augenscheins, des persönlichen Eindrucks bei der Hauptverhandlung und aus der Beobachtung des Verhaltens des Jugendlichen in der Hauptverhandlung schlechterdings nicht möglich. Hierzu wäre es grundsätzlich notwendig, sich eingehend mit dem Jugendlichen in möglichst entspannter Atmosphäre über die Situation der Tat, über seinen sozialen und psychologischen Hintergrund und über seine Einstellung zur Umwelt überhaupt zu unterhalten, wozu in einer Hauptverhandlung kaum Gelegenheit sein wird. Da aber entweder der § 3 JGG oder der § 105 JGG in jedem Verfahren gegen einen 14- bis 21jährigen Jugendlichen beantwortet werden muß, müssen auch diese Fragen in der überwiegenden Zahl aller Strafverfahren ohne Hinzuziehung eines Sachverständigen beantwortet werden. Dies geschieht erfahrungsgemäß im Urteilstenor durch einfache, unbegründete Feststellung, durch Wiederholung des Gesetzestextes oder durch eine äußerliche, sachlich oft wenig fundierte Begründung. Der Jugendrichter muß sich aber zwangsläufig in der Zuziehung von Sachverständigen sehr einschränken.

Indikationen zur Zuziehung des Sachverständigen zur Frage der Reife gemäß § 3 JGG und § 105 JGG sind dann gegeben, wenn

- die Altersgrenze bei Begehung der Tat erst kurze Zeit überschritten war und der Tatbestand, insbesondere aber die psychologische Tatsituation, nicht von vornherein klar und offenbar ist, wie zum Beispiel bei einem einfachen Diebstahl ohne Beteiligung Dritter. Aber auch in den scheinbar klaren Diebstahlshandlungen können sich recht komplizierte psychodynamische Konflikte verbergen;
- die Tat nach Art und Ausmaß aus dem bisherigen Verhalten des Jugendlichen völlig herausfällt und sich keine naheliegende Erklärung dafür anbietet. Aber auch solche naheliegenden Erklärungen können im konkreten Einzelfall völlig falsch sein;
- der Jugendliche oder Heranwachsende schon vom äußeren Aspekt her einen auffallend retardierten oder akzelerierten Eindruck vermittelt;
- der Jugendliche oder Heranwachsende in seiner bisherigen psychosozialen Entwicklung beeinträchtigt war, etwa durch stark gestörte Familienverhältnisse, Schul- und Arbeitsversagen usw.;
- der Jugendliche oder Heranwachsende die Tat nicht allein oder aus völlig eigenem Antrieb begangen hat, sondern sich gruppendynamische Aspekte geltend machen. Dies gilt insbesondere dann, wenn Familienangehörige bei der Tat beteiligt waren; und
- bei ausgeprägt triebhaften Handlungen, insbesondere bei Sexualdelikten;
- bei Fällen von Schwerkriminalität, Tötungsdelikten usw.;
- bei seltenen und abstrakten Tatbeständen, die möglicherweise vom Jugendlichen in ihrer Sozialbindung gar nicht verstanden werden, wie zum Beispiel Devisenvergehen, unerlaubter Waffenbesitz usw.

Zur Frage der Schuldfähigkeit gemäß §§20 und 21 StGB

Zur Frage der Verminderung oder Aufhebung der Schuldfähigkeit ist das Gericht nach § 80a StPO gehalten, schon im Vorverfahren einem Sachverständigen Gelegenheit zur Vorbereitung des in der Hauptverhandlung zu erstattenden Gutachtens zu geben, wenn damit zu rechnen ist, daß die Unterbringung des Beschuldigten in einem psychiatrischen Krankenhaus, einer Entziehungsanstalt oder in der Sicherungsverwahrung angeordnet wird. Sicherungsverwahrung kommt bei nach Jugendrecht zu verurteilenden Tätern jedoch nicht in Frage.

Die Zuziehung eines kinder- und jugendpsychiatrischen gerichtlichen Sachverständigen bei der Frage der Schuldfähigkeit wird nahegelegt, wenn

- aus der Vorgeschichte oder aus dem Eindruck bei der polizeilichen oder richterlichen Vernehmung der Verdacht auf eine erhebliche Schwachbegabung erwachsen ist;
- aus der Vorgeschichte oder aus der polizeilichen oder richterlichen Vernehmung der Eindruck einer geistigen Störung entstanden ist. Das heißt wenn

der vernehmenden Polizei oder dem Richter die Verhaltens- oder Äußerungsweise des Jugendlichen oder Heranwachsenden unverständlich oder nicht ohne weiteres einfühlbar erscheint;

- für die Zeit der Tat nicht unerheblicher Alkoholgenuß oder die Einnahme von Rauschdrogen geltend und wahrscheinlich gemacht wurde;
- der Jugendliche oder Heranwachsende vollständige oder weitgehende Erinnerungslosigkeit geltend macht;
- bekannt wird, daß der Jugendliche oder Heranwachsende in seinem bisherigen Leben schon einen oder mehrere Schädelunfälle, insbesondere solche, die mit Bewußtlosigkeit einhergegangen sind, durchgemacht hat;
- bekannt wird, daß der Jugendliche oder Heranwachsende in seinem bisherigen Leben schon eine Gehirnentzündung, eine schwere, im einzelnen nicht näher zu differenzierende Krankheit oder eine schwere Vergiftung durchgemacht hat;
- der Jugendliche oder Heranwachsende in seinem bisherigen Leben schon in nervenärztlicher oder kinder- und jugendpsychiatrischer Behandlung stand;
- bekannt wird, daß der Jugendliche oder Heranwachsende an epileptischen Anfällen litt oder noch leidet;
- bekannt wird, daß in der Familie des Jugendlichen oder Heranwachsenden Geisteskrankheiten, Epilepsie, schwere Stoffwechselkrankheiten (Zukkerkrankheit), Geisteskrankheiten oder Geistesschwächen bekannt sind.

Indikation zur Einholung eines kinder- und jugendpsychiatrischen Sachverständigengutachtens im Rahmen von Jugendgerichtsverfahren

Die deutsche Vereinigung für Jugendgerichte und Jugendgerichtshilfen hat 1978 in Zusammenarbeit mit der deutschen Gesellschaft für Kinder- und Jugendpsychiatrie folgende Auffälligkeiten im Bereich der Persönlichkeitsentwicklung des Jugendlichen oder Heranwachsenden und seines Verhaltens aufgelistet, die ebenfalls als Indikation zur Einholung eines Sachverständigengutachtens gewertet werden können:

1. bei auffallender Ängstlichkeit in der Kindheit;
2. bei Störungen der sprachlichen und motorischen Entwicklung;
3. bei auffälligem Kontaktverhalten, bei isolierten Ausfällen in der schulischen Leistung, wie auch
4. bei dem Verdacht auf eine allgemeine Leistungsüberforderung in Schule und Beruf;
5. bei auffallend aggressivem Verhalten aus inadäquatem Anlaß;
6. bei dissozialer Entwicklung bei äußerlich intaktem Milieu;
7. bei auffälligen Symptomen, wie zum Beispiel Stottern, Einnässen, Einkoten, Tics usw.

Diese Indikationen können zwar in der Regel nicht ohne weiteres den Verdacht auf das Vorliegen einer verminderten oder gar aufgehobenen Schuldfähigkeit zur Zeit der Tat begründen. Sie leiten von der Schuldfähigkeitsfrage bereits über zu der wichtigen Aufgabe des kinder- und jugendpsychiatrischen Sachverständigen, auch zur Frage geeigneter Maßnahmen zur weiteren pädagogischen und psychotherapeutischen Führung, wie auch zur Besserung der sozialen Eingliederung und Sicherung einer ungestörten Entwicklung Stellung zu nehmen. Außerdem muß sich der Sachverständige auch zur Frage der allgemeinen sozialen, insbesondere zur kriminologischen Prognose des Jugendlichen oder Heranwachsenden äußern können.

Soll ein Gutachten zu den oben aufgezählten Fragestellungen aufgrund einer Beobachtung in einer der «zur kriminalbiologischen Untersuchung Jugendlicher geeigneten Anstalten» eingeholt werden, dann ist vorher die Anhörung eines Sachverständigen gemäß § 73 JGG zwingend vorgeschrieben. Diese Beobachtung darf die Dauer von sechs Wochen nicht überschreiten.

Nicht so zwingend vorgeschrieben, aber naheliegend und empfehlenswert ist die Zuziehung eines Sachverständigen, bevor im Rahmen des Jugendgerichtsverfahrens Weisungen gemäß § 10, Abs. 2 JGG ausgesprochen werden, wonach der Jugendliche sich einer heilerzieherischen Behandlung durch einen Sachverständigen oder einer Entziehungskur unterziehen soll.

Der Zivilprozeß kennt nur in einem Falle die zwingende Zuziehung eines psychiatrischen Sachverständigen, und zwar im Entmündigungsverfahren gemäß § 655 ZPO. Mit der Herabsetzung des Volljährigkeitsalters auf 18 Jahre fällt die Frage der Entmündigung durchaus in die Kompetenz des Kinder- und Jugendpsychiaters, um so mehr, als in manchen Fällen der Geistesschwäche das Entmündigungsverfahren schon vor dem Datum der Volljährigkeit des Betroffenen vorsorglich eingeleitet werden muß.

Indikation zur Einholung eines kinder- und jugendpsychiatrischen Sachverständigengutachtens im Rahmen von Jugendhilfeverfahren

In § 66 JWG ist zwar ausgeführt, daß das Vormundschaftsgericht in einem Fürsorgeerziehungsverfahren die Untersuchung durch einen Sachverständigen anordnen kann und daß zur Vorbereitung dieses Gutachtens der Minderjährige bis zu sechs Wochen in einer für pädagogische, medizinische oder psychologische Beobachtung und Beurteilung geeigneten Einrichtung untergebracht werden kann. Über die Indikation ist dabei jedoch nichts ausgesagt.

Da der Anlaß zur Einleitung eines Fürsorgeerziehungsverfahrens gemäß § 64 JWG in aller Regel ebenfalls dissoziale Verhaltensweisen sind, die zwar die Grenze zum kriminellen Verhalten überschreiten können, aber nicht müssen, in jedem Fall aber wie die Jugendgerichtsverfahren aus offenbar sozialen Anpassungsschwierigkeiten und -störungen des Jugendlichen eingeleitet werden, unterscheidet sich die Indikation zur Einholung eines Sachverständigengutachtens im Rahmen eines Fürsorgeerziehungsverfahrens nicht grundsätzlich von den Indikationen zur Beiziehung eines Sachverständigen im Rahmen eines Jugendgerichtsverfahrens. Insoweit kann auf die dort aufgezählten Anhaltspunkte verwiesen werden.

e) Probleme der Schweigepflicht

Der Sachverständige als Gehilfe des Gerichts unterliegt für all das, was er vom Angeklagten und seiner Familie erfährt, grundsätzlich nicht der Schweigepflicht; im Gegenteil, er ist grundsätzlich verpflichtet, seine Kenntnis an das Gericht, dessen Arzt und Gehilfe er ist, weiterzugeben (§ 53, Abs. 2 StPO).

Dies kann zu einer echten Rollendiffusion führen, vor allem dann, wenn der zu begutachtende Jugendliche oder Heranwachsende der Meinung ist, bei seinem Gespräch mit einem Arzt wie sonst, außerhalb eines Strafverfahrens, mit dessen Verschwiegenheitspflicht rechnen zu können. Es empfiehlt sich daher, zu Beginn einer gutachtlichen Untersuchung den zu Untersuchenden auf diese besondere Situation aufmerksam zu machen.

Mancher Angeklagte, der von allein oder auf Veranlassung seines Verteidigers aus prozeßtaktischen Gründen von dem ihm zustehenden Recht Gebrauch machen will, jede Aussage zu verweigern, läßt sich in der gelockerten Situation einer psychiatrischen Exploration zu zweit unter Umständen zu Aussagen verleiten, die er dem Gericht gerade vorenthalten möchte. Dies kann zu erheblichen rechtlichen Komplikationen führen.

Auch wenn solche Situationen im ganzen nur sehr selten entstehen werden, sollte ihnen von vorneherein durch klare Stellungnahme vorgebeugt werden. Solche klaren Stellungnahmen verhindern aber andererseits in einzelnen Fällen, daß der betroffene Jugendliche sich seinen eigenen Bedürfnissen entsprechend über sich, seine Familienverhältnisse und die Tat ausspricht, und damit auch nicht in seinem wohlverstandenen eigenen Interesse handelt. Es ist daher notwendig, daß die Klärung der Situation des Sachverständigen gegenüber dem zu begutachtenden Jugendlichen und Heranwachsenden der Entstehung eines grundsätzlichen Vertrauensverhältnisses zwischen Jugendlichen und Sachverständigen nicht entgegensteht.

In einzelnen Fällen nehmen ärztliche Sachverständige das Recht für sich in Anspruch, einzelne Tatsachen, auch wenn sie für die Beurteilung der Tat und für das Verfahren von wesentlicher Bedeutung sind, unter ausdrücklichem Hinweis auf ihre ärztliche Schweigepflicht bzw. ihr ärztliches Schweigerecht nicht bekannt zu geben, wenn der Angeklagte sie ausdrücklich unter Hinweis auf diese Schweigepflicht dazu auffordert. In einzelnen Fällen hat die die Begutachtung veranlassende Staatsanwaltschaft dieser Rechtsauffassung zugestimmt, um dem Jugendlichen ein offenes Gespräch mit dem Sachverständigen zu ermöglichen. Diese Auffassung über die Stellung und die Möglichkeit des Sachverständigen wird auch für Jugendgerichtsverfahren zweifellos auf Widerspruch stoßen. Grundsätzlich kann sich der Gutachter nicht vorbehalten, über bestimmte Fakten nicht zu berichten. Nach § 76, Abs. 1, Satz 2 StPO kann es jedoch Gründe geben, die ihn von der Pflicht zur Äußerung entheben.

Einfacher ist die Problematik dann, wenn es lediglich darum geht, einzelne Fakten, die für die Beurteilung der Tat und das Verfahren nicht von entscheidender Bedeutung sind, zum Schutz der persönlichen Sphäre des Angeklagten oder seiner Familie und seiner Freunde nicht ins Gutachten aufzunehmen. Solche Einzelheiten und Details zu verschweigen, und insoweit Rücksicht auf den persönlichen Bereich des Jugendlichen und Heranwachsenden sowie seines sozialen Umfeldes zu nehmen, ist ein kinder- und jugendpsychiatrischer Sachverständiger durchaus berechtigt.

Auch in all diesen Fragen kann eine Entscheidung dadurch erleichtert werden, daß man sich die Frage stellt, wie weit die Bekanntgabe oder Nichtbekanntgabe von Einzelheiten dem klaren Ziel des Jugendgerichtsgesetzes dient oder nicht.

Probleme können für den kinder- und jugendpsychiatrischen Sachverständigen dann entstehen, wenn er, wozu er berechtigt ist, Angehörige, insbesondere die Eltern des beschuldigten Jugendlichen oder Heranwachsenden, anhört. Diesen steht in der Regel ein gesetzliches Zeugnisverweigerungsrecht zu, das durch die Befragung durch den Sachverständigen nicht durchlöchert werden darf.

In dem Kommentar von Th. Kleinknecht zur Strafprozeßordnung (35. Auflage, München, 1981) wird ausgeführt, daß der Sachverständige auch bei Beschaffung von Anknüpfungstatsachen nicht Strafverfolgungsbehörde ist, und daher deren Belehrungspflicht für ihn nicht gelte. Der Sachverständige sei befugt, habe aber keine Rechtspflicht, den Beschuldigten darüber zu belehren, daß er zu Antworten nicht verpflichtet ist. Peters bejaht dagegen, gestützt auf ein Urteil des BGH (St 13,394), die Pflicht des Sachverständigen zur Belehrung (siehe auch Seite 63).

Korrekterweise müßte der Zeuge, also in diesem Falle die Eltern oder Angehörigen, vorher vom Gericht auf ihr Zeugnisverweigerungsrecht hingewiesen werden, was jedoch in der Regel wegen des damit verbundenen Aufwandes unterbleibt. Im übrigen kann diese vorherige Nichtbelehrung dadurch geheilt werden, daß diese Zeugen nachträglich in der Hauptverhandlung nach Belehrung der Verwertung dessen zustimmen, was sie vor dem Sachverständigen gesagt haben. Jedenfalls empfiehlt es sich, als Sachverständiger Angehörige oder Personen, die ein gesetzliches Zeugnisverweigerungsrecht haben, darauf hinzuweisen, auch wenn man als Sachverständiger zu einem solchen Hinweis nicht verpflichtet ist.

Es ist im übrigen wohl etwas fragwürdig, die Schilderungen der Angehörigen über den bisherigen Lebensweg ihres zu begutachtenden Sohnes oder ihrer Tochter und deren soziale Beziehungen und Situationen einer Zeugenaussage zum Straftatbestand gleichzusetzen.

Bemerkenswerterweise stellt sich offenbar dieselbe Problematik für die Jugendgerichtshilfe in keiner Weise. Auch diese befragt ohne Belehrung regelmäßig die Angehörigen und das soziale Umfeld des angeklagten Jugendlichen oder Heranwachsenden, wie dies zu ihrer Dienstaufgabe gemäß §38 JGG gehört.

Im wohlverstandenen Interesse des Jugendlichen und im Hinblick auf das Ziel und die Aufgabe des Jugendgerichtsgesetzes kann es hierbei im Grunde kaum zu echten Konfliktsituationen kommen, schon deshalb nicht, weil im allgemeinen die Eltern und Angehörigen zur Tat selber wenig Angaben machen können. Sind allerdings die Eltern oder andere Angehörige in irgendeiner Weise an der Tat beteiligt oder in das Tatgeschehen involviert, dann empfiehlt es sich, im Gespräch mit den Angehörigen sich ganz auf die frühere körperliche, seelische und soziale Entwicklung des Probanden zu beschränken und die Tat selbst im Gespräch mit den Angehörigen nicht zu berühren. Auf eine genaue Erforschung der frühkindlichen körperlichen, seelischen und sozialen Vorgeschichte sollte aber in keinem Falle, in dem eine solche Klärung möglich ist, verzichtet werden, aus der Angst heraus, man könnte einen Formfehler begehen. Die Befragung der Angehörigen zur Vorgeschichte gehört zum unverzichtbaren Bestandteil eines kinder- und jugendpsychiatrischen Gutachtens. Im Zweifelsfall sollte man mit dem Jugendrichter oder dem den Gutachtenauftrag erteilenden Staatsanwalt Fühlung nehmen (hierzu siehe auch LEMPP).

Schwierigere Probleme können sich aus dem Zeugnisverweigerungsrecht bei der Begutachtung zu Fragen der *Glaubwürdigkeit* kindlicher Zeugen ergeben.

Die Situation ist hierbei insofern eine völlig andere, als nicht der Angeklagte oder Beschuldigte oder seine Angehörigen vom Gutachter untersucht und befragt werden, sondern ein Zeuge. Abgesehen davon, daß eine solche Begutachtung nicht erzwungen werden kann, geht es bei der Begutachtung in ganz besonderem Maße, wenn nicht ausschließlich, um die Aussagen des zu begutachtenden Kindes, das als Zeuge vernommen werden soll, und viel weniger um seine bisherige psychosoziale Entwicklung, seine intellektuellen Fähigkeiten und seine sozialen Bindungen. Auch diese können von erheblicher Bedeutung sein und ein wichtiges Feld bei der Erstellung des Gutachtens darstellen. Letztlich geht es aber um die konkrete Aussage als Zeuge.

Da es bei der Glaubwürdigkeitsbegutachtung in den meisten Fällen um Sittlichkeitsdelikte geht und diese sich häufig im familiären Umfelde abspielen, kommt es oft vor, daß das als Zeuge zu vernehmende Kind in einer solchen verwandtschaftlichen Beziehung zum Angeklagten steht, daß ihm ein Zeugnisverweigerungsrecht zusteht.

Da solche Anzeigen gegen Familienangehörige vielfach aus einem Familienstreit heraus erstattet werden, sind die Kinder und die übrigen Familienangehörigen bei der Erstvernehmung durch die Polizei, beziehungsweise durch die weibliche Kriminalpolizei, noch durchaus aussagebereit. Bis es dann aber zur Begutachtung zur Frage der Glaubwürdigkeit kommt, ist manchmal der Familienstreit beigelegt oder es ist den Betroffenen erst bewußt geworden, was sie mit der Anzeige in Gang gebracht haben, und sie berufen sich nun auf ihr Zeugnisverweigerungsrecht.

Aus der Kenntnis solcher Entwicklungen zieht die Staatsanwaltschaft oft die Konsequenz, zu einem relativ frühen Zeitpunkt die Zeugen richterlich vernehmen zu lassen. Auf diese richterliche Vernehmung kann dann in der späteren Verhandlung, auch wenn die Zeugen dann von ihrem Zeugnisverweigerungsrecht Gebrauch machen, Bezug genommen werden.

Es empfiehlt sich in jedem solchen Falle, die zu begutachtenden Kinder und Jugendlichen, eventuell auch die in Begleitung mitkommenden Familienangehörigen, noch einmal ausdrücklich darauf hinzuweisen, daß sie im gegebenen Falle ein Zeugnisverweigerungsrecht haben. Hat sich der gesetzliche Vertreter oder der bestellte Pfleger dagegen ausgesprochen, daß das Kind zur Sache Aussagen macht, dann muß der Sachverständige selbst darauf achten, daß er nicht das Kind oder den Jugendlichen durch zufällige Fragen oder Mißverständnisse zu einer Aussage veranlaßt; sie könnte dann im Gutachten auch keine Verwertung finden.

Schwierig ist dabei die Beurteilung, wie weit eine Belehrung über das Zeugnisverweigerungsrecht vom Kinde verstanden wird. Dies ist zwar grundsätzlich Sache des Richters. Der Richter kann aber auch seinerseits den Sachverständigen befragen, wie weit eine entsprechende Belehrung vom Kinde verstanden wird. Dabei ist es zweifellos unerläßlich, daß dem Kind auch die möglichen Folgen seiner Aussage oder seiner Nichtaussage einsichtig werden. Das muß zwar nicht unbedingt mit der drastischen Deutlichkeit geschehen, mit der dies ein Richter tat, der das etwa zehnjährige Kind fragte: «Willst du, daß dein Vater ins Gefängnis kommt?» und auf die Verneinung hin feststellte, daß das Kind von seinem Zeugnisverweigerungsrecht Gebrauch machte. Die möglichen Folgen seines Verhaltens müssen aber dem Kind zweifellos klar werden.

In der Begutachtungssituation kann es nicht Aufgabe des Sachverständigen sein, das Kind entgegen seinem Zeugnisverweigerungsrecht zu einer Aussage zu veranlassen oder gar zu drängen. Der Sachverständige sollte sich nur selber ein Bild darüber verschaffen, ob das Kind aus eigener Urteilsfähigkeit heraus Aussagen zur Sache machen will oder nicht. Denn auch dies kann für die Frage der Glaubwürdigkeit von Bedeutung sein.

Auch beim Verweigern der Aussage zur Sache ist natürlich eine Begutachtung zur Frage der allgemeinen Glaubwürdigkeit und eine Analyse der sozialen Situation des Kindes in Beziehung zum Täter und zu anderen Zeugen möglich.

Es können sich aber in einem solchen Verfahren Situationen ergeben, in welchen der Sachverständige vom Kind über den Tatbestand informiert wurde, das dann in der Hauptverhandlung von seinem Zeugnisverweigerungsrecht Gebrauch macht und dem Gericht auch kein Rückgriff auf frühere richterliche Vernehmungen zur Verfügung steht. Dann kann der Sachverständige sein Gutachten nicht auf die Angaben des Kindes stützen und muß unter Umständen die Erstattung eines Gutachtens ablehnen, wenn er überhaupt noch dazu aufgefordert wird.

Für kindliche Zeugen, die eine entsprechende Belehrung über ihr Zeugnisverweigerungsrecht nicht verstehen können und für welche die Erziehungsberechtigten darüber nicht entscheiden können, ob sie von ihrem Zeugnisverweigerungsrecht Gebrauch machen sollen oder nicht, weil sie selbst möglicherweise in das Strafverfahren involviert oder befangen sind, kann das Gericht einen Pfleger bestellen, der für die Kinder die Entscheidung trifft. Dies wird in der Regel ein Beamter des Jugendamtes sein. Die Entscheidung, die dieser zu treffen hat, ist außerordentlich schwerwiegend und muß berücksichtigen, daß das Kind sich später Selbstvorwürfen aussetzt oder Vorwürfen Dritter ausgesetzt sieht, weil es früher einmal als Zeuge ein unmittelbares Familienangehöriges einer gerichtlichen Bestrafung zugeführt hat. Bei einer solchen Entscheidung muß gegenüber einer solchen belastenden Entwicklung die mögliche Schädigung des Kindes durch die Tat und die Wiederholungsgefahr abgewogen werden, unter Berücksichtigung der Erkenntnis, daß gewaltlose Sittlichkeitsdelikte entgegen allgemeiner Ansicht in aller Regel keine nachhaltigen seelischen Schädigungen zu setzen geeignet sind.

Eine Ausnahme hiervon bilden lediglich länger andauernde inzestuöse Verhältnisse zwischen Vätern und ihren heranwachsenden Töchtern. Diese können aber in der Regel die Entscheidung, ob sie von ihrem Zeugnisverweigerungsrecht Gebrauch machen sollen, selbst treffen.

Nach § 52, Abs. 2 StPO dürfen aber auch minderjährige oder geisteskranke oder wegen Geistesschwäche entmündigte Personen nur vernommen werden, wenn sie zur Aussage bereit sind.

Der Sachverständige hat hier eine Aufgabe, für die er ausdrücklich fachlich kompetent ist, nämlich seinen fachlichen Rat frei von allen Gesichtspunkten der Strafverfolgung einerseits und den Familienauseinandersetzungen andererseits, allein am Wohl und den psychohygienischen Erfordernissen des Kindes zu orientieren.

Während im Zivilprozeß der ärztlichen Schweigepflicht, welcher der Arzt hinsichtlich der früher bei der Behandlung des Patienten gewonnenen Erkenntnisse unterliegt, bereits dadurch Rechnung getragen wird, daß vor Erteilung des Gutachtenauftrages die betroffenen Personen die Erklärung über die Entbindung der ärztlichen Schweigepflicht abgegeben haben, unterbleibt dies gelegentlich im Strafverfahren.

Der Sachverständige muß daher von sich aus darauf achten, daß er, was diese früheren Erkenntnisse anbelangt, noch von der ärztlichen Schweigepflicht entbunden wird und zwar tunlichst sowohl durch den betroffenen Jugendlichen und Heranwachsenden selbst, wie auch durch dessen Eltern, falls der Jugendliche bei der damaligen Behandlung noch nicht volljährig oder wenigstens jünger als 16 Jahre alt war.

Auch wenn der Sachverständige von anderen Ärzten, die den Betroffenen früher einmal behandelt oder untersucht haben, Auskünfte darüber einholen möchte, versichert er sich tunlichst vorher des Einverständnisses der Personen, die einen Anspruch auf die Wahrnehmung von Privatgeheimnissen haben. Er sollte auch den Kollegen, von dem er die Auskünfte erbittet, davon in Kenntnis setzen, daß er die Angaben für seine Begutachtung benötigt. In Familienrechtsverfahren kommt es nicht selten vor, daß die eine Partei nichts davon weiß, daß die andere den zum Gutachter bestimmten Arzt oder Psychologen früher schon einmal, unabhängig vom familienrechtlichen Verfahren, aufgesucht hat. Da es sich bei den Parteien um Eheleute handelt, geht man zu leicht davon aus, daß jeder der beiden Ehepartner über frühere ärztliche Konsultationen oder Erziehungsberatungen des anderen informiert gewesen sei. Das ist bemerkenswert häufig nicht der Fall, so daß es sich auch in diesem Falle empfiehlt, sich beim Gericht zu erkundigen, ob allen Prozeßbeteiligten bekannt ist, daß der Sachverständige schon vorher einmal, aufgrund privaten Behandlungsvertrages im Rahmen einer Sprechstunde oder einer Erziehungsberatung, mit einem Teil der Prozeßbeteiligten befaßt gewesen ist.

Bei Verletzung von Privatgeheimnissen können sich nach § 203 StGB nicht nur Ärzte, Zahnärzte, Tierärzte, Apotheker und Angehörige eines anderen Heilberufes schuldig machen, sondern auch Berufspsychologen mit staatlich anerkannter wissenschaftlicher Abschlußprüfung, darüber hinaus Ehe-, Erziehungs- oder Jugendberater, sowie Berater für Suchtfragen in einer Beratungsstelle, die von einer Behörde oder Körperschaft, Anstalt oder Stiftung des öffentlichen Rechts anerkannt ist, sowie Mitglieder oder Beauftragte einer anerkannten Beratungsstelle, nach § 218b, Abs. 2, Nr. 1 StGB (Beratung bei Schwangerschaftsabbruch) staatlich anerkannte Sozialarbeiter oder staatlich anerkannte Sozialpädagogen oder Angehörige eines Unternehmens privater Kranken-, Unfall- oder Lebensversicherung oder einer privat-ärztlichen Verrechnungsstelle.

Schwerwiegende Rollenkonflikte können für den Sachverständigen in familienrechtlicher Begutachtung entstehen. Die Rolle des Arztes, des Psychologen oder des Erziehungsberaters überhaupt verleitet in der Situation der Trennung der Eheleute und in der Bewältigung von deren Folgen die Eltern sehr häufig dazu, sich bei ihm einen Rat zu holen, wie sie sich in der Scheidungssituation ihren Kindern und dem anderen Elternteil gegenüber zum Wohle der Kinder verhalten sollen. Diese oft sehr drängenden und in aller Regel auch ehrlich gemeinten Fragen im Bemühen, sich am wohlverstandenen Kindeswohl zu orientieren, lassen sich aber in der prozessualen Situation eines Ehescheidungsverfahrens subjektiv und auch oft objektiv gar nicht von den eigenen Wünschen, Hoffnungen und Vorteilen des jeweiligen Elternteils trennen. Jeder Wechsel des Gutachters aus der Rolle des explorierenden Beurteilers in die Rolle des ratgebenden Helfers muß seine Stellung als objektiver Sachverständiger erschüttern und kann die Voraussetzungen dafür bieten, daß er unter der Besorgnis der Befangenheit vom anderen Elternteil abgelehnt wird. Das gilt insbesondere dann, wenn der Gutachter vielleicht schon lange vor Einleitung des Ehescheidungsverfahrens für einen der Elternteile beratend oder behandelnd tätig gewesen ist. War dieser Umstand nicht sicher beiden Parteien bekannt, so muß der Gutachter vor Annahme des Gutachtenauftrags darauf hinweisen und abwarten, ob er auch bei Kenntnis der früheren Kontakte von beiden Parteien als Gutachter akzeptiert bleibt, beziehungsweise ob das Gericht unter diesen Umständen ausdrücklich auf dem Gutachtenauftrag bestehen bleibt.

Während des Verfahrens muß der Sachverständige peinlich darauf achten, daß er alle seine Informationsquellen über eine der beiden Parteien jeweils der anderen zugänglich macht, am besten dadurch, daß er diese Informationsquellen im Gutachten offenlegt oder vorher das Gericht informiert.

Auch dann, wenn die Ausübung einer Beratungsfunktion während des Ehescheidungsverfahrens unter Beteiligung eines kinderpsychiatrischen oder -psychologischen Sachverständigen rechtlich unbedenklich wäre, nämlich wenn die Beratung gemeinsam mit beiden Elternteilen erfolgen würde, kommt es dennoch häufig zu Konflikten und zieht den Sachverständigen in die oft äußerst heftigen Spannungen zwischen den Parteien mit hinein. Gelegentlich kann auch das Gericht sich veranlaßt sehen, unter Aussetzung des Verfahrens die streitenden Parteien, etwa in einem Verfahren zur Umgangsbefugnis des nicht sorgeberechtigten Elternteils, die Eltern zur Beratung an den Sachverständigen zu verweisen. Auch dann ergeben sich vielfach bei einer späteren schließlich doch unvermeidbaren Fortsetzung des Verfahrens aus dieser Beratungstätigkeit Besorgnisse der Befangenheit, die zum Ausscheiden des Sachverständigen Anlaß geben können. Denn zur Ablehnung eines Sachverständigen genügt die begründete Vermutung der Besorgnis der Befangenheit durch eine Partei. Die Befangenheit muß keineswegs objektiv gegeben sein. Ein solches Ausscheiden des Sachverständigen bedeutet zwar keineswegs eine Beeinträchtigung seiner Integrität als Sachverständiger oder eine objektive Feststellung seiner Parteilichkeit, sie bedeutet aber für die betroffenen Kinder stets eine vermeidbare Verzögerung im prozessualen Ablauf und erneute Explorationen und Begutachtungen, die ihnen hätten erspart werden können.

Von einzelnen Sachverständigen in familienrechtlichen Verfahren (Ell) wird empfohlen, daß der Sachverständige selbständig Recherchen aus dem Umfeld der Familie, aus Kindergarten, Schule usw. anstellt, um sich ein Bild über die psychische und soziale Situation des Kindes und die Bindungen desselben zu verschaffen.

Dies könnte rechtlich auf erhebliche Bedenken stoßen. Aber auch ohne solche Bedenken wäre es dringend notwendig, daß die dabei gewonnenen Erkenntnisse in allen Einzelheiten und unter Mitteilung der Bedingungen, unter denen sie gewonnen wurden, beiden Parteien gleichermaßen über das Gericht zugänglich gemacht werden.

Ich habe erhebliche Zweifel, ob durch solche Befragungen für die Fragestellung relevante und neue Erkenntnisse gewonnen werden können, die nicht durch direkte Befragung der beiden Elternteile und deren unmittelbare Familienangehörige auch hätten gewonnen werden können. Man sollte sich dabei auch vergegenwärtigen, daß solche Befragungen und Erkundigungen im sozialen Nahraum unvorhersehbare Rückwirkungen auf die Kinder, deren Eltern und die Beziehungen aller Beteiligten untereinander nach sich ziehen können.

Bei der starken Psychodynamik, die solchen Verfahren und Begutachtungen zu eigen ist, sollte der Sachverständige nach Möglichkeit danach trachten, sich außerhalb dieses Spannungsfeldes zu halten, um zu einer dem Kindeswohl entsprechenden sachlichen Entscheidung zu kommen.

Die Gefahr der vorzeitigen und einseitigen Identifikation des Sachverständigen mit einer der beiden Parteien ist in keiner Gutachtensituation so groß wie bei der Begutachtung in Familienrechtsfragen. Hier ist für den Sachverständigen ein besonderes Maß an Selbstkritik und Selbstkontrolle auch gegenüber seinen ihm zunächst unbewußten Tendenzen zur Identifikation abzuverlangen.

Bei der Erörterung der Schweigepflicht ist es angebracht, auch die strafrechtlichen Bestimmungen des § 353d StGB zu erwähnen, die mit Strafe bedrohen, wer verbotene Mitteilungen über Gerichtsverhandlungen macht. Der § 353d StGB lautet:

Mit Freiheitsstrafe bis zu einem Jahr oder mit Geldstrafe wird bestraft, wer

1. entgegen einem gesetzlichen Verbot über eine Gerichtsverhandlung, bei der die Öffentlichkeit ausgeschlossen war, oder über den Inhalt eines die Sache betreffenden amtlichen Schriftstückes öffentlich eine Mitteilung macht,
2. entgegen einer vom Gericht aufgrund eines Gesetzes auferlegten Schweigepflicht Tatsachen unbefugt offenbart, die durch eine nichtöffentliche Gerichtsverhandlung oder durch ein die Sache betreffendes amtliches Schriftstück zu seiner Kenntnis gelangt sind, oder
3. die Anklageschrift oder andere amtliche Schriftstücke eines Strafverfahrens, eines Bußgeldverfahrens oder eines Disziplinarverfahrens, ganz oder in wesentlichen Teilen, im Wortlaut öffentlich mitteilt, bevor sie in öffentlicher Verhandlung erörtert worden sind oder das Verfahren abgeschlossen ist.

2. Aufgabe des Sachverständigen

Wie jeder gerichtliche Sachverständige, ist auch der kinder- und jugendpsychiatrische Sachverständige gemäß §§ 72ff. StPO Gehilfe des Richters, der die Aufgabe hat, der richterlichen Beweiswürdigung vorzuarbeiten (Lenckner). Dabei fallen jedoch die Tatsachenfeststellungen, wie auch die rechtliche Würdigung, ausschließlich in die Kompetenz des Richters. Einer Einmischung in diese Kompetenz hat sich der Sachverständige strikt zu enthalten. Diese Funktion des Gehilfen eines Richters mit der Verpflichtung zur absoluten Neutralität ist für den psychiatrischen Sachverständigen im Verfahren gegenüber Erwachsenen relativ klar zu begründen, wenngleich der Arzt hierbei nicht unbedingt seine ärztliche Rolle so weitgehend zu verleugnen braucht, wie dies zuweilen Bresser verlangt, wenn er feststellt, daß ein Gutachten nicht für oder gegen eine Partei, sondern «über die Geistesverfassung eines Menschen erstattet» werde. Bresser wendet sich gegen Bezeichnungen wie «der sachverständige Anwalt eines zu Begutachtenden zu sein», wie auch gegen eine «therapeutische Atmosphäre», die bei der Begutachtung geschaffen werden müsse. Man mag darüber unterschiedlicher Meinung sein, inwieweit dies für einen forensischen Gutachter in einem Verfahren gegen Erwachsene zu sehr eine Verleugnung der Rolle des Arztes verlangt oder nicht, für einen kinder- und jugendpsychiatrischen Sachverständigen kann dies in dieser Form nicht gelten. Dieser hat sich nicht nur rein psychiatrischen Fragestellungen im engeren Sinn zuzuwenden, etwa der Frage nach der Krankhaftigkeit, sondern er hat sich auch in den Dienst einer am Erziehungsgedanken orientierten Jugendkriminalrechtspflege zu stellen und sich zur normalpsychologischen und sozialen Entwicklung des Jugendlichen oder Heranwachsenden, zur Prognose, wie auch zu möglichen Wirkungen der vom Gericht anzuordnenden Maßregeln, Zuchtmittel oder Strafen zu äußern. Er ist also weit stärker in das prozessuale Geschehen eingebunden als der forensische Gutachter der Erwachsenenpsychiatrie.

Idealtypischerweise sollte es für ihn gar keinen Raum geben für die Möglichkeiten, sich bewußt oder unbewußt mehr der Verteidigung, mehr dem Jugendstaatsanwalt oder mehr dem Beschuldigten oder angeklagten Jugendlichen und Heranwachsenden zuzuneigen, da alle Beteiligten, Jugendgericht wie Verteidigung und Staatsanwaltschaft, im wohlverstandenen Sinne des Jugendgerichtsgesetzes zuvörderst die weitere gesunde psychische oder soziale Entwicklung des Jugendlichen im Auge haben sollten. Da solche idealtypischen Bedingungen noch vielfach fehlen, sind Konflikte für den kinder- und jugendpsychiatrischen Sachverständigen nicht auszuschließen. Solange aber der Sachverständige auch seine Aufgaben als Arzt oder beratender Psychologe in der Erreichung dieses vom Jugendgerichtsgesetz intendierten Ziels sieht und bereit ist, die gesetzlichen Bedingungen anzuerkennen, die der Gesetzgeber zur Erreichung dieses Ziels vorgesehen und bereitgestellt hat, und damit auch die so gesteckten Grenzen anerkennt, mißbraucht er seine Aufgabe als Sachverständiger nicht, wenn er diese Ziele in seinem Gutachten an entsprechender Stelle mit Nachdruck vertritt.

Es empfiehlt sich aber keinesfalls, in den Kompetenzbereich des Jugendrichters eingreifen zu wollen und auch nur den Anschein einer solchen Absicht zu erwecken. Die Konfliktsituation des kinder- und jugendpsychiatrischen Sachverständigen in seiner Rolle als Sachverständiger und Hilfe des Gerichts einerseits, und seiner Rolle als Kinder- und Jugendpsychiater und damit als Helfer für den Jugendlichen andererseits, ist keineswegs so groß, wie dies gelegentlich vermutet und geäußert wird. Die allgemeine sozialpädagogische Aufgabe, der auch der Kinder- und Jugendpsychiater als Arzt dient, ist, die gesunde psychische und soziale Entwicklung des Jugendlichen zu gewährleisten. Dazu gehört aber auch letztlich die Akzeptierung einer rechtlichen Ordnung der Gemeinschaft und die Anerkennung der Grenzen, die das Strafgesetzbuch zieht. Gerade der Kinder- und Jugendpsychiater als Sachverständiger kann dabei regelmäßig die wichtige Hilfe leisten, den Jugendlichen einerseits mit den unausweichlichen normativen Forderungen zu konfrontieren, die die Gemeinschaft auch an ihn stellt, und ihn andererseits gleichzeitig dabei erleben zu lassen, daß er trotz der Verletzung dieser Grenzen in seinem menschlichen Wert anerkannt bleibt und auf die wohlwollende Hilfe verständnisvoller Erwachsener rechnen kann.

Im Gegensatz zur Jugendgerichtshilfe ist der kinder- und jugendpsychiatrische Sachverständige zwar nicht beauftragt, Vorschläge für die vom Gericht zu veranlassenden Maßnahmen und Strafen zu machen; es ist aber sehr wohl mit der Aufgabe des kinder- und jugendpsychiatrischen Sachverständigen vereinbar, daß er für die Maßnahmen des Gerichts die Richtung weist, welche diese geeignet machen, das Ziel des Jugendgerichtsgesetzes, die soziale Besserung und Eingliederung zu verwirklichen.

a) Aufgaben des Sachverständigen gegenüber den Gerichten

Das Gericht ist in der Regel mit der Beantwortung medizinisch-psychiatrischer Fragen überfordert. Zur Beantwortung solcher Fragen wird man sich des kinder- und jugendpsychiatrischen Sachverständigen bedienen. Zur Frage der allgemeinen Entwicklungspsychologie, der Strafreife, der Frage, ob der Heranwachsende gemäß §105, Abs.1 JGG noch einem Jugendlichen gleichzustellen sei, und zu Fragen der Prognose wie auch zur Tatmotivation wird sich aber mancher Jugendrichter selbst für kompetent halten, sei es aufgrund langjähriger jugendrichterlicher Erfahrung oder sei es auch nur aufgrund des Umstandes, daß er sich an seine eigene Jugend noch glaubt erinnern zu können, oder einfach, weil er eigene Kinder hat. Dies mag in vielen Fällen ausreichend sein, in sicher ebenfalls vielen anderen Fällen wird diese Kompetenz nicht ausreichen, dem betroffenen Jugendlichen und Heranwachsenden gerecht zu werden.

Diese Fachkompetenz dem Jugendrichter zu vermitteln, ist die unmittelbare Aufgabe des kinder- und jugendpsychiatrischen Sachverständigen. Dies bedeutet aber auch, daß dieser Sachverständige wirklich sachverständig sein muß, das heißt daß er selbst über eine gewisse fachwissenschaftliche Kenntnis *und* Erfahrung verfügen muß. Das bedeutet darüber hinaus, daß er nur seine Fachkenntnis dem Gericht zur Verfügung stellen soll, und nicht seinen persönlichen Rat, der sich neben fachlicher Kenntnis auf eine persönliche Meinung von Gerechtigkeit und Ungerechtigkeit im betreffenden Fall stützt.

Der kinder- und jugendpsychiatrische Sachverständige soll, gerade weil er in Jugendgerichtsverfahren faktisch eine größere Kompetenz haben muß als der psychiatrische Sachverständige im Erwachsenenverfahren, sich peinlich jeden Versuchs enthalten, «mitrichten» zu wollen und dem Gericht seine Meinung aufzudrängen. Die Verantwortung des Verfahrens liegt ausschließlich beim Gericht und muß auch dort bleiben, und der Sachverständige muß es lernen, auch an Jugendgerichtsverfahren nach bestem Wissen und Gewissen mitgewirkt zu haben, deren Ergebnis er vielleicht nicht für richtig hält.

Die Verantwortung dafür trägt er nicht.

Es liegt in der Natur der Sache begründet, daß die kinder- und jugendpsychiatrische Wissenschaft ständig in weiterem Fortschreiten begriffen und dabei auch gewissen wechselnden Tendenzen, um nicht zu sagen Modeströmungen, ausgesetzt ist, und daß andererseits das Gesetz einer solchen Entwicklung der fachlichen Erkenntnisse hinterherhinkt. Daraus ergeben sich zwangsläufig gewisse Widersprüche und Spannungen. Der wissenschaftliche Sachverständige muß versuchen, in der Interpretation der Erkenntnisse der Wissenschaft den Mittelweg zu finden zwischen hinreichend fundierten neueren Erkenntnissen und den überschießenden Ausschlägen neuester Theorien.

Er ist durchaus berechtigt, auch solche Theorien vorzutragen und dem Gericht zur Kenntnis zu bringen. Er muß die Theorien aber als solche kennzeichnen und den Grad ihrer Anerkennung unter den Wissenschaftlern im allgemeinen deutlich machen. Der Gutachter muß sich aber letztlich darauf beschränken, in dieser Weise die neueren Kenntnisse der Wissenschaft darzulegen, er muß andererseits aber auch einsehen, daß das Gericht an das Gesetz gebunden ist und nur in dessen Rahmen auch neueren Kenntnissen Rechnung tragen kann.

Allerdings bietet das Jugendgerichtsgesetz einen so großen Spielraum, daß seine Ausnützung bis jetzt noch wesentliche Spannungen zwischen wissenschaftlicher Erkenntnis und gesetzlicher Begrenzung weitgehend vermeiden könnte.

Da die Psychiatrie – und damit auch die Kinder- und Jugendpsychiatrie – im wesentlichen eine empirische Wissenschaft und keine exakte Naturwissenschaft ist, ist der Sachverständige auch gehalten, seinen eigenen Erfahrungshintergrund, wie auch den Erfahrungshintergrund derjenigen, deren Vorstellungen und Theorien er vertritt, darzulegen. Es ist notwendig, daß der Gutachter gegebenenfalls deutlich macht, daß andere Wissenschaftler aufgrund anderer Erfahrungen im vorliegenden Falle möglicherweise zu anderen Ergebnissen kommen würden.

Wie weit dies alles in einem schriftlichen oder mündlichen Gutachten erfolgen kann und soll, wird an anderer Stelle erörtert.

b) Aufgabe des Sachverständigen gegenüber der Staatsanwaltschaft

Die Staatsanwaltschaft ist nicht selten der Auftraggeber zur Erstattung des Gutachtens. Die Staatsanwaltschaft ist als Ermittlungsbehörde gehalten, auch alle für den Beschuldigten günstigen Fakten zu erarbeiten und darzulegen. Insofern ist die Staatsanwaltschaft auch als Auftraggeber des Gutachtens nicht an einem Ergebnis interessiert, das ihre Anklage zu stützen und zu begründen vermag, sondern das Gutachten soll in aller Regel die Voraussetzungen der Anklage abklären, ob überhaupt eine Strafmündigkeit gemäß § 3 JGG vorliegt, oder ob der Beschuldigte noch einem Jugendlichen gemäß § 105, Abs. 1 JGG gleichzustellen ist und ob er zur Tatzeit schuldfähig war.

Insofern ist die Staatsanwaltschaft nicht «Partei» und für den Sachverständigen ergibt sich kein Unterschied, ob der Auftraggeber für das Gutachten die Staatsanwaltschaft ist oder das Gericht. Im übrigen muß auch das Ziel der Staatsanwaltschaft die Verwirklichung der Ziele des Jugendgerichtsgesetzes sein; und tatsächlich läßt sich die Funktion guter Jugendstaatsanwaltschaften kaum von der der Verteidigung und des Jugendgerichts unterscheiden.

Gerade im Sinne einer wohlverstandenen Jugendkriminalrechtspflege ist es für den Jugendlichen und seine weitere Entwicklung oft eine große Hilfe, wenn die Staatsanwaltschaft zeitig mit dem kinder- und jugendpsychiatrischen Sachverständigen Verbindung aufnimmt. So ist diese unter Umständen in der Lage, eine längere, sich negativ auswirkende Untersuchungshaft zu vermeiden, sie durch eine anderweitige, geeignetere Unterbringung zu ersetzen und mit dazu beizutragen, daß das Verfahren die soziale Entwicklung des Jugendlichen nicht mehr stört als unvermeidbar ist.

Die Einleitung der Begutachtung bereits durch die Staatsanwaltschaft und die Klärung wichtiger jugendpsychiatrischer Fragen, wie auch die Erörterung sozialpädagogisch möglicher Maßnahmen bereits durch die Ermittlungsbehörde, sind geeignet, das Jugendgerichtsverfahren entscheidend zu beschleunigen und die negativen Wirkungen eines schleppenden Verfahrens zu vermeiden.

c) Aufgaben des Sachverständigen gegenüber dem angeschuldigten Jugendlichen und Heranwachsenden

Der kinder- und jugendpsychiatrische Sachverständige ist für den angeschuldigten oder angeklagten Jugendlichen oder Heranwachsenden nicht zunächst behandelnder Arzt und helfender Berater, sondern er ist zunächst Helfer des Gerichts. Er muß dies zur Vermeidung von Mißverständnissen tunlich auch dem betroffenen Jugendlichen oder Heranwachsenden zu Beginn der Untersuchung sagen. Auf die Probleme, die sich aus Aussagebereitschaft, dem Recht der Aussageverweigerung und einem ärztlichen Schweigerecht ergeben könnten, wurde an anderer Stelle hingewiesen (siehe Seite 38). Trotz dieser grundsätzlichen Änderung seiner Funktion hat der kinder- und jugendpsychiatrische Sachverständige die Möglichkeit, ja ausdrücklich die Aufgabe im Sinne des Jugendgerichtsgesetzes, dem zu Begutachtenden gegenüber sich um ein vertrauensvolles Verhältnis zu bemühen und ihm in seiner Situation zu raten und zu helfen. Nur bei sehr weiter und nicht sachgemäßer Ausdehnung dieses Begriffes wird er dabei mit seiner Aufgabe als Sachverständiger in Konflikt geraten.

Ein Jugendlicher oder Heranwachsender, der wegen einer ernsteren Straftat begutachtet wird oder der sich unter Umständen noch in U-Haft befindet, bedarf in besonderem Maße der baldigen psychischen Bearbeitung seiner Tat und der sich daraus ergebenden psychischen und sozialen Probleme. Einer solchen Bearbeitung durch die Gutachter steht allerdings häufig entgegen, daß sich der Sachverständige vor der Hauptverhandlung nicht so weitgehend mit dem Beschuldigten oder Angeklagten über die Tat und deren Bedeutung für seine Persönlichkeit auseinandersetzt und damit umgehen kann, daß daraus gewissermaßen eine Vorwegnahme der moralischen Bewertung der Tat erfolgt. Dies führt dazu, daß diese im Grunde so dringend notwendige psychotherapeutische Bearbeitung in aller Regel unterbleibt und der Jugendliche oder heranwachsende Täter mit sich und seinen Problemen alleingelassen wird. Bis zu einem gewissen Grad kann aber der kinder- und jugendpsychiatrische Sachverständige hier durchaus helfend eingreifen, ohne das Verfahren zu beeinflussen oder gar zu behindern. Er muß sich dabei allerdings dieser besonderen Situation stets bewußt bleiben.

Die Aufgabe der Vorbereitung auf die Hauptverhandlung, die Information über die dabei auftretenden Personen und ihre Funktion und auf den zu erwartenden Ablauf ist zunächst Sache der Jugendgerichtshilfe, die aber gerade solchen Aufgaben aus Zeitmangel oft nicht nachkommen kann. Gegebenenfalls kann auch hier der kinder- und jugendpsychiatrische Sachverständige helfend eingreifen. Dasselbe gilt für Regelungen der sich aus der Verhaftung oder Unterbringung ergebenden sozialen Probleme, wie berufliche und schulische Förderung und dergleichen.

Das durch die Begutachtung während einer kritischen Lebensphase sich entwickelnde Vertrauensverhältnis zwischen dem Jugendlichen oder Heranwachsenden einerseits und dem Sachverständigen andererseits kommt vielfach erst nach Abschluß der Hauptverhandlung zur Geltung, wenn die Bedingungen gegeben sind, psychotherapeutische Behandlung – oder sei es auch nur begleitende Beratung und Betreuung – zu übernehmen, die unter Umständen viel leisten kann, sei es auch nur auf brieflichem Wege. Dem Ersuchen, den von ihm begutachteten Jugendlichen oder Heranwachsenden auch nach der Hauptverhandlung noch zu betreuen oder wenigstens begleitend zu beraten, sollte sich kein Sachverständiger entziehen, sofern es nur einigermaßen im Rahmen seiner Möglichkeiten gelegen ist. Der Sachverständige wird allein dadurch, daß er oft als erster nach der Kriminalpolizei über die Tat und ihre Vorgeschichte nicht nur unter kriminologischen, sondern vor allem unter psychologischen und soziologischen Gesichtspunkten gesprochen hat, zu einer tragenden Bezugsperson. Er kann sich aus dieser Beziehung nicht ohne Not und ohne Gefahr einer zusätzlichen Verletzung herauslösen.

d) Die Erstellung von Privatgutachten

Die Aufgabe und die Stellung des Sachverständigen erfordert es, daß er in keinem irgendwie gearteten Abhängigkeitsverhältnis zum Auftraggeber des Gutachtens steht, weil sonst seine Unabhängigkeit in Zweifel gezogen werden könnte und sie tatsächlich möglicherweise auch beeinträchtigt ist. Dies bedeutet, daß der Sachverständige wohl beraten ist, wenn er es grundsätzlich ablehnt, von Privatpersonen einen Gutachtenauftrag anzunehmen. Er sollte grundsätzlich darauf bestehen, daß der Gutachtenauftrag vom Gericht oder von einer Behörde ausgeht.

In aller Regel ist es auch möglich, einen Prozeß - oder Verfahrensbeteiligten, der aus subjektiven oder objektiven Gründen meint, ein Gutachten vorlegen zu müssen, davon zu überzeugen, daß es für die Bewertung des Gutachtens besser ist, wenn er den Antrag auf Einholung des Gutachtens beim Gericht stellt und das Gericht dann den Gutachter beauftragt.

Im Zivilprozeß wird dabei vorher vom Gericht die Zustimmung der beteiligten Parteien eingeholt und somit ausgeschlossen, daß nachher von der einen Partei das Gutachten als Privatgutachten der anderen Partei abgelehnt wird und der Sachverständige damit im wesentlichen für den Papierkorb gearbeitet hat. Dies ist oft den betroffenen prozeßbeteiligten Laien schwer deutlich zu machen, weil diese von ihren Anwälten aufgefordert werden, doch ein Gutachten zur Unterstützung ihrer Sache beizubringen. Ein solches Gutachten ist häufig prozessual wertlos.

Dies gilt allerdings nicht für die einfache, sachverständige Feststellung von Tatbeständen, etwa die Feststellung von Mißhandlungsspuren an einem Kinde oder die Feststellung eines psychischen Befundes, sofern der Sachverständige bei Erhebung des Befundes nicht unerlaubte Rückschlüsse auf die Entstehung des Zustandes sachverständig trifft, wobei er sich in Wirklichkeit nur auf einseitige Angaben einer Partei stützt.

Besonders nachdrücklich werden solche Privatgutachten erfahrungsgemäß in familienrechtlichen Verfahren gefordert. Gerade hier sind sie aber deswegen grundsätzlich abzulehnen, weil es in familienrechtlichen Verfahren fast nie möglich ist, ein hinreichend objektives Gutachten zu erstatten, ohne auch die Gegenpartei, das heißt den anderen Elternteil, anzuhören und sich von ihm informieren zu lassen.

Dieser aber hat keine Veranlassung, den Gutachter, den der andere Elternteil beziehungsweise dessen Anwalt zur Begutachtung aufgefordert hat, aufzusuchen. Er wird nur dann zu einer Rücksprache mit dem Gutachter bereit sein, wenn dieser vom Gericht beauftragt ist.

In Strafverfahren wird man als Sachverständiger gelegentlich aufgefordert, ein Gegengutachten zu erstellen gegen ein Gutachten, das von einem vom Gericht bestellten Gutachter erstattet wurde. Auch dies sollte man grundsätzlich ablehnen, da ein von der Verteidigung oder von der Staatsanwaltschaft «mitgebrachter» Gutachter im allgemeinen beim Gericht einen schweren Stand hat, seine Unparteilichkeit unter Beweis zu stellen, da ihn ja Verteidigung oder Staatsanwaltschaft nicht mitgebracht hätten, wenn er nicht bereit wäre, in deren Sinne sein Gutachten zu erstatten.

Auch hier wäre der korrektere Weg derjenige, daß von den Betreffenden beim Gericht die Einholung eines zweiten oder eines Obergutachtens beantragt und durchgesetzt wird. Da dies jedoch auch an einer gewissen tatsächlichen oder vermeintlichen Voreingenommenheit eines Gerichts scheitern kann, kann es tatsächlich dazu kommen, daß ein Verharren auf dem Prinzip, Gutachten nur auf Anordnung von Gerichten zu erstatten, dazu führt, daß ein Gutachten in der Verhandlung den Ausschlag gibt, von dessen Unrichtigkeit man selbst durchaus überzeugt ist. Deswegen kann es durchaus Einzelfälle geben, an denen ein Gutachter von diesem Grundsatz, keine Privatgutachten zu erstatten, einmal abweichen muß. Es sollte dies dem Gutachter auch zugebilligt werden, ohne daß an seiner grundsätzlichen Objektivität gezweifelt wird. Ein häufiges Abweichen von diesem Grundsatz muß aber zwangsläufig dazu führen, daß er allmählich in den Ruf eines Parteigutachters kommt.

Es gibt allerdings eine begründete Ausnahme von der Regel, Gutachten nur auf Anordnung von Gerichten zu erstellen. Es sind dies die Gutachten, die für ein Wiederaufnahmeverfahren notwendig sind. Der betroffene Verurteilte beziehungsweise sein Anwalt sind ja hier auf die Vorlage neuer Tatsachen angewiesen, die unter Umständen nur mit einem Gutachten vorgetragen werden können. Hier ist es durchaus mit der Objektivität des Gutachters vereinbar, wenn er sich bereit erklärt, in einem solchen Falle ein Gutachten zu erstatten um ein Wiederaufnahmeverfahren zu ermöglichen.

Eine gewisse Abweichung vom Prinzip, Gutachtenaufträge nur vom Gericht oder von Behörden entgegenzunehmen, sind die Gutachten, die für Versicherungsgesellschaften erstattet werden. In Schadensersatzprozessen wird es des öfteren von den Gerichten den sich streitenden Versicherungsgesellschaften überlassen, die entsprechenden Gutachten einzuholen. Außerdem werden Gutachten auch hier schon vor Einleitung eines Zivilprozesses eingeholt.

Es kann hier auch in aller Regel nicht eine irgendwie geartete Abhängigkeit des Gutachters von der auftraggebenden Gesellschaft unterstellt werden, da hier diese privaten Versicherungsgesellschaften im allgemeinen keinerlei Einfluß auf das Ergebnis des Gutachtens nehmen oder zu nehmen versuchen. Auch entsteht durch die Bezahlung der Gutachten insoweit kein wirkungsvolles Abhängigkeitsverhältnis; ein solches würde erst dann entstehen, wenn man gewissermaßen «gutachtender Gesellschaftsarzt» wäre.

3. Die fachliche Kompetenz des Sachverständigen für Kinder und Jugendliche

Als es im Erwachsenenstrafrecht für den psychiatrischen Sachverständigen noch ausschließlich darum ging, zur Feststellung der Zurechnungsfähigkeit beziehungsweise Schuldfähigkeit einen psychisch krankhaften Zustand zu diagnostizieren, lag die Kompetenz für die Begutachtung in solchen Fragen ausschließlich und unbestrittenermaßen beim Psychiater. Bei der Unbestimmbarkeit des psychiatrischen Krankheitsbegriffes gewannen in zunehmenden Maße auch normalpsychologische Phänomene, wie zum Beispiel ein starker Affekt, ein Triebdruck, Bedeutung, und damit war auch bis zu einem gewissen Grad die Kompetenz des Psychologen angesprochen.

Dies gilt auch für die Erörterung der Tatmotive, wie sie etwa beim Mordparagraphen für das Gericht unumgänglich sind, die gelegentlich auch die Beiziehung eines psychologischen Sachverständigen rechtfertigen können.

Im Jugendgerichtsverfahren dagegen spielte von vorneherein neben der Frage nach dem Vorliegen krankhafter psychischer Veränderungen auch die Frage der Reifung und der psychischen Entwicklung eine wesentliche Rolle, die zu beantworten der Kompetenz des klinischen Psychologen nicht bestritten werden kann. Auch weitere, Kinder betreffende Fragen im Rahmen von Gerichtsverfahren, wie die Frage der Schuldfähigkeit nach § 828 BGB oder die Frage nach dem Kindeswohl in familienrechtlichen Verfahren, wie auch die Erörterung der Glaubwürdigkeit, sind zunächst Fragestellungen an den klinischen Psychologen.

Tatsächlich erstatten schon jahraus, jahrein zu all diesen Fragen klinisch erfahrene Psychologen kompetente Gutachten. Die Auseinandersetzung, ob ein Gerichtsgutachter ein Kinder- und Jugendpsychiater, also ein Arzt, oder ein Psychologe sein soll, kann sich daher nur nach dessen persönlicher Erfahrung und Kompetenz richten. Grundsätzlich ist allerdings festzustellen, daß der erfahrene Kinder- und Jugendpsychiater aufgrund seiner Ausbildung und seiner klinischen Erfahrung in der Lage sein wird, stets auch erwartete oder unerwartete psychopathologische Veränderungen sicher zu erkennen und zu berücksichtigen. Psychopathologische Befunde, das heißt Befunde krankhafter Art, können aber auch dort eine Rolle spielen, wo es zunächst scheinbar um rein normalpsychologische Fragestellungen geht, wie zum Beispiel bei Erörterung der Glaubwürdigkeit, bei der Reifebeurteilung, ja sogar in familienrechtlichen Verfahren.

Zwar fehlt es manchen Kinder- und Jugendpsychiatern nicht nur an einer vollständigen psychologischen Ausbildung – eine solche erscheint auch nicht unbedingt erforderlich –, sondern an einer fundierten normalpsychologischen und testpsychologischen Erfahrung. Andererseits vermögen klinische Psychologen, die in kinderpsychiatrischen Einrichtungen längere Zeit tätig waren, sehr wohl auch mit hinreichender Sicherheit psychopathologische Phänomene zu erkennen und zu diagnostizieren. So, wie sich in gut geführten kinderpsychiatrischen Einrichtungen eine selbstverständliche, gleichberechtigte Zusammenarbeit von klinischen Psychologen und Kinderpsychiatern entwickelt hat, so kann die Kompetenz für eine forensische Begutachtung von Kindern, Jugendlichen und Heranwachsenden nicht mehr an der Frage: Psychologe oder Psychiater festgemacht werden, sondern nur noch an der speziellen Erfahrung und am individuellen Kenntnisstand des in Frage stehenden Gutachters.

Gewisse Vorbehalte müssen jedoch gegen die Zuständigkeit von Erwachsenenpsychiatern zur Begutachtung von Heranwachsenden oder gar von Jugendlichen geltend gemacht werden. Die Frage der Gleichstellung eines Heranwachsenden in seiner geistigen und sittlichen Entwicklung mit einem Jugendlichen gemäß § 105, Abs. 1 JGG ist nicht ohne kinder- und jugendpsychiatrische Erfahrung zu beantworten. Erfahrungsgemäß beschränkt sich die Ausbildung des Erwachsenenpsychiaters ausschließlich auf die psychopathologischen Phänomene des Erwachsenenalters und umfaßt nicht regelmäßig die Prozesse der psychisch normalen und pathologischen Entwicklung mit der besonderen Problematik der Reifeentwicklung und des Pubertätsalters, so daß es hier zu Fehldiagnosen kommen muß. Auch hier kommt es auf die spezielle und individuelle Kompetenz des Gutachters an.

Auch wenn in einem familienrechtlichen Gutachten oder in einem Gutachten für die Jugendbehörde der Sachverständige nach der Erziehungsfähigkeit der Eltern gefragt wird, kann dies niemals die Zuständigkeit des Erwachsenenpsychiaters begründen, auch wenn ja die Eltern zweifellos erwachsene Menschen sind. Für diese Fragestellung ist grundsätzlich nur der Kinder- und Jugendpsychiater, beziehungsweise der in einer Erziehungsberatungsstelle erfahrene Psychologe zuständig. Gerade die Beurteilung der Erziehungsfähigkeit setzt kaum allgemeinpsychiatrische Kenntnisse voraus, sondern eine allgemeine psychologische Fähigkeit, die nur in der Kenntnis der kindlichen Bedürfnisse begründet ist. Sollte bei den Eltern der Verdacht bestehen, daß sie psychisch krank sind oder unter schweren Neurosen leiden, dann ergibt sich zwar die eindeutige Kompetenz des Kinder- und Jugendpsychiaters, der aufgrund seiner Ausbildung auch in der Lage sein muß, psychopathologische Phänomene bei Erwachsenen diagnostisch zu klären und einzuordnen, nicht aber die Zuständigkeit des Erwachsenenpsychiaters, der die Auswirkung der psychopathologischen Strukturen der Eltern auf die Kinder in der Regel nicht zu beurteilen vermag.

4. Das schriftliche Gutachten

In zivilrechtlichen und auch speziell in den familienrechtlichen Verfahren beschränkt sich die Gutachtertätigkeit in der Regel auf die Erstellung eines schriftlichen Gutachtens. Dies wird im allgemeinen ohne weitere Zuziehung des Gutachters Gegenstand der Verhandlung. Nur in Ausnahmefällen wird der Gutachter, meist auf Antrag einer der Parteien oder auch auf Veranlassung des Gerichts, zur Erläuterung seines schriftlichen Gutachtens noch mündlich angehört.

In strafrechtlichen Verfahren dient dagegen das schriftliche Gutachten lediglich zur Vorbereitung des mündlichen Gutachtens, das in der Hauptverhandlung zu erstatten ist und das die ausschließliche Grundlage für die Beweisaufnahme und damit für das Verfahren darstellt. Das schriftliche Gutachten dient gewissermaßen zur Vorinformation der Prozeßbeteiligten, ist aber für das mündliche Gutachten in keiner Weise verbindlich. Vor allem durch neue, zwischenzeitlich oder erst in der Hauptverhandlung zutage tretende Umstände kann es notwendig werden, im mündlichen Gutachten von einem im schriftlichen Gutachten niedergelegten Ergebnis abzuweichen.

Außer der Vorinformation der Prozeßbeteiligten dient das schriftliche Gutachten auch und vor allem dem Gutachter als Grundlage für das mündliche Gutachten. Daraus ergibt sich auch Aufbau und Inhalt des schriftlichen Gutachtens. Es ist nicht möglich, eine bestimmte äußere Form des Gutachtens gegenüber anderen Formen des Gutachtenaufbaus als die allein richtige herauszustellen. Hier ist durchaus Raum für den individuellen Stil des Gutachters, jedoch ergeben sich aus den angeführten Zweckbestimmungen des schriftlichen Gutachtens gewisse Vorgaben. Außerdem empfiehlt es sich, seine Gutachten im allgemeinen nach einem bestimmten Schema aufzubauen, das man dann beizubehalten pflegt. Dies vereinfacht die Erarbeitung des Gutachtens, wie auch das Wiederfinden darin niedergelegter Fakten. Bei der Ausarbeitung des Gutachtens sollte vom Gutachter der Adressat nie vergessen werden. Dies schützt ihn davor, sich in endlosen, detaillierten Aktenauszügen zu verlieren, die weder das Gericht noch den Staatsanwalt noch die Verteidigung interessieren können, und auch vor für den Laien unverständlichen medizinischen Exkursen oder vor psychologisch-soziologischem Fachchinesisch.

Im schriftlichen Gutachten – und dies gilt besonders für zivilrechtliche und familienrechtliche Verfahren, in denen nur schriftliche Gutachten vorgelegt werden – muß für die Verfahrensbeteiligten klar ersichtlich sein, auf welche Erkenntnismittel sich das Gutachten stützt, ob also dem Gutachter außer den ihm vom Gericht übersandten Akten noch andere Akten zur Verfügung standen, etwa Krankengeschichten oder Jugendamtsakten oder dergleichen, ob er mit den Familienangehörigen gesprochen hat und welche Zusatzgutachten er einzuholen für notwendig befunden hat. Alles, was an Feststellungen im Gutachten niedergelegt wird, muß für das Gericht nachprüfbar sein.

Über die Notwendigkeit eines Aktenauszuges ist viel gestritten worden. Für das Gericht ist dieser Teil des schriftlichen Gutachtens in der Regel unnötiger Ballast, da ihm die Akten ja zur Verfügung stehen. Andererseits sollte ein Gutachten auch für sich allein lesbar und verständlich sein, das heißt daß der Teil der Akten, der zum Verständnis des Gutachtens und der darin gezogenen Schlußfolgerungen notwendig ist, auch im Gutachten erscheinen sollte. Dazu kommt, daß der Gutachter in der Hauptverhandlung in der Regel keine Akten mehr zur Verfügung hat und daß er darüber hinaus vielleicht einmal seine Gutachten auch wissenschaftlich auswerten will oder daß sie von dritten nachgelesen und ausgewertet werden. Deswegen ist ein Aktenauszug durchaus sinnvoll, ja sogar notwendig. Allerdings sollte man ihn, schon aus ökonomischen Gründen, so kurz wie möglich fassen. Den Akteninhalt kurz und prägnant gefaßt wiederzugeben, ist allerdings eine mühevolle Arbeit, der sich mancher Anfänger dadurch entzieht, daß er einfach gedankenlos alles, was in den Akten steht, wiederholt. Die Mühe lohnt sich aber, denn auf diese Weise ist man gezwungen, sich konzentriert mit dem Akteninhalt abzugeben.

Die Angaben des Untersuchten, wie auch eventuell seiner Angehörigen, sollten sinngemäß wiedergegeben werden. Ein Wortprotokoll ist keinesfalls erforderlich. Es empfiehlt sich daher, die Angaben im Konjunktiv («er sei an diesem Abend spät nach Haus gekommen ...») wiederzugeben und allenfalls ganz charakteristische oder wichtige Äußerungen unter entsprechender Kennzeichnung wörtlich wiederzugeben. Bei der Wiedergabe des Befundes ist es nicht notwendig, das Gutachten mit seitenlangen Darstellungen normaler und unauffälliger Befunde zu verlängern. Es genügt, eindeutige Pathalogika, Normabweichungen und Varianten darzulegen und Normbefunde nur dort, wo die Normalität für das Gutachten besonders wichtig ist.

Das Gutachten wird dann sinnvollerweise durch eine Beurteilung abgeschlossen. Spätestens hier sollte die Fragestellung des Gerichts noch einmal aufgeführt werden. An diese sollte sich auch der Gutachter stets halten, das heißt nicht, daß er in begründeten Fällen nicht auch einmal über die Fragestellung des Gerichts hinausgeht, wenn er voraussehen kann, daß durch sein Gutachten sich weitere Fragen des Gerichts zwangsläufig ergeben oder wenn – was auch manchmal vorkommt – bestimmte Fragestellungen, die in den Kompetenzbereich des Gutachters fallen, von der auftraggebenden Stelle einfach vergessen wurden.

Die Beurteilung sollte nun nicht nur das forensisch-psychiatrische Ergebnis in knappen Sätzen wiedergeben, sondern sie sollte auch begründen, warum der Gutachter zu diesem und keinem anderen Ergebnis gekommen ist.

Bei familienrechtlichen Gutachten ist es notwendig, die psychische Situation und das familiendynamische Umfeld des Kindes zu schildern, in einer Weise, die es dem Gericht ermöglicht, die Schlußfolgerungen des Gutachters nachzuvollziehen und zu verstehen.

Im Gegensatz zu forensischen Gutachten bei Erwachsenen spielen bei forensisch-jugendpsychiatrischen Gutachten die Darlegung der Tatmotive und der Psychodynamik, die zur Tat geführt haben, eine wesentliche Rolle, weil diese Kenntnis für viele relevante Fragestellungen des Gerichts, wie zum Beispiel zur Feststellung schädlicher Neigungen, zur Feststellung der Schwere der Schuld und vor allem zur Frage der Wiederholungsgefahr und der Prognose, hilfreich sein können. Allerdings soll sich der Gutachter dabei der Grenzen seiner Erkenntnismöglichkeiten bewußt bleiben und Vermutungen und empirische Schlüsse als solche kennzeichnen.

Am Schluß empfiehlt es sich, die klar formulierten forensischen Fragestellungen zusammenfassend in ein oder zwei Sätzen noch einmal zu beantworten.

Die Beurteilung ist das Kernstück des schriftlichen Gutachtens und sollte deswegen auch in ihrem Umfang in einem angemessenen Verhältnis zum Gutachten insgesamt stehen. Sie sollte wenigstens die Hälfte von Aktenauszug, Exploration und Befund ausmachen, also wenigstens ein Drittel des ganzen Gutachtens umfassen. Bei solchen Angaben kann es sich natürlich nur um sehr allgemeine Richtwerte handeln.

Die Sprache des Gutachtens soll auch für den medizinischen, insbesondere den psychiatrischen Laien klar und allgemein verständlich sein. Dabei kann man von einem Gericht durchaus eine gewisse medizinisch-psychiatrische und psychologische Allgemeinbildung erwarten und braucht sich nicht um krampfhafte Eindeutschung zu bemühen. In der Regel merkt aber der Mediziner oft nicht mehr, daß die von ihm täglich gebrauchten Begriffe für den Nichtmediziner unverständliche Fremdwörter sind. Fremd- und Fachwörter in einem Gutachten sind aber jedenfalls kein Ausweis besonderer Gelehrsamkeit und Wissenschaftlichkeit, sondern bestenfalls einer Gedankenlosigkeit und Unhöflichkeit. Der Gutachter soll sich bei der Abfassung des schriftlichen Gutachtens auch stets bewußt sein, daß die von ihm untersuchten und begutachteten Jugendlichen und deren Angehörige in aller Regel Einsicht in das Gutachten bekommen. Bei zivilrechtlichen und familienrechtlichen Gutachten müssen die Parteien eine Kopie des Gutachtens erhalten, und gewöhnlich läßt der Anwalt, sofern die Parteien in der ersten Instanz überhaupt einen Anwalt haben, die Eltern meistens mitlesen. In den jugendgerichtlichen Gutachten erhält zwar der begutachtete Jugendliche vielfach keine Einsicht in das Gutachten, man muß aber doch stets auch damit rechnen können. Daraus ergibt sich, daß das Gutachten auch für die Betroffenen selbst und ihre Angehörigen verständlich sein sollte und daß es – wie dies für ein wissenschaftliches Gutachten eigentlich selbstverständlich sein sollte – keine wertenden, insbesondere keine abwertenden Feststellungen enthalten soll. Dabei sei daran erinnert, daß manche psychiatrischen Fachbegriffe für den Laien abwertende, ja beleidigende Ausdrücke sein können, eine Bedeutung, die sie für den Fachmann keineswegs zu haben brauchen (zum Beispiel Hysterie, Psychopathie usw.).

Besonders in familienrechtlichen Verfahren, in denen der Gutachter nach der Erziehungsfähigkeit der Eltern gefragt wird, oder wo auch außerhalb dieser Fragestellungen oft mit menschlich fragwürdigen Methoden gearbeitet wird, ist besonders peinlich auf die strikte Vermeidung jeder moralischen Abwertung der Betroffenen zu achten.

Hierauf wird bei der Erörterung der familienrechtlichen Gutachten noch einmal eingegangen werden.

Kinder- und jugendpsychiatrisch-forensische Gutachten sind in aller Regel eilbedürftig. Davon bilden vielleicht lediglich Gutachten über Schädigungsfolgen nach Unfällen oder nach Impfungen eine Ausnahme.

Besonders eilbedürftig sind familienrechtliche Gutachten, weil bei diesen zum einen Entscheidungen anstehen, die für die weitere Entwicklung des Kindes entscheidend sein können, und zum andern die Zeit der Ungewißheit in einem Verfahren um die elterliche Sorge eine für das Kind ungemein belastende Zeitspanne ist, die man tunlich abkürzen sollte. Da auch ein familienrechtliches Gutachten bei aller Beschleunigungsbemühung seine Zeit braucht, ist dieser Umstand bei der Frage, ob ein Sachverständigengutachten eingeholt und damit ein unvermeidlicher Zeitverzug in Kauf genommen werden muß, kritisch zu berücksichtigen.

Zum anderen sind familienrechtliche Verfahren wohl die einzigen juristischen Verfahren, bei welchen sich im Laufe des Verfahrens der Tatbestand, über den verhandelt werden soll, ständig ändern kann. Der Zeitablauf setzt vor allem bei Verfahren um das Recht der elterlichen Sorge, aber auch bei Verfahren um die Umgangsbefugnis Fakten, die bei Beachtung des Kindeswohls berücksichtigt werden müssen.

Diesen Umstand machen sich die einzelnen Parteien durchaus bewußt zunutze.

Aber auch bei strafrechtlichen Verfahren sollte der zeitliche Ablauf möglichst kurz gehalten werden, und damit steht auch der Gutachter unter einem gewissen Zeitdruck. Soll das Jugendstrafrecht seinem Erziehungsgedanken einigermaßen gerecht werden, dann darf gerade bei einem jungen Menschen die Zeit zwischen der Straftat und ihrer rechtlichen Folge nicht zu lange dauern. Besonders der junge Mensch ist nicht in der Lage, ein anfangs bestehendes ehrliches Schuldgefühl lange zu ertragen, und er wird sich allmählich an

Selbstentschuldigungsmöglichkeiten festhalten, die ihm vor allem in der Untersuchungshaft von den Mitgefangenen ständig angeboten werden. Auch bei Verfahren, bei welchen die Jugendlichen eine langfristige Jugendstrafe zu erwarten haben, sollte die Zeit in der Untersuchungshaft, die zu sinnvoller Arbeit und Fortbildung kaum genutzt werden kann, so kurz wie möglich gehalten werden; ganz abgesehen davon, daß das lange Warten auf eine befürchtete oder erhoffte Entscheidung dem Erziehungsauftrag entgegensteht.

Bei Gutachten zur Frage der Glaubwürdigkeit kindlicher Zeugen verändert der Zeitablauf die Erinnerungsfähigkeit und damit auch die Zeugentüchtigkeit, und die Beurteilung der speziellen Glaubwürdigkeit kann erheblich darunter leiden, daß die Ereignisse, über die das Kind als Zeuge aussagen soll, schon lange zurückliegen; ganz abgesehen davon, daß die Ereignisse das Kind oft belasten und das Verfahren auch aus psychohygienischen Gründen für das Kind nach Möglichkeit bald abgeschlossen werden sollte.

Diese Eilbedürftigkeit auch bei Gutachten zur Glaubwürdigkeit kindlicher Zeugen sollte aber nicht Anlaß dafür sein, daß dem Gutachter gar keine Gelegenheit zu einer eigenen Untersuchung des Kindes mehr gegeben, sondern von ihm erwartet wird, daß er einfach nach Teilnahme an der Hauptverhandlung und Beobachtung des Kindes in der Hauptverhandlung sein Gutachten erstattet. Dies muß grundsätzlich abgelehnt werden. Darauf soll bei der Besprechung der Glaubwürdigkeitsgutachten noch eingegangen werden.

5. Das mündliche Gutachten

Die mündliche Erläuterung eines schriftlich erstatteten Gutachtens im Rahmen eines Zivilprozesses oder eines Familiengerichtsverfahrens bedeutet im allgemeinen deshalb keine besondere Schwierigkeit für den Gutachter, weil er in aller Regel hier nicht noch einmal das schriftlich ausformulierte Gutachten vorzutragen hat, sondern lediglich mit bestimmten ergänzenden oder erhellenden Fragen konfrontiert wird, die ihm von den Parteien im Bezug auf sein schriftlich erstattetes Gutachten gestellt werden. Da sich in zivilrechtlichen Verfahren viel eher eine sachbezogene Gesprächsatmosphäre entwickeln kann als in Strafverfahren, ist der Gutachter hierbei meist in einer einfach zu vertretenden Position, wenn er sich seiner Beurteilung aufgrund seiner Untersuchung sicher ist. Im Strafverfahren nimmt die mündliche Erstattung des Gutachtens, die für die Beweisaufnahme allein verbindlich ist, einen viel mehr rituellen Charakter an.

Vor der Erstattung seines Gutachtens muß der Sachverständige vom vorsitzenden Richter auf seine Sachverständigenpflicht hingewiesen werden. Danach hat der Sachverständige Angaben zu seiner Person zu machen, unter Angabe von Name, Vorname, akademischen Graden, Berufsstellung, Familienstand, Alter und Wohnort. Außerdem muß er ausdrücklich bestätigen, daß er wegen falscher Eidesleistung nicht vorbestraft und daß er mit dem Angeklagten weder verwandt noch verschwägert ist.

Danach soll er sein Gutachten mündlich vortragen, wobei es erwartet wird, daß er dies in freier Form tut, also nicht sein schriftlich verfaßtes Gutachten abliest. Er sollte sich dabei auch auf die Zusammenfassung der wichtigsten Befunde und auf seine Schlußfolgerungen beschränken, unter Darlegung seiner Erhebungen über die soziale Situation, über die psychosoziale Entwicklung, und die Motivlage möglichst klar, prägnant und kurz erörtern. Langatmige Gutachtenvorträge sind zu vermeiden. In einem üblichen Strafverfahren sollte der Vortrag die Dauer von 20–30 Minuten nicht überschreiten.

Anschließend können das Gericht, die Staatsanwaltschaft, die Verteidigung und der Angeklagte Fragen an ihn richten. Dies kann vor allem für unerfahrene Sachverständige eine nicht unerhebliche Belastungsprobe sein, um so mehr, als der medizinische Sachverständige nicht gewohnt ist, streng zwischen den sachbezogenen, unter Umständen aggressiv vorgetragenen Vorhalten und persönlichen Attacken zu unterscheiden.

Alle Prozeßbeteiligten haben das Recht, den Sachverständigen nach Erstattung seines mündlichen Gutachtens unmittelbar zu befragen, auch der Angeklagte. Dieser macht zwar nur selten von diesem seinem Recht Gebrauch, da er häufig gar nicht auf dieses hingewiesen wird. Hierbei ist es wichtig, daß sich der Sachverständige darüber im klaren ist, daß die Prozeßbeteiligten ihn, vor allem – je nach dem Ergebnis seines Gutachtens – der Staatsanwalt oder der Verteidiger, aus vermeintlichen oder tatsächlichen Notwendigkeiten heraus oder auch aus taktischen Überlegungen sehr vorwurfsvoll befragen können, ohne daß dies einem persönlichen Vorwurf entsprechen müßte. Der Sachverständige sollte es vermeiden, darauf seinerseits aggressiv zu reagieren, und sich weiterhin um eine sachliche Beantwortung der Fragen bemühen.

Gerade die Staatsanwaltschaft oder die Verteidigung versuchen hin und wieder, den Sachverständigen zur Beantwortung von Fragen zu veranlassen, zu deren Beantwortung er oft nicht kompetent, noch häufiger nicht befugt ist. Es ist nicht sinnvoll, sich vor Gericht auf eine Diskussion über das Problem der Willensfreiheit einzulassen, da diese vom Gesetzgeber von vornherein unterstellt ist. Auch eine Erörterung darüber, was der Sachverständige vom Strafgesetz im allgemeinen oder einem bestimmten Paragraphen hält, sollte unterbleiben, denn der Sachverständige muß sich auf dem Boden des geltenden Gesetzes bewegen. Auch zu der Frage, ob der Sachverständige aufgrund seiner ausführlichen Gespräche mit dem Angeklagten diesen für die Tat für schuldig halte oder nicht, sollte er nicht beantworten, sondern die alleinige

Zuständigkeit des Gerichts betonen. Normalerweise wird der Sachverständige aber auch vom Gericht vor solchen Fragen geschützt. Gelgentlich jedoch greift das Gericht bei solchen Fragen nicht sofort ein.

Dagegen ist der Sachverständige gerade in Jugendgerichtsverfahren durchaus zuständig und auch berechtigt, zu der Frage etwas auszusagen, wie sich eine bestimmte Strafe oder Maßnahme auf die weitere Entwicklung des angeklagten Jugendlichen voraussichtlich auswirken werden. Er sollte sich aber nicht dazu verleiten lassen, ein bestimmtes Zuchtmittel oder eine bestimmte Strafe vorzuschlagen. Dieses Vorschlagsrecht hat außer dem Staatsanwalt und der Verteidigung nur die Jugendgerichtshilfe.

Im wesentlichen sollte sich der Sachverständige also auf die Beantwortung der Fragen beschränken, wie sie durch die im Strafgesetzbuch formulierten Möglichkeiten der Schuldausschließung oder der Schuldverminderung wie auch der Fragen der Reifung vorgegeben sind.

6. Die Vereidigung des Sachverständigen

Auch der Sachverständige kann nach Erstattung seines Gutachtens nach dem Ermessen des Gerichts gemäß § 79 StPO vereidigt werden, zum Beispiel auch, wenn dies die Staatsanwaltschaft, der Verteidiger oder der Angeklagte beantragen. Dies kommt allerdings nur äußerst selten vor. Der Eid geht dahin, daß der Sachverständige das Gutachten unparteiisch und nach bestem Wissen und Gewissen erstattet habe. Ist der Sachverständige für die Erstattung von Gutachten der betreffenden Art im allgemeinen vereidigt, so kann er sich auf den bereits geleisteten Eid berufen. Dies gilt für die sogenannten «vereidigten Sachverständigen», die es allerdings im Bereich der forensischen Psychiatrie, insbesondere der forensischen Jugendpsychiatrie, kaum gibt.

Wird der Sachverständige dagegen von einem anderen Gericht kommissarisch vernommen, damit er nicht an der Hauptverhandlung selbst teilnehmen muß – weil diese möglicherweise zu weit entfernt stattfindet –, dann wird der Sachverständige in der Regel im Anschluß an diese kommissarische Vernehmung vereidigt.

7. Der Sachverständige in der Hauptverhandlung

Weil im Strafverfahren, auch im Jugendstrafverfahren, nur das mündliche Gutachten Gültigkeit hat, ist es notwendig, daß der Sachverständige an der Hauptverhandlung teilnimmt, und zwar an der ganzen Hauptverhandlung, bis zum Schluß der Beweisaufnahme. Dies hat den Zweck darin, daß der Sachverständige nicht nur die Angaben des Angeklagten in der Hauptverhandlung, sondern auch die Angaben aller Zeugen zur Person und zur Sache mit anhören und für sein Gutachten verwenden kann. Dazu darf der Sachverständige in der Regel auch seinerseits bei der Vernehmung des Angeklagten während der Hauptverhandlung Fragen an diesen und an alle Zeugen richten. Ein ausdrückliches Recht darauf hat er jedoch nicht.

Diese Möglichkeit, die sich aus der Teilnahme des Sachverständigen an der Beweisaufnahme ergibt, sollte der Sachverständige auch durchaus wahrnehmen. Er sollte sich dabei allerdings auf solche Fragen beschränken, deren Beantwortung ausdrücklich für sein Gutachten von Bedeutung sein könnten. Er sollte es auf jeden Fall vermeiden, auch nur den Anschein zu erwecken, als wolle er sich als «Helfer des Gerichts» durch seine Fragen auch an der Sachaufklärung beteiligen. Überhaupt ist Zurückhaltung des Sachverständigen im Strafverfahren, speziell in der Hauptverhandlung, ein wichtiges Gebot; das heißt allerdings nicht, daß er nicht im Sinne des Jugendgerichtsgesetzes über die psychischen und erzieherischen Belange des angeklagten Jugendlichen wachen sollte, sofern diese Gesichtspunkte von einem anderen Prozeßbeteiligten allzu brüsk verletzt werden sollten. Er sollte es jedoch vermeiden, in die Rolle eines der übrigen Prozeßbeteiligten zu verfallen.

Hat der Sachverständige bei der Ausarbeitung und Vorbereitung seines Gutachtens selbst Befragungen von Familienangehörigen zur Vorgeschichte durchgeführt, dann müßte das Gericht korrekterweise diese in der Hauptverhandlung, sofern sie als Zeugen oder als Erziehungsberechtigte gemäß § 50 JGG anwesend sind, noch einmal befragen, um auf diese Weise die von dem Sachverständigen gemachten Erhebungen, soweit sie für das Ergebnis seines Gutachtens von Bedeutung sind, in die Hauptverhandlung einzuführen. Diesen allein korrekten, aber zeitraubenden und umständlichen Weg gehen allerdings viele Gerichte nicht. Sie lassen sich die vom Sachverständigen selbst erhobenen Tatsachen berichten und vereidigen ihn gegebenenfalls anschließend als sachverständigen Zeugen. Aber auch dies ist keineswegs die Regel. Die meisten Gerichte begnügen sich mit dem Bericht des Sachverständigen. Auf die Bedeutung des Zeugnisverweigerungsrechts der Angehörigen im Zusammenhang mit solchen Befragungen haben wir bereits hingewiesen (siehe Seite 39).

Die Anwesenheit der Eltern in der Hauptverhandlung, die ja im Jugendgerichtsverfahren ausdrücklich erwünscht ist (nach § 50, Abs. 2 JGG sollen die Eltern vom Vorsitzenden geladen werden), kann für die Aussagebereitschaft des angeklagten Jugendlichen ein ausgesprochenes Hindernis bedeuten. Dies gilt vor allem für die Aussagen zur Person, wenn es darum geht, die familiäre Situation und die Beziehungen zu den Familienmitgliedern zu erörtern. Hier kann der Sachverständige, der ja die Beziehungen aufgrund seiner vorausgegangenen Untersuchungen besser kennt als der Vorsitzende, und in der Regel auch als der Verteidiger, eingreifen und das Gericht auf diese Schwierigkeiten hinweisen. Das Gericht hat dann die Möglichkeit, auf die Eltern einzuwirken, daß sie bereit sind, während dieses Abschnitts der Beweisaufnahme den Sitzungssaal zu verlassen (§51, Abs.2 JGG).

Die Erstattung eines Gutachtens über den Angeklagten in dessen Anwesenheit und in Anwesenheit seiner Eltern ist eine schwierige und problematische Aufgabe. In Jugendgerichtsverfahren kann nach §51, Abs.1 JGG der Angeklagte für die Dauer solcher Erörterungen, aus denen Nachteile für die Erziehung entstehen können, von der Verhandlung ausgeschlossen werden. Dies ist für ein psychiatrisches Gutachten grundsätzlich anzunehmen, so daß es sich in der Regel empfiehlt, dem Gericht den Ausschluß des angeklagten Jugendlichen für die Zeit der Erstattung des Gutachtens vorzuschlagen. Das Gericht wird diesem Vorschlag auch regelmäßig stattgeben. Es kann allerdings auch der Fall gegeben sein, daß die Anhörung des vom Sachverständigen erstatteten Gutachtens durch den jugendlichen Angeklagten für diesen pädagogisch sinnvoll und nützlich ist. Wesentlich schwieriger ist die Situation bei Verfahren gegen Heranwachsende. In solchen Verfahren findet §51 JGG keine Anwendung, und somit besteht nur die Möglichkeit, den Angeklagten nach §247 StPO für die Dauer der Erstattung des Gutachtens aus dem Sitzungszimmer zu entfernen. Dort heißt es im dritten Satz:

> «Die Entfernung des Angeklagten kann für die Dauer von Erörterungen über den Zustand des Angeklagten und die Behandlungsaussichten angeordnet werden, wenn ein erheblicher Nachteil für seine Gesundheit zu befürchten ist.»

Der Vorsitzende hat den Angeklagten, sobald dieser wieder anwesend ist, von dem wesentlichen Inhalt dessen zu unterrichten, was während seiner Abwesenheit ausgesagt oder sonst verhandelt worden ist. Dieser Paragraph ist ursprünglich nicht im Hinblick auf psychiatrische Sachverständigengutachten geschaffen worden, sondern für Aussagen etwa über unheilbare Erkrankungen des Angeklagten, von deren Kenntnis er durch die Bestimmungen dieses Paragraphen verschont werden sollte.

Er ist aber nach dem Buchstaben durchaus auch für psychiatrische Sachverständigengutachten anwendbar, da die Kenntnis des Inhalts eines solchen Gutachtens unter Umständen geeignet ist, einen erheblichen Nachteil für die *psychische* Gesundheit befürchten zu lassen.

Gerade wenn es darum geht, das Gericht über eventuelle tiefenpsychologische Zusammenhänge bei der Entstehung der Tat oder über die psychischen Beziehungen des Angeklagten zu seinen Eltern zu informieren, kann eine so kurz gefaßte zusammenfassende Darstellung für einen Angeklagten einen Schock bedeuten, beziehungsweise der Angeklagte kann im falschen Verständnis solcher tiefenpsychologischer Zusammenhänge eine kritiklose Rechtfertigung seines Handelns erkennen, was unter pädagogischen Gesichtspunkten eine Schädigung seiner psychischen Gesundheit bedeuten müßte. Da die Gerichte vielfach nicht von alleine die Möglichkeit sehen, die Entfernung des Angeklagten aus dem Sitzungszimmer nach § 247 StPO zu veranlassen, kann es notwendig sein, das Gericht auf diese Möglichkeit hinzuweisen, und gleichzeitig die Voraussetzungen zur Anwendung dieses Paragraphen als Sachverständiger zu bejahen.

Nicht selten wird der Vorsitzende rechtliche Bedenken haben, den angeklagten Heranwachsenden nach § 247 StPO während der Erstattung des jugendpsychiatrischen Gutachtens aus der Hauptverhandlung zu entfernen, da dies zweifellos einen nicht unerheblichen Eingriff in seine Rechte bedeutet, und sich selbst dann ein Revisionsgrund ergeben könnte, wenn vorher Staatsanwaltschaft und Verteidigung ihre Zustimmung dazu erklärt hätten.

Nun sind zwar solche Bedenken in jenen Fällen, in denen gleichzeitig auch die Voraussetzungen des § 105, Abs. 1 JGG bejaht werden, nicht ganz rechtslogisch, den Eingriff in die Rechte des Angeklagten bei einem Heranwachsenden anders zu sehen als bei einem Jugendlichen, wenn ausdrücklich festgestellt wird, daß dieser Heranwachsende nach seiner geistigen und seelischen Entwicklung einem Jugendlichen gleichzustellen ist. Wenn aus den Erörterungen für einen Jugendlichen Nachteile für die Erziehung entstehen können, dann können sie zweifellos auch für einen Heranwachsenden entstehen, der ausdrücklich einem Jugendlichen gleichgestellt wird.

Ähnliche Probleme können sich daraus ergeben, daß viele Anwälte Jugendlicher und Heranwachsender das schriftliche Gutachten des Sachverständigen unbesehen und bedenkenlos ihrem Mandanten zur Einsicht überlassen. Das kann im Einzelfall erzieherisch durchaus nachteilig, psychisch zum Teil verhängnisvoll sein. Natürlich wird man die Eigenverantwortlichkeit und die Selbständigkeit eines Jugendlichen und Heranwachsenden auch im Hinblick auf seine eigene Person und seine eigene Situation respektieren. Dennoch sind viele Jugendliche in diesem Alter durch die Konfrontation mit ihrer eigenen Persönlichkeitsanalyse, auf die sie in keiner Weise vorbereitet sind, überfordert. Der Sachverständige ist in der Lage, den Inhalt seines Gutachtens in der entsprechenden Form auch dem betroffenen Jugendlichen oder Heranwachsenden nahezubringen. Dazu bedarf es aber eines begleitenden Kommentars.

Immerhin ist die Rechtsgüterabwägung zwischen dem Recht des Angeklagten auf Teilnahme an seiner eigenen Verhandlung einerseits und dem Schutz seiner psychischen Gesundheit und Erhaltung seiner Psychotherapierbarkeit andererseits eine schwierige Entscheidung, und es wäre wünschenswert, daß hierüber einmal eine höchstrichterliche Entscheidung herbeigeführt würde.

Aber auch wenn der Angeklagte während der Erstattung des psychiatrischen Gutachtens nicht im Sitzungszimmer anwesend ist, sondern nur seine Erziehungsberechtigten, also im allgemeinen seine Eltern, oder auch nur eine dem Sachverständigen unbekannte «Öffentlichkeit», die ja bei Verfahren gegen Heranwachsende nicht ohne weiteres ausgeschlossen werden kann, ist es notwendig, daß der Sachverständige das mündliche Gutachten so formuliert, daß daraus von den anwesenden Laien keine den Angeklagten und seine Familie verletzenden Informationen gewonnen werden können. Es ist gerade die Kunst des psychiatrischen Sachverständigen, einerseits so klar zu formulieren, daß jeder Laie ihn verstehen kann, andererseits diese Formulierung so taktvoll vorzunehmen, daß alles Notwendige zwar gesagt, vermeidbare Mißverständnisse aber vermieden werden. Dabei wäre die Flucht in das Fremdwort und in den medizinischen Jargon allerdings der falsche Weg.

Der Sachverständige kann auch nach Erstattung seines Gutachtens die Hauptverhandlung erst dann verlassen, wenn er ausdrücklich vom Vorsitzenden gemäß § 248 StPO entlassen wird. Der Vorsitzende wird hierzu das Einverständnis der Staatsanwaltschaft und der Verteidigung beziehungsweise des Angeklagten einholen. Der Sachverständige darf bei öffentlichen Verhandlungen weiterhin teilnehmen, bei nichtöffentlichen Verhandlungen muß er, will er länger anwesend bleiben, hierzu die Einwilligung des Vorsitzenden und der übrigen Prozeßbeteiligten erhalten. Diese wird ihm wohl in der Regel gewährt werden.

Bleibt der Sachverständige nach seiner formellen Entlassung noch im Gerichtssaal, dann ist er als Sachverständiger nicht mehr anwesend, das heißt er hat später nicht mehr die Möglichkeit, noch einzugreifen, etwa wenn er aus dem Mund des Staatsanwalts oder der Verteidigung hört, wie diese sein Gutachten fehlinterpretieren. Er kann daraus für sich den Schluß ziehen, daß er sich vielleicht doch nicht so ganz klar auszudrücken vermochte, muß dies aber widerspruchslos hinnehmen.

Die Hauptverhandlung in einem Jugendgerichtsverfahren hat auch für den angeklagten Jugendlichen vor allem eine erzieherische Aufgabe. Diese kann die Hauptverhandlung nur dann erfüllen, wenn der Jugendliche über das, was in der Hauptverhandlung auf ihn zukommt und was dabei vor sich geht, auch hinreichend vorbereitet und informiert ist. Nach allgemeiner Erfahrung werden diese Aufgaben vom Verteidiger nicht oder nur ungenügend übernommen. Es ist daher Sache des Sachverständigen oder der Jugendgerichtshilfe oder auch beider gemeinsam, den Jugendlichen auf die Hauptverhandlung vorzubereiten, indem man ihm die Rollen der einzelnen Prozeßbeteiligten erklärt und den ganzen Ablauf erläutert. Auch ist es gut, ihn auf zu erwartende Schwierigkeiten hinzuweisen, wie etwa die Schwierigkeiten einer verbalen Kommunikation zwischen ihm und dem Gericht und im Verständnis der unterschiedlichen Aufgaben von Staatsanwaltschaft, Gericht und Verteidigung.

Es sind von Seiten der Juristen Bestrebungen im Gange, im Sinne eines Schuldinterlokuts die Hauptverhandlung in zwei Abschnitte zu teilen. Im ersten Teil soll zur Sache, im zweiten Teil zur Person und zu den Rechtsfolgen verhandelt werden. Eine solche Einteilung würde auch die Tätigkeit des psychiatrischen Sachverständigen erleichtern. Vorläufig läßt das Gesetz eine strenge Durchführung des Schuldinterlokuts nicht zu.

Für den angeklagten Jugendlichen ist die Aufarbeitung des Erlebnisses einer Hauptverhandlung vor allem, wenn er das erste Mal vor dem Jugendgericht steht, besonders wichtig. Die nachträgliche Betreuung, die Hilfe bei der Bewältigung der neuen Situation nach dem Urteilsschluß, wie überhaupt die Aufgabe einer begleitenden Beratung während und nach der Jugendstrafe, ergeben sich häufig aus der vorangegangenen Gutachtersituation. Der Gutachter sollte sich dieser Aufgabe nicht entziehen. Die Möglichkeit, diese Aufgabe zu übernehmen und sie zu bewältigen, wird aber auch von den räumlichen und zeitlichen Bedingungen abhängen (SCHÖNFELDER).

Es ist ein grundsätzlicher Mangel, daß Jugendliche wie auch Heranwachsende nach schwerwiegenden Taten, Vergewaltigungen, Tötungsdelikten usw. in aller Regel keine Möglichkeit haben, außer mit dem vernehmenden Beamten der Kriminalpolizei mit einer neutralen, psychologisch geschulten Person über die Tat und die Möglichkeiten ihrer intrapsychischen Bewältigung zu sprechen. Hierin liegt ein häufig die spätere Sozialprognose mitbestimmender Mangel im jugendgerichtlichen Strafverfahren (SCHÜTZE). Vor der Hauptverhandlung, bei der vorbereitenden Untersuchung für das psychiatrische Gutachten, ist auch der Gutachter behindert, mit dem Angeklagten über die Motivation und die intrapsychischen und interfamiliären Bedingungen, die zur Tat geführt haben, eingehend zu sprechen, will er sich nicht dem Verdacht aussetzen, den Angeklagten für die Hauptverhandlung in einer bestimmten Weise zu beeinflussen. So entsteht gerade bei schwerwiegenden Delikten in der Regel eine lange Zeitspanne, in welcher der Angeklagte sich völlig selbst überlassen ist und während der er mit niemand über die Tat reden kann. Nach der Hauptverhandlung aber ist häufig der Sachverständige nicht mehr in erreichbarer Nähe und auch von den Jugendgerichtshilfen kümmern sich nur noch wenige um die von ihnen betreuten Jugendlichen.

8. Die Öffentlichkeit der Hauptverhandlung

Nach § 48 JGG ist die Verhandlung gegen einen Jugendlichen nichtöffentlich. Ein Verfahren gegen einen Heranwachsenden oder auch ein Verfahren, in dem neben Jugendlichen auch Heranwachsende oder Erwachsene angeklagt sind, ist jedoch grundsätzlich öffentlich. Im letzteren Falle kann allerdings nach § 48, Abs. 3, Satz 2 JGG die Öffentlichkeit ausgeschlossen werden, wenn dies im Interesse der Erziehung jugendlicher Angeklagter geboten ist.

Das Problem entsteht in der Verhandlung gegen Heranwachsende. Auch hier liegt wieder dieselbe Rechtsunlogik vor wie beim zeitweiligen Ausschluß des jugendlichen Angeklagten, etwa während der Erstattung des Gutachtens, der ja auch bei Heranwachsenden nicht ohne weiteres möglich ist. In § 109 JGG sind unter den Vorschriften über das Jugendstrafverfahren, die auch im Verfahren gegen einen Heranwachsenden entsprechend anzuwenden sind, die §§ 48 und 51 JGG nicht aufgeführt. Immerhin kann nach § 109, Abs. 1 JGG die Öffentlichkeit ausgeschlossen werden, wenn dies im Interesse des Heranwachsenden geboten ist.

9. Die Zusammenarbeit mit der Jugendgerichtshilfe

Die Aufgabe der Jugendgerichtshilfe, die nach § 38 JGG die erzieherischen, sozialen und fürsorgerischen Gesichtspunkte im Verfahren vor den Jugendgerichten zur Geltung zu bringen hat, überschneidet sich in weiten Bereichen mit den Aufgaben des Sachverständigen im Jugendgerichtsverfahren. Auch die Jugendgerichtshilfe hat nach § 38 JGG die Persönlichkeit des angeklagten Jugendlichen zu erforschen, seine Entwicklung und seine Umwelt. Die Jugendgerichtshilfe soll auch so früh wie möglich im Verfahren gegen den Jugendlichen herangezogen werden.

Liegt der Jugendgerichtshilfebericht schon vor, wenn der Sachverständige seinen Gutachtenauftrag erhält, so kann ihm ein guter Bericht eine große Hilfe bei der Erstellung des Gutachtens sein. Dies gilt vor allem für alle diejenigen Fälle, in welchen es dem Sachverständigen aus zeitlichen oder örtlichen Gründen nicht möglich ist, selbst mit den Angehörigen des Beschuldigten zu sprechen.

Vielfach ist es die Jugendgerichtshilfe, die bei der Staatsanwaltschaft oder beim Jugendgericht den Anstoß dazu gibt, daß ein jugendpsychiatrisch-forensisches Gutachten eingeholt wird.

Auch die Nachbetreuung des Beschuldigten nach der Hauptverhandlung kann, sofern kein Bewährungshelfer bestimmt wird, von der Jugendgerichtshilfe übernommen werden, die dabei für die Hinweise, die sich aus der Begutachtung ergeben, in aller Regel dankbar sein wird.

10. Kurzgutachten im Jugendgerichtsverfahren

Nicht selten besteht eine gewisse Unverhältnismäßigkeit zwischen der äußeren Banalität der Straftat eines Jugendlichen und dem Aufwand einer jugendpsychiatrisch-forensischen Begutachtung. Da aber auch ein relativ harmloses Delikt bei einem Jugendlichen ein ernstes Signal für eine psychische Störung oder für eine ernste psychosoziale Fehlentwicklung bedeuten kann, und durch eine fachgerechte jugendpsychiatrische Untersuchung vielleicht entscheidende Weichen gestellt werden können, ist es oft auch in solchen Fällen angezeigt, eine Begutachtung durchzuführen. Man kann nun, um den Arbeitsaufwand, den ein Gutachten erfordert, in ein angemessenes Verhältnis zum Gesamtverfahren zu bringen, vor allem aber, um die zeitliche Verzögerung durch die Begutachtung in Grenzen zu halten, in solchen Fällen auch auf die Erstattung eines schriftlichen Gutachtens verzichten. Die schriftliche Ausarbeitung des Gutachtens nimmt ja einen großen Teil der aufgewandten Zeit für sich in Anspruch. Den Gerichten genügt es daher oft völlig, wenn sie, auf ein oder zwei Schreibmaschinenseiten kurz zusammengefaßt, das voraussichtliche Ergebnis mitgeteilt bekommen, das der Sachverständige in der Hauptverhandlung mündlich vortragen wird. Unter Umständen kann sogar auf jegliche schriftliche Mitteilung verzichtet und das Gutachten nur mündlich vorgetragen werden.

Die mehr oder weniger ausführliche schriftliche Ausarbeitung des Gutachtens soll allerdings nicht nur dem Gericht dienen, sondern sie dient auch dem Gutachter selbst zur Archivierung, zur Gedächtnisstütze und eventuell zur späteren wissenschaftlichen Bearbeitung. In jedem Fall sollte der Gutachter sich über die wichtigsten Befunde und die von ihm daraus gezogenen forensischen Schlußfolgerungen Notizen machen, um sich später daran orientieren zu können, wenn das Verfahren aus irgendwelchen Gründen wiederholt werden muß oder die Tat in nächster Instanz noch einmal verhandelt wird.

Grundsätzlich sollte aber von der Möglichkeit solcher Kurzgutachten mehr Gebrauch gemacht werden, um das Verfahren insgesamt möglichst kurz zu halten.

11. Die Untersuchung zur Begutachtung

a) Im allgemeinen zivilrechtlichen Verfahren

Im Zivilprozeß, in dem es ja in der Regel um Schadensersatzansprüche wegen vermuteter Schädigung auf kinderpsychiatrischem oder kinderneurologischem Fachgebiet geht, ist der kinderpsychiatrisch-neurologische Sachverständige gehalten, alle üblicherweise zur Klärung der Fragestellung notwendigen Untersuchungen durchzuführen. Er ist dabei an die Regeln der ärztlichen Kunst gebunden und hat auch hier die Verhältnismäßigkeit der Untersuchungsmethoden und die Zumutbarkeit im Auge zu behalten.

Glücklicherweise stehen dem Kinderpsychiater und -neurologen seit einigen Jahren auch das Computertomogramm (CT) neben dem Elektroenzephalogramm (EEG) als nichteingreifende und praktisch nicht belastende Untersuchungsmethode dort zur Verfügung, wo früher die sehr eingreifende und in der Regel nur mit stationärer Aufnahme mögliche Pneumenzephalographie notwendig gewesen ist. Da jedoch auch für das Computertomogramm das Kind 15 bis 20 Minuten lang stillhalten muß, kann es bei Kleinkindern, bei Schwachsinnigen und motorisch unruhigen Kindern oft nur in Narkose durchgeführt werden, und es stellt sich in diesen Fällen wiederum die Frage, ob das Risiko einer Narkose unter Hinzuziehung eines Anästhesisten in einer angemessenen Relation zum möglichen Ergebnis und den daraus zu ziehenden Konsequenzen stehen mag. Dies sollte im Einzelfall gewissenhaft geprüft werden und mit den Eltern des Kindes, unter Umständen auch mit ihrem Anwalt, eingehend besprochen werden.

Zur Erhebung des psychischen Befundes wird sich der kinderpsychiatrische Gutachter an die klassischen Methoden seines Fachgebietes halten. Die Exploration und das freie Gespräch sind dabei noch immer die zuverlässigsten Erkenntnismittel für den erfahrenen Kinderpsychiater. Wie weit er sich dabei mit dem klinischen Psychologen in die Aufgabe teilen will, oder wie weit er sich von diesem dabei beraten lassen möchte, hängt allein von seiner Kompetenz beziehungsweise seinen zeitlichen und personellen Möglichkeiten ab.

Bei Gutachten, welche Folgeschäden nach Schädel-Hirn-Traumen feststellen sollen, wird man sich standardisierter Leistungstests zur Prüfung der Intelligenzstruktur in ihren verschiedenen Varianten bedienen. Hiergegen werden wohl auch von juristischer Seite keine Einwände erhoben werden. Anders ist dies bei der Anwendung sogenannter projektiver Testverfahren, deren Anwendung auch in Schadensersatzprozessen bei der Frage nach der eventuell gegebenen seelischen Schädigung und psychischen Belastung angezeigt sein kann. Dagegen sind vor allem bei familienrechtlichen Verfahren von höchstrichterlicher Seite (OLG München, 18.9.1978, Az 26 UF 834/78) Bedenken erhoben worden. Hierauf wird bei Besprechung der Untersuchungsmethode bei Gutachten zur Sorgerechtsregelung und zur Umgangsbefugnis noch eingehend Stellung genommen werden (Lempp 1980) (siehe Seite 112). Hier sei nur so viel dazu gesagt, daß sich der erfahrene Kinder- und Jugendpsychiater und der erfahrene Kinderpsychologe kaum dazu bringen lassen, die durch projektive Testuntersuchungen gewonnenen Resultate für mehr zu nehmen, als sie sind: Hinweise auf Denk- und Erlebnisweisen des betreffenden Kindes, deren Entstehung in der Testsituation in jedem Einzelfall kritisch überprüft und ebenso kritisch interpretiert werden müssen. Solche Ergebnisse projektiver Testuntersuchungen können allerdings den Anlaß dafür bieten, in gezielter Exploration des Kindes und seiner Familie bestimmten Vermutungen und Möglichkeiten nachzugehen und diese durch weitere Untersuchungen zu unterbauen oder auszuschließen.

b) Die gutachtliche Untersuchung im Familienrechtsverfahren

Die kinderpsychiatrisch-psychologische Untersuchung eines Kindes im Rahmen eines Familienrechtsverfahrens ist besonders schwierig und verlangt ein hohes Maß an Takt und Einfühlungsvermögen, geht es dabei doch um die Klärung der für das Kind wichtigsten emotionalen Bindungen und Strebungen, den Beziehungen zu seinen Eltern bzw. zu anderen nahen Bezugspersonen. So klar und offen solche Primärbeziehungen bei Kindern in aller Regel zutage liegen und so frei ein Kind im allgemeinen sich darüber zu äußern vermag, so verdeckt, zurückgehalten und unterdrückt sind diese Beziehungen und Strebungen dann, wenn sie, wie in den Fällen von Familienrechtsgutachten sehr häufig, in das Spannungsfeld der Auseinandersetzung der das Kind umgebenden Erwachsenen geraten sind. Das Kind steht vielfach vor der kaum lösbaren Situation, daß die Äußerung seiner Wünsche, Tendenzen und seiner emotionellen Beziehungen dieselben im höchsten Maße gefährden könnte. Vielfach wird auch ein Kind diese emotionellen Beziehungen gar nicht zum Ausdruck bringen wollen und können, weil es sich sonst schweren Schuldgefühlen ausgesetzt sieht. Auf der anderen Seite ist es aber gerade zur Klärung des Kindeswohls notwendig, direkt oder indirekt diese emotionalen Bindungen, Strebungen und Tendenzen in Erfahrung zu bringen. Auch hier ist die direkte Exploration die wichtigste und zuverlässigste Methode, wobei es allerdings weniger auf den dabei vom Kind geäußerten Inhalt ankommt als auf die paraverbalen Informationen, die das Kind in Mimik, Gestik, Verhalten und begleitendem Affekt zum Ausdruck bringt. Eine solche taktvolle, zurückhaltende Exploration läßt sich sogar häufig bei Kleinkindern mit aussagekräftigem Ergebnis durchführen.

Diese Exploration ist oft ergiebiger als die Beobachtung des Verhaltens des Kindes zusammen mit dem Vater, der Mutter, oder der Großmutter oder wer als Beziehungsperson in Frage steht. Die Kinder werden sich, wenn keine konkrete Alternative gegeben ist, jeweils dem anwesenden erwachsenen Partner anpassen, so daß sich daraus in der Regel keine verwertbaren Verhaltensunterschiede beobachten lassen. Die ausführliche Beobachtung der beiden Elternteile oder Parteien, die in jedem Fall unumgänglich ist, um sich ein persönliches Bild zu verschaffen, kann aber über die Einstellung des Kindes erfahrungsgemäß wenig aussagen, da die sich streitenden Parteien das Verhalten des Kindes natürlicherweise in einem für sie günstigen Sinne interpretieren und erleben.

Hier haben auch projektive Testuntersuchungen ihren Sinn und ihren begründeten Anwendungsbereich. Der Einwand des OLG München, projektive Testuntersuchungen seien möglicherweise nicht zulässig, weil sie die Intimsphäre des zu begutachtenden Kindes nicht respektierten und das Kind veranlaßten, etwas zu offenbaren, was es nicht offenbaren möchte, geht an der Sache vorbei. Jedes Sorgerechtsverfahren und jedes Verfahren zur Regelung der Umgangsbefugnis greift in die Intimsphäre des Kindes ein, ohne darauf Rücksicht zu nehmen, ob das Kind diesen Eingriff dulden möchte oder nicht. Es ist nicht sinnvoll, den Schutz der Intimsphäre eines Kindes erst dann zu fordern, wenn grundsätzlich im Verfahren als solchem in die Intimsphäre eingebrochen werden muß. Ein Verzicht auf die Möglichkeiten projektiver Testuntersuchungen und ein Verzicht, auf diesem Wege bewußte und unbewußte, verborgene oder offenbare emotionale Tendenzen eines Kindes und seine Beziehungen in Erfahrung zu bringen, würde bedeuten, sich bei diesem Eingriff in die Intimsphäre des Kindes allein an äußerlichen Kriterien zu informieren, und damit einen Rückschritt in der Rechtsprechung im Familienrecht. Man würde sich dann wiederum an sachfremden Kriterien orientieren, wie zum Beispiel früher an der Schuld eines Elternteils an der Scheidung als Grund für die Sorgerechtsregelung oder an den wirtschaftlichen Verhältnissen eines Elternteils.

Die Bejahung der Notwendigkeit und der Berechtigung der Anwendung projektiver Testverfahren im Rahmen der Begutachtung von Kindern in Familienrechtsverfahren verlangt aber andererseits auch zwingend, daß diese projektiven Testverfahren nach den Regeln der Kunst und mit der gebotenen Kritik und Zurückhaltung interpretiert werden.

Die Ergebnisse projektiver Testverfahren können niemals Beweise im naturwissenschaftlichen Sinne sein, sondern allenfalls Hinweise. Dies schon deshalb, weil jede Äußerung entweder der Wunschvorstellung des Kindes oder den realen Gegebenheiten entsprechen kann. Diese beiden Möglichkeiten zu differenzieren, ist äußerst schwierig und oft unmöglich. Die Ergebnisse projektiver Testverfahren können daher im allgemeinen nur dazu dienen, aus Kenntnis der Vorgeschichte und der vorangegangenen oder nachfolgenden Exploration gewonnene Hinweise zu bestätigen, zu verstärken oder abzuschwächen.

Je nach dem Alter der zu begutachtenden Kinder bietet sich unter den projektiven Testuntersuchungen vor allem der Szeno-Test an, aber auch der Children-Apperzeptionstest (CAT) oder der Thematik-Apperzeptionstest (TAT), wie auch der Satzergänzungstest oder die Düss- oder Thomas-Fabeln. Der speziell für die familienrechtliche Begutachtung entwickelte Familienbeziehungstest nach Bene-Antony eignet sich im allgemeinen nur für einen relativ schmalen Altersausschnitt, der etwa dem Vorschul- und Grundschulalter entspricht. Schon am Ende des Grundschulalters und danach werden die Kinder den Test durchschauen und werden entsprechend kontrolliert die Items zuteilen. Dies ist aber sehr leicht zu erkennen, und insofern hilft dann auch dieser Test nicht weiter, ohne daß er jedoch Schaden anrichten würde.

Intelligenzprüfungen sind im Rahmen dieser familienrechtlichen Begutachtungen im allgemeinen nicht notwendig, sie können aber zur Kontaktaufnahme und Motivation sehr geeignet sein und im Einzelfall auch gleichzeitig sich ergebende Fragen der weiteren Schullaufbahn und der besonderen Bedürfnisse der Kinder klären helfen.

Ebenso wird man in aller Regel auf eine eingehende körperliche Untersuchung verzichten können; allerdings ist eine pauschale Beurteilung des körperlichen Entwicklungsstandes eines Kindes in jedem Fall unabdingbar.

c) Die gutachtliche Untersuchung im Jugendgerichtsverfahren

Im Jugendgerichtsverfahren geht es in der Regel um die Frage der Schuld und um die Frage der psychischen Reife. Hierzu ist eine detaillierte Erhebung der Vorgeschichte, das heißt der Lebensgeschichte des zu untersuchenden Jugendlichen oder Heranwachsenden unbedingt erforderlich.

Die Erhebung der Vorgeschichte muß dabei sowohl die körperliche wie auch die psychosoziale Entwicklung umfassen. Deswegen ist eine jugendpsychiatrisch-forensische Untersuchung nicht vollständig, wenn sie nicht die Eltern oder andere, nächste Angehörige miteinbezieht. Nur die Eltern können in der Regel Angaben über die frühkindliche Entwicklung mit Schwangerschaftsverlauf, Geburtsverlauf und Verlauf der frühkindlichen Entwicklung machen, und nur das persönliche Kennenlernen der Eltern kann dem Gutachter einen Eindruck vermitteln vom Milieu, in dem der Jugendliche groß geworden ist. Die Kenntnis dieser Fakten ist aber Voraussetzung, die Handlungs- und Reaktionsweise des Jugendlichen und seine Kritik- und Steuerungsfähigkeit zu beurteilen. Dazu gehören auch Angaben über sein Verhalten im Kindergarten und in der Schule, über seine Einstellung zur Schule und Arbeit, über seine Beziehungen zu seinen Kameraden als Kind und als Heranwachsender.

Es genügt nicht, dazu nur den Jugendlichen selbst zu befragen, denn er weiß über seine eigene frühkindliche Entwicklung nichts oder nur Ungenaues, sind ja schon die Angaben der Eltern oft wenig zuverlässig und ungenau. Ergeben sich Hinweise auf Spannungen zwischen dem zu begutachtenden Jugendlichen und seinen Eltern, kann die Befragung von Geschwistern zur Klärung beitragen.

Auch hier ist die Exploration wiederum der wichtigste Teil der Untersuchung des Jugendlichen. Allerdings darf dieser auch nicht überfordert werden; denn gerade zur Tat selbst, vor allem wenn es sich um eine schwerwiegende und moralisch besonders verwerfliche Straftat handelt, wird er oft mit dem besten Willen nicht sehr viel sagen können. Dies schon deshalb, weil die Jugendlichen in der Regel aus Kreisen stammen, die in der Verbalisation ihres Fühlens und ihrer Motive ungeübt sind, vor allem aber auch deshalb, weil sie häufig selbst vor einem Rätsel stehen und ihr eigenes Handeln nicht zu erklären vermögen. In einer solchen Situation erliegen sie besonders leicht jeglichen Suggestionen, und da der Exploration durch den Gutachter die Vernehmung durch die Kriminalpolizei stets vorausgegangen ist, kann eine unreflektierte, unverfälschte Aussage gar nicht mehr erwartet werden.

Gerade bei sprachlich wenig geübten und undifferenzierten Jugendlichen wird man auf zusammenhängende, spontane Äußerungen vergeblich warten und man fühlt sich veranlaßt, auch als Gutachter Fragen zu stellen. Diese sollten nach Möglichkeit alternativer Natur sein, damit die Wahlmöglichkeit den Jugendlichen wenigstens zu einer Antwort in der Richtung veranlaßt, die seiner Erinnerung und seinem bei der Tat erlebten Gefühl noch am ehesten entspricht.

Auch sollte sich der Explorator bewußt sein, daß Gefühle und Stimmungen noch am ehesten korrekt erinnert werden, daß diese aber gerade besonders schwierig in Worte zu fassen sind. Die naheliegende Frage, warum er eine bestimmte Tat getan und was er sich dabei gedacht habe, kann im allgemeinen als Antwort nur zutage fördern, was er sich in langen Tagen und Nächten nach der Tat für sich selbst zurechtgelegt hatte, was er vernünftigerweise bei der Tat hätte eigentlich denken und beabsichtigen sollen.

Dies gilt natürlich nicht für die seltenen Fälle überlegter, vorgeplanter Kriminalität, obwohl selbst in solchen Fällen gerade von Jugendlichen und Heranwachsenden weniger überlegt und geplant wird, als der Außenstehende im allgemeinen vermuten möchte.

Eine Schwierigkeit der Exploration liegt darin, daß die Tat oft Wochen, ja meist Monate zurückliegt. Die Angaben vor der Polizei wurden demgegenüber meist unmittelbar oder bald nach der Tat gemacht. Allerdings sind die Gesichtspunkte der Kriminalpolizei natürlicherweise andere als die des psychiatrischen Gutachters. Kommt es für den vernehmenden Kriminalbeamten vor allem darauf an, die Taten in ihrer juristischen Bewertung sorgfältig zu eruieren, so muß es dem psychiatrischen Gutachter vor allem um die Klärung der Motivation und des psychischen Bedingungsgefüges gehen. Bis der Beschuldigte aber zum Psychiater kommt und von diesem exploriert wird, vergeht in der Regel eine längere Zeitspanne, während welcher sich der Betroffene mit seinen eigenen Aussagen vor der Polizei innerlich auseinandersetzt, zum Teil unter dem Einfluß von anderen Häftlingen im Untersuchungsgefängnis oder, wenn er auf freiem Fuße ist, seiner Freunde und Angehörigen. Distanzierungen von den Angaben vor der Kriminalpolizei müssen daher keineswegs auf eine Verfälschung des Protokolls oder auf Mißverständnisse bei der Vernehmung zurückgehen, wie dies öfters behauptet wird, sondern entsprechen einem natürlichem Versuch, sich von der Tat zu distanzieren.

Tatsächlich kommt es aber auch nicht selten bei der polizeilichen oder richterlichen Vernehmung deswegen zu Mißverständnissen, weil dem Jugendlichen die juristische Bedeutung und die juristische Interpretationsmöglichkeit seiner Aussage nicht klar ist und er bei seiner beschränkten Äußerungsmöglichkeit den einzelnen Begriffen und Aussagen einen viel größeren und undifferenzierten Inhalt beilegen mußte.

Zur Korrektur solcher Mißverständnisse und zur kritischen Klärung dessen, was der Angeklagte eigentlich sagen will und meint, ist eine sorgfältige, gezielte und geduldige Exploration unumgänglich.

Wenn es um Fragen der Reife oder der Schuld geht, ist eine körperliche, insbesondere neurologische Untersuchung notwendiger Bestandteil der Begutachtung, wobei die neurologische Untersuchung allerdings mehr unter kinder- und jugendpsychiatrisch-neurologischen Gesichtspunkten durchgeführt werden muß, es also weniger auf Reflexdifferenzen und Sensibilitätsstörungen ankommt als auf konstitutionelle Abweichungen und motorische Ablauf- und Koordinationsstörungen.

Da die frühkindliche körperliche Entwicklung auch zur Frage der Steuerungsfähigkeit von Bedeutung ist, sollte ein jugendpsychiatrisch-forensisches Gutachten in jedem Falle eine hirnelektrische Untersuchung (EEG) und – wenn immer ein Verdacht auf eine frühkindliche hirnorganische Alteration gegeben ist – auch ein Computertomogramm (CT) durchgeführt werden.

Beides sind nicht oder kaum eingreifende und praktisch nicht belastende Untersuchungen und daher zumutbar. Pathologische Ergebnisse dieser Untersuchungen oder auch nur Normabweichungen können zwar, wie noch zu erörtern sein wird, für sich allein kaum einmal die Frage der Schuldfähigkeit oder der Reife beantworten, sie können aber bestimmte Charaktereigenschaften, Neigungen zu bestimmten Reaktionen und Verhaltensweisen erklären und verständlicher machen.

Die körperliche Untersuchung zur Frage der körperlichen Reifung ist zwar für die Beurteilung der Strafreife nach § 3 JGG oder der Reife nach § 105 JGG keineswegs entscheidend, wohl aber wichtig für das Verständnis, mit welchen Reifeerwartungen aufgrund des äußeren Aspektes die Umwelt im allgemeinen auf den betreffenden Jugendlichen oder Heranwachsenden zuzukommen pflegt. Die Berechtigung zur Vornahme körperlich eingreifender Untersuchungsmethoden ist allerdings nicht schon durch die Anordnung der Begutachtung gemäß §§43 und 73 JGG gegeben. Sie bedürfen stets einer Anordnung gemäß §81a StPO, sofern nicht die rechtswirksame Einwilligung des Untersuchten vorliegt. Dabei wird man auch ein Computertomogramm als eine zustimmungsbedürftige Untersuchung ansehen müssen.

Eine ausführliche Exploration des Probanden ersetzt für den erfahrenen Gutachter im allgemeinen manche psychologische Testuntersuchungen. Wie weit sich der Gutachter, ist er selbst kein Psychologe, von einem klinischen Psychologen unterstützen, helfen oder beraten lassen will, hängt, wie oben bereits aufgeführt, von seiner eigenen Kompetenz und seinen zeitlichen und personellen Möglichkeiten ab. Die Zuziehung eines Mitgutachters von der anderen Fachsiziplin, also eines klinischen Psychologen durch den Kinder- und Jugendpsychiater oder eines Kinder- und Jugendpsychiaters durch den Psychologen, kann das Spektrum und damit die Beurteilungsfähigkeit wesentlich erweitern. Führt ein Gutachter alle Untersuchungen, für die er kompetent ist, allein durch, so hat er sich selbst eine größere Informationsmöglichkeit verschafft. Eine ausführliche Intelligenzprüfung ist zwar selten zur unmittelbaren Beantwortung der Schuldfrage notwendig, da Schwachsinnszustände in der Regel auch ohne Testuntersuchung als solche tendenziell erkennbar sind und es dann in der Regel nicht mehr darauf ankommt, ob der IQ um einige Punkte höher oder tiefer liegt. Eine genaue Intelligenzprüfung vermittelt aber dem Gutachter nicht nur eine konkrete Kenntnis von der Arbeits- und Urteilsweise des Probanden, sie vermittelt ihm auch eine Kenntnis über die Art und Weise, mit welchen Teilfähigkeiten und Teilleistungsschwächen oder -störungen der Jugendliche oder Heranwachsende den allfälligen Anforderungen in Familie, Schule und Freizeit sowie Arbeitsplatz entgegentreten konnte und welche Erfahrungen er bezüglich seiner eigenen Leistungs- und Anpassungsfähigkeit in seinem bisherigen Leben machen mußte.

Für die Anwendung projektiver Testverfahren gilt das, was zur gutachtlichen Untersuchung in zivilrechtlichen und familienrechtlichen Verfahren bereits gesagt wurde. Im Jugendgerichtsverfahren können diese nur Vermutungen bestätigen, bekräftigen oder abschwächen, aber keine Beweise liefern. Immerhin sind aus der Beantwortung und der Reaktion auf TAT-Tafeln wichtige Hinweise auf das innerfamiliäre Verhältnis und damit auch auf die psychosoziale Reife, das heißt auf die Abhängigkeit des Probanden von seinem Elternhaus und auch auf seine psychische Selbständigkeit zu gewinnen.

Bei der Bewertung aller Untersuchungsergebnisse, sowohl der körperlichen wie der psychischen, darf nicht vergessen werden, daß es bei der Begutachtung im Jugendgerichtsverfahren weniger auf den derzeitigen körperlichen und psychischen Zustand des Probanden ankommt, als auf den Zustand, in dem er sich zur Tatzeit befand. Alle Befunde müssen daher daraufhin überprüft werden, ob sie zum Zeitpunkt der Tat ebenfalls vorhanden waren und welche Bedeutung sie für die Tat gehabt haben. Es darf nicht übersehen werden, daß die Folgen der Tat selbst, aber auch die polizeiliche Vernehmung, Untersuchungshaft usw. einen starken Einfluß auf das psychische Zustandsbild hervorrufen können.

Der Befund zum Zeitpunkt der Untersuchung hat lediglich für die Frage der weiteren Entwicklung und der Prognose und damit zur Frage der zutreffenden Maßnahmen eine Bedeutung.

d) Die gutachtliche Untersuchung zur Frage der Glaubwürdigkeit

Bei der Untersuchung zur Frage der Glaubwürdigkeit steht wiederum die Exploration des Kindes oder des Jugendlichen im Vordergrund.

Daneben ist auch eine summarische Beurteilung der körperlichen Entwicklung notwendig, um sich ein Urteil über den Eindruck zu verschaffen, den das Kind oder der Jugendliche - vielfach handelt es sich hierbei um Mädchen - auf seine Umwelt und damit auch auf den Angeklagten machen mußte.

Nur in seltenen Fällen könnte bei Glaubwürdigkeitsgutachten von Bedeutung sein, ob der kindliche oder jugendliche Zeuge an einer chronischen Krankheit leidet, etwa an einer Epilepsie oder einer Zuckerkrankheit. So wird das Hauptgewicht beim psychischen Befund liegen. Bei der Exploration wird es dabei nicht nur um den inkriminierten Tatbestand, über den das Kind oder der Jugendliche als Zeuge aussagen soll, gehen, sondern vor allem um mögliche aussageverändernden Ereignisse, Erfahrungen und Erlebnisse vor oder nach dieser Tat. So empfiehlt es sich besonders, zu versuchen, den Augenblick bei dem Betreffenden in Erinnerung zu rufen, in welchem er erstmals einer dritten Person von dem Vorfall berichtet hat. Dabei kommt es dann vor allem auf die begleitenden Gefühle, Empfindungen und Befürchtungen an, die zu formulieren oft besonders schwer fallen.

Psychologische Testuntersuchungen gehören daher, vor allem bei Kindern und jüngeren Jugendlichen, zum festen Bestandteil gutachtlicher Untersuchung. Zur Beantwortung der Frage nach der allgemeinen Glaubwürdigkeit sind Intelligenz- und Leistungstests eine zuverlässige Hilfe, wenngleich sie zur speziellen Glaubwürdigkeit oft wenig oder nur indirekt etwas auszusagen vermögen.

Projektive Testuntersuchungen sind wie immer kritisch daraufhin zu prüfen, ob sie reale Gefühle und Vorstellungen oder nur erhoffte oder befürchtete Erlebnisse und Erfahrungen wiedergeben. Äußerungen, die Hinweise auf ein schlechtes Gewissen beim Probanden geben, müssen jedoch keineswegs ein konkreter Hinweis auf eine Falschaussage oder Falschbeschuldigung sein, sondern können allein dadurch bedingt sein, daß das Kind wegen seiner Teilnahme schlechthin ein schlechtes Gewissen hat oder wegen der Folgen, die sich aus seiner Teilnahme oder seinen Angaben ergeben haben. So finden sich ja häufig falsche Angaben bei der Frage nach der emotionellen Beziehung zum Täter und der Tat. Darüber wird bei der Darstellung der Beurteilung der Glaubwürdigkeit noch zu sprechen sein (siehe Seite 338).

Literatur

Deutsche Vereinigung für Jugendgerichte und Jugendgerichtshilfe, e. V., und Deutsche Gesellschaft für Kinder- und Jugendpsychiatrie: Empfehlungen zur Stellung des psychiatrisch-psychologischen Sachverständigen. Dezember 1978.

DEISENHOFER, A.: Einführung. In: Jugendrecht. Beck-Texte im dtv. München: Deutscher Taschenbuchverlag 1979[11].

ELL, E.: Trennung, Scheidung und die Kinder? Stuttgart: Kreuz-Verlag 1979.

GÖHRING, H. J.: Das Recht des Kindes und der Eltern. München: Deutscher Taschenbuchverlag 1975[4].

KLEINKNECHT, TH.: Strafprozeßordnung. München: Beck 1981[35].

LEMPP, R.: Zeugnisverweigerungsrecht von den Angehörigen im Rahmen kinder- und jugendpsychiatrischer Begutachtung. In: Z. Kinder- u. Jugendpsychiatrie 1979, *7,* 337-343.

LEMPP, R.: Zur Anwendbarkeit projektiver Testuntersuchungen im Rahmen der Begutachtung für Familiengerichte. Z. Kinder- u. Jugendpsychiatrie 1980, *8,* 220-227.

LENCKNER, TH.: Strafe, Schuld und Schuldfähigkeit. In: GÖPPINGER, H.; WITTER, H. (Hrsg.): Handbuch der forensischen Psychiatrie I, Teil A, 3-286. Berlin/Heidelberg/New York: Springer 1972.

PETERS, K.: Jugendstrafrecht. In: Handwörterbuch der Kriminologie, Band I, 455-472. Berlin: de Gruyter 1965[2].

SCHÖNFELDER, TH.: Die erzieherische Wirkung der Hauptverhandlung im Jugendgerichtsverfahren. Z. Kinder- u. Jugendpsychiatrie 1974, *2,* 128-140.

SCHÜTZE, G.: Jugendliche und Heranwachsende in der Untersuchungshaft. Mschr. Krim. 1980, *63,* 148-153.

B. Die Aufgaben des kinder- und jugend-psychiatrischen Sachverständigen im zivilrechtlichen Verfahren, insbesondere im Familienrecht

I. Die Aufgaben des kinder- und jugendpsychiatrischen Sachverständigen in zivilrechtlichen Verfahren

Bei Zivilprozessen, bei welchen kinder- und jugendpsychiatrische Sachverständige benötigt werden, geht es im allgemeinen um Schadensersatz und Schmerzensgeld wegen der Folgen von Schädel-Hirn-Traumen oder von seelischen Schädigungen.

Der Sachverständige hat also

(1) einen Befund zu erheben, und
(2) die Zusammenhangsfragen zwischen dem schädigenden Ereignis und der festgestellten psychischen oder körperlichen Störung zu klären.

Ist die Feststellung eines von der Norm abweichenden Befundes relativ einfach und entspricht eine solche Befunderhebung der üblichen Aufgabe eines Kinder- und Jugendpsychiaters, so ist die Klärung der Zusammenhangsfrage deswegen so schwierig, weil das schädigende Ereignis keinen in der Entwicklung abgeschlossenen, reifen Organismus und keine ausgereifte, fertige Persönlichkeitsstruktur getroffen hat, sondern ein Kind oder einen Jugendlichen, der noch in der Entwicklung begriffen war, in einer Entwicklung, deren Endergebnis prinzipiell unbekannt, allenfalls mit einer hinreichenden Wahrscheinlichkeit im Normbereich angenommen werden kann.

Bei der Klärung der *Zusammenhangsfrage* ist es daher notwendig, nicht nur Art und Wirkung des schädigenden Ereignisses nach Intensität und Dauer genau zu bestimmen, sondern auch die besondere Lebens- und Entwicklungssituation zu klären, während welcher das schädigende Ereignis auf das Kind eingewirkt hat. Dazu muß die Entwicklung des Kindes oder Jugendlichen bis zum Zeitpunkt des schädigenden Ereignisses sorgfältig erhoben und dargestellt werden.

Der Gutachter wird sich also folgende Fragen vorlegen müssen:

(1) Lagen bis zum Unfallereignis oder zum Eintritt des schädigenden Ereignisses Hinweise vor, die eine Abweichung von einer normalen Entwicklung sicher oder verdachtsweise nahelegen, wie zum Beispiel Hinweise auf eine frühkindliche Hirnschädigung während der Schwangerschaft, Geburt und Säuglingsentwicklung, Hinweise auf eine Entwicklungsverzögerung, insbesondere der psychomotorischen, sprachlichen und intellektuellen Entwicklung, und wie waren die psychosozialen Bedingungen, in denen das Kind bis zum Eintritt des Schadensereignisses aufgewachsen ist?
(2) Traf das schädigende Ereignis das Kind zu einem bestimmten, für seine

Lebensentwicklung im körperlichen wie im psychischen Bereich entscheidenden Zeitpunkt, gewissermaßen in einer besonders empfindlichen Phase?

(3) Welcher Art war das schädigende Ereignis und welche Folgen kann es nach Art und Intensität nach allgemeiner Erfahrung bei Kindern des betreffenden Alters und der betreffenden Entwicklungsstufe bewirken?

Die Frage des kausalen Zusammenhangs ist dann relativ einfach zu beantworten, wenn das schädigende Ereignis einen Entwicklungsknick verursacht hat, der durch kein anderes Ereignis hinreichend erklärbar ist. Deswegen ist es bei Kindern und Jugendlichen angezeigt, sich bei der Beurteilung der Zusammenhangsfrage nicht nur auf eine einmalige, womöglich kurzzeitig nach dem Schadensereignis erfolgte Untersuchung zu stützen, sondern den weiteren Entwicklungsverlauf des Kindes im Auge zu behalten.

Aber auch dann, wenn das Schadensereignis einen merkbaren Entwicklungsknick mit Störungen der normalen Entwicklung herbeigeführt hat, muß das Schadensereignis keineswegs zwangsläufig die einzige Ursache für diesen Entwicklungsknick sein. Wir wissen, daß etwa durch frühkindliche Hirnschädigung leichten Grades vorgeschädigte Kinder durch ein weiteres, später einwirkendes schädigendes Ereignis, durch einen sogenannten «Zweitschlag», erst in ihrer Kompensationsfähigkeit so weit beeinträchtigt werden, daß es zu einem manifesten Entwicklungsknick kommt.

Medizinisch-psychiatrisch gesehen, wäre das schädigende Ereignis, der Unfall, die Krankheit, die Vergiftung oder dergleichen damit nur ein mitwirkender Faktor für die Entstehung einer vielleicht bleibenden Entwicklungsstörung. Juristisch dagegen wird man das zur Dekompensation führende Schadensereignis allein verantwortlich machen, im Sinne einer *«richtungsgebenden Verschlimmerung»,* wenn nicht mit Wahrscheinlichkeit ein banales anderes Ereignis ebenso die Dekompensation bewirkt hätte.

Trifft dagegen das schädigende Ereignis ein Kind oder einen Jugendlichen, der bereits an einer manifesten Krankheit gelitten hat, etwa an einem Anfallsleiden oder einer Stoffwechselkrankheit oder auch an einer schweren Neurose, und hat das schädigende Ereignis nur eine vorübergehende Verschlimmerung dieses vorher bereits bestehenden Krankheitszustandes bewirkt, dann handelt es sich nicht um eine richtungsgebende, sondern nur um eine *«einmalige Verschlimmerung»*. In diesem Falle ist das schädigende Ereignis nur für die zeitlich abgegrenzte Verschlimmerung des Zustandes ursächlich.

Nicht immer läßt sich diese Abgrenzung so eindeutig und klar durchführen, auch kann es bei bereits bestehender Erkrankung durchaus zu einer «richtungsgebenden Verschlimmerung» kommen, so daß das schädigende Ereignis anteilmäßig ursächlich beteiligt ist. Hier verlangt im allgemeinen der Jurist vom Sachverständigen eine klare prozentuale Angabe der einzelnen Ursachenanteile, womit der Sachverständige in der Regel überfordert ist. Für den Juristen ist auch die psychiatrische Wissenschaft in diesem Falle wie eine Naturwissenschaft, die mehr oder weniger genaue quantitative Bestimmungen vornehmen kann. Ohne eine solche Annahme kann er den Schaden und den daran geknüpften Schadensersatz nicht quantifizieren, worum es letztendlich in all diesen Fällen geht. Der Sachverständige wird daher unter Hinweis auf die grundsätzliche Unmöglichkeit exakter Bestimmung nach bestem Gewissen eine abschätzende Abgrenzung der einzelnen ursächlich wirksamen Faktoren vornehmen.

Wegen der Schwierigkeit, die Folgen einer Schädigung auf einen in der Entwicklung begriffenen Organismus oder auf eine sich entwickelnde Persönlichkeitsstruktur zu bestimmen und abzuschätzen, empfiehlt es sich, mit der endgültigen Feststellung der Schädigungsfolgen bis zum Abschluß der Reifeentwicklung zuzuwarten. Bis dahin braucht auch im allgemeinen eine Schädigungsfolge nicht quantitativ bestimmt, sondern lediglich nach ihrer qualitativen Art festgestellt zu werden, damit dem Kinde oder dem Jugendlichen bis zum Abschluß der Reifeentwicklung alle notwendigen Hilfen zur Verfügung gestellt werden können.

Eine Feststellung der Minderung der Erwerbsfähigkeit ist bei noch schulpflichtigen Kindern wenig sinnvoll, weil ein unmittelbarer Vergleich mit der Erwerbsfähigkeit des Erwachsenen nicht möglich ist, zum anderen sich noch wesentliche Änderungen und Anpassungen im Laufe der psychischen Entwicklung bis zum Abschluß der Reifeentwicklung ergeben können.

In besonders gelagerten Fällen, zum Beispiel auch bei Gutachten zur Feststellung von Impfschadensfolgen nach dem Bundesversorgungsgesetz (BVG), ist die Feststellung einer Erwerbsminderung leider unumgänglich, da ohne eine solche Feststellung die Anerkennung der Schädigung als Impfschadensfolge und die Einleitung entsprechender Hilfsmaßnahmen nicht möglich ist. Es wird hier deutlich, wie die Ausdehnung des Geltungsbereichs von Sozialgesetzen, die ursprünglich nur für Erwachsene gedacht waren, auf Jugendliche und Kinder zum Teil zu grotesken Zwängen führen muß, wie zum Beispiel die Feststellung des Grades der Erwerbsminderung bei einem schwachsinnigen Säugling.

Dabei werden im allgemeinen körperliche Schädigungen und Behinderungen bei Kindern und Jugendlichen unangemessen hoch, seelische und intellektuelle Schäden unangemessen niedrig bewertet.

Auch dies hängt mit der analogen Anwendung von Sozialgesetzen für Erwachsene auf Kinder und Jugendliche zusammen. Ist ein bisher beruflich integrierter Erwachsener durch einen Unfall in seiner körperlichen Integrität geschädigt, so ist seine Vermittlungsfähigkeit auf dem allgemeinen Arbeitsmarkt - und nur diese kann als Maßstab herangezogen werden - im allgemeinen erheblich beeinträchtigt. Eine organische Hirnleistungsschwäche oder Wesensveränderung dagegen wird ihn allenfalls in speziellen Tätigkeiten differenzierterer Art behindern, nicht dagegen bei üblicher und gewohnter Routinearbeit.

Ganz anders ist es bei Kindern, die von einem Unfall getroffen werden. Sind sie dadurch in ihrer Bewegungsfähigkeit oder im Gebrauch ihrer Gliedmaßen beeinträchtigt, so ergeben sich durch entsprechende Berufswahl praktisch völlige Kompensationsmöglichkeiten ihrer Schadensfolge und eine wenig beeinträchtigte Sozialisationsfähigkeit. Werden die Kinder dagegen in ihrer geistigen Entwicklungsfähigkeit geschädigt durch eine Beeinträchtigung der Intelligenz, der Konzentrationsfähigkeit oder auch nur durch die Entstehung von Teilleistungsschwächen (LEMPP), dann sind sie in ihrer Sozialisationsfähigkeit grundsätzlich beeinträchtigt, weil sie durch die Beeinträchtigung ihrer psychischen Leistungsfähigkeit nicht mehr den sozialen Status erringen können, der ihnen vorher zu erringen möglich gewesen wäre. Der Erwachsene jedoch verliert im allgemeinen durch nicht hochgradige psychische Schädigungen den sozialen Status nicht mehr, den er vor dem Unfall bereits errungen hatte.

Dies ist bei der Feststellung der Minderung der Erwerbsfähigkeit, gerade bei der endgültigen Festsetzung nach Abschluß der Reifeentwicklung, zu berücksichtigen.

Schädelhirntraumen im Kindesalter zeigen im übrigen oft eine hochgradige Ausgleichsfähigkeit. Diese läßt sich aber nie mit Sicherheit vorhersagen. Lag demnach eine sichere Hirnsubstanzschädigung vor, zum Beispiel mit einer unfallbedingten Bewußtlosigkeit von mehr als sechs Stunden, dann sollte man bei anfänglich geringen oder fehlenden Unfallfolgen an die Möglichkeit von Spätschäden denken, wie auch bei anfänglich schweren unmittelbaren Unfallfolgen an die Möglichkeit weitgehender Kompensation (REMSCHMIDT).

Schwieriger ist die Berücksichtigung psychischer Spätfolgen. Die Feststellung eines Gesamt-IQ allein kann psychopathologische Spätfolgen in Form von umschriebenen Hirnleistungsstörungen und Teilleistungsschwächen nicht genügend erfassen. Eine psychologische Untersuchung nach einem Schädel-Hirn-Trauma muß demnach eine differenzierte Untersuchung der intellektuellen Leistungsfähigkeit beinhalten. Dabei sollte man sich nicht mit der Feststellung eventueller Ausfälle oder Schwächen begnügen, sondern unbedingt Sorge tragen, daß das Kind die entsprechenden Förderungen erfährt, um solche psychischen Leistungsschwächen auszugleichen.

Werden psychoreaktive Schädigungsfolgen geltend gemacht, dann ist zu berücksichtigen, daß diese in ihrer Intensität, Dauer oder Fixierung im allgemeinen vom Verhalten der das verunfallte Kind umgebenden Erwachsenen abhängig ist. Eine stark besorgte, ängstliche und verwöhnende Haltung der Erwachsenen ist geeignet, die psychoreaktive Symptomatik zu verlängern oder gar zu fixieren. Daraus darf nicht der Schluß gezogen werden, daß es nur vom «vernünftigen» Verhalten der Erwachsenen abhängt, ob ein Kind ein schockierendes Ereignis alsbald überwinden kann oder nicht. Es ist dabei auch zu berücksichtigen, daß zum Beispiel auch die Eltern einen gemeinsam mit dem Kind erlebten Unfall psychisch nicht ohne weiteres kurzfristig überwinden können.

Solche normalpsychologischen Reaktionen auf ein traumatisierendes Ereignis müssen auch den Eltern zugestanden und als ein dem Unfall innewohnendes Merkmal diesem zugerechnet werden.

Kinder, die gemeinsam mit Erwachsenen einen schweren Unfall erlebt haben, zeigen psychisch im allgemeinen kaum nachwirkende Schocksymptome, wenn sie durch den Unfall eine Bewußtlosigkeit mit retrograder Amnesie erlitten haben. Haben Kinder aber den Unfall in vollem Bewußtsein, ja unter Umständen auch ohne jede körperliche Alteration miterlebt und dabei gesehen, wie ihre unmittelbaren Angehörigen schwer verletzt, bewußtlos oder auch nur in Panik geraten sind, dann sind nachhaltige psychische Schocksyndrome fast unvermeidbar und bedürfen unter Umständen auch einer befristeten psychotherapeutischen Behandlung. Vor allem aber benötigen die Eltern bezüglich ihres Verhaltens dem Kinde gegenüber eine eingehende Beratung *(Jugendwerk der Deutschen Shell)*.

Auch die plötzliche Trennung von Kleinkindern von ihren Beziehungspersonen im Zusammenhang mit dem Unfall müssen als mögliche Ursache eines psychischen Schocks bei einer psychischen Entwicklungsstörung, wenn auch im allgemeinen passagerer Natur, in Betracht gezogen werden.

1. Schadensersatz wegen seelischer Schädigung durch sexuelle Handlung

Vorwiegend theoretischen Charakter hat eine Erörterung darüber, ob gutachtlich dazu Stellung genommen werden könnte, wie weit eine mit Strafe bedrohte sexuelle Handlung an einem Kind, etwa ein Vergewaltigungsversuch oder auch eine unsittliche Berührung eines Kindes durch einen Erwachsenen, einen seelischen Schaden bei dem Kind hervorgerufen hat und wieweit hier ein Schmerzensgeld oder ein Schadensersatz grundsätzlich bejaht und bemessen werden kann.

Eine solche Frage ist mir von seiten eines Gerichts bisher noch nicht gestellt worden, die Möglichkeit einer solchen Fragestellung ist aber wohl grundsätzlich zu bejahen.

Da in der Regel die Antragsteller nicht die betroffenen Kinder sind, sondern ihre Eltern, wird man solchen Anträgen grundsätzlich hinsichtlich der Motivation sehr zurückhaltend gegenüberstehen müssen.

Im einzelnen wird man sich vergegenwärtigen müssen, daß seelische Schädigungen ohnehin kaum auf ein einzelnes Ereignis zurückgeführt werden können, sondern daß der belastende Eingriff, in diesem Falle die sexuelle Handlung, wenn überhaupt, dann einen seelischen Schaden beim Kinde nur unter Mitwirkung zahlreicher weiterer Faktoren hervorrufen kann, wie zum Beispiel Auslösung von Schuldgefühlen beim Kind wegen Überschreitung eines Gebotes der Eltern, vorausgegangene Sensibilisierung gegenüber der Sexualität oder speziell der aggressiven Form der Sexualität durch vorausgegangene Erfahrungen oder Erlebnisse, abwegige und überschießende Reaktion der Eltern auf das Ereignis und anderes mehr. Eine Auswertung von einer größeren Zahl von Glaubwürdigkeitsgutachten über Kinder, die an Sexualdelikten mehr oder weniger passiv beteiligt waren, ergab in keinem Falle eine bleibende seelische Veränderung, die als Schädigung hätte angesprochen werden können. Wenn eine solche nachzuweisen gewesen wäre, wäre sie auch mit hinreichender Sicherheit überwiegend auf ein Fehlverhalten der das Kind umgebenden Erwachsenen zurückzuführen gewesen.

Man wird aber in einem solchen Falle auch unter pädagogischen Gesichtspunkten folgendes berücksichtigen: Eine materielle Entschädigung eines Kindes für erlittene Schmerzen oder immaterielle Schädigung durch sexuelle Handlungen haben natürlich nur einen Sinn, wenn sie auch dem Kind und nicht allein den Eltern oder der weiteren Familie zugute kommen. Die Erfahrung, daß durch die passive Beteiligung an solchen Handlungen ein materieller Gewinn zu erzielen ist, wird man aber gerade bei einem Kinde als pädagogisch negativ und nachteilig bezeichnen müssen.

2. Gutachten im Rahmen des Bundesentschädigungsgesetzes (BEG)

Mit zunehmender Seltenheit werden dem jugendpsychiatrisch-forensischen Sachverständigen doch immer wieder einzelne Gutachten im Rahmen des Bundesentschädigungsgesetzes wegen Schaden an Körper und Gesundheit nach nationalsozialistischer Verfolgung aufgetragen. Der Gutachtenauftrag kommt vom Landesamt für Entschädigung oder in zweiter oder dritter Instanz vom Landgericht oder Oberlandesgericht. Fast stets handelt es sich dabei um Gutachten, die nach Aktenlage zu entscheiden sind und sich dabei auf Vorgutachten sehr unterschiedlicher Qualität stützen müssen. Eine weitere Schwierigkeit entsteht daraus, daß die Auswirkung einer grundsätzlich nicht quantifizierbaren psychischen Belastung im Kindes- oder Jugendalter auf einen inzwischen erwachsenen Menschen beurteilt werden soll, über dessen frühere Entwicklung vor der Zeit der nationalsozialistischen Verfolgung im allgemeinen wenig bekannt ist. Über viele Jahre wurden die entscheidenden Gutachten von allgemeinen Neurologen und Psychiatern in letzter Entscheidung erstattet, denen keine speziellen Kenntnisse auf dem Gebiet der Kinder- und Jugendpsychiatrie oder dem Gebiet der Entwicklungspsychologie zur Verfügung standen. So sind viele grundlegende Erkenntnisse über die Spätfolgen früher Frustration im psychischen Bereich, wie auch über Spätfolgen nach frühkindlicher Hirnschädigung, die vor allem bei Säuglingen und Kleinkindern in vielen Verfolgungssituationen grundsätzlich angenommen werden muß, unberücksichtigt geblieben.

Eine Auswertung solcher Gutachten ergab (LEMPP), daß sich nach frühkindlicher Isolierung und längerem Leben im Versteck unter in der Regel extremen körperlichen Belastungen meist schwere Persönlichkeitsveränderungen und Entwicklungsstörungen in Form sozialer Unreife, Unselbständigkeit und infantiler Abhängigkeit ergeben haben. Kinder, die während der frühen Kindheit der Verfolgung ausgesetzt waren, zeigen als Spätfolgen vor allem Störungen der Kontaktfähigkeit. Verfolgung während der Vorpubertät und Reifezeit führte offenbar im allgemeinen zu der charakteristischen Symptomatik der chronischen reaktiven Depression und Persönlichkeitsveränderung im Sinne des Verfolgungssyndroms, das in der Erwachsenenpsychiatrie beschrieben wurde (VON BAEYER, HÄFNER und KISKER). Bemerkenswerterweise sind die Spätfolgen in aller Regel stärker, wenn die Kinder die psychisch belastende Zeit zusammen mit ihren unmittelbaren Angehörigen und Beziehungspersonen durchleben mußten, als wenn sie von ihren Angehörigen getrennt waren. Der pathogene Faktor ist dabei mit Wahrscheinlichkeit das Miterleben der andauernden Angst der Bezugspersonen, von denen die Kinder Schutz und Hilfe erwarteten und nicht erhalten konnten.

Es kann in diesen Verfahren im übrigen nicht Aufgabe des Sachverständigen sein, die Richtigkeit, die Wahscheinlichkeit oder Unwahrscheinlichkeit der geltend gemachten schädigenden Ereignisse in der Verfolgungszeit zu beurteilen. Er kann vielmehr den ihm vom Gericht nach Aktenlage vorgelegten Verfolgungstatbestand zugrundelegen. Im übrigen ist es bei der Schwere und Unmenschlichkeit der dabei vorgekommenen Geschehnisse von zweitrangiger Bedeutung, ob ein bestimmtes einzelnes Ereignis stattgefunden hat oder nicht. Gerade bei psychischen Spätfolgen bei Kindern ist die emotionale Erfahrung, die das Kind dabei machen mußte, von viel größerer und entscheidenderer Bedeutung.

Die Klärung der alten psychiatrischen Frage, ob allein psychische Belastungen zu Dauerschäden und krankhafter psychischer Veränderung führen können, oder ob dabei auch körperliche Faktoren mitwirken müssen, kann auch nicht durch die Erfahrung der nationalsozialistischen Verfolgung sicher geklärt werden, da gerade im Geltungsbereich des Bundesentschädigungsgesetzes praktisch stets körperlich schädigende Faktoren mitgewirkt haben. Dies gilt ganz besonders für Kinder und Jugendliche.

3. Gutachten zur Frage der Schadensersatzpflicht und der Verantwortlichkeit gemäß §§ 827 und 828 BGB

§ 827 BGB lautet:

> Wer im Zustande der Bewußtlosigkeit oder in einem die freie Willensbestimmung ausschließenden Zustande krankhafter Störung der Geistestätigkeit einem anderen Schaden zufügt, ist für den Schaden nicht verantwortlich. Hat er sich durch geistige Getränke oder ähnliche Mittel in einen vorübergehenden Zustand dieser Art versetzt, so ist er für einen Schaden, den er in diesem Zustand widerrechtlich verursacht, in gleicher Weise verantwortlich, wie wenn ihm Fahrlässigkeit zur Last fiele; die Verantwortlichkeit tritt nicht ein, wenn er ohne Verschulden in den Zustand geraten ist.

§ 828 BGB lautet:

> (1) Wer nicht das siebente Lebensjahr vollendet hat, ist für einen Schaden, den er einem anderen zufügt, nicht verantwortlich.
> (2) Wer das siebente, aber nicht das achtzehnte Lebensjahr vollendet hat, ist für einen Schaden, den er einem anderen zufügt, nicht verantwortlich, wenn er bei der Begehung der schädigenden Handlung nicht die zur Erkenntnis der Verantwortlichkeit erforderliche Einsicht hat. Das gleiche gilt von einem Taubstummen.

Gutachten zur Frage des § 827 BGB müssen vom kinder- und jugendpsychiatrischen Sachverständigen sehr selten erstattet werden. Eine solche Begutachtung würde auch keine besonderen Probleme aufwerfen. Die Beurteilung könnte im wesentlichen in Analogie zu den §§ 20 und 21 StGB beantwortet werden. Der Wortlaut des § 827 BGB lehnt sich ja auch noch weitgehend an den Wortlaut des § 51 StGB alter Fassung an.

Häufig ist dagegen der Gutachtenauftrag, zur Frage der Verantwortlichkeit oder der Deliktfähigkeit gemäß § 828, Abs. 2 BGB Stellung zu nehmen. Hierbei handelt es sich im allgemeinen um größere und nachwirkende Schäden, die ein über siebenjähriges Kind in der Regel fahrlässig verursacht hat, insbesondere um folgenschwere Brandstiftungen oder auch fahrlässige Körperverletzungen beim Spielen, etwa durch Pfeilschuß, Steinwurf oder dergleichen.

Die vom Gesetzgeber gesetzte Altersgrenze von sieben Jahren entspricht etwa dem Abschluß einer Entwicklungsphase, in der noch die magisch-mystische Vorstellungswelt vorherrscht, und der Phase einer hinreichend entwickelten Beziehung zur Realität der Umgebung, wie sie mit dem Eintritt in die Schule im allgemeinen gegeben sein soll.

Ist der kinder- und jugendpsychiatrische Sachverständige in einem solchen Verfahren mit der Begutachtung beauftragt worden, handelt es sich in aller Regel nicht mehr um eine Auseinandersetzung zwischen dem Schädiger und dem Geschädigten beziehungsweise dessen Eltern, sondern um eine gerichtliche Auseinandersetzung der dabei beteiligten Haftpflicht-, Unfall- oder Brandschadenversicherungen. Diese Abstraktion des Verfahrens auf höchster Ebene mit meist hohem Streitwert beeinflußt nicht selten auch die Gutachtenerstattung, bei welcher die unmittelbar Agierenden und Betroffenen, nämlich die Kinder und deren Eltern, nur noch sehr indirekt beteiligt sind. Dazu kommt, daß die Begutachtung vielfach erst mehrere Jahre nach dem Schadensereignis durchgeführt werden muß.

So ist der Gutachter beauftragt, bei einem vielleicht zwischen 12 und 14 Jahre alten Kinde festzustellen, wie weit seine psychische Entwicklung und das Bewußtsein seiner Verantwortlichkeit vor drei oder vier Jahren beschaffen war. Dabei geht es, ähnlich wie bei der Feststellung der Strafreife, auch hier nicht um die Frage, ob das betreffende Kind in seiner geistigen und sittlichen Entwicklung damals einem durchschnittlich normalen siebenjährigen Kinde entsprochen hat oder nicht, sondern es soll seine damalige Fähigkeit zur Übernahme einer Verantwortlichkeit im konkreten Fall festgestellt werden.

Aufgrund eines Urteils des Bundesgerichtshofes werden in der Regel von den Gerichten oder auch im Vorfeld eines Schadensersatzprozesses von einer der beteiligten Versicherungen folgende Fragen gestellt:

1. War das beklagte Kind zur Tatzeit so weit geistig entwickelt, daß es ihm möglich war, das Unrecht seiner Handlung und damit die Verpflichtung zu erkennen, in irgendeiner Weise für die Folgen seines Tuns einstehen zu müssen?
2. War bei ihm aufgrund seines geistigen Entwicklungsstandes ein allgemeines Verständnis dafür vorhanden, daß das Handeln seine Verantwortung begründen könnte, wobei nicht erforderlich ist, daß bestimmte Vorstellungen von der Art der Verantwortlichkeit bestehen, sondern die Fähigkeit zur Erkenntnis einer Vergeltungspflicht dem Verletzten oder der Allgemeinheit gegenüber, gleichgültig, ob in zivilrechtlicher oder strafrechtlicher Hinsicht?

Man kann von einem sieben Jahre alten oder älteren Kinde normalerweise erwarten, daß es einsieht, daß es einen angerichteten Schaden wiedergutmachen und zerstörte Gegenstände anderer wieder ersetzen muß. Bei Körperverletzungen im Spiel sind diese Zusammenhänge zwischen schädigender Handlung und Schadensfolge sowie eine daraus abzuleitende Verantwortlichkeit auch für siebenjährige Kinder im allgemeinen erkennbar. Dies vor allem dann, wenn es sich um ein ausdrücklich verbotenes Tun handelt, etwa das Werfen mit Steinen, das Schießen mit dem Luftgewehr oder mit Pfeilen ohne entsprechende Sicherheitsvorkehrung.

Sehr viel schwieriger wird die Beurteilung aber dann, wenn zwischen der Handlung des Kindes, auch wenn diese grundsätzlich als verboten erkannt worden war, und dem angerichteten Schaden eine so unverhältnismäßige Beziehung besteht, daß diese vom Kind nicht mehr ohne weiteres als ursächlich und damit verantwortlich angesehen werden kann. Das spielerische Zündeln mit Streichhölzern, mit denen es möglicherweise seine Eltern schon mehrfach hat folgenlos umgehen sehen, und die Einäscherung eines Anwesens von Millionenwert ist für ein Kind auch jenseits des siebenten Lebensjahres nicht ohne weiteres erfaßbar und eine Verantwortlichkeit für diese von ihm nicht einschätzbaren und nicht vorhersehbaren Folgen kann oft auch unter normalpsychologischen Kriterien nicht erwartet werden.

Nach einer Untersuchung von DAUNER an kindlichen Brandstiftern ist davon auszugehen, daß es sich dabei in aller Regel um gesunde, normalbegabte und psychisch unauffällige Kinder handelt. Bei der Beantwortung der gestellten Fragen ist insbesondere die Spielsituation zu berücksichtigen, in der sich die Kinder bei der schädigenden Handlung im allgemeinen befinden. Nur selten sind die Kinder dabei allein, in aller Regel zu zweit, wobei das Gefühl der Verantwortlichkeit dann vielfach im entscheidenden Augenblick auf den anderen Partner übertragen wird. Auch Geltungsbedürfnis, spielerische Risikobereitschaft, Vermeidung des Vorwurfs der Ängstlichkeit können dabei eine entscheidende Rolle spielen und das Verhalten des Kindes so weit bestimmen, daß «die Erkenntnis einer Vergeltungspflicht» völlig zurücktritt oder in Vergessenheit geraten kann.

Dies ist nachträglich kaum mit Sicherheit festzustellen. Auch darf man Anzeichen eines schlechten Gewissens, nach Eintritt des Schadens sich Verstecken, Abstreiten oder Weglaufen, nicht als Hinweis dafür werten, daß doch eine Kenntnis der Verantwortlichkeit vorgelegen habe. In der Regel tritt dieses Gefühl nach Eintritt und Kenntnis des Schadens stets ein, was aber noch nichts darüber sagt, daß es auch zum Zeitpunkt der schädigenden Handlung bereits vorgelegen habe.

Die vom BGH verwandten Begriffe der «Verantwortlichkeit» und der «Erkenntnis einer Vergeltungspflicht» sind weder von juristischer Seite definiert noch aus kinder- und jugendpsychiatrischer Sicht klar abzugrenzen. So ist es letztlich eine juristische Frage, ob eine solche «Erkenntnis einer Vergeltungspflicht» auch schon dann vorliegt, wenn das Kind zum Zeitpunkt, zu dem es den Schaden setzte, wußte, daß es möglicherweise dafür gescholten werde, oder ob die «Erkenntnis einer Vergeltungspflicht» die Möglichkeit und Notwendigkeit einer konkreten Wiedergutmachung beinhalten sollte. Im letzteren Fall muß sie bei solchen aus der Sicht des Kindes überdimensionalen Schäden verneint werden, denn das Kind sieht für sich keine Möglichkeit und damit auch keine Notwendigkeit einer Wiedergutmachungspflicht und Ersatzleistung.

Nach der Untersuchung von DAUNER wurden in der Marburger Kinderpsychiatrischen Klinik 57% der kindlichen Brandstifter als nicht deliktfähig angesehen. Sie betont, daß neben der ethischen und moralischen Entwicklung, die keineswegs mit der intellektuellen gleichzusetzen ist, auch die phasenspezifische Emotionalität und die Triebdynamik in der konkreten Situation bei der Beurteilung mitzuberücksichtigen seien. DAUNER fordert daher eine Heraufsetzung des Alters der Deliktfähigkeit von sieben auf zehn Jahre.

Im übrigen muß bei dieser Frage daran gedacht werden, daß heutzutage auch Kinder, die auf dem Lande aufwachsen, vielfach noch keinerlei konkrete Erfahrung im Umgang mit offenem Feuer erwerben konnten.

In einem solchen Gutachten mit oft weit zurückreichenden Fragestellungen, die häufig die grundsätzliche Grenze der Beantwortbarkeit überschreiten, sollte der Sachverständige auch daran denken, daß er nicht jede Frage, die in sein Fachgebiet fällt, meint, auch beantworten können zu müssen.

Literatur

BAEYER, W. VON; HÄFNER, H.; KISKER, K.P.: Psychiatrie der Verfolgten. Berlin: Springer 1964.

DAUNER, I.: Brandstiftung durch Kinder. Bern/Stuttgart/Wien: Huber 1980.

Jugendwerk der Deutschen Shell: Das unfallgeschädigte Kind und seine Eltern. Hamburg 1980.

LEMPP, R.: Extrembelastung im Kindes- und Jugendalter. Bern/Stuttgart/Wien: Huber 1979.

LEMPP, R. (Hrsg.): Teilleistungsstörungen im Kindesalter. Bern/Stuttgart/Wien: Huber 1978.

REMSCHMIDT, H.; HAUSMANN, E.; LAMBERTI, G.; NIEBERGALL, G.; MERSCHMANN, W.: Neuropsychologische Störungsmuster bei Kindern und Jugendlichen mit Zustand nach Schädelhirntraumen. In: LEMPP, R. (Hrsg.): Teilleistungsstörungen im Kindesalter. Bern/Stuttgart/Wien: Huber 1978.

II. Die Aufgabe des kinder- und jugendpsychiatrischen oder psychologischen Sachverständigen im Familienrecht

In den letzten Jahren werden durch die zuständigen Gerichte in zunehmendem Umfang Sachverständigengutachten in familienrechtlichen Verfahren eingeholt. Dies hängt wohl weniger mit dem seit dem 1.7.1977 geltenden neuen Ehescheidungsrecht zusammen und mit der gleichzeitig eingerichteten Institution der Familiengerichte, die damit auch für die Sorgerechtszuteilung und die Feststellung der Umgangsbefugnis zuständig wurden, sondern schon viele Jahre vorher erfuhr die Stellung des Kindes in der Gesellschaft überhaupt, vor allem aber auch innerhalb der Familie und im Falle der Scheidung der Eltern, eine zunehmende Beachtung. So könnte man fast annehmen, daß dieses Umdenken mit der Reflexion über die Rolle des Kindes und seine rechtliche Stellung eine Mitursache für die Änderung des Scheidungsrechts gewesen wäre, neben dem wesentlichen Anliegen der Beseitigung des Schuldprinzips beim Ehescheidungsverfahren. Das Kind in der Familie bedurfte nach tradierter juristischer Auffassung kaum eines Rechtschutzes durch die Allgemeinheit, da die Eltern ja diesen Schutz wirksam übernehmen konnten. Auch im Falle der Ehescheidung sah man diesen Rechtsschutz durch die Eltern kaum in Frage gestellt, umsomehr als nach altem Scheidungsrecht die Übertragung der elterlichen Gewalt, wie es damals noch hieß, noch wesentlich durch Faktoren bestimmt werden mußte, die nicht beim Kind, sondern bei den Eltern festzumachen waren, nämlich die Schuld beziehungsweise die Unschuld an der Scheidung. Das Kind selbst nahm noch weitgehend die rechtliche Stellung eines Objektes ein, das einem Elternteil je nach dessen Verhalten während der Ehe zugeteilt wurde. Der dieser Betrachtungsweise zugrunde liegende Gedanke war wohl der, daß ein Elternteil, der sich in der Führung einer Ehe nichts zuschulden hat kommen lassen, eher zur Erziehung des Kindes nach allgemein überkommenen moralischen Grundsätzen geeignet erscheinen mußte als der andere Elternteil, durch dessen Verhalten die Ehe gescheitert war. Auch war hier zweifellos eine Art Strafdenken gegenüber dem schuldigen Elternteil wirksam.

Haffter hat als erster 1960, Lempp 1963 darauf hingewiesen, daß bei dieser traditionellen Regelung das Recht des Kindes übergangen und die Sorgerechtsregelung nach sachfremden Gesichtspunkten vorgenommen werden.

Mit gleicher Tendenz wurde in Amerika von Goldstein, Anna Freud und Solnit (deutsch 1974) eine Studie veröffentlicht, welche die Situation des Scheidungskindes unter juristischer, kinderpsychiatrischer und psychoanalytischer Sicht darstellte. Von juristischer Seite griffen in Deutschland Simitis und Zenz (1975) diese neue Sicht auf und trugen entscheidend zu einem allgemeinen Umdenken bei den dafür zuständigen Gerichten bei.

Der Umstand, daß nach dem neuen Scheidungsrecht nach dem 1.7.1977 eine neu etablierte Institution, nämlich die Familiengerichte, für Scheidung und Sorgerechtsregelung zuständig wurden, ergab eine überwiegend positiv wahrgenommene Chance, die zwischenzeitlich Allgemeingut gewordenen Erkenntnisse auf dem Gebiet der Entwicklungspsychologie auch in diesem Rechtsbereich zu berücksichtigen.

Diese Änderung in der Sicht der rechtlichen Stellung des Kindes im allgemeinen und in der Scheidungssituation im besonderen kam natürlich nicht von ungefähr, sondern muß wohl als Folge einer Änderung der Stellung der Familie, ihrer Bewertung und ihrer rechtlichen Position in der Gesellschaft angesehen werden. Im Laufe des 20. Jahrhunderts änderte sich die Familienstruktur bei uns in entscheidender Weise. Es kam nicht nur zu einer Reduzierung der Zahl der Kinder in jeder Familie (von 1900 bis 1977 verringerte sich die Zahl der lebendgeborenen Kinder pro Familie von über vier auf 1,5). Die Familie löste sich darüber hinaus durch größere Mobilität, durch Landflucht und Veränderung der Wohnungsstruktur aus dem Verband der Verwandtschaft und der Drei-Generationen-Familie. Dieser Prozeß wird zwar von soziologischer Seite zum Teil in Frage gestellt mit dem Hinweis auf eine früher erhöhte Sterblichkeit, wodurch die Teilnahme an einer Drei-Generationen-Familie stark eingeschränkt gewesen sei. Tatsächlich bezieht sich diese früher höhere Sterblichkeit fast ausschließlich auf die Säuglings- und Kleinkindersterblichkeit, so daß davon ausgegangen werden muß, daß Kinder, die das Kleinkindalter überstanden hatten, mit Erwachsenen ähnlicher Altersverteilung aufwachsen konnten, wie dies heute möglich ist. Entscheidender ist vielmehr, daß die drei Generationen in der Regel weiter auseinandergezogen wohnen und den Erlebnisraum der Kinder weniger bestimmen als früher; ganz abgesehen davon, daß die Zahl der Verwandtschaft als ein den Menschen vom Kleinkindalter an begleitender und sich gegenseitig verpflichteter Personenkreis immer mehr abnimmt. Auch die zunehmende außerhäusliche Berufstätigkeit der Mütter bei kleinen Familien wirkte sich hier für das Kind strukturverändernd aus.

Diese Änderung der Familienstruktur war wohl auch entscheidend dafür, daß die in der Entwicklungspsychologie als grundlegend und neuartig empfundenen Befunde von Spitz, Bowlby und anderen in der Mitte dieses Jahrhunderts ihre große weltweite Bedeutung erlangen konnten. Erst die Reduzierung der Familie und die zunehmende Isolierung des Kindes hat die für das Kind entscheidende Bedeutung einer frühkindlich-dualen Beziehung zu *einer* Bezugsperson, im allgemeinen der Mutter, bewirkt. Die Reduzierung des Netzes, das die mannigfachen Beziehungen zu Verwandten und Familienangehörigen gebildet hat, letztlich auf die Beziehung zu den Eltern, im extremen Fall sogar auf die Beziehung zur Mutter allein, hat das Kind innerhalb der Familie weitgehend des traditionellen Schutzes beraubt und es hoch empfindlich gemacht gegenüber Verlust der wenigen noch verbliebenen Bezugspersonen und gegenüber Eingriffen von außen.

Diese Veränderung der Struktur der Familie innerhalb der Gesellschaft, wie auch die Säkularisierung und Privatisierung der Familie (Simitis) haben es notwendig gemacht, die rechtliche Stellung des Kindes neu zu ordnen und ihm einen besseren Schutz, orientiert auch an seinen psychischen und psychosozialen Bedürfnissen, zu verschaffen.

Der im Gesetz verankerte Begriff des «*Kindeswohls*» gibt den Gerichten Veranlassung, einen kinder- und jugendpsychiatrischen oder psychologischen Sachverständigen hinzuzuziehen. Dieser Begriff des Kindeswohls fand sich auch in den die Ehescheidung regelnden Paragraphen des BGB im alten, bis zum 1.7.1977 gültigen Recht. Er hat zwar seither noch in einige weitere Paragraphen Eingang gefunden, grundsätzlich hat sich jedoch durch das neue Recht allein nichts geändert. Es war vielmehr ein allgemeines Umdenken, welches dem traditionellen Begriff des Kindeswohls ein neues Gewicht verlieh. Dabei ist an keiner Stelle, weder im juristischen noch im kinderpsychiatrisch-psychologischen Schrifttum, definiert, was unter Kindeswohl zu verstehen sei. Von kinderpsychiatrischer Seite (Goldstein, Anna Freud und Solnit; Lempp 1976) ist man sich einig, daß das Kindeswohl nur negativ definiert werden kann, das heißt, es ist im konkreten Einzelfall relativ leicht festzustellen, welche Situationen und Bedingungen *nicht* dem Kindeswohl entsprechen oder weniger entsprechen als eine andere mögliche Lösung. Tatsächlich kann es fast in allen Fällen von Ehescheidung für die Kinder nur darum gehen, eine Lösung zu finden, die unter den möglichen Lösungen das geringere Übel bedeutet. Dabei ist natürlich zu berücksichtigen, daß alle Scheidungsfälle, zu deren Entscheidung ein kinderpsychiatrischer oder psychologischer Sachverständiger zugezogen wird, diejenigen Fälle sind, die besondere Probleme mitbringen und die von den Eltern gemeinsam mit dem Familiengericht nicht ohne weitere Schwierigkeiten allein gelöst werden können.

1. Allgemeine Bedingungen des Kindeswohls

Nach den neueren Erkenntnissen der Entwicklungspsychologie und der Kinder- und Jugendpsychiatrie kann davon ausgegangen werden, daß für jedes Kind grundlegende, seine psychische und psychosoziale Entwicklung bestimmende Voraussetzungen erforderlich sind, die ihm nicht ohne Not vorenthalten werden sollten. Das bedeutet nicht, daß Kinder, denen diese Grundvoraussetzungen nicht vollständig oder nicht andauernd geboten waren, nun zwangsläufig und unvermeidlich eine psychische Fehlentwicklung nehmen müßten. Die Kompensationsfähigkeit auch bei widrigen Bedingungen kann im Einzelfall erstaunlich groß sein. Das Risiko einer Fehlentwicklung steigt aber ohne Zweifel im selben Maße, in welchem diese Grundvoraussetzungen nicht gewährleistet werden konnten. Die Stabilität eines Kindes, beziehungsweise seine Kompensationsfähigkeit, hängt wesentlich von seinen vorausgegangenen Lebenserfahrungen, aber auch von konstitutionellen Faktoren ab.

Die grundsätzliche Unmeßbarkeit der Widerstandskraft und Kompensationsfähigkeit eines Kindes, wie auch die Ungewißheit, wie weit die bisherigen Lebenserfahrungen des Kindes ihm tatsächlich eine stabile Basis für seine psychosoziale Entwicklung verliehen haben, machen es notwendig, in jedem Einzelfall beim Eintritt einer Beziehungskatastrophe, wie es eine Ehescheidung für die Kinder im allgemeinen bedeutet, nach der optimalsten Lösung zu suchen, welche die Verhältnisse noch ermöglichen. Da das weitere Schicksal des Kindes und seiner nächsten Beziehungspersonen unbestimmbar bleibt, sind auch Fehlentscheidungen unvermeidlich.

Nach Untersuchungen von Bühler und Kächele kommt es im zeitlichen Zusammenhang mit der Ehescheidung bei einem im einzelnen nicht zu bestimmenden Anteil der davon betroffenen Kinder zu Verhaltensstörungen und psychosomatischen Störungen. Bei relativ weiter Streuung liegt das durchschnittliche Alter der Kinder zum Zeitpunkt der Scheidung im späten Vorschulalter, also unter psychoanalytischen Gesichtspunkten für viele Kinder in der sogenannten ödipalen Phase, welche für die Identifikation des Kindes von wesentlicher Bedeutung ist. Die Dauer bis zur Wiederverheiratung des sorgeberechtigten Elternteils beträgt durchschnittlich eineinhalb bis zwei Jahre. Das heißt, daß die Kinder im Durchschnitt in einer für ihre psychische und psychosoziale Entwicklung entscheidenden Phase den Beziehungsproblemen ausgesetzt sind, die eine Scheidung und Wiederverheiratung des Elternteils, mit dem sie zusammenleben, für sie bedeuten muß.

Zu den wesentlichen Voraussetzungen für eine gesunde, ungestörte psychische Entwicklung und für eine spätere harmonische soziale Integration des betreffenden Kindes gehört nach allgemeinen entwicklungspsychologischen Kenntnissen, daß ein Kind im Säuglingsalter und in den daran sich anschliessenden Jahren des Kleinkindalters möglichst lange, mindestens bis zum dritten, nach Möglichkeit bis zum sechsten Lebensjahr die Beziehungskontinuität zu *einer* Bezugsperson erleben kann. Diese *eine* Bezugsperson muß und soll dabei keineswegs die *einzige* Bezugsperson sein. Die Zahl der mit dem Kind regelmäßig und kontinuierlich zusammenlebenden Personen, mit denen das Kind also immer wieder, nur von kürzeren, überschaubaren Zeitabschnitten unterbrochen, eine Lebensgemeinschaft verbringen kann, darf auch nicht zu groß sein, sondern sollte einen Personenkreis umfassen, der je nach dem Alter des Kindes von diesem überschaubar ist, das heißt, es sollten im Säuglingsalter eine bis vier oder fünf Personen, in den darauf folgenden Jahren allmählich ansteigend auch zehn bis zwölf Personen sein, die für das Kind eine vertraute Umgebung bilden. Dabei scheint es, als ob die Kontinuität der Beziehung eine vielleicht größere Bedeutung hat als die Intensität. Je kleiner die Zahl der Bezugspersonen für das Kind ist, vor allem, wenn dem Kind nur *eine* Bezugsperson zur Verfügung steht, desto mehr erhält die Beziehung zu dieser Person für das Kind eine zunehmend existentielle Bedeutung, und deren Verlust muß unter Umständen katastrophale Folgen für die psychische Entwicklung des Kindes nach sich ziehen.

Für die gesunde psychische Entwicklung des Kindes und für seine spätere soziale Bindungs- und Einordnungsfähigkeit ist das Erlebnis der Zuverlässigkeit von zwischenmenschlichen Beziehungen offenbar von entscheidender Bedeutung. Ein brüsker Abbruch einer solchen Beziehung ist in jedem Fall ein schweres psychisches Trauma. Das Trauma ist dabei größer, wenn das Kind weiß, daß eine Wiederherstellung der Beziehung grundsätzlich möglich wäre, wenn also, wie in Scheidungsfällen häufig, die Bezugsperson noch am Leben, aber für das Kind nicht mehr erreichbar ist. Der Abbruch der Beziehung im Todesfall ist demgegenüber nach Ablauf einer entsprechenden Zeit leichter überwindbar.

Vorhandene feste Beziehungen behindern im allgemeinen den Aufbau von neuen Beziehungen für das Kind dann nicht, wenn die frühere Bezugsperson diesen Neuaufbau unterstützt und sich daran beteiligt. Die Ablösung von alten Beziehungen durch neue gelingt demnach leichter, wenn die alten und neuen Beziehungspartner die gegenseitigen Bindungen positiv mittragen und einen allmählichen Übergang ermöglichen. Zur Kontinuität einer Beziehung sind nicht nur die persönlichen Beziehungen zu anderen Menschen von tragender Bedeutung, sondern es gehören dazu auch Beziehungen zu Objekten, zur Wohnung, zu vertrauten Gegenständen, zur Nachbarschaft, zur Straße usw. Vertraute Gegenstände, Spielsachen, Spieltiere sind daher notfalls geeignet, einen Übergang zu erleichtern.

Bei der Wertigkeit einer personalen Beziehung, wie auch bei der Fähigkeit zu einem Wechsel, zum Abbau und Neuaufbau von Beziehungen, spielt das Alter des Kindes eine ganz entscheidende Rolle. Noch bis zum dritten oder vierten Lebensjahr ist die Realpräsenz des Beziehungspartners notwendig, um eine Beziehung über längere Zeit aufrecht zu erhalten, das heißt in dieser Altersphase darf die Beziehungsperson nicht für längere Zeit abwesend bleiben, soll die Beziehung nicht vom Kind als abgebrochen erlebt werden. Mit zunehmendem Alter kann sich das Kind mit der Idealpräsenz, das heißt mit der inneren Vorstellung von der Bezugsperson über das Fehlen realer Beziehungen hinweghelfen. Erst etwa vom Grundschulalter ab wird ein Kind auch eine frühere Beziehungsperson über lange Zeit in Erinnerung behalten können, ohne daß diese Erinnerung durch erneute Kontakte regelmäßig wiederbelebt wird. Auch dann wird es aber nach einigen Jahren zu einem allmählichen, völligen Beziehungsverlust kommen. Allerdings ist das Aufrechterhalten einer Beziehung nur in der inneren Vorstellung immer eine psychische Leistung, die vom Kind viel verlangt, und die, geschieht die Trennung gegen den Willen des Kindes, in der Regel mit einer chronischen Depression einherzugehen pflegt.

Die Zeitvorstellungen beziehungsweise das Zeiterleben des Kindes ist von dem des Erwachsenen grundsätzlich verschieden. Die erlebte Zeitspanne wird unbewußt immer mit der bisher erlebten Lebenszeit in Beziehung gesetzt, das heißt, daß ein sechsjähriges Kind eine Stunde etwa zehnmal so lang erlebt als ein sechzigjähriger erwachsener Mensch, oder daß zwei Tage für ein zweijähriges Kind eine ebenso lange Zeitspanne darstellen, wie drei Wochen im Erleben eines 21jährigen jungen Menschen. Dies muß vor allem bei den Regelungen der Umgangsbefugnis Beachtung finden.

a) Die Bedeutung von Vater und Mutter für das Kind

Die tradierten Rollen des Vaters und der Mutter als demjenigen, der vorrangig für den Unterhalt der Familie sorgt und dem Beruf nachgeht, und derjenigen, die zunächst für Haushalt und Küche, insbesondere aber auch für die Betreuung und Erziehung der Kinder verantwortlich sei, ist in den letzten Jahren in dieser strengen Zuschreibung zunehmend relativiert worden. Tatsächlich kann die pflegende und betreuende Rolle gegenüber dem Kind auch weitgehend der Vater, das heißt ein Mann übernehmen, wie überhaupt die väterliche und mütterliche Rolle keineswegs an Zeugung und Geburt gebunden sind. Diese Änderung und Angleichung der Rollen von Vater und Mutter werden vor allem von väterlicher Seite bei der Auseinandersetzung um die Zuteilung des Rechts der elterlichen Sorge geltend gemacht. Diese grundsätzliche – wenngleich keineswegs völlige – Austauschbarkeit der Rollen darf jedoch nicht darüber hinwegtäuschen, daß bei uns noch immer in aller Regel nach tradiertem Rollenverständnis verfahren wird. Der Anteil der Familien, in welchen der Vater den Säugling oder das Kleinkind überwiegend betreut, ist immer noch verschwindend klein und liegt weit unter 5%. Die geschlechtsdifferenzierende Rolle von Vater und Mutter wird für das Kind erst in der sogenannten ödipalen Phase bedeutsam, das heißt in der Entwicklungsphase, in der das Kind die Geschlechtsrollenunterschiede erkennen kann und sich mit dem gleichgeschlechtlichen Partner zu identifizieren beginnt. Diese Identifikation ist in der Regel verbunden mit der Notwendigkeit, mit dem Identifikationspartner um den anderen Elternteil zu rivalisieren und dabei zu lernen, mit zwei Beziehungspersonen gleichzeitig eine emotionale Beziehung einzugehen, die untereinander ihrerseits in einer emotionalen Beziehung stehen. Das Erlernen dieser Fähigkeit ist ein wichtiger Schritt zur Sozialisationsfähigkeit überhaupt.

Diese sogenannte ödipale Phase, die nach der Vorstellung FREUDS im Vorschulalter, also etwa im Alter von vier bis sechs Jahren anzusiedeln war, liegt heute zweifellos früher, da heutzutage die Väter in der Regel früher regelmäßige und intensive Kontakte mit ihren Kindern aufzunehmen pflegen und die Kinder damit auch eher früher von einer Zweierbeziehung in eine Dreierbeziehung mit den Eltern eintreten.

Unabhängig vom Zeitpunkt ist somit für jedes Kind ein gewisser Kontakt und eine Umgangserfahrung mit einem gleichgeschlechtlichen Erwachsenen notwendig. Dies braucht aber keineswegs der Vater oder die Mutter zu sein. Diese Umgangserfahrung kann das Kind beim Nachbarn, beim Onkel oder bei der Tante, bei der Kindergärtnerin oder beim Lehrer oder wo auch immer sonst machen, wenngleich natürlich dann oft in geringerer Intensität. Diese Notwendigkeit wird häufig in Verfahren um die Zuteilung des Rechts der elterlichen Sorge oder bei der Regelung der Umgangsbefugnis vorgetragen als Argument, daß das Kind ohne entsprechende Übertragung des Sorgerechts oder ohne entsprechende Umgangsbefugnis in seiner psychischen Entwicklung unabwendbar geschädigt werde. Dem widerspricht allein die Tatsache, daß viele Kinder ohne einen Vater oder in selteneren Fällen auch ohne eine Mutter in der Familie aufwachsen müssen und dies auch können, ohne psychosoziale Entwicklungsstörungen merkbarer Art zu zeigen.

Immerhin verdient es berücksichtigt zu werden, daß ein Kleinkind unter den bei uns üblichen Bedingungen eher an die Mutter gebunden ist als an den Vater, daß es aber mit dem Übergang ins Schulalter in steigendem Maße auch an Beziehungen zum anderen Elternteil Interesse haben kann, und daß mit Beginn der Reifeentwicklung nicht selten ein Wechsel der Beziehungsperson dem tatsächlichen Bedürfnis des Kindes entspricht.

Die grundsätzliche Austauschbarkeit der Rollen von Vater und Mutter schon in der frühen Kindheit bedeutet auch, daß Großmütter oder Großväter vielfach diese Rolle in vollem Umfang übernehmen und übernehmen können.

Es könnte sein, daß in nicht allzu ferner Zukunft an den Sachverständigen auch einmal die Frage gestellt wird, wie weit eine gesunde psychische und psychosoziale Entwicklung für ein Kind auch dann gewährleistet ist, wenn es bei einem homosexuellen «Ehepaar» aufwächst. Erfahrungen liegen meines Wissens darüber noch nicht vor. Grundsätzlich wird man aber der Beziehungskontinuität eine größere und wichtigere Bedeutung für das Kind beimessen als der Zugehörigkeit zu einem bestimmten Geschlecht.

b) Die Bedeutung der Ehe der Eltern für das Kind

Wenn für die Übernahme der Rolle als Vater oder Mutter weder Zeugung noch Geburt von entscheidender Bedeutung sind, dann gilt dies auch in verstärktem Maße für den Umstand, ob die Eltern gesetzlich verheiratet sind oder nicht. Auch hier ist für das Kind das Entscheidende die Kontinuität der emotionalen Beziehung.

Eltern sind daher für ein Kind diejenigen erwachsenen Personen, in der Regel diejenige Frau und derjenige Mann, die mit dem Kind während seiner ersten Lebensjahre in Wohngemeinschaft zusammenleben, untereinander in einer emotionalen Beziehung stehen, sich um die Befriedigung der körperlichen und emotionalen Bedürfnisse des Kindes bemühen und sich dem Kinde zur Identifikation anbieten. Dies bedeutet aus psychologischer Sicht eine Abkehr von der biologisch-genetischen und eine Zuwendung zur psychologisch-soziologischen Elternschaft.

Von einem gewissen, unter Umständen sehr frühen Alter des Kindes an kommt es aber für dieses nicht nur auf die Befriedigung seiner körperlichen und vor allem emotionalen Bedürfnisse durch die mit ihm zusammenlebenden Erwachsenen an, sondern ebenso sehr auch auf die emotionellen Beziehungen zwischen diesen Erwachsenen, soweit diese Beziehung vom Kinde miterlebt werden kann. Um die Eltern als Eltern zu erleben, ist es wohl nicht notwendig, daß diese Beziehung stets harmonisch und ausgeglichen, ja nicht einmal stets positiver Natur ist, es genügt, wenn die Beziehung immer wieder zu einer positiven Basis zurückfindet und mehr ist als eine reine Wirtschaftsgemeinschaft. Das Kind muß die Erfahrung machen können, daß seine emotionellen Beziehungen zu jedem Elternteil vom jeweils anderen Elternteil akzeptiert und respektiert werden.

Das Miterleben von Auseinandersetzungen, vor allem aber der Bewältigung solcher Auseinandersetzungen, ist wahrscheinlich eine wesentliche sozialisierende Erfahrung, die ein Kind in einer Familie als kleinste Mehrbeziehungseinheit innerhalb einer größeren Gemeinschaft erfahren kann. Da die Erfahrungen in der Auseinandersetzung und im Zusammenleben mit Geschwistern mit der Reduzierung der Kinderzahl zunehmend eingeschränkt werden, kann das soziale Lernen für das Kind in der Familie in zunehmendem Maße nur noch im unmittelbaren Kontakt mit den Eltern erfahren werden. Die Scheidung der Eltern beendet daher zwangsläufig ihre Elternfunktion und es ist psychologisch unlogisch und widersinnig, auch über die Scheidung hinaus von Eltern oder gar Elternrecht zu sprechen. Ein solches kann die Scheidung nicht überdauern. Es kann sich allenfalls das Recht des Vaters und das Recht der Mutter über die Scheidung hinaus fortsetzen.

Bei der großen Variabilität menschlicher Beziehungen und der Vielfältigkeit der Formen, in denen eine Ehe geführt und ein Familienleben in einer pluralistischen Gesellschaft gestaltet werden kann, ist es unmöglich, verbindliche Richtlinien zu geben, wie im Falle einer Ehescheidung Regelungen unter Berücksichtigung des Kindeswohls zu treffen sind. Jeder Fall ist anders gelagert als der andere und jeder Fall bedarf einer sorgfältigen Analyse, vor allem, wenn sich die anstehenden Probleme nicht ohne Streit und Auseinandersetzung und ohne Zweifel, welche Lösung dem Kindeswohl am ehesten entspreche, lösen lassen, das heißt in allen solchen Fällen, in denen kinderpsychiatrische und psychologische Sachverständige zugezogen werden müssen.

c) Die psychische Dynamik sich scheidender Eltern

Die Dynamik, in die der Sachverständige hineinversetzt ist mit dem Auftrag zu klären, welche Regelung des Rechts der elterlichen Sorge dem Kindeswohl mehr entspreche, ist abhängig von den Persönlichkeiten der sich scheidenden Ehepartner und der offenbar gescheiterten Ehestruktur.

Mit den problemlosen Ehescheidungen, die auf beiderseitiger Konvention beruhen, kommt der kinderpsychiatrische und psychologische Sachverständige in diesem Zusammenhang kaum in Berührung. Ist die Ehescheidung insgesamt problemlos und sind sich die Eltern nur über die für die Kinder beste Lösung nicht einig, oder sind sie darüber nur unsicher, dann haben sich die Eltern häufig bereits schon vor der Ehescheidung außergerichtlich an einen Erziehungsberater oder Eheberater gewandt und sich dort über die Frage des Kindeswohls beraten lassen. Kommt es dagegen im Zusammenhang mit der Ehescheidung zu einer streitigen Auseinandersetzung um die Zuteilung des Rechts der elterlichen Sorge, dann ist diese Auseinandersetzung in der Regel der Brennpunkt, in dem auch die Auseinandersetzung um das Scheitern der Ehe zwischen den Eheleuten ausgetragen zu werden pflegt. Dabei liegt es in der Natur der Sache, daß die Ursachen, die zum Scheitern der Ehe geführt haben, von den beiden Partnern unterschiedlich bewertet werden. Diese Bewertung hängt auch davon ab, ob der einzelne Ehepartner die Situation nach der Trennung als eine Verbesserung oder als eine Verschlechterung gegenüber der Zeit der Ehe empfindet. Je nachdem wird er die Scheidungsauseinandersetzung und auch die Auseinandersetzung um das Personensorgerecht gelassener oder mit größerer emotioneller Beteiligung betreiben.

Oft ist derjenige Elternteil, der die Trennung vor Gericht beantragt und den Scheidungsantrag stellt, gar nicht derjenige, der aus der Ehe ausbrechen will. Besonders typische Situationen ergeben sich dann, wenn die Frau aus der Ehe ausgebrochen ist und die Scheidung begehrt.

Die Ehemänner, die von ihren Frauen alleingelassen werden, sehen darin vielfach eine schwere narzißtische Kränkung und fühlen sich von daher innerlich im Recht, die Kinder an sich zu binden und für sich das Personensorgerecht für diese Kinder zu fordern. Dabei dienen die Kinder ihnen oft unbewußt als Ersatz für die verlorene, aber im Grunde immer noch geliebte Ehefrau. Von diesem Typus des gekränkten Ehemannes werden die Auseinandersetzungen um das Sorgerecht in der Regel mit größter Schärfe und Hartnäckigkeit geführt, auch beziehen sie die Kinder häufig sehr stark in die Auseinandersetzungen mit ein, zum Teil bewußt, zum Teil unbewußt.

Die Situation der im Stich gelassenen Ehefrau dagegen ist in der Regel vergleichsweise weniger dynamisch. Hier wird auch zunächst zum Zeitpunkt der Trennung der Mutter seltener das Personensorgerecht für die Kinder streitig gemacht. Erst nach einiger Zeit der Trennung beginnen die Kinder, die von der Mutter in solchen Fällen gewissermaßen als Abgesandte gerne zum weggezogenen Vater geschickt werden, bei diesem den Wunsch wachzurufen, die Kinder doch wieder für sich zu behalten, vor allem, wenn er sich mit einer neuen Partnerin dazu ohne weiters in der Lage sieht und ihm die finanziellen Folgen allmählich bewußt werden.

Eine andere typische Scheidungssituation entsteht bei den sogenannten «hysterischen» Frauen, die aufgrund ihrer Tendenz zur Extraversion und ihrer oft guten äußerlichen Erscheinung die Männer zunächst stark an sich gebunden haben, dann aber auf die Dauer diese Bindung nicht aufrecht zu erhalten vermögen, bis schließlich der Ehemann sich mit Anstrengung aus der Beziehung wieder frei zu machen versucht. Diese Frauen sind in besonderem Maße anlehnungsbedürftig und kämpfen mit starken Affekten um ihre Position und ihre Rechte, in die sie das Personensorgerecht für die Kinder von vornherein miteinbeziehen. Die lebhafte Dynamik der Auseinandersetzung und die psychische Labilität dieser Frauen geben dann dem Ehemann Anlaß, zu seiner eigenen Rechtfertigung die menschliche und damit auch die erzieherische Qualität seiner früheren Frau grundsätzlich in Frage zu stellen.

Dagegen ist die Dynamik der Ehescheidung bei den «ängstlichen» Frauen zurückhaltender und hintergründiger. Die Lösung aus der Ehe hat sie viel Kraft und Mut gekostet, schließlich ist es ihnen aber gelungen sich aus einer Bindung, die im Grunde für sie immer quälend war, frei zu machen. Unbewältigte Schuldgefühle gegenüber dem Ehemann und berechtigte Angst vor seinen ja jetzt möglicherweise berechtigten Aggressionen verbinden sich zu einer oft panischer Ängstlichkeit gegenüber allem, was mit dem Vater der Kinder in Zusammenhang steht. Hier gibt es vor allem bei der Regelung der Umgangsbefugnis Schwierigkeiten.

Persistierende Bindungen eines Ehepartners an seine Eltern, also die Großeltern der Kinder, sind häufig Ursache des Scheiterns einer Ehe. Hier wird der Kampf um das Sorgerecht auch von den Eltern oft nur in Stellvertretung für die Großeltern geführt, die mit ungebremster Dynamik hinter dem Prozeß stehen und darin auch durch keine früheren positiven emotionalen Beziehungen, die zwischen den Eltern meist noch deutlich bestehen, gehindert sind. Hier ist es notwendig, in die Beurteilung der Situation des Kindes auch seine Beziehungen zu den Großeltern mit einzubeziehen.

Nur selten findet sich, vor allem bei den Vätern, der Typus, der seinen Antrag auf Übertragung des Rechts der elterlichen Sorge gar nicht mit Ernst oder Nachdruck stellt, sondern gewissermaßen nur, um sich abzusichern gegenüber einem befürchteten späteren Vorwurf seines Kindes, meist seines Sohnes, er, der Vater habe sich seinerzeit ja gar nicht um die Übertragung des Personensorgerechts bemüht. Diese Fälle bereiten dem Sachverständigen meist keine Probleme, eigentlich hätten sie bereits vom Familienrichter ohne Einschaltung eines Sachverständigen entschieden werden können.

In fast allen Fällen, die dem Sachverständigen zur Begutachtung übertragen werden, stehen aber echte Affekte, meist aufgrund einer tiefgreifenden emotionalen Enttäuschung, hinter den Auseinandersetzungen der beteiligten Eltern. Zur Beurteilung der Situation der Kinder, vor allem aber auch zur Beurteilung der wahrscheinlichen weiteren Entwicklung im Beziehungsgefüge der Kinder ist es notwendig, daß sich der Gutachter auch mit der psychischen Dynamik der Eltern auseinandersetzt, ohne daß er deswegen die ganze Ehescheidungsproblematik noch einmal aufrollen sollte. Er tut vielmehr gut daran, sich auch den Eltern gegenüber konsequent auf die Position des von ihm zu begutachtenden Kindes zurückzuziehen. Diese Position wird aber für ihn einsichtiger, wenn er die Emotionen der Eltern, die hinter der Auseinandersetzung neben den meist unangesprochenen finanziellen Erwägungen stehen, kennenlernt. Er darf aber nicht erwarten, daß diese starken Gefühle von den Eltern alleine aus Vernunftgründen aufgegeben und zurückgestellt werden können, um eine für das Kind einfache und positive Lösung zu finden. Die Eltern sind in der Regel gar nicht in der Lage, sich von diesen Gefühlen zu distanzieren, zumindest nicht innerhalb kurzer Frist, da sie sonst möglicherweise mit ihrem eigenen menschlichen Versagen in der vorangegangenen Ehe konfrontiert würden. Diesen psychodynamischen Prozeß einzuleiten, durchzuführen und zu Ende zu bringen, kann aber nicht Aufgabe des kinderpsychiatrischen und psychologischen Sachverständigen zur Frage der Sorgerechtsregelung sein. Eine solche Aufgabe wäre vielmehr mit der Funktion des Gutachters gar nicht zu vereinbaren.

Aus der Kenntnis der Psychodynamik der Eltern lassen sich aber unter Umständen insofern auch gewisse Entscheidungskriterien für die Übertragung des Rechts der elterlichen Sorge ableiten, als in einzelnen Fällen dafür entscheidend sein kann, welcher der beiden Eltern später einmal eher in der Lage sein wird, seinen Kindern eine ungestörte Regelung der Umgangsbefugnis mit dem nicht sorgeberechtigten anderen Elternteil zu ermöglichen, und wer nicht. Auch dies kann einmal zum mitentscheidenden Kriterium im Sinne des Kindeswohls werden.

2. Gutachten zum Recht der elterlichen Sorge gemäß §§ 1671, 1672, 1680 und 1681 BGB

§ 1671 BGB lautet

(1) Wird die Ehe der Eltern geschieden, so bestimmt das Familiengericht, welchem Elternteil die elterliche Sorge für ein gemeinschaftliches Kind zustehen soll.*
(2) Das Gericht trifft die Regelung, die dem Wohle des Kindes am besten entspricht; hierbei sind die Bindungen des Kindes, insbesondere an seine Eltern und Geschwister, zu berücksichtigen.
(3) Von einem übereinstimmenden Vorschlag der Eltern soll das Gericht nur abweichen, wenn dies zum Wohle des Kindes erforderlich ist. Macht ein Kind, welches das 14. Lebensjahr vollendet hat, einen abweichenden Vorschlag, so entscheidet das Gericht nach Abs. 2.
(4) Die elterliche Sorge ist einem Elternteil allein zu übertragen. Erfordern es die Vermögensinteressen des Kindes, so kann die Vermögenssorge ganz oder teilweise dem anderen Elternteil übertragen werden.
(5) Das Gericht kann die Personensorge und die Vermögenssorge einem Vormund oder Pfleger übertragen, wenn dies erforderlich ist, um eine Gefahr für das Wohl des Kindes abzuwenden. Es soll dem Kind für die Geltendmachung von Unterhaltsansprüchen ein Pfleger bestellt werden, wenn dies zum Wohle des Kindes erforderlich ist.
(6) Die vorstehenden Vorschriften gelten entsprechend, wenn die Ehe der Eltern für nichtig erklärt worden ist.

§ 1672 BGB lautet

Leben die Eltern nicht nur vorübergehend getrennt, so gilt § 1671, Abs. 1–5, entsprechend. Das Gericht entscheidet auf Antrag eines Elternteils; es entscheidet von Amts wegen, wenn andernfalls das Wohl des Kindes gefährdet wäre und die Eltern nicht gewillt oder nicht in der Lage sind, die Gefahr abzuwenden.

* Aufgehoben durch das Bundesverfassungsgericht am 3.11.1982, siehe Seite 340.

§ 1680 BGB lautet

(1) Wird die gesamte elterliche Sorge, die Personensorge oder die Vermögenssorge einem Elternteil entzogen, so übt der andere Elternteil die Sorge allein aus. Das Vormundschaftsgericht trifft eine abweichende Entscheidung, wenn dies das Wohl des Kindes erfordert. Endet die Vermögenssorge eines Elternteils nach § 1670, so hat das Vormundschaftsgericht anzuordnen, daß dem anderen Elternteil die Vermögenssorge alleine zusteht, es sei denn, daß dies den Vermögensinteressen des Kindes widerspricht. Vor der Entscheidung des Vormundschaftsgerichts kann der andere Elternteil die Vermögenssorge nicht ausüben.

(2) Wird die gesamte elterliche Sorge, die Personensorge oder die Vermögenssorge dem Elternteil entzogen, dem sie nach den §§ 1671, 1672 übertragen war, oder endet seine Vermögenssorge nach § 1670, so hat das Vormundschaftsgericht sie dem andern Elternteil zu übertragen, es sei denn, daß dies dem Wohle des Kindes widerspricht. Andernfalls bestellt es einen Vormund oder Pfleger.

§ 1681 BGB lautet

(1) Ist ein Elternteil gestorben, so steht die elterliche Sorge dem anderen Teil alleine zu. War der verstorbene Elternteil nach den §§ 1671, 1672 sorgeberechtigt, so hat das Vormundschaftsgericht die elterliche Sorge dem überlebenden Elternteil zu übertragen, es sei denn, daß dies dem Wohle des Kindes widerspricht. Eine Vormundschaft oder Pflegschaft nach § 1671, Abs. 5, oder nach § 1672, Satz 1, in Verbindung mit § 1671, Abs. 5, bleibt bestehen, bis sie vom Gericht aufgehoben wird.

(2) Das gleiche gilt, wenn die elterliche Sorge eines Elternteils endet, weil er für tot erklärt oder seine Todeszeit nach den Vorschriften des Verschollenheitsgesetzes festgestellt worden ist. Lebt dieser Elternteil noch, so erlangt er die elterliche Sorge dadurch wieder, daß er dem Vormundschaftsgericht gegenüber erklärt, er wolle sie wieder ausüben. Ist eine Ehe durch Wiederverheiratung eines Ehegatten aufgelöst, so gilt § 1671, Abs. 1–5, entsprechend.

Von Bedeutung ist in diesem Zusammenhang auch der § 1696 BGB. Er lautet:

(1) Das Vormundschaftsgericht und das Familiengericht können während der Dauer der elterlichen Sorge ihre Anordnungen jederzeit ändern, wenn sie dies im Interesse des Kindes für angezeigt halten.
(2) Maßnahmen nach den §§ 1666–1667 und nach § 1671, Abs. 5, sind aufzuheben, wenn eine Gefahr für das Wohl des Kindes nicht mehr besteht.
(3) Länger dauernde Maßnahmen nach den §§ 1666–1667 und nach § 1671, Abs. 5, hat das Gericht in angemessenen Zeitabständen zu überprüfen.

Der Gesetzgeber verlangt, daß das Recht der elterlichen Sorge für ein gemeinsames Kind sich scheidender Eltern nur einem der beiden Elternteile zuerkannt wird.* Es ist immer wieder diskutiert worden, ob man nicht das Sorgerecht auch nach der Ehescheidung zumindest so lange bei beiden Eltern belassen könnte, solange diese sich darin einig sind. Es ist auch in der Rechtsprechung immer wieder der Versuch gemacht worden, das Recht der elterlichen Sorge bei beiden Eltern zu belassen.

Tatsächlich könnte davon ausgegangen werden, daß manche streitige Auseinandersetzung um das Recht der elterlichen Sorge unterbleiben würde, wäre die Möglichkeit gegeben, diese Entscheidung nicht treffen zu müssen. Es ist ja keineswegs so, daß bei bestehender Ehe das Recht der elterlichen Sorge de facto stets von beiden Eltern gemeinsam wahrgenommen würde; viel häufiger bestimmt ein Elternteil mehr oder weniger allein über die Belange des Kindes; im allgemeinen ist dies die Mutter. Erst wenn im Rahmen eines Scheidungsverfahrens die beiden Elternteile sich darüber klar werden, daß sie nun möglicherweise in Zukunft nichts mehr zu sagen haben, wenn es um die Belange des Kindes geht, dann erwacht bei manchem Vater oder mancher Mutter erst der Wunsch, dieses Recht um jeden Preis behalten zu dürfen.

Man wird aber zumindest in den nächsten Jahren und Jahrzehnten wohl davon ausgehen müssen, daß das Recht der elterlichen Sorge stets nur auf einen der beiden Elternteile übertragen werden kann. Lediglich Vermögensinteressen des Kindes können nach geltendem Recht einen Grund bilden, die Vermögenssorge ganz oder teilweise einem anderen Elternteil zu übertragen. Es ist vielleicht kennzeichnend, daß solche Möglichkeiten dann für erforderlich gehalten werden können, wenn es um das Vermögen des Kindes geht. Daß manchem Kinde ein schwerer Konflikt erspart werden könnte, würde man solche Notwendigkeiten auch außerhalb der Vermögensinteressen anerkennen, liegt zur Zeit noch außerhalb der Denkgewohnheit.

Die sich scheidenden Eltern haben zunächst das Vorschlagsrecht, wem das Recht der elterlichen Sorge übertragen werden soll. Von diesem Vorschlag der Eltern soll das Familiengericht nur abweichen, wenn dies zum Wohle des Kindes erforderlich ist. Hier liegt also die Beweislast, daß die von den Eltern ge-

* Überholt durch Urteil des Bundesverfassungsgericht vom 3.11.1982, siehe Seite 340.

troffene Regelung der elterlichen Sorge nicht dem Wohl des Kindes entspricht, beim Gericht.

Tatsächlich einigt sich der größte Teil aller Eltern, die sich scheiden lassen wollen, über das Personensorgerecht ihres oder ihrer gemeinsamen Kinder.

Nach den Untersuchungen eines Familienrichters in einer süddeutschen Großstadt sind es etwa 85% aller Eltern, die einen gemeinsamen Vorschlag unterbreiten, an den sich in aller Regel auch das Familiengericht hält.

Nur in 15% der Fälle kommt es demnach zu einer streitigen Auseinandersetzung um das Recht der elterlichen Sorge. Geht man davon aus, daß in der Bundesrepublik etwa 80000 Kinder jedes Jahr von einer Ehescheidung betroffen sind, sind immer noch 12000 Kinder in eine solche streitige Auseinandersetzung involviert.

Dabei erscheint es durchaus fraglich, ob der übereinstimmende Vorschlag der Eltern auch in jedem Fall dem Kindeswohl entspricht. Zwar ist der Familienrichter nach § 1671, Abs. 3 gehalten, ausdrücklich zu prüfen, ob der übereinstimmende Vorschlag der Eltern dem Kindeswohl entspricht; ohne ein tieferes Eindringen in die Familiensituation und vor allem ohne eine ausdrückliche Befragung der Kinder wird er diese Vermutung jedoch nur schwer widerlegen können.

Nach dem seit 1.7.1977 geltenden Scheidungsrecht spielen nämlich mehr noch als früher finanzielle Gründe eine wichtige Rolle beim Zustandekommen eines übereinstimmenden Vorschlags, vor allem, wenn die Kinder, um die es geht, noch klein sind. Nur die Frau, die die Kinder bei sich hat, hat Anspruch auf einen angemessenen Unterhalt, den der Vater sparen kann, wenn er die Versorgung und Betreuung der Kinder selbst übernimmt. So ist durchaus die Vermutung naheliegend, daß in nicht wenigen Fällen derjenige Elternteil, der aus der Ehe aussteigen möchte, sich die Zustimmung des anderen zu einer Ehescheidung und damit die Reduzierung der Wartezeit bis zur Ehescheidung auf höchstens 1 Jahr dadurch erkauft, daß er dem anderen Elternteil die Kinder verspricht. Solche übereinstimmenden Vorschläge sind dann keineswegs am Wohl des Kindes orientiert, sondern an den Wünschen und den finanziellen Möglichkeiten der Eltern. Immerhin ist die Realisierung eines wirklich übereinstimmenden Vorschlags über das Recht der elterlichen Sorge fast stets ein Faktor, der auch dem Kinde die Bewältigung der Scheidung seiner Eltern leichter macht, jedenfalls leichter, als wenn sich die Eltern um das Kind auseinandersetzen.

Nach dem früher geltenden Scheidungsrecht wurde zunächst die Ehe vor dem Landgericht geschieden; die Zuteilung der damals sogenannten elterlichen Gewalt erfolgte dann in einem getrennten, sich anschließenden Rechtszuge vor dem Vormundschaftsrichter. Dies hat dazu geführt, daß nach vollzogener Ehescheidung manche Eltern gewissermaßen Zeit und Muße hatten, sich nun in Ruhe weiterzustreiten, wozu sich die Auseinandersetzung um das Sorgerecht anbot. Auf diese Weise zog sich diese Auseinandersetzung oft jahrelang hin, während welcher Zeit das Kind stets im Ungewissen darüber war, zu welchem Elternteil es nun eigentlich gehöre.

Nach dem neuen Scheidungsrecht erfolgt die Bestimmung des Familiengerichts, welchem Elternteil das Recht der elterlichen Sorge zustehen soll, gleichzeitig mit dem Scheidungsurteil. Das bedeutet, daß die Eltern, wollen sie geschieden sein, sich auch über das Recht der elterlichen Sorge einig werden müssen. Daraus folgt aber auch, daß in der Regel der Elternteil, der sich nicht scheiden lassen möchte, und der damit dafür sorgen kann, daß die Zerrüttungsvermutung erst nach drei Jahren unwiderlegbar ist (§ 1566, Abs. 1 und 2 BGB) oder von dessen Zustimmung es abhängt, daß der andere Ehepartner bereits nach einem Jahr aus der Ehe entlassen wird, eher dazu neigt, um das Recht der elterlichen Sorge, um die gemeinsamen Kinder zu streiten. Er kann nämlich damit das Urteil der Ehescheidung ohne Schwierigkeiten verzögern.

Die grundsätzlich aus kinderpsychiatrischer und psychologischer Sicht begrüßenswerte Verbindung von Ehescheidung und Zuteilung des Rechts der elterlichen Sorge wird allerdings dadurch relativiert, daß die Ehescheidung für das Kind ja nicht erst mit der Rechtskraft des Scheidungsurteils beginnt, sondern in der Regel schon zu dem Zeitpunkt, zu welchem die Familiengemeinschaft aufgelöst wird, das heißt zu dem sich die Eltern trennen.

Nur in den seltenen Fällen, in denen § 1565, Abs. 2 BGB zur Anwendung kommt, bei welchen nämlich die Fortsetzung der Ehe für den Antragssteller aus Gründen, die in der Person des anderen Ehegatten liegen, eine unzumutbare Härte darstellen würde, kann diesem Zeitpunkt der Trennung auch alsbald das Ehescheidungsurteil folgen. In aller Regel dauert die Trennung aber mindestens ein und höchstens drei Jahre. Diese Frist kann nach § 1568 BGB noch verlängert werden, weil danach eine Ehe nicht geschieden werden soll,

> «obwohl sie gescheitert ist, wenn und solange die Aufrechterhaltung der Ehe im Interesse der aus der Ehe hervorgegangenen minderjährigen Kinder aus besonderen Gründen ausnahmsweise notwendig ist oder wenn und solange die Scheidung für den Antragsgegner, der sie ablehnt, aufgrund außergewöhnlicher Umstände eine so schwere Härte darstellen würde, daß die Aufrechterhaltung der Ehe auch unter Berücksichtigung der Belange des Antragstellers ausnahmsweise geboten erscheint».

In diesen seltenen und im einzelnen schwer zu definierenden Fällen könnte die Trennungsfrist bis 5 Jahre ausdauern.

Es wäre theoretisch vorstellbar, daß an den kinderpsychiatrischen oder psychologischen Sachverständigen von einem Familiengericht auch einmal die Frage gemäß § 1568 BGB vorgelegt werden würde, ob die Aufrechterhaltung der Ehe im Interesse der aus der Ehe hervorgegangenen minderjährigen Kinder aus besonderen Gründen ausnahmsweise notwendig ist. Es ist schwierig, sich eine Situation vorzustellen, in der die Aufrechterhaltung einer Ehe gegen den erklärten Willen eines Elternteils für die Kinder notwendig und dem Kindeswohl entsprechend wäre.

Da die Folgen einer Scheidung für die Kinder aus der betreffenden Ehe demnach bereits ein bis drei Jahre vor dem Scheidungsurteil wirksam werden, erscheint es notwendig, wenn die Eltern sich über die Regelung des Rechts der elterlichen Sorge nicht einig sind, bereits zum Zeitpunkt der Trennung eine entsprechende vorläufige Regelung zu treffen. Hierzu ist allerdings ein Antrag eines Elternteils gemäß § 1672 BGB notwendig, ja es ist durchaus im Interesse eines Kindes, daß ein solcher Antrag auf Regelung der elterlichen Sorge bei getrenntlebenden Eltern rechtzeitig gestellt wird.

Ein solcher Antrag führt praktisch dazu, daß über das Recht der elterlichen Sorge vom Familiengericht schon vor Scheidung der Ehe entschieden wird. Zwar soll die entgültige Entscheidung über die Regelung des Rechts der elterlichen Sorge erst zum Zeitpunkt der Ehescheidung gefällt werden, andererseits sollte die Entscheidung gemäß § 1672 BGB nach Möglichkeit schon der endgültig vorzusehenden Regelung entsprechen, damit bei Rechtskraft der Ehescheidung nicht noch einmal ein Wechsel für das Kind notwendig wird. Immerhin kann das Ehescheidungsurteil auch noch eine Möglichkeit bieten, eine vorausgegangene Entscheidung nach § 1672 BGB, sollte sie sich inzwischen als irrtümlich erwiesen haben, zu korrigieren. Eine solche Korrektur wird rechtlich leichter zu erreichen sein als eine ohnehin ja jederzeit mögliche Änderung gemäß § 1696 BGB.

Im übrigen wird in der Regel übersehen, daß auch das Gericht von Amts wegen schon vor der Ehescheidung bei Getrenntleben der Eltern nach § 1672 BGB über das Recht der elterlichen Sorge entscheiden kann, wenn andernfalls das Wohl des Kindes gefährdet wäre, dann nämlich, wenn die Eltern nicht gewillt oder nicht in der Lage sind, die Gefahr für das Kind abzuwenden.

Es ist wohl davon auszugehen, daß nach der Vorstellung des Gesetzgebers das Jugendamt das Familiengericht auf diese Notwendigkeit aufmerksam machen kann. Es besteht aber kein Zweifel, daß auch ein kinderpsychiatrischer oder psychologischer Sachverständiger, der in anderem Zusammenhang mit der Materie befaßt ist, das Gericht auf die Gefahr für das Kind hinweisen kann, das dann von sich aus tätig werden muß.

In den Fällen, in denen die Eltern nicht von sich aus zu einem übereinstimmenden Vorschlag über die Zuteilung der elterlichen Sorge kommen oder kommen können, in den Fällen also, in denen vor dem Familiengericht um diese Zuteilung gemäß § 1671 BGB gestritten wird, kommt es in der Regel zu einer Auseinandersetzung, hinter der erhebliche Emotionen stehen. Diese Emotionen zwischen den sich scheidenden Eltern sind aber für das Kind eine erhebliche Belastung und diese Auseinandersetzungen der Eltern stehen dem Kindeswohl entgegen.

Zieht nun in einer solchen Auseinandersetzung der Familienrichter oder in zweiter Instanz das Oberlandesgericht zur Klärung der Frage, welchem Elternteil das Recht der elterlichen Sorge zustehen soll, einen Sachverständigen zu, dann läuft dieser, ob er will oder nicht, erhebliche Gefahr, in diese emotionellen Auseinandersetzungen einbezogen zu werden. Zur Erstattung eines objektiven Gutachtens ist es aber notwendig, daß der Sachverständige sich so weit als möglich aus diesen Auseinandersetzungen und aus diesem Spannungsfeld heraus hält und sich strikt davor hütet, sich mit einem der beiden Elternteile zu identifizieren. Solche Identifikationen erfolgen erfahrungsgemäß mehr oder weniger unbewußt und der Sachverständige bedarf daher eines besonderen Maßes an Selbstkritik und analytischer Selbstkontrolle, um der Gefahr einer solchen einseitigen Identifikation zu entgehen; das heißt nicht, daß der Sachverständige nicht mit den Elternteilen mitempfinden oder Empfindungen erleben dürfte, das heißt aber, daß er sich dieser Empfindungen bewußt werden muß. Eine Identifikation mit dem Kind dagegen kann allenfalls hilfreich, muß aber auch selbstkritisch kontrolliert sein. Jeder erfahrene Gutachter in Sorgerechtsfragen macht immer wieder aufs neue die eindrucksvolle Erfahrung, daß er beim Durchlesen der Familiengerichtsakten, je nach dem Inhalt der darin enthaltenen Schriftsätze, sich eine bestimmte Vorstellung von einem Fall macht, und daß diese Vorstellung bei der Rücksprache mit dem einen Elternteil völlig verändert wird, und daß der so entstandene Eindruck bei der weiteren Rücksprache mit dem anderen Elternteil wiederum eine völlig neue Akzentuierung erfährt. Dies ist auch der Grund, warum der Gutachter darauf bestehen muß, stets mit beiden Elternteilen Rücksprache zu nehmen. Deshalb ist es auch grundsätzlich unmöglich, in Sorgerechtsfragen ein Parteigutachten, allein aufgrund der Untersuchung des Kindes und der Anhörung nur eines Elternteils, zu erstellen. Nur wenn beide Elternteile bereit sind, mit dem Gutachter Rücksprache zu nehmen, ist er zur Erstattung eines hinreichend objektiven Gutachtens in der Lage. Liegt diese beiderseitige Bereitschaft vor, dann ist allerdings ein Gerichtsauftrag nicht unbedingt erforderlich, und das Gutachten könnte auch als Privatgutachten erstellt und trotzdem als objektives Gutachten bewertet werden.

a) Entscheidungskriterien

Die Bedeutung des Willens des Kindes

Im selben Maße, in dem das Wohl des Kindes nicht mehr allein oder vorwiegend nach äußeren Gesichtspunkten, nach der sozialen Situation des zukünftig allein sorgeberechtigten Elternteils oder nach dessen moralischem Lebenswandel, sondern gemäß § 1671, Abs. 2 BGB, nach den Bindungen des Kindes, das heißt also seinen emotionellen Beziehungen beurteilt werden soll, ist die zutreffende Entscheidung über das Recht der elterlichen Sorge schwieriger geworden. Das Leitkriterium bei dieser Entscheidung soll aber, soweit dies möglich ist, der Wille des Kindes oder wenigstens seine emotionelle Tendenz sein.

Diese Forderung nach Berücksichtigung des Kindeswillens entspricht auch durchaus den Forderungen des Gesetzgebers in § 1671, Abs. 2 BGB; denn der richtig verstandene Wille des Kindes deckt sich in aller Regel mit seinen Bindungen.

In seinen letzten Gesetzesänderungen hat sich auch der Gesetzgeber mehr dem Willen des Kindes zugewandt als dies früher der Fall war. In § 1671, Abs. 3 BGB findet der Wille des über 14 Jahre alten Kindes, das einen abweichenden Vorschlag vom übereinstimmenden Vorschlag der Eltern macht, ausdrücklich Erwähnung.

Nach § 50b FGG hat der Gesetzgeber die persönliche Anhörung des Kindes in einem Verfahren, das die Personen- oder Vermögenssorge betrifft, grundsätzlich angeordnet,

> «wenn die Neigungen, Bindungen oder der Wille des Kindes für die Entscheidung von Bedeutung sind, oder wenn es zur Feststellung des Sachverhaltes angezeigt erscheint, daß sich das Gericht von dem Kind einen unmittelbaren Eindruck verschafft».

In Abs. 2 dieses § 50b FGG ist das Kind *stets* in einem Verfahren, das die Personensorge betrifft, persönlich anzuhören, sofern das Kind das 14. Lebensjahr vollendet hat und es nicht geschäftsunfähig ist. In vermögensrechtlichen Angelegenheiten *soll* das Kind persönlich angehört werden.

Nach Abs. 3 darf das Gericht von der Anhörung nur aus schwerwiegenden Gründen absehen. Unterbleibt die Anhörung allein wegen Gefahr im Verzuge, so ist sie unverzüglich nachzuholen.

Aus kinderpsychiatrischer und psychologischer Sicht sind in einem Verfahren, das die Personensorge betrifft, die Neigungen, Bindungen oder der Wille des Kindes für die Entscheidung stets von Bedeutung. Auch scheint es zur Feststellung des Sachverhalts aus dieser Sicht stets angezeigt, daß sich das Gericht von dem Kind einen unmittelbaren Eindruck verschafft. Schon in früheren Zeiten gab es Vormundschaftsrichter, die es grundsätzlich abgelehnt haben, ein Urteil über das Sorgerecht eines Kindes zu sprechen, das sie nicht persönlich kennengelernt haben. Für den größeren Teil der Richter bedeutete allerdings diese neue Tendenz des Gesetzgebers eine Notwendigkeit zur Umstellung.

Der Wille des Kindes ist grundsätzlich nicht vom Alter abhängig, allenfalls seine Äußerungsfähigkeit. Entgegen noch weit verbreiteter Meinung, aber entsprechend alltäglicher Erfahrungen in jeder Familie, kann auch ein Kleinkind bereits einen eigenen Willen haben und diesen äußern. Und es wäre ein voreiliger, törichter Schluß, der Wille eines kleineren Kindes sei von vorneherein unvernünftig und unbeachtlich.

Die Berücksichtigung des Willens oder wenigstens der emotionellen Tendenz eines Kindes ist aus zwei Gründen grundsätzlich geboten:

1. weil es grundsätzlich der Menschenwürde entspricht, daß der Wille jedes Menschen, und damit auch der eines Kindes, zur Kenntnis genommen wird. Ob ihm entsprochen werden kann, ist damit noch gar nicht ausgesagt;
2. ist die Kenntnisnahme des kindlichen Willens bzw. seiner emotionellen Tendenz, wenn es um die Frage der Zuteilung des Rechts der elterlichen Sorge geht, deswegen von Bedeutung, weil der spätere Inhaber dieses Rechts in seiner psychischen Beziehung zu diesem Kind und damit in seiner erzieherischen Situation von diesem Willen entscheidend abhängig ist. Wenn aus irgendwelchen sachlichen Gründen der Wille oder die emotionelle Tendenz eines Kindes keine Berücksichtigung finden kann, dann befindet sich der spätere Inhaber des Rechts der elterlichen Sorge in einer vergleichsweise schwierigeren Situation, weil er diese gegen ihn oder zumindest nicht zu ihm gerichtete Tendenz erst überwinden muß.

Gegenüber der grundsätzlichen Berücksichtigung des kindlichen Willens werden im allgemeinen 2 Gründe geltend gemacht:

1. Der kindliche Wille sei unvernünftig und daher nicht am Kindeswohl orientiert, sondern eventuell durch vordergründige Verlockungen oder Bequemlichkeit bestimmt.
2. Der kindliche Wille sei kein eigener Wille, sondern er sei durch Dritte beeinflußt.

Hiergegen ist grundsätzlich einzuwenden, daß nach kinderpsychiatrischer Erfahrung Kleinkinder sich nur dann von vordergründigen Annehmlichkeiten und Bequemlichkeiten bestimmen lassen, wenn keine emotionell eindeutige Tendenz vorhanden ist. Nur das Kind, das sich nicht zwischen den zur Rede stehenden Möglichkeiten entscheiden kann oder will und sich doch zu einer

Entscheidung gezwungen sieht, kann sich unter Umständen an solchen Äußerlichkeiten orientieren. Im Gegensatz dazu ist häufig die Erfahrung zu machen, daß die Kinder ihre eigentliche emotionelle Tendenz hinter Äußerlichkeiten zu verbergen versuchen, indem sie zum Beispiel ihre Vorliebe, zu einem Elternteil zu gehen statt zum anderen, damit begründen, daß es dort mehr Spielsachen gebe. Der erfahrene Explorator weiß, daß dieser Vorzug oft als Symbol dafür steht, daß das Kind sich emotionell dorthin ausgerichtet hat. Dem Kinde stehen ja viel weniger verbale Möglichkeiten zur Verfügung, Emotionen auszudrücken oder gar Gründe für seine emotionelle Tendenz zu nennen.

Der zweite Vorhalt, das Kind habe ja keinen unabhängigen Willen, findet sich regelmäßig in allen Schriftsätzen und auch in Urteilen, die sich gegen den Willen des Kindes aussprechen. Diese Argumentation ist deshalb abwegig, weil auch der scheinbar freie Wille des Erwachsenen keineswegs frei von Beeinflussung Dritter ist, ohne daß sich die Erwachsenen dabei regelmäßig Rechenschaft darüber abgeben; zum anderen ist Beeinflussung von Erziehung nicht trennbar. Erziehung ist ihrer Natur nach Beeinflussung, da Erziehung aufgrund von Identifikation und Identifikationsangebot erfolgt. Das Kind oder der Jugendliche, der sich aber mit einem Erwachsenen und seiner Haltung identifiziert, wird dadurch in seiner Meinung und seiner emotionellen Tendenz beeinflußt. Ja man kann noch einen Schritt weitergehen und sagen, ein Kind habe Anspruch auf Beeinflussung, weil es sich nur durch Übernahme von Haltungen und Einstellungen in der Welt zurechtfinden und mit den Mitmenschen auseinandersetzen kann.

Es kann also hier bei dem Vorwurf, das Kind sei in seinem Willen beeinflußt, nur darum gehen, ob das Kind einen Willen äußert oder eine Tendenz zum Ausdruck bringt, die seinem eigentlichen Willen und seiner eigentlichen Tendenz entgegengerichtet ist, weil es andernfalls Nachteile oder Repressalien befürchten muß, das heißt also, daß das Kind erpreßt oder terrorisiert wird. Gerade dies zu erkennen, ist aber der Sachverständige in Personensorgeverfahren berufen und auch in aller Regel in der Lage. Diskrepante Äußerungen verbaler und nichtverbaler Art begegnen einem erfahrenen Sachverständigen nicht selten und er kann stets davon ausgehen, daß die nichtverbal, sondern gestisch, mimisch oder im Spiel geäußerten Tendenzen und Willenskundgebungen diejenigen sind, die dem eigenen, nicht unbeeinflußten, aber ungezwungenen Willen entsprechen.

Die Schwierigkeiten bei der Berücksichtigung des kindlichen Willens und die Grenzen seiner Bewertung entstehen dort, wo das Kind nicht bereit oder nicht in der Lage ist, einen eindeutigen Willen oder eine eindeutig gerichtete Tendenz zu äußern.

Diese Situation ist relativ häufig gegeben. Es finden sich dabei folgende typische Situationen:

- das Kind hat zwar einen eindeutigen Willen und eine eindeutige Tendenz zu einem der beiden Elternteile, möchte dies aber um keinen Preis zum Ausdruck bringen, da jede Äußerung *für* den einen Elternteil gleichzeitig eine Äußerung *gegen* den anderen Elternteil enthält, und gerade diese Äußerung *gegen* den Elternteil möchte es vermeiden. Die Abstufung seiner Zuneigung zwischen den beiden Eltern würde ihm nämlich Schuldgefühle verursachen.
- Das Kind ist hin- und hergerissen, kann sich zwischen den Eltern nicht entscheiden und kann nicht anders, als diese Ambivalenz auch zum Ausdruck bringen.
- Das Kind kann und will sich nicht zwischen den beiden Eltern entscheiden, unterdrückt möglicherweise sogar eine gewisse überwiegende Tendenz zum einen Elternteil, fühlt sich aber durch den Zwang zur Entscheidung überfordert und lehnt es deswegen grundsätzlich ab, selbst eine Entscheidung zu fällen. Das Kind will gewissermaßen die Verantwortung dafür den Erwachsenen zuschieben. Auch diese Haltung entspricht grundsätzlich dem Willen des Kindes, der als solcher auch zu respektieren ist, das heißt ein Kind, das sich nicht entscheiden möchte, sollte auch nicht zu einer Entscheidung, insbesondere nicht zur Äußerung einer Entscheidung, gezwungen werden. Die Respektierung der grundsätzlichen Entscheidungsunwilligkeit des Kindes verbietet allerdings nicht, gewisse überwiegende Tendenzen, sind solche überhaupt vorhanden, indirekt, eventuell durch projektive Testuntersuchungen zu eruieren, da sie aus den oben genannten Gründen für das Wohl des Kindes von unter Umständen erheblicher Bedeutung sein können. Der Gutachter wird allerdings die Entscheidungsunwilligkeit des Kindes insofern in seinem Gutachten respektieren, daß er darin nicht dem Gericht und den beiden Elternteilen gegenüber den Eindruck erweckt, als habe das Kind sich in der einen und gegen die andere Richtung geäußert. Er muß vielmehr klar zum Ausdruck bringen, daß das Kind sich nicht geäußert hat, daß er als Gutachter jedoch aufgrund bestimmter Verhaltensweisen schließt, daß das Kind wahrscheinlich für es selbst unerkennbar bestimmte Tendenzen in sich trägt, die gegebenenfalls bei der Entscheidung des Rechts der elterlichen Sorge Berücksichtigung finden sollten.

Zur Berechtigung der Anwendung projektiver Testverfahren in familienrechtlichen Verfahren wurde bereits Stellung genommen (siehe Seite 70).

Die Verfälschung des Kindeswillens ist grundsätzlich bei kleineren Kindern geringer als bei größeren Kindern, die gewissermaßen das Personensorgerechtsverfahren und die Begutachtungssituation durchschauen können. Bei den älteren Kindern ist der geäußerte Wille oft nicht mehr vorwiegend durch emotionelle Bindungen bestimmt, sondern unter Umständen durch äußere

Vorteile, durch außerfamiliäre Bindungen an Schulen, Kameraden, Freunde und Freundinnen, oder auch durch gegenwärtig sich zufällig kumulierenden Ärger. Dies kann aber insofern eher unberücksichtigt bleiben, als Kinder und Jugendliche in diesem Alter auch eher in der Lage sind, die Folgen ihrer Willensäußerungen selbst zu überblicken und zu berücksichtigen.

In diesem Alter kommt es auch nicht selten zum Wunsch der Änderung einer bisher bereits bestehenden Sorgerechtsregelung. Dieser Wunsch ist im wesentlichen durch die psychische Situation der Vorpubertät und der Pubertät bestimmt, in welchem Alter sich die Jugendlichen gerne neuen Vorbildern zuwenden und sich aus ihren bisherigen aus der Kindheit tradierten Bindungen lösen wollen. Diese Tendenzen sind durchaus dem Kindeswohl entsprechend und sollten ernst genommen werden. Allerdings entspringen solche Änderungswünsche nicht selten einer kurzfristigen Regung und einem wenig überlegten Impuls oder auch einem sich in der vorangegangenen Zeit anhäufenden Ärger oder umschriebenen Schwierigkeiten in der Schule oder mit Kameraden. Der Wunsch, nun zum bisher nichtsorgeberechtigten Elternteil zu wechseln, kann auch dadurch bestimmt sein, daß das Kind diesen nicht oder nur in der Sonntagssituation anläßlich der Besuche kennt, nicht aber in der täglichen Routine des Werktages. Es empfiehlt sich daher, solchen Änderungswünschen und damit dem Willen des Kindes vorsichtig Rechnung zu tragen, indem man ohne gerichtliche Änderung des Personensorgerechts zunächst einmal mit Einverständnis der Beteiligten eine etwa halbjährige Probezeit verabredet und erst danach eine endgültige Regelung, gegebenenfalls nach § 1696 BGB, trifft. In diesem Alter ist dem Kind ein nur vorübergehender Wechsel von etwa einem halben Jahr im allgemeinen durchaus zuzumuten.

Manche Kinder, die mit der von ihnen geforderten Entscheidung zwischen Vater und Mutter überfordert sind, reagieren mit einer Schutzhaltung, indem sie sich mit demjenigen Elternteil überidentifizieren, mit dem sie gerade zusammenleben. Sie nehmen plötzlich, scheinbar völlig unbegründet und unverhältnismäßig, eine stark ablehnende Haltung gegenüber dem anderen Elternteil ein, häufen negative Werturteile auf ihn und verwenden jede Begründung für ihre Ablehnung, die ihnen dafür geeignet erscheint. Da dies oft unverstandene und von den Erwachsenen übernommene, unkindliche Gründe sind, wirken diese Kinder stark beeinflußt und ihre Argumentation erscheint unecht und aufgesetzt. Zu einer Fehlbeurteilung kann man umsomehr gelangen, als das Kind noch bis vor kurzem ein gutes Verhältnis zum jetzt abgelehnten Elternteil hatte und keine zwischenzeitlichen Ereignisse bekannt sind, die einen solchen Stimmungsumschwung erklären könnten.

Tatsächlich ist diese Überidentifikation nichts anderes als eine Schutzhaltung gegenüber einer nicht mehr ertragbaren Ambivalenz. Das Kind entscheidet sich gewissermaßen, um aus dem Dilemma herauszukommen, für den Elternteil, bei dem es sich gerade zufällig befindet, und erleichtert sich die Entscheidung dadurch, daß es sich selbst vormacht, der andere Elternteil sei tatsächlich schlecht und ablehnenswert.

Diese Kinder befinden sich im Grunde in einer schwer depressiven Stimmung und sie haben ihre Konfliktlage nur oberflächlich überwunden. Es wäre aber falsch anzunehmen, daß diese Stellungnahme nun für das Kind nicht gültig wäre und einfach übergangen werden könnte. Die einzigen, die das Kind aus seiner Depression erlösen und für das Kind den Konflikt verringern könnten, wären die beiden beteiligten Eltern, die aber in dieser Situation in aller Regel die Zeichen, die das Kind gibt, nicht erkennen.

Leider neigt der Elternteil, für den das Kind sich entschieden hat, dazu, diese Parteinahme seines Kindes positiv aufzunehmen und zu verstärken und der abgelehnte Elternteil bemüht sich, die für ihn unverständliche Reaktion des Kindes durch verstärkte Zuwendungsbemühungen und Gunstbeweise wieder abzubauen. Dadurch wird aber der Konflikt nur verstärkt und das Kind bemüht sich mit größerer Anstrengung, seine mühsam erreichte einseitige Position festzuhalten, wobei es vom positiv bewerteten Elternteil eifrig Unterstützung erfährt.

Diese extreme Stellungnahme des Kindes ist aber eine echte Stellungnahme und auch in projektiven Untersuchungen wird kaum eine gegenteilige Tendenz zum Ausdruck kommen. Tatsächlich fühlen diese Kinder sich durch den abgelehnten Elternteil auch enttäuscht, und ihm wird die Schuld zugemessen an der ganzen verzweifelten Situation, in der sich das Kind gerade befindet.

Es wäre also völlig falsch, auch diese extremen ablehnenden Stellungnahmen als unerheblich zu übergehen. Wird das Kind entgegen seiner eindeutig geäußerten Tendenz gezwungen, mit dem abgelehnten Elternteil zusammenzuleben, so wird das Kind zwar diese extreme Ablehnung, die ja stets mit schweren Schuldgefühlen verbunden ist, abbauen, es wird aber dieselben Schuldgefühle nun gegenüber dem von ihm verlassenen, ursprünglich positiv bewerteten Elternteil empfinden. Die Konfliktlage hat sich für das Kind nur ausgetauscht, nicht verändert oder gar bewältigen lassen.

Diese schwerwiegende Reaktionsweise findet man vor allem bei Kindern des Grundschulalters, die einerseits keine kritiklose infantile und bedingungslose Bindung einnehmen können, die andererseits aber noch nicht selbständig genug sind, den Zwiespalt ohne Identifikation mit einem der beiden Elternteile zu bewältigen.

Manche Kinder dieser Altersgruppe können dagegen schon so reagieren, wie Kinder der Vorpubertät oder der Reifezeit. Es gelingt ihnen, eine eigene Position, unabhängig von Vater und Mutter, einzunehmen, und sich gewissermaßen von beiden zu distanzieren. Es findet bis zu einem gewissen Grade eine vorweggenommene Reifeentwicklung schon im Grundschulalter statt.

Tatsächlich wirken diese Kinder oft frühreif, erwachsen und selbständig. Diese Haltung verleitet sie aber auch dazu, nun souverän die Eltern gegeneinander auszuspielen, und sich bei jedem der Beteiligten in gekonntem Opportunismus ins rechte Licht zu rücken. Immerhin ist bei solchen Kindern eine bestimmte Zuteilung des Rechts der elterlichen Sorge an die Mutter oder an den Vater für das Kind selbst nicht mehr von so entscheidender Bedeutung. Diese Kinder lernen frühzeitig, mit beiden Möglichkeiten zu leben.

Die Bedeutung der primären Bezugsperson

Der Wille des Kindes wird in der Regel dort, wo er sich äußert, eine Tendenz zur primären Bezugsperson offenbaren. Diese kann sich aber im Laufe der Altersentwicklung ändern. Beim Kleinkind und Säugling, von dem eine Willensäußerung kaum zu erwarten ist, kann davon ausgegangen werden, daß die primäre Bezugsperson diejenige erwachsene Person ist, die sich bisher ganz überwiegend um das Kind gekümmert, das heißt sich um die Befriedigung seiner emotionellen und körperlichen Bedürfnisse bemüht hat.

In der weit überwiegenden Zahl der Fälle ist dies die Mutter, in seltenen Ausnahmen auch der Vater, gelegentlich aber auch eine Großmutter, wenn diese von klein auf die überwiegende Betreuung des Säuglings und des Kleinkindes übernommen hat. Gelegentlich läßt sich anamnestisch nicht sicher feststellen, wer die Versorgung des Kindes überwiegend versehen hat, und so ist es durchaus möglich, daß in einzelnen Fällen auch mehrere Personen als «primäre Bezugsperson» in Frage kommen beziehungsweise daß es gar keine eindeutige «primäre Bezugsperson» für ein Kind gibt. Jenseits des Kleinkindesalters, im Vorschulalter und danach, nimmt oft die isolierte Bedeutung einer primären Bezugsperson ab und das Kind kommt bei der direkt oder indirekt gestellten Frage nach seiner emotionalen Tendenz zunehmend in eine Konfliktsituation. Eine solche kann schon in früherem Alter entstehen, wenn sich die beiden Elternteile in der vorangegangenen Zeit intensiv um die emotionellen Belange des Kindes bemüht haben. Ist eine Großmutter oder gar beide Großmütter – Großväter spielen nur sehr selten eine dominierende Rolle – mit im Spiel, dann kann es schwierig, ja unmöglich werden, eine dominierende Bezugsperson beim Kinde festzustellen.

Daraus ergibt sich, daß auch heute noch, unbeschadet der Relativierung tradierter Rollenvorstellungen von Vater und Mutter, bei Kleinkindern bis zum vierten oder fünften Lebensjahr die Zuteilung des Rechts der elterlichen Sorge an die Mutter immer noch den Regelfall darstellen muß.

In Einzelfällen ist aber ein von dieser Norm abweichendes Beziehungsgefüge durchaus zu beachten, und grundsätzlich ist auch ein alleinstehender Vater uneingeschränkt in der Lage, ein Kleinkind unter Beachtung des Kindeswohls zu versorgen und großzuziehen. Es ist dabei allerdings zu berücksichtigen, daß ein alleinstehender Vater mit einem Kleinkind unverhältnismäßig größeren Schwierigkeiten gegenübersteht als eine alleinstehende Mutter, deren Rolle von der Gemeinschaft eher ohne Vorbehalte akzeptiert wird. Von einem Vater wird ausgesprochen oder unausgesprochen viel eher erwartet, daß er bereit ist, auch Teile seiner Freizeit dem Beruf, der Karriere oder auch nur dem Kameraden- und Kollegenkreis zu opfern. Gerade darin ist er aber durch die Übertragung des Personensorgerechts unter Umständen erheblich eingeschränkt.

Das gilt auch noch für Kinder im Grundschulalter, da auch diese noch genügend Kontaktmöglichkeiten mit ihren Bezugspersonen für eine positive psychische und soziale Entwicklung benötigen. Es muß an dieser Stelle darauf hingewiesen werden, daß es nicht um die Summe der Zeit geht, die im Laufe des Tages, das heißt während des Wachzustandes des Kindes, diesem an Kontakt mit der Bezugsperson zur Verfügung steht, sondern daß es im Kleinkindalter und im Vorschulalter, aber auch noch im Grundschulalter grundsätzlich um die Erreichbarkeit der Bezugsperson geht, das heißt um die Möglichkeit des Kindes, im Bedarfs- und Notfall die Bezugsperson zu erreichen. Dies ist zum Beispiel bei einer Mutter, die im mit der Wohnung verbundenen Ladengeschäft tätig ist, oder bei einem freiberuflich tätigen Vater eher gewährleistet als bei einer Berufstätigkeit außerhalb des Hauses mit feststehender, eventuell auch halbtägiger Arbeitszeit.

Natürlich wird man die üblichen außerfamiliären Betreuungsmöglichkeiten eines Kindes in Kinderhort und Kindergarten bei der Überprüfung der Betreuungsmöglichkeiten mit einbeziehen.

Bei Kindern jenseits etwa des zehnten Lebensjahres spielen dann die Möglichkeiten der Bezugspersonen, für das Kind über eine übliche Freizeit hinausgehende Zeiten zur Verfügung zu haben, nur noch eine untergeordnete Rolle.

Es sollte aber bei der Sorgerechtsentscheidung berücksichtigt werden, ob die primäre Bezugsperson, auf deren Kontakt und Beziehung das Kind angewiesen ist und die es wünscht und benötigt, auch selbst hinreichend in der Lage ist, nach der Scheidung die Betreuung des Kindes zu übernehmen. Wenn von diesem Zeitpunkt ab wegen der Notwendigkeit der Berufstätigkeit die Betreuung des Kindes überwiegend eine dem Kind bis dahin wenig oder nicht bekannte Person, etwa die neue Lebensgefährtin oder zweite Ehefrau des Vaters oder eine bis dahin nur gelegentlich bekannte Großmutter, übernimmt, dann liegt dies nicht im Sinne der weiteren Betreuung durch die primäre Bezugsperson, deren Beziehung ja dann hinter der neu zu entwickelnden Beziehung zurücktreten müßte. Allerdings kann eine solche Lösung als eine noch weniger ungünstige Lösung durchaus in Betracht kommen, weil auf diesem Wege wenigstens noch ein Minimum an Kontakt mit der primären Bezugsperson gewährleistet wird, was möglicherweise ohne diese, zwar mangelhafte, Lösung ganz ausgeschlossen wäre.

Ist die Großmutter oder sind die Großeltern die primären Bezugspersonen, das heißt diejenigen, die bis zum Zeitpunkt der Scheidung das Kind oder die Kinder ohnehin überwiegend betreut haben, dann spricht zumindest der erste Anschein dafür, diese Lösung für das Kind beizubehalten. Es ist dabei allerdings zu prüfen, wie weit die Großeltern von ihrem Alter und ihrer körperlichen und geistigen Rüstigkeit her in der Lage sind, die Betreuung des Kindes nicht nur jetzt, sondern auch in den kommenden Jahren zu übernehmen. Dabei sollte nach menschlichem Ermessen eine hinreichend rüstige Betreuung wenigstens bis zum zehnten Lebensjahr des jüngsten Kindes gewährleistet sein.

Soll die Gewähr gegeben sein, daß das Kind bei der Großmutter oder bei den Großeltern bleibt, dann genügt es nicht, demjenigen Elternteil, der das Kind dieser Großeltern ist, das Sorgerecht zu übertragen in der Erwartung, dieser werde schon so vernünftig sein und seine Kinder wie bisher auch weiterhin bei seinen Eltern lassen. Hier kann sich etwa durch Wiederverheiratung dieses Elternteils plötzlich eine für das Kind entscheidende, nicht vorhersehbare Änderung ergeben. In solchen Fällen erscheint es notwendig, gemäß § 1671, Abs. 5 BGB die Personensorge den Großeltern als Pfleger zu übertragen, gemäß den Bestimmungen des § 1671, Abs. 2 BGB, wonach die Bindungen des Kindes zu berücksichtigen sind. Die Berücksichtigung der Bindungen des Kindes beschränkt sich in diesem Absatz ausdrücklich nicht nur auf die Eltern und Geschwister, sondern sie hebt diese lediglich als besonders berücksichtigenswert hervor.

Die Bedeutung der Kontinuität

Für ein Kind, vor allem für ein Kleinkind und ein Kind im Vorschulalter, bis zu einem gewissen Grade aber auch für Kinder im Grundschulalter, ist die Beziehungs- und Erlebniskontinuität ein wichtiger Faktor für das psychische Wohlbefinden und damit für das Wohl des Kindes. Es darf dabei freilich nicht nur die Beziehungskontinuität gesehen werden, das heißt die ununterbrochene Weiterführung emotioneller Bindungen zu bestimmten Personen, sondern es gehört, wenn auch sicher nachrangig, die Erlebniskontinuität dazu, welche das ganze Umfeld, die Wohnung, das Haus, die Nachbarschaft, die Straße mit ihren Bewohnern und Kontaktpersonen miteinschließt.

Der Beziehungskontinuität ist dabei wohl der Vorrang einzuräumen. Gemeinsam mit der vertrauten primären Bezugsperson wird das Kind auch einen Umgebungswechsel verkraften und bewältigen, wenngleich dieser Umgebungswechsel auch dann als belastende und verunsichernde Erfahrung nicht unterschätzt werden darf. Andererseits ist der Wechsel einer personalen Beziehung für das Kind zwar in jedem Fall eine erhebliche psychische Belastung und ein Entwicklungsrisiko, diese verringern sich aber, wenn dem Kind das Umfeld und damit die mehr randständigen Bezugspersonen erhalten bleiben.

Man wird aber durchaus eine Abstufung in der Weise vornehmen können, daß ein Wechsel des Umfeldes leichter der Kontinuität der personalen Beziehung überwunden wird, daß die Kontinuität der personalen Beziehung also wichtiger ist als die Kontinuität des Umfeldes. Ist allerdings die personale Beziehung nicht sehr ausgeprägt oder instabil, dann gewinnt die Kontinuität des Umfelds eine umso größere Bedeutung.

Unterbrechungen der Kontinuität können aber, haben sie einmal stattgefunden, nicht mehr rückgängig gemacht werden, es sei denn, die Unterbrechung dauerte bei Kleinkindern nur wenige Tage, bei größeren nur wenige Wochen. Die neue Situation bildet sofort wieder und unvermeidlich die Basis für neue personelle und nichtpersonelle Bindungen und Beziehungen, die wiederum, je länger sie bestehen, den Anspruch auf Erhaltung und Kontinuität für das Kind erheben.

Diese Erkenntnis führt ja dazu, daß in streitigen Auseinandersetzungen um das Personensorgerecht häufig das Recht des ersten Zugriffs praktiziert wird und praktiziert werden muß, will man das Kriterium des Kindeswohls nicht übergehen. Tatsächlich ist auf diese Weise die Macht des Faktischen in Sorgerechtsverfahren recht groß anzusetzen, und derjenige Elternteil, der gleich zu Beginn der Auseinandersetzungen das Kind zu sich nimmt, hat in der Regel eine konkrete Chance, das Kind auch behalten zu dürfen, weil ein weiterer Wechsel für das Kind eine Belastung und für seine Entwicklung ein gewisses Risiko zu enthalten pflegt. Dies gilt vor allem dann, wenn das Kind sich in der Zwischenzeit an diesen Elternteil gebunden hat. Je kleiner das Kind ist, desto schneller wird es sich an den nun allein ihm zur Verfügung stehenden Elternteil klammern und eine Primärbindung zu ihm aufbauen.

Dies führt zu sehr unbefriedigenden und auch jeder Gerechtigkeit Hohn sprechenden Situationen. Der kinderpsychiatrische und psychologische Sachverständige ist aber in einem solchen Fall nicht nach der Gerechtigkeit gefragt und nicht nach seinem menschlichen Mitgefühl mit dem geprellten Vater oder der hintergangenen Mutter, sondern ausschließlich nach dem Kindeswohl. Nur dieses kann und darf für seine Stellungnahme entscheidend sein. Wenn also ein nochmaliger Wechsel nicht wegen anderer harten Fakten offenkundig notwendig erscheint und die weitere Entwicklung beim Elternteil, bei dem sich das Kind aufgrund dieses ersten Zugriffs befindet, seinerseits kein Risiko für das Kind und seine weitere Entwicklung bedeutet, dann verlangt unter Umständen das Kindeswohl, daß das Kind dort bleibt, wo es sich jetzt aufgrund dieses möglicherweise unrechtmäßigen Zugriffs befindet.

Erfahrungsgemäß fällt eine solche Entscheidung nicht nur den Sachverständigen schwer; noch schwerer fällt ein entsprechendes Urteil den Familienrichtern, die von ihrer Ausbildung her dazu angehalten sind, Recht und nicht Unrecht zu sprechen. Es könnte auch durchaus sein, daß die Staatsräson und die Achtung vor dem Gesetz es für das Gericht notwendig erscheinen lassen, unter Zurückstellung des Kindeswohls dem Kind einen nochmaligen Wechsel zuzumuten. Eine solche juristisch vielleicht durchaus begründete Entscheidung kann sich aber dabei nicht auf ein kinderpsychiatrisches oder psychologisches Sachverständigengutachten zur Frage des Kindeswohls stützen; dies muß dann allein auf juristischer Ebene entschieden werden.

Die Berücksichtigung der Beziehungs- und Erfahrungskontinuität für das Kind darf sich aber nicht allein auf eine retrospektive Betrachtung der bisherigen Entwicklung des Kindes beschränken und sich bemühen, dem Kinde die Möglichkeit zur ununterbrochenen Pflege seiner emotionellen Beziehungen und zur Erhaltung seines Erlebnisumfeldes zu bewahren, sondern muß auch, soweit dies möglich ist, die voraussichtliche weitere Entwicklung ins Auge fassen. Natürlich sind einer solchen prospektiven Sicht enge Grenzen gesetzt. Andererseits läßt sich oft durchaus voraussehen, welch neuer Personenkreis in den unmittelbaren Lebensbereich des Kindes eintritt. So lassen sich möglicherweise die Wahrscheinlichkeiten abschätzen, nach denen die geschiedenen Eltern sich ihrerseits neu verheiraten oder mit einem Partner längerfristig zusammenleben werden, der dann die Rolle des Stiefvaters oder die Rolle der Stiefmutter übernehmen wird. Das Auftreten solcher neuer Beziehungspersonen, zu denen das Kind nicht umhin kann, eine neue Beziehung aufzubauen, bedeuten auch eine Unterbrechung der Kontinuität einer seiner Beziehungen. Das kann von Fall zu Fall sehr unterschiedlich sein. Vielfach sind die neuen Partner der beiden Eltern dem Kind zum Zeitpunkt der Begutachtung bereits mehr oder weniger wohlbekannt, so daß die Unterbrechung der Kontinuität oder die Erweiterung derselben bereits stattgefunden hat; eventuell muß aber damit gerechnet werden, daß eine für das Kind völlig fremde Person neu in seinen Lebenskreis treten wird. Eine solche neue Beziehung bildet für das Kind stets sowohl eine neue positive Chance, als auch ein erhebliches Risiko, je nachdem, ob der Aufbau einer neuen Beziehung, die neben vorhandene Beziehungen oder an deren Stelle tritt, gelingt oder mißlingt. Dies hängt natürlich wiederum von der Intensität der vorherigen und nun durch zeitliche und räumliche Distanz relativierten Beziehung ab, wie auch vom Alter des Kindes. Für kleinere Kinder, die ja meist an die Mutter gebunden sind, kann der Grundsatz gelten, daß ein Stiefvater einen vergleichsweise geringeren Eingriff und eine geringere Kontinuitätsunterbrechung bedeutet als das Auftreten einer Stiefmutter, eben weil die letztere auch die Bedürfnisse des kleineren Kindes in stärkerem Maße befriedigen muß. Dies gilt erfahrungsgemäß noch bis ins Grundschulater hinein, ebenso bei älteren Kindern, vor allem, wenn es zu einer Reaktivierung der Zweierbindung zum sorgeberechtigten Elternteil gekommen ist, dadurch, daß das Kind nun mit diesem alleine ist und ihn nicht mehr mit dem anderen Elternteil teilen muß. Das Kind empfindet dann den neuen Partner umso stärker als Eindringling in die Zweierposition, unabhängig davon, ob es sich um eine Stiefmutter oder um einen Stiefvater handelt. Das Hineinwachsen in eine neue Familie, in der der Stiefelternteil eigene Kinder aus früheren Ehen mitbringt, kann für das Kind sowohl die positive Chance einer echten Erlebnisbereicherung als auch das Risiko der Isolierung mit sich bringen. Der Wechsel eines Einzelkindes in eine größere Geschwisterschar ist bis etwa zum Ende des Grundschulalters unter Umständen eine schwierige Aufgabe; aber auch hierbei hängt es davon ab, ob die neuen Stiefgeschwister älter oder jünger oder gleich alt sind. Jedenfalls sind diese prospektiven Veränderungen bei der Sorgerechtsentscheidung sorgfältig zu prüfen und zu berücksichtigen.

Der Faktor Zeit

Bei der Besprechung der Bedeutung der Beziehungs- und Erfahrungskontinuität und des Kindeswillens wurde bereits die große Bedeutung des zeitlichen Faktors erwähnt, der geeignet ist, im Laufe des Verfahrens, ja im Laufe der Begutachtung neue, die ganze psychische Situation verändernde Fakten zu schaffen. Familienrechtliche Verfahren sind wohl die einzigen juristischen Prozesse, bei welchen sich der Tatbestand beziehungsweise der Sachverhalt während der Prozeßführung ständig ändern kann, bei dem also in erster Instanz unter Umständen über etwas ganz anderes geurteilt wird als in zweiter Instanz. Diese Möglichkeit der ständigen Änderung der Situation muß daher nicht nur vom erkennenden Gericht, sondern auch vom Sachverständigen im Auge behalten werden. Deswegen sind familienrechtliche Verfahren auch ihrer Natur nach besonders eilbedürftig; und schon aus diesem Gesichtswinkel heraus ist die Indikation zur Begutachtung sehr sorgfältig zu stellen, da die Einholung eines Gutachtens das Verfahren mindestens um ein Vierteljahr, in der Regel um ein halbes oder ein Dreivierteljahr verzögern muß. Es gibt sicher viele Sorgerechtsverfahren, bei welchen eine rasche und letztlich nicht ganz optimale Entscheidung auf weite Sicht dem Kindeswohl eher dient als ein auf der Suche nach der optimalen Entscheidung stark verzögertes Verfahren mit langer Unsicherheit für das Kind und die Familie. Diese Eilbedürftigkeit ist bei einem Verfahren um das Recht der elterlichen Sorge besonders groß, bei Verfahren zur Regelung der Befugnis zum persönlichen Umgang tritt der Faktor Zeit in seiner Bedeutung dem gegenüber etwas zurück, wenngleich auch hier die Zeit neue Fakten setzen kann.

Es sei hier noch einmal darauf hingewiesen, daß das Zeiterleben des Kindes und des Jugendlichen ein grundsätzlich anderes ist als das des Erwachsenen. Die von einem Kind erlebte Zeitspanne oder jene, die es vermeintlich überschaubar vor sich sieht, etwa eine Zeit von vier Wochen, nach deren Ablauf es zum Beispiel zur Mutter zurückkehren soll, bedeuten für ein einjähriges Kind eine unabsehbare und unvorstellbare Zeitspanne, für ein Zweijähriges etwa eine Zeitspanne, die bei einem Zwölfjährigen einem halben Jahr, bei einem Fünfzigjährigen etwa zwei Jahren entspricht. Diese unterschiedliche subjektive Gewichtung der Zeit muß daher sowohl bei Bewertung der vom Kind erlebten und erfahrenen Umwelt als auch bei Bewertung einer ihm zugemuteten Wartezeit im Hinblick auf die Kontinuität und ihre große Bedeutung stets Beachtung finden.

Eine bestehende Kontinuität der emotionellen Beziehung und des Erlebnisumfeldes eines Kindes sollte nur dann unterbrochen und das Kind in ein anderes Beziehungsgefüge und in eine andere Umwelt versetzt werden, wenn

1. das Kind eine solche Änderung selbst wünscht, und dies nicht nur aus einer momentanen Laune heraus, oder
2. die bisherige Kontinuität das Kind in seiner psychischen Entwicklung sicher beeinträchtigt oder schädigt und diese Beeinträchtigung und dieser Schaden in der in Frage kommenden anderen Umwelt mit hoher Wahrscheinlichkeit ausgeschlossen ist. Die Hoffnung, daß das Kind sich unter anderen Bedingungen *vielleicht* wohler fühlen würde oder daß es sich *vielleicht* an anderer Stelle besser entwickeln würde, kann allein kein genügender Grund sein, eine bestehende Kontinuität zu unterbrechen.

Entscheidungskriterien, die in den Eltern begründet sind

Der Sachverständige in Sorgerechtsverfahren wird nicht selten *zur Erziehungsfähigkeit* der beiden Eltern befragt. Hier empfiehlt sich für den Gutachter größte Zurückhaltung. Es kann hier in keinem Fall darum gehen, unterschiedliche Erziehungsstile qualitativ gegeneinander abzuwägen, solange die Erziehungsstile sich in den Rahmen einer pluralistischen Gesellschaft und ihrer Maßstäbe noch einfügen lassen. Die Grenzen liegen dabei sicher noch vor einer terroristischen Erziehung mit Mißhandlungen auf der einen und vor einer erzieherischen Verwahrlosung auf der anderen Seite. Es geht aber nicht an, daß der Sachverständige seine persönlichen Vorstellungen von einer idealen Erziehung – die es ja gar nicht geben kann – im Ergebnis seines Gutachtens zur Sorgerechtsregelung verwirklichen möchte.

Diese Feststellung ist deswegen so wichtig, weil in den Auseinandersetzungen der Eltern die unterschiedlichen Erziehungsstile häufig als Argument für die Erziehungsunfähigkeit des anderen Elternteils vorgebracht werden. Der Erziehungsstil innerhalb der genannten Grenzen bekommt hier einen ähnlichen Stellenwert wie etwa verschiedene Religionszugehörigkeiten der Eltern. Auch hier ist die grundrechtlich verbriefte Religionsfreiheit zu beachten, und auch die Zugehörigkeit zu Sekten kann für sich allein kein Kriterium gegen die Bejahung der Erziehungsfähigkeit oder für das Wohl des Kindes bilden. Hier ist aber unter Umständen die Grenze eines wohlverstandenen Kindeswohls sehr schnell erreicht und es kann im Einzelfall äußerst schwierig sein, zu entscheiden. Die Erziehungsfähigkeit der Eltern kann in der Regel auch nicht daran gemessen werden, ob etwa der eine Elternteil Erzieher von Profession ist, der andere dagegen keine spezielle pädagogische Ausbildung durchgemacht hat. In aller Regel ist davon auszugehen, daß bei uns und auf der ganzen Welt der größere Teil der Eltern ohne spezielle Ausbildung für erziehungsfähig gehalten wird und erziehungsfähig ist, wie auch umgekehrt eine Ausbildung als Erzieher noch nicht die bessere Erziehungsfähigkeit sichert.

Spezielle Probleme der Erziehungsfähigkeit bei psychisch gestörten Eltern

Spezielle Probleme ergeben sich dann, wenn ein Elternteil an einer psychischen Abnormität oder Krankheit leidet. Relativ häufig ergibt sich die Situation, daß der Elternteil, zu dem das Kind die festere Bindung hat, Alkoholiker ist. Alkoholiker sind in der Regel weiche, gemütvolle Menschen, die, vor allem in nüchternem Zustand, zu echter emotioneller Teilnahme in der Lage und in hohem Maße bindungsfähig sind. Andererseits ist bei einem Alkoholiker, vor allem wenn die Sucht eine gewisse Ausprägung bereits erreicht hat, eine kontinuierliche, erzieherische Führung eines Kindes kaum mehr zu erwarten, und das Kind wäre unter seiner alleinigen Betreuung nicht unerheblichen Gefährdungen ausgesetzt.

Man wird daher prüfen müssen, wie weit der für die Sorgerechtsübernahme in Frage kommende alkoholabhängige Elternteil Alleinerzieher ist, wie weit das Kind seine Erziehung darüber hinaus von anderen stabilen Bezugspersonen erhalten kann oder nicht. Im ganzen wird man eine Zuteilung des Personensorgerechts an einen alkoholabhängigen Elternteil nach Möglichkeit vermeiden, wenn sich eine andere, bessere Lösung anbietet.

Eine solche Entscheidung kann vor allem deswegen äußerst schwierig sein, weil die Zuerkennung des Personensorgerechts an den alkoholabhängigen Elternteil unter Umständen eine große Hilfe und ein wesentlicher therapeutischer Faktor ist, um aus seiner Alkoholsucht wieder herauszukommen. Es geht aber vom Grundsatz her nicht an, daß das Wohl des Kindes gewissermaßen zu therapeutischen Zwecken gegenüber den Eltern mißbraucht wird. Eine generelle Entscheidung ist jedoch nicht möglich; sie hat sich hier in besonderem Maße am Einzelfall zu orientieren.

Auch die Feststellung einer Pychose aus dem schizophrenen Formenkreis oder das Vorliegen einer affektiven Psychose (manisch-depressive Psychose) kann nicht von vorneherein ein Grund zur Ablehnung der Erziehungsfähigkeit bedeuten. Dies gilt vor allem nicht für Eltern, die an einer affektiven, das heißt immer nur phasisch auftretenden Psychose leiden. Hier hängt es sehr stark davon ab, wie häufig diese Phasen auftreten und welcher Art sie sind. Auch wenn die depressiven Phasen für das Kind, welches sie miterlebt, eine beachtliche Belastung bedeuten, ist letztlich das Kind durch manische Phasen des betreuenden Elternteils im Grunde mehr gefährdet. Wenn es sich allerdings nur um relativ selten auftretende Phasen handelt, kann eine affektive Psychose nicht als wesentliche Einschränkung der Erziehungsfähigkeit gewertet werden, dies umsomehr, als die therapeutischen Möglichkeiten bei den affektiven Psychosen heute zugenommen haben.

Schwerwiegender ist das Vorliegen einer Psychose aus dem schizophrenen Formenkreis. Dabei kann es sich ja, wenn überhaupt die Möglichkeit einer Übertragung des Rechts der elterlichen Sorge besteht, nur um eine abgelaufene Psychose mit Restsymptomen handeln. Grundsätzlich muß das Vorliegen einer solchen Psychose deswegen eine Beeinträchtigung der Erziehungsfähigkeit bedeuten, weil das Kind mit einem Elternteil aufwächst, dessen Realitätsbezug mehr oder weniger ausgeprägte Störungen zeigt, an denen das Kind unvermeidlich teilnimmt und die für den Realitätsbezug des Kindes bedeutsam werden können. Aus diesem Grunde ist auch die Beeinträchtigung der Erziehungsfähigkeit gegenüber einem Kleinkind oder einem Kind im Grundschulalter größer einzuschätzen als gegenüber einem in seiner Persönlichkeitsstruktur schon hinreichend differenzierten und ausgereiften Kinde.

Es entspricht einer kinderpsychiatrischen Erfahrung, daß das Zusammenleben mit einem schizophrenen Elternteil dann keine negative Bedeutung für das Kind hat, wenn zu Hause der erkrankte Elternteil nicht gleichzeitig der dominierende ist. Ist der erkrankte Elternteil aber auch der zu Hause bestimmende, dann bedeutet das Zusammenleben mit ihm für das Kind eine Schädigung, zumindest ein hohes Risiko. Man wird also in diesen Fällen zu prüfen haben, ob der erkrankte Elternteil der allein erziehende Elternteil ist und ob er, auch wenn eine weitere Erziehungsperson in der Familie mitlebt, der dominierende Teil ist. Das letztere findet sich vor allem bei den paranoiden, das heißt den wahnhaften Formen einer schizophrenen Psychose.

Häufig wird von der Gegenpartei geltend gemacht, ein Elternteil leide an einer Neurose und sei deswegen nicht erziehungsfähig. Diese Feststellung sagt bei dem außerordentlich ausgedehnten und vielfältig verwandten Neurosebegriff wenig oder gar nichts aus. So wird eine gewisse neurotische Ichschwäche oder die Neigung zu psychosomatischen Störungen beim Elternteil kaum ein Argument gegen seine Erziehungsfähigkeit bilden können, wohl aber die Feststellung einer schweren Zwangsneurose oder Angstneurose. Bei diesen Neuroseformen wird man ähnliche Kriterien anwenden und ähnliche Überlegungen anstellen müssen wie beim Vorliegen einer Psychose aus dem schizophrenen Formenkreis. Es genügt dabei freilich nicht, sich an der allgemeinen sozialen Eingliederungsfähigkeit des Elternteils alleine zu orientieren, da hierbei manche neurotische Symptomatik kompensiert werden kann, die dann gerade zu Hause, abgeschirmt von der Außenwelt, massiv zum Ausbruch kommt. Gerade aber daran müßte das Kind dann teilnehmen und es wäre in die Symptomatik möglicherweise stark involviert.

Beim Vorliegen chronischer körperlicher Erkrankungen kann die Erziehungsfähigkeit im Einzelfall durchaus beeinträchtigt sein. So wird man zwar einem medikamentös hinreichend eingestellten Diabetiker ebenso wenig die Erziehungsfähigkeit absprechen können wie einem einigermaßen eingestellten Epileptiker; ist der Elternteil aber etwa durch Lähmungen und allgemeine Körperschwäche an der praktischen Ausübung einer körperlichen Betreuung des Kindes gehindert, so müßte zumindest sichergestellt sein, daß diese anderweitig kontinuierlich gewährleistet ist. Das Bestehen einer starken und tragfähigen emotionalen Bindung kann aber auch in solchen Fällen die Zuteilung des Sorgerechts begründen.

Geistesschwäche eines Elternteils, sei sie angeboren oder erworben, wird dagegen im allgemeinen die Erziehungsfähigkeit stark beeinträchtigen, vor allem dann, wenn von ihm tatsächlich eine eigene Erziehungsfähigkeit gefordert werden muß. Wird diese tatsächlich gar nicht von dem geistesschwachen Elternteil, sondern von einer in Wohngemeinschaft lebenden Tante oder Großmutter ausgeübt, dann muß die Geistesschwäche des Elternteils keine Beeinträchtigung der Situation für das Kind bedeuten, allerdings wäre es dann sinnvoll, nicht diesem, sondern gemäß § 1671, Abs. 5 BGB dem tatsächlich erziehenden Familienangehörigen das Recht der elterlichen Sorge zu übertragen, wenn eine andere Lösung nicht vorzuziehen ist.

Die sozialen Bedingungen

Die sozialen Möglichkeiten eines Elternteils sollten in der Reihenfolge der entscheidenden Kriterien ziemlich nachrangig gewertet werden. Das neue Scheidungsrecht bietet grundsätzlich die Möglichkeit, finanzielle Unterschiede in der Leistungsfähigkeit der beiden Elternteile insoweit auszugleichen, daß das Kind keine erheblichen Nachteile erleiden muß. Im übrigen sollte eine gesunde psychische Entwicklung und das Kindeswohl nicht von der finanziellen Potenz eines Elternteils abhängen und hängt auch tatsächlich nicht davon ab. Dies gilt vor allem für kleinere und Kinder im Grundschulalter. Bei älteren Kindern in der Vorpubertät und Pubertät können größere soziale Möglichkeiten unter Umständen auch eine nicht unbeachtliche Erweiterung des Erlebnisfeldes für das Kind bedeuten.

Solche Unterschiede sollten sich aber durch die Regelung der Befugnis zum persönlichen Umgang oder durch freiwillige Absprachen lösen lassen, umsomehr, als Kinder in diesem Alter im allgemeinen selber klare Wünsche äußern können, zu welchem Elternteil sie sich mehr hingezogen fühlen; und diesen Wünschen muß ja dann in diesem Altersbereich in der Regel auch Rechnung getragen werden.

Jedenfalls müssen die unterschiedlichen sozialen und finanziellen Möglichkeiten der Elternteile unbedingt hinter den emotionellen Beziehungen weit zurückstehen.

In diesem Zusammenhang wird häufig mit unterschiedlichen Bildungsvoraussetzungen der Elternteile argumentiert. So macht zum Beispiel ein Vater geltend, er könne seinem Kinde beim Besuch einer höheren Schule mehr Hilfeleistung vermitteln als die Mutter, die möglicherweise keine entsprechende Schulbildung nachweisen kann. Abgesehen davon, daß eine solche Behauptung einem nicht ohne weiteres einlösbaren Wechsel entspricht und der nichtsorgeberechtigte Elternteil nachher Schwierigkeiten haben dürfte, eine Änderung des Sorgerechts durchzusetzen, wenn die entsprechende Förderung nicht erfolgt, so erscheint dies ein ungenügendes Argument für die Zuteilung des Personensorgerechts abzugeben, da grundsätzlich die schulische Förderung unabhängig von der häuslichen Förderungsmöglichkeit erfolgen sollte und es darüber hinaus auch außerfamiliäre Förderungsmöglichkeiten gibt.

Sollen Geschwister getrennt oder zusammen belassen werden?

Sind von der Ehescheidung der Eltern mehrere Geschwister betroffen, so kann sich die Frage stellen, ob die Geschwister beieinander bleiben oder getrennt werden sollen. In der tradierten familienrechtlichen beziehungsweise vormundschaftlichen und richterlichen Praxis galt immer die Regel, daß Geschwister nicht getrennt werden sollen.

Als sehr allgemeine Regel kann diese Forderung auch bestehen bleiben; sie ist allerdings im Einzelfall genauer zu differenzieren. Tatsächlich binden sich nicht selten Geschwister während der Scheidungsauseinandersetzungen der Eltern stärker aneinander, weil sie ihre emotionellen Beziehungen zu den Eltern gefährdet sehen und sich dagegen durch Intensivierung der Bindung an die Geschwister absichern. In solchen Fällen werden die Kinder auch relativ offen und deutlich zum Ausdruck bringen, daß sie als Geschwister nicht getrennt werden wollen. Überhaupt ist die Befragung der Kinder zur Frage der Trennung der Geschwister vergleichsweise problemlos gegenüber der Befragung über die Einstellung zu den Eltern. Ohne größere Vorbehalte oder Zurückhaltung werden die Kinder im allgemeinen offen sagen, ob sie als Geschwister beieinander bleiben wollen oder nicht. Mit dieser Entscheidung sind auch relativ selten weitergehende Schuldgefühle und unbewußte Verlustängste verbunden. Man wird sich also hier durchaus mit Recht auch am Willen der Kinder orientieren.

Bei Kindern mit größerem Altersabstand oder bei einer schon lange bestehenden oder im Zuge der Scheidungsauseinandersetzung erst erfolgten Polarisation innerhalb der Familie kann es jedoch durchaus dem Kindeswohl und Kindeswillen entsprechen, die Kinder auf die beiden Eltern aufzuteilen. Die

Anregung zur Verteilung und ihr Modus sollte sich allerdings an dem Wunsch und dem Bedürfnis der Kinder orientieren und nicht an den manchmal einseitigen Vorlieben der Eltern.

Jedenfalls hat die individuelle Beziehung auch zwischen den Geschwistern in positiver und negativer Weise Vorrang vor dem Prinzip, die Geschwister nicht zu trennen.

b) Die Anhörung des Kindes

Die in der neuen Gesetzesfassung nach § 50b FGG vorgeschriebene persönliche Anhörung des Kindes oder Mündels im Sorgerechtsverfahren stößt in weiten Bereichen bei den Familienrichtern noch auf einen gewissen inneren Widerstand, so daß, wie FEHMEL rügt, die «schwerwiegenden Gründe» gemäß § 50b, Abs. 2 FGG viel zu häufig angenommen werden. Diese Abwehrhaltung rührt wohl von verschiedenen Gründen her. So ist der Begriff «Anhörung» nicht sehr glücklich, da er die Vorstellung eines sehr formellen, rechtlichen Aktes weckt, der diese Anhörung eines Kindes zwar auch sein soll, wenn auch nur vom Inhalt und nicht von der Form her. Die Durchführung eines solchen formellen Aktes stößt aber natürlich bei der Anhörung eines kleinen Kindes sehr rasch an seine Grenzen.

Tatsächlich ist wohl der Sinn dieser Anhörung nicht nur eine Verpflichtung des Richters, sich einen persönlichen Eindruck von dem Kinde und seiner Situation zu machen, sondern auch dem Kinde schon frühzeitig die Erfahrung zu vermitteln, daß es in einer so wichtigen, seine eigene Person betreffenden Angelegenheit auch als eigene Person respektiert und angehört wird.

Ein anderer Widerstand gegen die Anhörung ergibt sich wohl auch aus der Unsicherheit des Richters im Umgang mit Kindern, die ihn veranlaßt, diese Anhörungspflicht zu umgehen.

FEHMEL weist nun darauf hin, daß die gesetzliche Neuregelung so möglicherweise verwässert wird. Die Frage, bis zu welchem Alter nach unten eine solche Anhörung durchführbar und sinnvoll erscheint, ist mehrfach diskutiert worden.

Der Gesetzgeber hat keine Altersgrenze festgelegt, er hat lediglich beim 14jährigen und älteren Kinde die Anhörung obligatorisch gemacht. Grundsätzlich sollte auch keine untere Altersgrenze angenommen werden. Sie muß sich am jeweiligen Einzelfall orientieren.

Tatsächlich können aus dem Verhalten des Kindes unter Umständen auch für den psychologischen Laien durchaus verwertbare und eindeutige Hinweise auf den Willen und die affektive Tendenz des Kindes gewonnen werden. So hat das OLG Köln in einem Fall die Anhörung von zwei Kindern im Alter von zweieinhalb und vier Jahren durchaus für erforderlich gehalten, weil der persönliche Eindruck von ihnen Aufschlüsse über ihre besonderen Bedürfnisse und Empfindungen geben könne (FamRZ 180/1153ff.).

Deswegen ist es auch nicht richtig, wenn man aus psychologischer Sicht ein Mindestalter festlegt, das die Voraussetzung sei, um auf eine direkte Frage nach emotionalen Bindungen eine Antwort zu erhalten. ARNTZEN nannte dafür acht Jahre, ELL sieht bis zum elften Lebensjahr die Notwendigkeit der Verhaltensbeobachtung und der psychologischen Diagnostik, weil das Kind seinen rationalen Willen erst von diesem Alter ab verbalisieren könne.

Das mag in pauschaler Beurteilung oft zutreffen. Im Einzelfall kann auch aus einer verbalen Äußerung eines Kleinkindes mit hinreichender Sicherheit geschlossen werden, ob diese Angabe von einem echten Affekt getragen und daher verwertbar ist, oder ob sie nur situativ aufgesetzt ist. Kinderpsychologische Erfahrung ist zur Beurteilung des affektiven Verhaltens bei der Verbalisierung nützlich, aber keineswegs unbedingte Voraussetzung. Auch der mit Kindern erfahrene Laie kann oft ein zutreffendes Urteil gewinnen; so sieht FEHMEL auch keinen Grund, die in § 50b, Abs.2, Satz 3 FGG geregelte Unterrichtung nicht «in geeigneter Weise» auch bei Kindern unter 14 Jahren durchzuführen. Tatsächlich ist es für das Kind und den Jugendlichen oft leichter, eine auch für ihn zwiespältige Entscheidung aus dem Munde einer neutralen dritten Person zu hören als aus dem Munde eines Elternteils, der seine Befriedigung oder Enttäuschung über die Entscheidung des Richters vor dem Kind kaum verbergen kann und auch gar nicht verbergen sollte.

Nur selten werden streitende Eltern in der Lage sein, dem Kind gemeinsam eine Entscheidung so mitzuteilen, daß das Kind den Eindruck gewinnen kann, daß beide Eltern die Entscheidung respektieren können.

FEHMEL fordert auch, daß die persönliche Anhörung des Kindes nicht durch einen vom Gericht ersuchten Richter erfolgen darf. Es ist zweifellos notwendig, daß das Gericht sich selbst einen persönlichen Eindruck vom Kinde verschafft. Nicht ganz einzusehen ist allerdings, warum nach FEHMEL bei einem Kollegialgericht das ganze Gremium bei der Anhörung zugegen sein soll und die Anhörung nicht einem beauftragten Mitglied des Gremiums übertragen werden kann. Ein Kind sollte im allgemeinen allein, das heißt ohne Begleitung durch einen Elternteil und ohne Anwesenheit der Parteienvertreter, angehört werden. Hierfür gibt es natürlich eine Grenze bei Kleinkindern, die man nicht ohne weiteres von den Bezugspersonen trennen kann. Im übrigen ist es auch dabei nicht notwendig, allzu ängstlich zu verfahren.

Wenn der anhörende Richter sich Zeit nimmt, in Gegenwart einer Bezugsperson mit dem Kind seinerseits Kontakt aufzunehmen, dann wird auch ein Kleinkind nach einiger Zeit bereit sein, ohne Verlassenheitsängste mit dem inzwischen bekannt gewordenen Richter ins Nebenzimmer zu gehen. Der Einzelfall kann hier allerdings sehr wohl Grenzen setzen. Jedenfalls ist aber die

Befragung in einer Zweiersituation für das Kind leichter zu bewältigen, als wenn es ganz allein drei völlig fremden Erwachsenen gegenübersteht. Hier wird in vielen Fällen mit einer verwertbaren Äußerung nicht zu rechnen sein.

Auch die Frage, wo und in welchem Umfeld die Anhörung des Kindes durchgeführt werden sollte, ist vielfach erörtert worden. Von psychologischer Seite wird manchmal darauf bestanden, daß das Kind «in seiner vertrauten Umgebung» befragt werden soll, das heißt wohl in seiner eigenen Wohnung, womöglich im eigenen Spiel- oder Kinderzimmer. Es erscheint zweifelhaft, ob ein Kleinkind oder ein Kind im Grundschulalter nicht das Eindringen eines bis dahin völlig fremden Menschen in seinen Intimbereich, sein Spiel-, Schlaf- oder Kinderzimmer, als bedrohlicher und ängstigender empfindet, als wenn es mit einer vertrauten Person gemeinsam in ein fremdes Gebäude geht. Eine solche Situation ist für ein Kind durchaus nicht unnatürlich und ungewöhnlich, weil es ja mit der Bezugsperson wohl aus anderer Gelegenheit schon fremde Häuser betreten und bei jemand ihm bis dahin Fremdem einen Besuch gemacht hat. Jedenfalls sollte das Gericht sich nicht veranlaßt sehen, im Bemühen nach einem «kindgemäßen» Verhalten und einer entsprechenden Umgebung seine eigene Rolle zu verleugnen. Auch erwartet ein Kind keineswegs von einem Erwachsenen, auch nicht vom Familienrichter, daß dieser einen Teddybär auf seinem Schreibtisch sitzen hat. Viel entscheidender als diese Äußerlichkeiten ist der Ton, den es im Gespräch mit dem Kind zu finden gilt. Dieser ist eigentlich immer dann richtig, wenn er auch dem Kleinkind gegenüber zum Ausdruck bringt, daß der Erwachsene das Kind ernst nimmt und es als Partner zu respektieren bereit ist.

Nach § 620, Abs. 1, Nr. 1, 2 oder 3 ZPO, das heißt zu Anträgen zum Recht der elterlichen Sorge über ein gemeinschaftliches Kind, zur Umgangsbefugnis des nichtsorgeberechtigten Elternteils mit dem Kind und zur Herausgabe des Kindes an den anderen Elternteil kann nach § 620 ZPO eine einstweilige Anordnung ergehen. In diesen Fällen sollen aber nach § 620a, Abs. 3 ZPO das Kind und das Jugendamt angehört werden. Wenn dies wegen der besonderen Eilbedürftigkeit nicht möglich ist, soll die Anhörung unverzüglich nachgeholt werden.

Bei der Anhörung eines Kindes sollen die im Zusammenhang mit der Anhörung von Kindern grundsätzlich zu beachtenden Gesichtspunkte Berücksichtigung finden.

c) Allgemeine Grundsätze für die Übertragung des Rechts der elterlichen Sorge

Für die Übertragung des Rechts der elterlichen Sorge gemäß § 1671 BGB können ganz allgemeine, grundsätzliche Richtlinien aufgestellt werden:

1. Der Wunsch des Kindes oder die Tendenz seiner inneren Bindung sollten, soweit irgend möglich, in Erfahrung gebracht und berücksichtigt werden. Der Wille des Kindes hat Vorrang vor fast allen anderen Gründen.
2. Das Kind sollte nicht zu einer Stellungnahme und einer Entscheidung zwischen seinen Eltern gezwungen werden. Manche Kinder sind mit einer solchen Entscheidung überfordert. Aus dieser Überforderung können sich Überidentifikationen mit überschießend ablehnender Stellungnahme gegen einen Elternteil entwickeln. Diese Haltung entspricht einer schweren Konfliktsituation für das Kind, in der es Hilfe benötigt.
3. Die innere Beziehung, die das Kind in seinen ersten Lebensjahren entwickelt hat, ist bei der Sorgerechtszuteilung von Säuglingen und Kleinkindern, in der Regel auch noch im Vorschulalter, entscheidend.
4. In den weit überwiegenden Fällen ist bei Säuglingen und Kleinkindern die primäre Bezugsperson die Mutter, seltener die Großmutter. Ihr sollten demnach Kinder bis zum fünften oder sechsten Lebensjahr zugesprochen werden. Eine gleichwertige oder überwiegende Bindung an den Vater ist zwar noch immer die Ausnahme, sie kommt aber häufiger vor als in früheren Zeiten. Sie muß dann die entsprechende Berücksichtigung finden.
5. Die Kontinuität der Erziehung sollte gewahrt bleiben. Ein Wechsel der Beziehungsperson und des Erlebnisumfeldes ist nur sinnvoll, wenn das Kind unter den bisherigen Bedingungen leidet oder durch sie geschädigt wird. Die Hoffnung, daß das Kind in der neuen Umgebung *vielleicht* bessere soziale Verhältnisse vorfindet oder sich wohler fühlen werde, reicht als Anlaß zur Änderung der Sorgerechtsentscheidung im allgemeinen nicht aus.
6. Vor und während der Reifezeit kann ein Wechsel von einem Elternteil zum anderen einem echten Bedürfnis des Kindes entsprechen und für alle eine Verbesserung bedeuten. Einem solchen Wechsel sollte aber im allgemeinen eine etwa halbjährige Probezeit vorausgehen.
7. Geschwister, die sehr aneinander hängen, sollte man nach Möglichkeit beieinander lassen. Ihre Bindung an Vater und Mutter hat aber Vorrang gegenüber der Bindung der Geschwister untereinander. Auch hier sollte der Wille des Kindes maßgebend sein.
8. Die Entscheidung über das Recht der elterlichen Sorge sollte möglichst bald nach Auflösung der Familie, also nach der Trennung der Eltern, durch Antrag der Eltern gemäß § 1672 BGB oder durch das Familiengericht von Amts wegen erfolgen, wenn die Eltern sich nicht auf einen gemeinsamen Vorschlag bereits zu diesem Zeitpunkt einigen können. Die Regelung nach § 1672 BGB sollte nach Möglichkeit einer endgültigen Regelung entsprechen, die allerdings zum Zeitpunkt der Scheidung noch einmal überprüft werden sollte.
9. Ein übereinstimmender Vorschlag der Eltern gemäß § 1671, Abs. 3 BGB

sollte vom Familiengericht daraufhin überprüft werden, wie weit finanzielle Gesichtspunkte für den Vorschlag bestimmend waren.

10. Ein Kind ist kein Gegenstand, den ein Elternteil als persönliches Gut oder als Belohnung für sein Verhalten beanspruchen kann. Es ist ein Mensch mit eigenen Wünschen, auf deren Verwirklichung es ein Recht hat.

d) Daten und Häufigkeiten aus eigenen Gutachten

Bei einer Auswertung von 210 Gutachten über 281 Kinder zur Frage der Regelung des Rechts der elterlichen Sorge aus den Jahren 1968–1979 durch HAGEMANN ergaben sich folgende Daten:

49% der Gutachten betrafen Jungen, 41% Mädchen. Beinahe die Hälfte der Kinder waren unter fünf und über ein Viertel der Kinder unter drei Jahre alt. Über 80% der Kinder lebten vorher mit beiden Eltern gemeinsam. Zum Zeitpunkt der Begutachtung waren noch für 13% der Kinder Vater und Mutter die wesentlichen Bezugspersonen. Bei 20% bestand zu den Großeltern eine wesentliche emotionale Beziehung, in 5% allein zu den Großeltern. 40% der Kinder wiesen eine wesentliche Beziehung zur Mutter allein auf, neben Stiefvater, Freund, Großeltern und Pflegemutter, 20% zum Vater, neben Großeltern, Stiefmutter oder Freundin.

Der Wunsch des Kindes richtete sich in 25% der Fälle auf den Vater, in 41% auf die Mutter. In 22,5% konnte das Kind keine Stellungnahme geben. Nur in 4% richtete sich der Wunsch auf die Großeltern. Dabei nahm die Häufigkeit der Option für den Vater mit dem Alter zu und betrug bei Kindern jenseits des zwölften Lebensjahres 52%, wogegen die Option für die Mutter mit vier bis fünf Jahren in 46% ihren Höhepunkt hat und dann allmählich auf 38,5% jenseits des zwölften Jahres absinkt.

Bei den Null- bis Dreijährigen war es nur in einem Viertel der Fälle möglich, eine verwertbare Willensbegründung oder Tendenz festzustellen.

Nach der Trennung der Familie blieben 41,4% der Kinder bei der Mutter allein, 16,5% allein beim Vater und jeweils 20% wechselten zwischen der Mutter und anderen Pflegepersonen, beziehungsweise zwischen dem Vater und anderen Pflegepersonen. Immerhin kamen 10% der Kinder nach der Trennung allein zu den Großeltern.

Die Empfehlung an das Jugendgericht durch den Gutachter sprach sich in 29% der Fälle für den Vater, in 52% der Fälle für die Mutter aus. In 3% wurden die Großeltern vorgeschlagen und in 10,5% wurde empfohlen, dem Jugendamt vorläufig das Sorgerecht zu übertragen. In 5% der Gutachten mußte die Entscheidung offengelassen werden. Dabei nahm, entsprechend dem Wunsch der Kinder, die Sorgerechtsempfehlung für den Vater mit dem Alter zu und für die Mutter ab. Nur in 1,5% der Fälle konnte ein ausdrücklicher Kinderwunsch in der Empfehlung keine Berücksichtigung erfahren.

Dabei konnte in 73% der Fälle die Wahrung der Kontinuität der Bezugspersonen erhalten bleiben, in 64% die Wahrung der Kontinuität der Räumlichkeit. Gutachten, bei welchen zur Sorgerechtsübertragung bei Geschwistern Stellung genommen wurde, empfahlen in einem Drittel der Fälle eine Trennung und in zwei Dritteln der Fälle ein Zusammenbleiben der Geschwister.

3. Die Umgangsbefugnis gemäß § 1634 BGB

§ 1634 BGB lautet:

1. Ein Elternteil, dem die Personensorge nicht zusteht, behält die Befugnis zum persönlichen Umgang mit dem Kinde. Der Elternteil, dem die Personensorge nicht zusteht, und der Personensorgeberechtigte haben alles zu unterlassen, was das Verhältnis des Kindes zum anderen beeinträchtigt oder die Erziehung erschwert.
2. Das Familiengericht kann über den Umfang der Befugnis entscheiden und ihre Ausübung auch gegenüber Dritten näher regeln; soweit es keine Bestimmung trifft, übt während der Dauer des Umgangs der nicht personensorgeberechtigte Elternteil das Recht nach § 1632, Abs. 2 aus. Das Familiengericht kann die Befugnis einschränken oder ausschließen, wenn dies zum Wohle des Kindes erforderlich ist.
3. Ein Elternteil, dem die Personensorge nicht zusteht, kann bei berechtigtem Interesse vom Personensorgeberechtigten Auskunft über die persönlichen Verhältnisse des Kindes verlangen, soweit ihre Erteilung mit dem Wohle des Kindes vereinbar ist. Über Streitigkeiten, die das Recht der Auskunft betreffen, entscheidet das Vormundschaftsgericht.
4. Steht beiden Eltern die Personensorge zu und leben sie nicht nur vorübergehend getrennt, so gelten die vorstehenden Vorschriften entsprechend.

Die dem § 1634 BGB innewohnende Problematik gibt dem Familiengericht immer wieder Anlaß, ein kinderpsychiatrisches oder psychologisches Gutachten einzuholen. Aber auch hier muß man sich darüber im klaren sein, daß glücklicherweise der größte Teil der von einer Scheidung betroffenen Familien mit Kindern mit der Regelung des Besuchs allein zurechtkommen, ohne das Familiengericht oder gar einen Fachgutachter in Anspruch zu nehmen. Im Gegensatz zum Personensorgerecht, über das in jedem Fall mit der Scheidung vom Familiengericht entschieden werden muß, *kann* das Familiengericht über den Umfang der Befugnis zum persönlichen Umgang entscheiden, muß es aber nicht. In der Regel wird das Familiengericht erst auf Antrag eines der beteiligten Eltern tätig werden.

Nach den Erfahrungen eines Familienrichters einer Großstadt sind es wiederum etwa nur 15% aller Ehescheidungen mit Kindern, in denen vom Familiengericht auch über die Umgangsbefugnis entschieden werden muß.

Der Sinn des § 1634 BGB ist darin begründet, daß derjenige Elternteil, dem die Personensorge über das gemeinsame Kind nicht zuerkannt werden kann, dennoch einen Rechtsanspruch behält, mit seinem Kind immer wieder zusammenzukommen, das heißt daß mit diesem Paragraphen verhindert werden soll, daß der sorgeberechtigte Elternteil von sich aus den Kontakt zwischen dem gemeinsamen Kind und dem geschiedenen Ehepartner willkürlich verhindern kann. Der nichtsorgeberechtigte Elternteil soll nach dem Willen des Gesetzgebers auch nach der Ehescheidung noch die Möglichkeit haben, sich regelmäßig einen persönlichen Eindruck von der weiteren Entwicklung seines Kindes zu machen.

Diese menschlich verständliche und eigentlich zu befürwortende Möglichkeit wird aber immerhin doch etwa von 15% aller geschiedenen Eltern mit Kind erschwert oder unmöglich gemacht. Während beim weitaus größeren Anteil aller Fälle die Umgangsbefugnis wohl deswegen keine Schwierigkeit bereitet, weil die betroffenen Kinder schon so groß sind, daß sie praktisch über das Recht, mit ihrem nunmehr nicht mehr sorgeberechtigten Elternteil Kontakt zu halten, selbst bestimmen, oder daß der regelmäßige Besuchskontakt ohne die Einschaltung von Gerichten aufgrund freier Vereinbarung zwischen den Elternteilen mehr oder weniger problemlos ablaufen kann, oder daß sich ein Teil der nichtsorgeberechtigten Eltern nach der Scheidung gar nicht mehr um das Kind kümmert, können sich bei einem kleinen, aber beachtlichen Rest große, ja ungeheure Probleme entwickeln, die vielfach die Auseinandersetzungen um das Personensorgerecht an Dynamik und Problematik noch in den Schatten stellen.

Die dem § 1634 BGB innewohnende Problematik ist dadurch gegeben, daß mit diesem Paragraphen der öffentliche Schutz der persönlichen Beziehung zwischen dem Kind und dem nichtsorgeberechtigten Elternteil gewahrt wird und damit das Faktum der Ehescheidung insoweit wieder aufgehoben, rückgängig gemacht oder negiert wird. Eine Auflösung der Familie soll zwar stattfinden, sie soll sich aber doch nicht völlig auflösen, sondern eine regelmäßige Verbindung zwischen dem Kind und dem nichtsorgeberechtigten Elternteil zulassen. Dazu kommt, daß diese öffentlich geschützte Beziehung einseitig aus der Sicht des Elternteils betrachtet wird und der andere Partner der Beziehung, das Kind, im Gesetzestext als «Partei» keine Erwähnung findet. Dies kam im alten, bis zum 1.7.1977 noch gültigen § 1634 BGB noch deutlicher zum Ausdruck, in dem lakonisch festgehalten war, daß der Elternteil, dem die

Sorge für die Person des Kindes nicht zusteht, die Befugnis, mit ihm persönlich zu verkehren, behält. Das damals noch zuständige Vormundschaftsgericht konnte den Verkehr näher regeln und das Verkehrsrecht für eine bestimmte Zeit oder dauernd ausschließen, wenn dies zum Wohle des Kindes erforderlich war. Die im neuen § 1634 BGB eingefügten Abschnitte versuchen die nüchterne Härte des alten Paragraphen zu mildern, um auf diese Weise die entstandenen Schwierigkeiten zu verringern. Was hinzukam, sind vorwiegend «Sollensnormen», so die sogenannte Wohlverhaltensklausel der beiden Elternteile, die alles zu unterlassen haben, was das Verhältnis des Kindes zum anderen beeinträchtigt oder die Erziehung erschwert. Das Bundesverfassungsgericht hat sich noch zur Zeit des alten § 1634 BGB mit Beschluß vom 15.6.1971 ausführlich mit den Problemen des Paragraphen auseinandergesetzt und seine Konkurrenz zu Artikel 6, Abs. 2 GG klargestellt. Das Bundesverfassungsgericht stellte sich dabei ausdrücklich auf den Standpunkt, daß das vom Grundgesetz umgrenzte Elternrecht beiden Eltern gemeinsam zustehe und daß diese Gemeinsamkeit auch nach der Scheidung noch aufrecht erhalten bleibt. Die weiterhin bestehende Beziehung zwischen dem nichtsorgeberechtigten Elternteil und dem Kind wird teils als Restbestand des Personensorgerechts aufgefaßt, teils unmittelbar aus einer natürlichen Eltern-Kind-Beziehung hergeleitet. Die Verpflichtung des sorgeberechtigten Elternteils, den Kontakt mit dem nichtsorgeberechtigten zuzulassen, wird ausdrücklich nicht als unzulässiger Eingriff in das Elternrecht des sorgeberechtigten Elternteils angesehen. Es wird ausdrücklich festgestellt, daß der Staat bei Uneinigkeit der Eltern über die Ausübung des Verkehrsrechts (so die damalige Formulierung) dem verkehrsberechtigten Elternteil seine Hilfe leiht, um dessen Recht zu konkretisieren und notfalls auch gegen den Willen des anderen durchzusetzen. Die Elternverantwortung sei, so das Bundesverfassungsgericht, durch eine starke Pflichtbindung geprägt. Es liege aber grundsätzlich im Interesse des Kindes, auch die Beziehung zum nichtsorgeberechtigten Elternteil durch den persönlichen Verkehr zu pflegen, und eine Einschränkung oder ein Ausschluß des Verkehrs sei nur veranlaßt, wenn nach Umständen des Einzelfalls der Schutz des Kindes dies erfordere, um eine Gefährdung seiner körperlichen oder seelischen Entwicklung abzuwehren. Der Beschluß des Bundesverfassungsgerichtes schließt mit der Feststellung, daß ungeachtet der Berücksichtigung der Interessen der Eltern das Wohl des Kindes die oberste Richtschnur für die Regelung des Verkehrs sei.

Der Umstand, daß dem Kind im Falle, daß die geschiedenen Eltern sich nicht einigen, keine eigene Rechtsposition zugebilligt wird, bildet den Keim für die Möglichkeit, daß das Kind die Auseinandersetzung seiner geschiedenen Eltern dazu verwendet, diese gegeneinander auszuspielen. Es ist die Frage zu erheben, wie weit das Angebot einer solchen Möglichkeit für das Kind bereits eine Schädigung der seelischen Entwicklung des Kindes beinhaltet oder wenigstens die Möglichkeit dazu bietet. Auch die Wohlverhaltensklausel, die beiden Eltern die Pflicht auferlegt, alles zu unterlassen, was das Verhältnis des Kindes zum andern Elternteil beeinträchtigt oder die Erziehung erschwert, übersieht die in manchen Fällen erhebliche psychische Eigendynamik, die sich zwischen den sich scheidenden Elternteilen entwickelt und deren Denken und Handeln in zunehmendem Maße bestimmt, und zwar in einem Maße, in dem eine rationale Steuerung im Sinne des geforderten Wohlverhaltens vielfach nicht mehr möglich ist. Ganz abgesehen davon, empfinden die sich hier auseinandersetzenden Eltern beide sehr stark, daß sie ihre Forderung auf Aufrechterhaltung beziehungsweise Unterbrechung des persönlichen Umgangs aus wohlverstandenen Gründen des Kindeswohls erheben.

Auch wenn man von den Eltern noch die Unterlassung beeinträchtigender oder erschwerender Handlungen fordern zu können glaubt, so findet diese Forderung zweifellos an der psychischen Einstellung der Elternteile ihre Grenze.

Die Erziehung, das gemeinsame Leben des Kindes mit dem sorgeberechtigten Elternteil, der nun die alleinige Verantwortung für die Erziehung des Kindes auch nach dem Willen des Gesetzgebers hat, bedeutet aber mehr als nur eine bestimmte Verhaltensweise des Erziehungsberechtigten. Sie beinhaltet untrennbar auch eine bestimmte Einstellung beziehungsweise die verbale oder nichtverbale Mitteilung der psychischen Einstellung des einen Elternteils gegenüber dem andern. Die Wohlverhaltensklausel würde damit in manchen Fällen einen Widerspruch zwischen Handeln und Denken beim erziehenden Elternteil herausfordern, was nun zweifellos ein die psychische Entwicklung schädigender Faktor ist. Im Falle der Wiederverheiratung des sorgeberechtigten Elternteils, gegebenenfalls verbunden mit dem Entstehen einer neuen Familie mit weiteren Stiefgeschwistern, bedeutet aber die Duldung der weiteren Umgangsbefugnis des Kindes mit seinem nichtsorgeberechtigten Elternteil, dessen möglicherweise unbewußte und ungewollte Partizipation an dieser neuen Familie.

Der nichtsorgeberechtigte Elternteil ist eine Persönlichkeit, die auch in diese neue Familie, selbst bei behutsamem Verhalten desselben, eingreift. Das betroffene Kind hat mit dem nichtsorgeberechtigten Elternteil einen gemeinsamen, regelmäßig wiederkehrenden Erlebniskreis, an dem die übrige Familie nicht teilhaben kann.

Je nach dem Alter des Kindes kann sich dies bereits als störender Faktor auswirken, der seinerseits wiederum das Faktum der Schädigung der seelischen Entwicklung erfüllen kann, weil es ihm das Hineinwachsen in diese neue Familie erschweren, unter Umständen sogar unmöglich machen kann.

Natürlich hängt dies alles vom Alter des betroffenen Kindes ab, je größer dieses ist, desto geringer ist die durch die Umgangsbefugnis hervorgerufene Problematik dann, wenn das Kind sich selbst aus den verschiedenen Beziehungen zu den erwachsenen Personen in eine gewisse Selbständigkeit herauslösen kann. Je kleiner aber das Kind ist, desto problematischer ist die regelmäßige Präsenz einer weiteren Bezugsperson, die ihrerseits aber nicht, wie etwa andere Erwachsene, Bekannte, Onkel, Tante, Patin, Nachbarn usw., in einer positiven, freundlichen oder wenigstens indifferenten Beziehung zu den anderen, vorrangigen Bezugspersonen des Kindes steht, wobei bei kleineren Kindern ein nur indifferentes Verhältnis im Grunde schon zu wenig ist, als daß es mit einer ungestörten positiven Beziehung vereinbar wäre.

Bei älteren Kindern ergeben sich jedoch vielfach aus einer gerichtlich geregelten Umgangsbefugnis andere Probleme. So bedeutet es für ein Kind oder einen Jugendlichen in der Vorpubertät und Pubertät bereits eine nicht unerhebliche Einschränkung seiner Möglichkeiten zur Gestaltung seiner Freizeit, wenn regelmäßig wiederkehrend bestimmte Wochenenden bereits von dritter Seite festgelegt sind.

Als Argument für die Notwendigkeit des § 1634 BGB findet sich regelmäßig die Behauptung, das Kind benötige für seine gesunde psychische Entwicklung den regelmäßigen Kontakt auch mit dem nichtsorgeberechtigten Elternteil, gleichgültig, ob dieser gleichgeschlechtlich oder nicht gleichgeschlechtlich mit dem Kinde sei, das heißt das Kind, das bei der Mutter lebe, brauche den Vater zu seiner gesunden psychischen Entwicklung, ebenso wie das Kind, das beim Vater lebt, den regelmäßigen Kontakt mit der Mutter benötige. Dies kann in dieser Grundsätzlichkeit nicht behauptet werden, da es in der Regel mannigfache Möglichkeiten gibt, einen «Ersatzvater» oder eine «Ersatzmutter» zu finden. Ein weiteres Argument ist der Umstand, daß ja im Falle des Todes des sorgeberechtigten Elternteils der nichtsorgeberechtigte nach § 1681 BGB das Sorgerecht wiedererlange und das Kind für diesen Fall gehalten werden solle, den Kontakt mit dem nichtsorgeberechtigten Elternteil, den es ja dann als einzigen noch habe, zu pflegen. Abgesehen davon, daß in jedem Falle beim Tod des sorgeberechtigten Elternteils geprüft werden müßte, ob eine Übertragung des Personensorgerechts auf den bisher nichtsorgeberechtigten Elternteil auch wirklich dem Wohl des Kindes entspricht, ist der Wiederaufbau einer persönlichen Beziehung zum bisher nichtsorgeberechtigten, nunmehr aber wieder sorgeberechtigten Elternteil ja dann für das Kind leichter und weniger problematisch, weil die eventuell ablehnende Haltung des sorgeberechtigten Elternteils nunmehr verschwunden ist und das Kind nicht mehr im Konflikt steht, mit zwei erwachsenen Personen, die untereinander in negativer Beziehung stehen, seinerseits Beziehungen unterhalten zu müssen.

Schließlich bedarf es ja eigentlich gar keiner Erörterung, daß eine zwischenmenschliche Beziehung, um die es bei § 1634 BGB dem Sinn nach geht, nicht von Gesetzes wegen erzwungen oder auch nur hergestellt und gepflegt werden kann. Im Gegenteil muß bei einem gewissen Entwicklungsalter des Kindes jeder Zwang geradezu das Gegenteil einer positiven Beziehung provozieren.

Es kann andererseits kein Zweifel sein, daß es wünschenswert ist, daß der sorgeberechtigte Elternteil eine bestehende positive Beziehung des Kindes zum nichtsorgeberechtigten Elternteil nicht ohne weiteres stören oder gar unterbrechen darf. Hier geht es aber darum, daß das Kind seinerseits Interesse an der Beziehung zum nichtsorgeberechtigten Elternteil hat und diese Haltung des Kindes verdient zweifellos jeden Schutz.

Es könnte daher de lege ferenda vorgeschlagen werden, die Beziehung des Kindes zum nichtsorgeberechtigten Elternteil folgendermaßen gesetzlich festzustellen:

«Der nichtsorgeberechtigte Elternteil und das Kind haben die Befugnis, regelmäßig miteinander Umgang zu pflegen, wenn beide dies wünschen. Der nichtsorgeberechtigte Elternteil hat dabei das alleinige Erziehungsrecht des sorgeberechtigten Elternteils uneingeschränkt anzuerkennen, der sorgeberechtigte Elternteil soll den Wunsch seines Kindes, mit dem nichtsorgeberechtigten Elternteil Umfang zu pflegen, nicht behindern.»

Damit diente der Paragraph dem Schutz eines berechtigten Kindeswillens gegen Mißbrauch des Rechts der elterlichen Sorge.

Man muß sich allerdings darüber im klaren sein, daß, vor allem bei kleinen und jüngeren Kindern, der sorgeberechtigte Elternteil aufgrund seines Erziehungsvorrangs und seiner Beeinflussungsmöglichkeit letztlich jeden Umgang verhindern kann und daß alle Sanktionen gegen ihn, die dies verhindern sollen, sich immer zum Nachteil des Kindes auswirken müssen. Solange also eine Änderung des Sorgerechts gemäß § 1696 BGB wegen des bewußten oder unbewußten Verhaltens des sorgeberechtigten Elternteils nicht aus Gründen des Kindeswohls gerechtfertigt und notwendig ist, gibt es letztlich keine Möglichkeit, gegen den Willen des sorgeberechtigten Elternteils eine Umgangsbefugnis des nichtsorgeberechtigten ohne Beeinträchtigung des Kindeswohls durchzusetzen.

a) Die Bedeutung des Kindeswillens

Auch bei der Regelung der Umgangsbefugnis sollte der Wille des Kindes, wenn ein solcher geäußert wird oder erfahrbar ist, unbedingt Berücksichtigung finden. Nicht nur weil, wie bereits ausgeführt, ein Besuchskontakt gegen den Willen des Kindes dem Sinn der Institution einer Umgangsbefugnis zuwiderläuft, nicht nur, weil auch hier die Würde der Persönlichkeit des Kindes keine Beachtung fände, sondern vor allem auch deswegen, weil auf die Dauer solche gegen den Willen des Kindes durchgesetzten Besuchsregelungen eine negative Umwelterfahrung vermitteln müssen und damit eine vermeidbare Schädigung der psychischen Entwicklung des Kindes entstehen kann. Die in juristischen Kommentaren vielfach vertretene Meinung, das Besuchsrecht diene in der Regel immer dem Wohl des Kindes, und ein diesem entgegenstehender Kindeswille sei unbeachtlich, ist zweifellos irrig und sieht weder die Realität mancher Besuchsregelungen, noch die Bedeutung des Kindeswillens.

Allerdings liegt hier, wie bei der Regelung der elterlichen Sorge, die Problematik darin, daß das Kind nicht immer bereit oder in der Lage ist, seinen Willen zu äußern, und daß auch über projektive Testverfahren keine sichere Klärung gewonnen werden kann.

Die regelmäßigen Besuche beim nichtsorgeberechtigten Elternteil können für das Kind, je nach der Einstellung der Eltern zueinander, unterschiedliche Probleme aufwerfen:

1. Für den Fall, daß die Eltern positiv zur Umgangsbefugnis eingestellt sind, ergeben sich im allgemeinen keine Schwierigkeiten. Diese Fälle beschäftigen aber meistens auch nicht die Familiengerichte, und daraus erwachsen dann auch keine Gutachtenaufträge. Immerhin ist es gut, sich die in solchen Idealfällen ergebenden Regelungen kurz zu vergegenwärtigen, wie sie auch in zahllosen Fällen außergerichtlich gehandhabt werden: Die Besuchskontakte werden mehr oder weniger regelrecht frei zwischen den Partnern und dem Kind abgesprochen, und es kann sich daraus ein Verhältnis entwickeln, wie es auch unter normalen Familienbedingungen mit einem vertrauten Erwachsenen, einem Onkel oder einer Tante, entstehen kann. Wesentlich erscheint dabei, daß das Kind in die Verabredungen eingeschaltet wird, wann immer es von seinem Alter her dazu in der Lage ist, daß es auch ohne den Elternteil, mit dem es zusammenlebt, zu fragen, jederzeit den nichtsorgeberechtigten Elternteil anrufen oder ihm schreiben kann. Dazu gehört auch, daß das Kind, das sich noch nicht selbständig zum andern Elternteil begeben kann, bei der Abholung oder beim Zurückbringen erlebt, daß die Eltern sich zumindest sachlich, freundlich begegnen können, und daß diese Begegnungen ohne Peinlichkeiten oder Auseinandersetzungen verlaufen.

Auch eine solche, scheinbar harmonische Regelung kann für ein Kind eine gewisse, wenn auch im allgemeinen tolerable Belastung bedeuten, da allein die Tatsache, daß es sich in der Besuchsituation beim nichtsorgeberechtigten Elternteil wohlfühlt, gewisse Schuldgefühle gegenüber dem sorgeberechtigten Elternteil verursachen kann. Dies gilt vor allem für Kinder im Vorschulalter und auch noch im Grundschulalter, da diese Kinder in der Regel noch nicht ohne weiteres in der Lage sind, eine emotionale positive Beziehung mit zwei

Personen zu pflegen, deren emotionale Beziehung zueinander nicht ebenfalls positiv ist, obwohl sie sich kennen und gelegentlich Kontakt – über das Kind – miteinander haben. In diesen Fällen werden die Eltern, sollte das Kind wirklich einmal einen Umgang mit dem nichtsorgeberechtigten Elternteil von sich aus ablehnen, diese Ablehnung respektieren. Solche Ablehnungen werden aber in der geschilderten Situation die große Ausnahme bleiben.

2. Wenn der sorgeberechtigte Elternteil einer Umgangsbefugnis indifferent gegenübersteht, dann hängt das unproblematische Zustandekommen eines regelmäßigen Kontakts mit dem nichtsorgeberechtigten Elternteil sehr von den weiteren Umständen ab (eine Indifferenz des nichtsorgeberechtigten Elternteils führt in der Regel dazu, daß eine Umgangsregelung gar nicht zustande kommt, da der Gesetzgeber ja an keiner Stelle das Recht des Kindes schützt, seinerseits Kontakt mit dem nichtsorgeberechtigten Elternteil zu haben, auch wenn dieser kein unmittelbares Interesse daran zeigt). Entscheidend wird für die weitere Entwicklung der Besuchsregelung sein, ob die Indifferenz des Sorgeberechtigten eine echte ist oder ob sie nur mühsam nach außen zur Schau getragen wird, ja manchmal auch nur Ausdruck einer Angst ist vor gerichtlichen Komplikationen und Auseinandersetzungen mit dem geschiedenen Ehepartner. Bei der Bewertung der Einstellung der unmittelbaren Bezugspersonen, zu denen in diesem Falle dann auch Stiefeltern und Stiefgeschwister treten können, spielen hier naturgemäß neben den verbalen Äußerungen und Stellungnahmen die nicht verbalen Äußerungen eine ungleich größere Rolle. Der Ton, mit dem über den nichtsorgeberechtigten Elternteil und die Besuche bei ihm gesprochen wird, wie befangen oder unbefangen die Fragen nach dem Verlauf eines Besuches ausfallen, die begleitende Mimik und Gestik, verraten dem betroffenen Kind untrüglich, ob die Indifferenz tatsächlich eine Gleichgültigkeit auch im positiven Sinne ist, oder ob sie, nur der gesetzlichen Forderung nachgebend, sich ins scheinbar Unvermeidliche schickt. Aber selbst, wenn eine echte Indifferenz des Sorgeberechtigten dahintersteckt, genügt dies gerade für Kleinkinder, Vorschulkinder und Kinder im Grundschulalter im allgemeinen nicht, selber eine positive Einstellung zu den Besuchen aufrecht zu erhalten oder gar zu entwickeln, da Kinder in diesem Alter im allgemeinen die positive Verstärkung und Förderung ihres Verhaltens durch die Eltern benötigen. Auch hier kann es, wenn die Besuche beim Nichtsorgeberechtigten positiv erlebt werden und das Kind sich eigentlich darauf freuen möchte, bereits zu Schuldgefühlen kommen, und das Kind wird nach Rückkehr vom Besuch sich vielfach nicht trauen, zu Hause in der gleichen positiven Weise von den Besuchen zu berichten, in denen es diese tatsächlich erlebt hat. Allein die Tatsache, daß es sich beim nichtsorgeberechtigten Elternteil wohlgefühlt hat, kann zu Schuldgefühlen führen, welche die Besu-

che als solche zunehmend belasten und schließlich zum Scheitern bringen können.

Hieraus entstehen dann die bekannten Widersprüche in den Berichten über die Regelung der Umgangsbefugnis, wonach der sorgeberechtigte Elternteil berichtet, das Kind sei mißmutig oder gar negativ gestimmt vom Besuch zurückgekehrt und habe Negatives berichtet, wogegen der Nichtsorgeberechtigte seinerseits berichtet, unter Umständen sogar durch Zeugen und Fotografien beweisen kann, daß das Kind sich während des Besuchs unbeschwert und fröhlich verhalten habe. Dieses scheinbar widersprüchliche Verhalten kann allein ausreichen, dem Kind auf die Dauer weitere Besuchskontakte zu verderben und schließlich unmöglich zu machen, obwohl es tatsächlich eigentlich gerne mit dem nichtsorgeberechtigten Elternteil Kontakt pflegen würde und die Aufenthalte dort durchaus positiv erlebt hat. Jedenfalls muß bei echter Indifferenz des sorgeberechtigten Elternteils die positive Anregung sehr stark vom Nichtsorgeberechtigten ausgehen.

3. Steht der sorgeberechtigte Elternteil den Besuchen ausdrücklich oder unausgesprochen negativ und ablehnend gegenüber, dann wird es für das Kind außerordentlich schwer, sich positiv für eine Umgangsregelung mit dem nichtsorgeberechtigten Elternteil auszusprechen. Mit einer solchen Stellungnahme setzt es sich ja tatsächlich in ausdrückliche Gegenposition zu dem sorgeberechtigten Elternteil, der in der Regel seine primäre Bezugsperson ist oder sein sollte. Eine solche oppositionelle Einstellung werden daher nur Kinder in der Reifeentwicklung, manchmal schon in der Vorpubertät einnehmen, durchhalten und auch formulieren können. Die jüngeren Kinder dagegen werden in aller Regel sich gar nicht mehr positiv zu einem Besuch beim nichtsorgeberechtigten Elternteil äußern können. Eine solche positive Einstellung zu diesem wird dann aber oft umso deutlicher in projektiven Testuntersuchungen zum Ausdruck gebracht, ja manchmal auch dann, wenn das Kind bereits Sinn und Ziel der projektiven Testuntersuchungen durchschauen kann. Manche Kinder verbergen gewissermaßen ihre eigentliche Meinung mit Vorbedacht hinter den projektiven Tests; sie können sich gewissermaßen durch sie von ihrer eigenen Aussage distanzieren. Dies sind die schwierigsten Fälle, wenn es darum geht, eine Umgangsbefugnis zu regeln. Es sollte auch hier der Wille des Kindes respektiert werden, das heißt dem Kind soll sein verborgener Wunsch, den Kontakt mit dem nichtsorgeberechtigten Elternteil aufrecht zu erhalten und zu pflegen, ermöglicht werden. In keinem dieser Fälle, in welchen ausgesprochen oder durch projektive Testuntersuchungen hinreichend gesichert das Kind noch positive Beziehungen zum Nichtsorgeberechtigten hat und aufrecht erhalten möchte, sollte ohne zwingende äußere Gründe die Umgangsbefugnis ausgesetzt werden. Gelingt es allerdings nicht, den sorge-

berechtigten Elternteil zu veranlassen und instand zu setzen, seine negative Haltung zur Umgangsbefugnis abzubauen und nach Möglichkeit durch eine wenigstens indifferente zu ersetzen, dann wird erfahrungsgemäß ein Kind im Kleinkindalter oder Grundschulalter über lange Zeit kaum die daraus sich ergebende psychische Belastung ertragen und seine positive Einstellung zum nichtsorgeberechtigten Elternteil aufrecht halten. Die Ablehnung des Kontaktes des Kindes mit dem Nichtsorgeberechtigten durch den Sorgeberechtigten gründet ja in der Regel gar nicht auf einem blanken Haß oder der gezielten Absicht, ihm Übles zu tun, sondern auf zwei meist unbewußten Regungen:

a) Der sorgeberechtigte Elternteil lehnt einen Kontakt des Kindes mit dem Nichtsorgeberechtigten ab, weil er die geschiedene Ehe mit ihm selbst vergessen möchte als eine negative Erfahrung seines Lebens, als Ausdruck eines eigenen Fehlverhaltens oder als Ausdruck einer zurückliegenden, gar nicht mehr zur eigenen Persönlichkeit und ihrer Geschichte gehörenden Episode. Ist schon die Existenz des Kindes aus dieser möglichst zu verdrängenden Verbindung eine gewisse Anfechtung, so bedeutet der regelmäßige Kontakt mit dem geschiedenen Ehepartner, gehe dieser auch nur über das Kind, eine empfindliche Störung bei der Bemühung, diesen Lebensabschnitt aus der Erinnerung zu streichen. Mit diesen Gefühlen können auch durchaus positiv die Bestrebungen verbunden sein, das Kind nun in eine inzwischen entstandene neue Familie mit dem Stiefvater, gegebenenfalls auch mit den Stiefgeschwistern, voll zu integrieren und es innerhalb dieser Familie ja nicht zum Außenseiter werden zu lassen.

b) Vielleicht noch häufiger steht hinter der Ablehnung des persönlichen Kontaktes des Kindes mit dem geschiedenen Ehepartner eine Angst, dieser könnte über das Kind oder unmittelbar wieder irgend einen Einfluß auf die eigene Person gewinnen, dem man sich mit so vielen Schwierigkeiten und Ängsten nun glücklich entzogen hatte. Diese Angst liegt vor allem dann vor, wenn die Bindung zwischen den Eheleuten auch nach der Scheidung durch eine tiefe Zwiespältigkeit gekennzeichnet ist und noch ein Rest von positiver Bindung vorhanden ist, der aber wegen des Gewichts der negativen Faktoren sich nicht durchsetzen konnte. Wenn sich der eine oder beide Ehepartner mühsam gegen diesen Rest an positiver Beziehung zur Ehescheidung durchgerungen haben, dann bedeutet dieser positive Rest einen ständigen Vorwurf und eine ständige Versuchung und Beunruhigung, und gerade diese wird durch die Besuchsregelung des Kindes mit dem nichtsorgeberechtigten Elternteil aufrecht erhalten.

Hierzu gehören auch die Fälle enttäuschter Ehemänner, für die das Aussteigen der Frau aus der Ehe eine tiefe narzißtische Kränkung bedeutet hat. Wenn diese nun das Sorgerecht erhalten haben, wehren sie sich mit aller Macht dagegen, daß die Frau noch weiterhin Anteil an dem Kind haben soll, das ihnen als einziger Ersatz für den Verlust geblieben ist.

Aber auch die Haltung des nichtsorgeberechtigten Elternteils, der auf dem Recht der Umgangsbefugnis besteht, spielt hier eine bedeutsame Rolle: Neben einer zweifellos bestehenden psychischen Bindung zum Kinde, die aufrecht zu erhalten und zu pflegen einer natürlichen Regung und einem psychischen Bedürfnis entspricht, bietet für manche nichtsorgeberechtigten Elternteile, insbesondere für nichtsorgeberechtigte Väter, die von ihren Frauen verlassen wurden und die das Sorgerecht nicht erhalten konnten, der Kontakt mit dem Kinde auch die einzige Möglichkeit, doch mit der früheren Ehepartnerin einen wenigstens indirekten Kontakt zu pflegen. Auch hier stellt das Kind, dessen Umgang dem Nichtsorgeberechtigten ja rechtlich zusteht, gewissermaßen einen Ersatz für den verlorenen Ehepartner dar.

Schließlich entspringt das Bemühen um den persönlichen Umgang mit dem Kinde in einzelnen Fällen dem Bedürfnis nach einem Alibi, das man später dem groß gewordenen Kind gegenüber vorweisen kann, daß man sich doch immer bemüht und sich um das Kind gekümmert habe. Es darf aber nicht übersehen werden, daß der Verzicht darauf, in problematischen Fällen eine Umgangsbefugnis durchzusetzen, nicht selten keinem mangelnden Interesse oder einer Resignation entspringt, sondern einer erhöhten Verantwortlichkeit für das Kind, dem man die Auseinandersetzungen und die psychischen Spannungen ersparen möchte. Es kann aber kein Zweifel sein, daß bei beiden Ehepartnern, beim sorgeberechtigten wie beim nichtsorgeberechtigten Elternteil, immer wieder auch die Auseinandersetzung um die Umgangsbefugnis das einzige noch vorhandene und sehr geeignete Tummelfeld abgibt, die inzwischen geschiedene Ehe mit umgekehrten Vorzeichen in der Auseinandersetzung weiterzuführen und dem geschiedenen Ehepartner Ärger und Schwierigkeiten zu bereiten, um sich am vermeintlich oder tatsächlich erlittenen Unrecht zu rächen, eine Haltung, die ausschließlich zu Lasten des Kindes gehen muß.

Alle diese verschiedenen emotionalen Regungen, seien sie bewußt oder unbewußt, verbinden sich zu einem Gestrüpp psychodynamisch wirksamer Beziehungen, die in der Haltung der Erwachsenen zur Regelung der Umgangsbefugnis wirksam werden. Es ist eine große Täuschung, der auch die Familiengerichte nicht selten erliegen, daß die beteiligten Eltern sich über ihre emotionellen Beweggründe hinwegsetzen, diese willkürlich verändern und korrigieren oder auch einfach überwinden könnten. Im Gegensatz zu Handlungen, die eher noch aufgrund rationaler Überlegung unterlassen oder vollzogen werden können, ist die Verfügbarkeit über emotionelle Regungen grundsätzlich nicht gegeben. Auch eine einmalige Konfrontation mit diesen emotionellen Regungen – auch wenn man mit den tatsächlichen psychischen Strebungen konfrontiert wird – verschafft keinesfalls die Notwendigkeit, sie auch zu überwinden oder zu ändern. Dies vermag allenfalls eine längerfristige psychotherapeutische Behandlung, zu der aber, soll sie erfolgreich sein, niemand gezwungen werden kann, und die jedenfalls nicht im Rahmen eines Familiengerichtsverfahrens erzwungen und durchgeführt werden kann,

Da die Eltern im allgemeinen auch für die sie bestimmenden emotionalen Regungen nicht eigentlich verantwortlich gemacht werden können, muß auch bei Entscheidungen zur Umgangsbefugnis unter Umständen dem einzelnen Elternteil, in der Regel dem Nichtsorgeberechtigten, bitteres Unrecht zugefügt werden, will man sich konsequent für das Wohl des Kindes entscheiden.

Grundsätzlich muß die Feststellung aufrecht erhalten bleiben, daß es für ein Kind bis etwa im Alter von zehn Jahren eine Belastung bedeutet, regelmäßig Besuchskontakt mit dem nichtsorgeberechtigten Elternteil zu pflegen, solange die Eltern nicht zu einer einigermaßen ausgeglichenen, distanzierten Haltung zu einander gefunden haben, das heißt in der Lage sind, sich gegenseitig zu respektieren und zu achten.

Ein unter Umständen unlösbarer Konflikt kann sich aber dann ergeben, wenn bei bestehenden Spannungen zwischen den Eltern noch eine echte Bindung zwischen dem Kind und dem nichtsorgeberechtigten Elternteil besteht und das Kind den regelmäßigen Umgang mit diesem nichtsorgeberechtigten Elternteil sucht und pflegen möchte.

Bei dieser Kollision der Bedürfnisse und Strebungen im Kinde selbst bleibt nur zu prüfen, ob das Kind aller Voraussicht nach in der Lage sein wird, diesen Konflikt zu tragen und daran zu reifen, ohne überfordert und schließlich geschädigt zu werden. Ist eine solche Schädigung aber wahrscheinlich, so wird man sich bemühen müssen, diejenige Lösung zu finden, die einerseits den Wünschen und Bedürfnissen des Kindes am ehesten entgegenkommt, und andererseits die wenigsten negativen Auswirkungen nach sich ziehen wird. Diese Entscheidung kann oft auch die Fähigkeit des Fachmannes übersteigen. Die Ausübung der Umgangsbefugnis ist vor allem immer dann eine schwere Belastung für den sorgeberechtigten Elternteil oder bei noch nicht entschiedenem Sorgerecht für denjenigen Elternteil, bei dem das Kind lebt, und damit indirekt früher oder später auch für das Kind, wenn das Sorgerecht noch grundsätzlich in Zweifel gezogen wird und der sorgeberechtigte oder tatsächlich versorgende Elternteil ständig Angst haben muß, daß ihm das Sorgerecht entzogen oder nicht zugeteilt wird. Dies gilt auch dann, wenn nach zugeteiltem Sorgerecht der nichtsorgeberechtigte Elternteil diese Regelung grundsätzlich nicht anerkennen kann und Anstrengungen unternimmt, die Sorgerechtsregelung nach § 1696 BGB oder § 1666 BGB zu ändern.

b) Regelung zur Durchführung der Umgangsbefugnis

Ist die Durchführung einer Umgangsbefugnis im Sinne des Kindeswohls, das heißt, ist das Kind zu einem regelmäßigen Kontakt mit dem nichtsorgeberechtigten Elternteil bereit oder zumindest ihm gegenüber nicht negativ eingestellt, und ist der sorgeberechtigte Elternteil und seine übrige Familie in der Lage, diese Kontakte wenn nicht zu bejahen, so sie doch wenigstens nicht so weit zu behindern, daß das Kind nicht in unüberwindbare Konflikte gestoßen wird, dann sollte versucht werden, die Umgangsregelung möglichst zwanglos durchzuführen.

Die Zwanglosigkeit führt aber in manchen Fällen insofern zu einer Gefährdung des oft labilen Gleichgewichts, weil die beteiligten Erwachsenen im besonderen Maße zum Mißverständnis und zur Fehlinterpretation des Verhaltens des anderen Partners bereit sind. Jedes auch unverschuldete Zuspätkommen, jede Terminverschiebung kann Anlaß sein, beim anderen Beteiligten Böswilligkeit zu vermuten, so daß eine feste, gerichtlich vereinbarte Regelung als Mindestkontakt oft gute Dienste leisten kann. Eine solche Regelung enthält dabei einen Minimalkonsens, der natürlich in freier Übereinkunft nach jeder Richtung hin ausgestaltet werden kann. Er bietet aber die Möglichkeit, daß man sich beim Scheitern solcher freien Übereinkünfte wieder auf diesen Minimalkonsens zurückziehen kann.

Bei den Familiengerichten hat sich die Faustregel eingebürgert, daß ein Kind ein langes Wochenende im Monat, die zweiten Feiertage der Doppelfesttage (Weihnachten, Ostern, Pfingsten) sowie zwei oder drei Wochen im Jahr in den Ferien mit dem nichtsorgeberechtigten Elternteil zusammenkommt. Gegen eine solche Faustregel ist aus kinderpsychiatrischer Seite nichts Grundsätzliches einzuwenden. Sie muß sich natürlich nach den Gegebenheiten des Einzelfalles, nach dem Alter des Kindes, nach der räumlichen Entfernung der Beteiligten, nach den Schulverpflichtungen des Kindes und nach den Arbeitsgegebenheiten der Erwachsenen richten.

Kleinkinder im Vorschulalter wird man unter Berücksichtigung des unterschiedlichen Zeitempfindens nur dann über Nacht beim nichtsorgeberechtigten Elternteil belassen, wenn schon vor der Trennung eine enge psychische Bindung bestanden hat oder im Laufe regelmäßiger Besuchskontakte entstanden ist. In allen anderen Fällen bedeutet die Trennung vom sorgeberechtigten Elternteil über eine Nacht hinweg für ein Kleinkind eine psychische Belastung. Die Situation erweckt Verlassenheitsbefürchtungen beim Kinde. Natürlich hängt dies nicht allein von den emotionellen Beziehungen des Kindes zum nichtsorgeberechtigten Elternteil ab, sondern auch von den Beziehungen zu den anderen erwachsenen Personen, mit denen das Kind während seines Umgangs mit dem nichtsorgeberechtigten Elternteil ebenfalls zusammen ist, zum Beispiel den Großeltern, dem neuen Lebenspartner oder der Lebenspartnerin des Nichtsorgeberechtigten.

Bei älteren Kindern im Vorschulalter oder im Grundschulalter stehen Übernachtungen natürlich keine Bedenken mehr entgegen. Bei Schulkindern ist man dabei – je nach Schulorganisation – auf die schulfreien Wochenenden angewiesen. Dabei sollte aber berücksichtigt werden, daß dem nichtsorgeberechtigten Elternteil nicht alle dem Kinde zur Verfügung stehenden schulfreien Wochenenden allein zum Umgang mit dem Kind zur Verfügung stehen. Es ist grundsätzlich auch hier der Vorrang aller Kontakt- und Beziehungsmöglichkeiten dem sorgeberechtigten Elternteil zuzuerkennen. Es geht nicht an, daß er gewissermaßen nur den grauen Alltag mit seiner auch zwangsläufig manchmal unerfreulichen Routine mit dem Kind zusammen erlebt, wogegen der nichtsorgeberechtigte Elternteil sich gewissermaßen die Sonnenseiten im Daseins des Kindes heraussuchen kann. Insofern ist auch im ganzen für größere Kinder ein langes Wochenende im Monat als ausreichend anzusehen. Diese sind in der Lage, die Frist von einem Monat, gewissermaßen mit der «Idealpräsenz» des nichtsorgeberechtigten Elternteils, zu überbrücken. Bei kleineren Kindern, vor allem bei räumlicher Nähe, kann durch weitere Samstage oder Sonntage oder auch durch Nachmittage der Kontakt in kürzeren Abständen günstig sein, vor allem für die erste Zeit nach der Ehescheidung, wenn das Übergewicht des in Zukunft sorgeberechtigten Elternteils erst hergestellt werden muß.

Bei älteren Kindern wird man dagegen die geregelten Besuchszeiten eher zu längerem, aber seltenerem Kontakt zusammenfassen, vor allem dann, wenn Spannungen zwischen den Eltern bestehen, die das Kind aushalten muß, da es immer der Wechsel aus einer Situation in die andere ist, der das Kind belastet. Ähnliche Bedingungen ergeben sich auch bei größerer räumlicher Distanz.

Es versteht sich von selbst, daß jede wirklich freiwillig und in Übereinkunft ausgehandelte Regelung von solchen Richtlinien abweichen kann. Eine Beeinträchtigung des Kindeswohls kann aus solchen frei und übereinstimmend ausgehandelten Regelungen nur dann entstehen, wenn sie so intensiv werden, daß für das Kind die klare Orientierung, wer der dominierende und wirklich sorgeberechtigte Elternteil ist, verloren geht.

An dieser Stelle ist darauf hinzuweisen, daß eine «Halbierung» des Kindes zwischen den Elternteilen in keinem Falle dem Kindeswohl entsprechen kann.

Solche immer wieder propagierten Regelungen entlasten im Grunde nur die beteiligten Erwachsenen von der Notwendigkeit, sich den Konsequenzen der Ehescheidung für ihre Kinder zu stellen. Sie versuchen gewissermaßen nur, die Vorteile der Scheidung wahrzunehmen und ihre Nachteile auszuklammern. Natürlich ist es für die Kinder unter Umständen eine glückliche Situation, daß sich die Eltern mit Hilfe einer solchen «salomonischen» Regelung einig sind und eine Spannung und Auseinandersetzung zwischen den Eltern vermieden wird. Dieser Vorteil wird aber dadurch wieder zunichte gemacht, daß dem Kind diese für seine psychische Entwicklung notwendige Orientierungshilfe einer eindeutigen Bezugs- und Indentifikationsperson vorenthalten wird. Das kann allenfalls dann gut gehen, wenn auch zwischen den getrennten Eltern eine völlige Übereinstimmung in Erziehungsstil und Lebenshaltung besteht, und zwar eine vollkommenere, als dies bei bestehender Ehe notwendig wäre, wo die ständige Auseinandersetzung zwischen den Eltern im Erfahrungsbereich des Kindes möglich und notwendig ist. Bei einer so weitgehenden Übereinstimmung wird es aber kaum zur Ehescheidung kommen, schon gar nicht zur Notwendigkeit einer Begutachtung.

c) Die Abholung und die Übergabesituation

Ist das Kind noch nicht alt genug, daß es sich selbständig und ohne fremde Hilfe und Begleitung zum nichtsorgeberechtigten Elternteil und am Ende des Besuchs wieder nach Hause gegeben kann, wird es in der Regel vom nichtsorgeberechtigten Elternteil abgeholt und wieder zurückgebracht. Diese Regelung ist zwar nirgends gesetzlich verankert und von keiner Sorge um das Kind vorgeschrieben, es hat sich aber seltsamerweise so eingebürgert, daß es immer der nichtsorgeberechtigte Elternteil ist, der das Kind zum Besuch abholt und wieder zurückbringt. Hier scheinen offenbar noch Reste aus dem Schuld- und Sachenrecht zu bestehen, unter deren juristischen Gesichtspunkten man früher – und eingestandenermaßen auch zum Teil noch heute – das Kind zwischen den Eltern behandelt sehen möchte.

Nur die sogenannte «Holschuld» kann die Grundlage für eine im allgemeinen völlig unbestritten praktizierte Regelung abgeben, die durch nichts anderes zu begründen und die unter dem Gesichtspunkt des Kindeswohls alles andere als sinnvoll ist. Es wäre im Grunde viel vernünftiger, gerechter und vor allem für das Kind viel hilfreicher, wenn jeweils der eine Elternteil das Kind zum anderen hinbringen würde; also der sorgeberechtigte, bei dem sich das Kind regelmäßig aufhält, würde das Kind am Besuchstag zum nichtsorgeberechtigten Elternteil begleiten und es dort übergeben, und der Nichtsorgeberechtigte würde es nach Abschluß des Besuches wieder dorthin zurückbringen, wo das Kind sich ständig aufhält. Damit wäre dem Kind deutlich gemacht und durch aktives Handeln der beteiligten Erwachsenen demonstriert, daß diese damit einverstanden sind, ja ihrerseits etwas dazu beizutragen bereit sind, daß das Kind den anderen Elternteil besucht, beziehungsweise daß das Kind regelmäßig beim anderen leben kann. Dazu wurde schon im juristischen Schriftum Stellung genommen (Lempp 1979), ohne daß sich bis jetzt daraus merkbar praktische Konsequenzen ergeben hätten.

In jedem Falle wird die Übergabesituation für das Kind zum kritischen Augenblick, an dem die beiden getrennten Welten seiner beiden Eltern sich wieder einmal berühren und überschneiden. Diesen Augenblick für das Kind nicht zur psychischen Belastung werden zu lassen, ist eine schwierige aber auch außerordentlich wichtige Aufgabe der beiden Elternteile, soll die Umgangsbefugnis mit dem Wohl des Kindes vereinbar sein. Für das Kind ist nämlich der Wechsel aus der Beziehungswelt des einen Elternteils in die Welt des anderen die entscheidende psychische Belastung, die regelmäßig mit der Durchführung der Umgangsbefugnis verbunden ist. Wenn die Eltern in Streit miteinander leben, wenn noch unausgetragene Spannungen bestehen oder wenn die Erziehungs- und Lebenshaltung der beiden Eltern deutlich differiert, dann muß das Kind im Augenblick der Übergabe diese Spannung ertragen können, auch wenn sie sich nicht in Streitereien und verbalen oder gar tätlichen Auseinandersetzungen äußert.

Die Schwierigkeit der Bewältigung einer solchen Situation wird in dem oft emotional stark expressiven, ja übersteigert wirkenden Verhalten der Kinder in dieser Situation deutlich. So können oft beide Parteien glaubhaft berichten, daß das Kind sich noch weinend und mit laut geäußerten Verlustängsten an den zurückbleibenden sorgeberechtigten Elternteil anzuklammern versucht, wogegen der andere Elternteil ebenso überzeugend berichten kann, daß das Kind unmittelbar, nachdem es sich nicht mehr im Blickbereich des zurückbleibenden sorgeberechtigten Elternteils befindet, etwa im Auto des wegfahrenden, nichtsorgeberechtigten Elternteils, sich sofort fröhlich angepaßt und unbefangen verhalte. Die gleiche Szene spielt sich dann beim Zurückbringen des Kindes ab. Dazu gehören auch die Schilderungen, wonach das Kind Stunden oder gar Tage vor dem Besuch eine bedrückte Stimmung zeigt oder gar psychosomatisch mit Schlafstörungen, Erbrechen und Verdauungsstörungen reagieren kann, Symptome, die sofort verschwunden sind, wenn es den Wechsel zum anderen Elternteil vollzogen hat. Bei der Rückkehr wird dann wiederum berichtet, daß das Kind Stunden vorher bedrückt erscheine und schweigsam werde und sich bei der Rückkehr mit Klagen der Erleichterung dem sorgeberechtigten Elternteil an die Brust werfe.

Auch wenn man opportunistisches und theatralisches Verhalten, wie es durch diese Situation geradezu herausgefordert wird, in Betracht zieht, so bleibt doch für das Kind das Bedürfnis, dem Elternteil, von dem es sich jeweils trennen muß, vorher zu beweisen, wie positiv die Bindung zu ihm – und zwar zu ihm allein – doch sei, und dem Elternteil, zu dem es kommt, wie sehr es ihn in der Zwischenzeit vermißt habe. Diese im Grund unerträgliche und letzten Endes unvermeidlich schädigende Situation kann von den Eltern nur dadurch abgebaut werden, daß sie beide dem Kinde deutlich machen, daß sie diese Besuche für etwas Positives halten, daß sie verstehen und gut heißen, wenn es dem Kinde auch bei dem anderen Elternteil gefällt und es sich dort wohlfühlt, und wenn sie den früheren Ehepartner achten und respektieren und dies auch in Gegenwart des Kindes deutlich machen; das heißt, daß es für die Realisierung einer für das Kind nicht nachteiligen Umgangsbefugnis notwendig ist, daß die Eltern noch in der Lage sein sollten, sich in Gegenwart des Kindes hinreichend freundlich und sachlich zu begegnen, zumindest Minimalformen der üblichen Höflichkeit zu pflegen und sich wenigstens die Hand geben zu können, ohne verbal oder averbal ihre Abneigung zu äußern. Ist dies nicht möglich, umgehen Eltern die Situation vielfach dadurch, daß sie bei der Übergabe des Kindes jeglichen Kontakt vermeiden, das Kind fertiggerichtet vor die Türe stellen, wo es dann vom anderen Elternteil abgeholt wird. Diese «Nichtübergabe» genügt nicht, die Übergabesituation für das Kind hinreichend erträglich zu machen und der Umgangsbefugnis ihre psychische Belastung zu nehmen. Auch kleinen Kindern, und gerade diesen, wird durch eine solche «Nichtübergabe» die Unvereinbarkeit der Beziehungen, die es zu seinen beiden Eltern hat und haben soll, deutlich, ohne daß ihm eine Hilfe bei der Bewältigung geboten wird. Das Kind bleibt dabei sichtbar alleingelassen. Zum jeweiligen Lebensbereich gehört für ein Kind eben nicht nur die betreffende Person, sondern auch das Umfeld, einschließlich der Wohnung, dem Raum vor dem Hause, der Straße, der Nachbarschaft usw. Insofern ist für das Kind auch bei fehlendem persönlichem Kontakt zwischen seinen Elternteilen in der Übergabesituation ein Kontakt zwischen der Welt des sorgeberechtigten und der Welt des nichtsorgeberechtigten Elternteils gegeben.

In solchen Fällen ist es besser, eine neutrale Person, die zu beiden Elternteilen ein sachlich indifferentes Verhältnis pflegen kann, übernimmt die Übergabe des Kindes. Allerdings ist es unabdingbar, daß diese neutrale Person für das Kind eine gute Bekannte, eine Vertrauensperson ist. In Frage kommen hierfür Nachbarn, Paten, Erzieherinnen aus dem Kindergarten usw. Die Sozialarbeiterin des Jugendamtes, die dafür gerne in Anspruch genommen wird, ist im allgemeinen dem Kinde nicht genügend bekannt, als daß sie in einer für das Kind kritischen Situation ihm eine echte schützende Beziehung bieten könnte.

Jeweils nach der Übergabe ist es für die Elternteile oft ein Problem, ob sie das Kind über die zurückliegenden Erlebnisse befragen sollen, wie dies an und für sich naheliegend und natürlich wäre. Der nichtsorgeberechtigte Elternteil möchte vom Kinde wissen, was es zu Hause, vielleicht in der neuen Familie, im Kindergarten oder Schule und Freizeit treibt und was es erlebt hat, und der sorgeberechtigte Elternteil interessiert sich, wenn er ehrlich ist, natürlich auch dafür, wie das Kind die Besuchszeit verbracht hat. Beide befürchten bei dem eigentlich selbstverständlichen Gespräch den Anschein des «Ausfragens». Tatsächlich sind sie auch vielfach diesem Verdacht ausgesetzt, und nicht selten ist dieser Verdacht dann nicht unbegründet, wenn von den Elternteilen das auf diesem Wege Erfahrene nachher in Vorwürfen oder prozessualen Schriftsätzen wieder auftaucht.

Auch insoweit hat ein Kind einen Anspruch auf Vertraulichkeit, der nicht übergangen werden sollte. Bestehende Spannungen müssen das Kind veranlassen, dem jeweiligen Elternteil das zu erzählen, von dem es annimmt, daß es gerne gehört wird. Je nach Alter und Reife wird es dabei mit der Wahrheit und Objektivität nicht sehr genau umgehen, was die Eltern dann durch die Art, wie sie es aufgreifen und verwerten und wiedergeben, sehr verstärken können.

Andererseits haben vor allem kleinere Kinder in einer solchen Situation ein natürliches Aussprachebedürfnis. Sie möchten der Erwachsenenperson, mit der sie zusammenleben, davon berichten, was sie erlebt haben und was sie beeindruckt hat. Dieser Bericht ist aber für das Kind nur dann möglich, wenn es nicht befürchten muß, daß es durch den Bericht den Elternteil, dem es von seinen Erlebnissen mit dem anderen Elternteil berichtet, kränkt, betrübt oder auch nur gleichgültig läßt. Es kann manchmal für einen Elternteil schwer sein, dem Kind den glaubhaften Eindruck zu vermitteln, daß er ihm diese positiven Erlebnisse gönnt.

Wenn es ihm nicht gelingt, diesen Eindruck glaubhaft zu vermitteln, dann sollte er dies auch nicht versuchen. Er muß sich aber bewußt sein, daß er derjenige ist, der dem Kinde die Besuche schwer macht, und daß er das Kind allein damit, ob er will oder nicht, gegen den anderen Elternteil beeinflußt, das heißt, daß er dem Kind einen eigenen Bereich, der diesem zusteht, nicht einräumt.

d) Die Ausgestaltung des Besuchs

In der neuen Fassung des § 1634, Abs. 2 BGB ist ausdrücklich geregelt, daß – soweit das Familiengericht keine abweichenden Bestimmungen trifft – der nichtsorgeberechtigte Elternteil während der Dauer des Umgangs das Recht nach § 1632, Abs. 2 BGB ausübt, wonach er das Recht hat, den Umgang des Kindes auch mit Wirkung für und gegen Dritte zu bestimmen. Der nichtsorgeberechtigte Elternteil soll in der Gestaltung des Umgangs mit seinem Kinde frei sein und selbst bestimmen können, mit wem das Kind dabei zusammentrifft und mit wem nicht. Hievon sollte grundsätzlich möglichst wenig abgewichen werden und das Wohl des Kindes, das eine Ausnahmeregelung durch das Familiengericht zuläßt, sollte in strengem Sinne auf das Kind zentriert bleiben und nicht Ängste und Wünsche der beteiligten Erwachsenen vertreten. Nicht selten kommt es vor, daß der sorgeberechtigte Elternteil den Kontakt mit dem neuen Lebenspartner des geschiedenen Ehegatten für das Kind verhindern will. Grundsätzlich kann es dafür kaum Gründe geben, die im Wohl des Kindes gelegen sind. Es handelt sich zwar um verständliche, aber nichtsdestoweniger unbegründete Ängste und Wünsche des sorgeberechtigten Elternteils. Soll der § 1634 BGB den Zweck erfüllen, daß das Kind die Lebenswelt seines nichtsorgeberechtigten Elternteils kennenlernt und daran bis zu einem gewissen Grade teilnimmt, dann muß dieser Besuch auch die Möglichkeit zum Kontakt mit allen Personen einschließen, die die Lebenswelt des nichtsorgeberechtigten Elternteils ausmachen.

Eine seelische Schädigung des Kindes und damit eine Verletzung des Kindeswohls durch die Begegnung des Kindes mit dem neuen Lebenspartner des nichtsorgeberechtigten Elternteils wäre nur dann möglich, wenn der sorgeberechtigte Elternteil diesen dem Kind gegenüber als menschlich und moralisch negativ abgewertet hat. Die Diskrepanz zwischen der Schilderung dieser Person durch den sorgeberechtigten Elternteil und der realen Erfahrung aus der Begegnung mit ihm könnte tatsächlich zu einer psychischen Belastung und einer Störung der Beziehung des Kindes entweder zum sorgeberechtigten Elternteil oder zu dem neuen Partner oder auch zu beiden führen. Eine solche Situation ist aber unschwer zu vermeiden, da es grundsätzlich möglich ist, auch kleineren Kindern gegenüber zum Ausdruck zu bringen, daß man jemand zwar nicht so sehr mag, oder daß jemand nicht so sehr sympathisch ist, daß er gleichwohl aber ein Mensch sein kann, mit dem man Umgang pflegen kann. Eltern werden zum Beispiel auch den ihnen unsympathischen Lehrer ihres Kindes vor diesem nicht völlig desavouieren.

Es sollte nach Möglichkeit dem Kinde die Gelegenheit geboten werden, die Lebenswelt des nichtsorgeberechtigten Elternteils an Ort und Stelle kennenzulernen. Der nichtsorgeberechtigte Elternteil sollte bei Wahrnehmung seiner Umgangsbefugnis daher nicht genötigt sein, die Besuchszeit mit dem Kind ständig nur auf Kinderspielplätzen, Zoos, Parkanlagen oder gar in Wirtshäusern zuzubringen. Kann einem Elternteil, der weiter entfernt wohnt, für die Besuchszeit nicht die eigene Wohnung eingeräumt werden, was auch für das Kind den Besuchskontakt wesentlich erleichtern würde, dann sollte versucht werden, durch seltenere, aber ausgedehntere Besuchskontakte die Reise zum nichtsorgeberechtigten Elternteil zu ermöglichen.

Es sollte aber auch andererseits dafür Sorge getragen werden, daß der nichtsorgeberechtigte Elternteil sich während der Besuchszeit vorwiegend auch selbst mit dem Kinde abgeben kann und das Kind nicht nur bei den Großeltern, anderen Verwandten oder Bekannten oder einfach vor dem Fernsehschirm abgesetzt wird, bis die Besuchszeit abgelaufen ist. Manche Väter tun sich bei einer um jeden Preis durchgeführten Regelung der Umgangsbefugnis mit Kleinkindern dabei manchmal schwer. Solche Formen der Wahrnehmung der Umgangsbefugnis können aber nicht dem Sinne des § 1634 BGB entsprechen.

e) Die Verwöhnung durch den nichtsorgeberechtigten Elternteil

Nicht selten entstehen Konflikte aus einer naheliegenden und verständlichen eher verwöhnenden Einstellung des nichtsorgeberechtigten Elternteils während der ja ziemlich eingeschränkten Kontaktmöglichkeit. Er bemüht sich, dem Kinde positive Erlebnisse und Annehmlichkeiten zu bieten, und verwöhnt es vielleicht mit Geschenken. Damit wird die Umgangsbefugnis für das Kind unter Umständen zu einem herausragend positiven Erlebnis, was in der Regel zu Unrecht den sorgeberechtigten Elternteil beunruhigt. Er befürchtet, der nichtsorgeberechtigte Elternteil mache ihm das Kind «abspenstig».

Es empfiehlt sich in solchen Fällen, den sorgeberechtigten Elternteil mit dem Hinweis zu beruhigen, wie viel Tage im Jahr das Kind bei ihm und wie wenig es beim nichtsorgeberechtigten Elternteil zubringe.

Bei einer starken Diskrepanz der sozialen Möglichkeiten der beiden Elternteile und dem starken Überwiegen der sozialen Potenzen und Möglichkeiten des nichtsorgeberechtigten Elternteils kann es, wenn dieser seine bessere Position taktlos und rücksichtslos zur Geltung bringt, doch zu Schwierigkeiten kommen. Dies gilt vor allem auch für gewisse «Superväter», wie zum Beispiel Berufspiloten oder Väter in ähnlichen Berufen, die ihren Kindern im Schulalter für diese sehr begehrenswerte Erlebnisse vermitteln können. Gegen eine solche Dominanz hat dann der sorgeberechtigte Elternteil, der vielleicht mit beschränkten finanziellen Mitteln sich auch mit dem werktäglichen Ärger, unvermeidlichen Verboten und schulischen Problemen auseinandersetzen muß, einen schweren Stand, der vor allem in der Vorpubertät die Beziehung des Kindes zu ihm erheblich beeinträchtigen kann.

Gerade in der Vorpubertät können auch extravertierte und sozial ungebundene Elternteile, meist handelt es sich um die Väter, eine starke Anziehungskraft auf ihre Kinder ausüben.

Oft sind es sozial wenig stabile Väter vom «Hochstaplertyp», welche ihren Kindern, vor allem den heranwachsenden Söhnen, mit ihren sozialen Scheinerfolgen und ihrer starken Außenprojektion sehr imponieren können. Hier hat der sorgeberechtigte Elternteil, meist die Mutter, einen schweren Stand, wobei sich in der Regel zur besseren Einsicht auch noch eine Angst aus früheren Enttäuschungen in ähnlicher Situation gesellt. Damit aber steht die ängstliche Mutter dem scheinbar strahlenden Vater gegenüber und es kann kein Zweifel sein, welcher Elternteil auf sein Kind in dieser Altersphase die größere Anziehungskraft ausübt. Nicht immer läßt sich das Risiko eines längeren Kontaktes mit diesem «hochstaplerischen» Elternteil und eine nachfolgende Enttäuschung für das Kind vermeiden. Diese Problematik sollte durch Rücksprache mit dem nichtsorgeberechtigten Elternteil zu klären versucht werden. Im konkreten Streitfall wird man aber kaum verhindern können, daß sich streitende Eltern aller der Mittel bedienen, die ihnen zur Verfügung stehen.

Daß die Unterschlagung der Post des nichtsorgeberechtigten Elternteils an sein Kind und das Verbot telefonischer Kontakte zwischen den beiden ein Verstoß gegen § 1626, Abs. 2 BGB beziehungsweise bereits die Voraussetzung des § 1666, Abs. 1 BGB bedeuten kann, soll hier ausdrücklich erwähnt werden; ja schon, daß die Zensur der Korrespondenz oder das vom Kind nicht gebilligte Mitlesen der Post einen erzieherischen Fehlgriff bedeutet, wird bedauerlicherweise oft nicht erkannt.

f) Regelung nach § 1634, Abs. 4 BGB

Seit nach dem neuen Scheidungsrecht der Regelung der elterlichen Sorge eine in der Regel ein- bis dreijährige Trennungszeit vorausgehen muß, ohne daß in jedem Falle nach § 1672 BGB bereits eine vorläufige Regelung des Rechts der elterlichen Sorge getroffen wird, wird in zunehmendem Maße der Absatz 4 des § 1634 BGB wichtig.

Auch während der Zeit des Getrenntlebens kann es notwendig werden, eine durch das Familiengericht getroffene Regelung der Umgangsbefugnis zu treffen. In dieser Situation besteht die Tendenz der Familiengerichte, die Regelung des Rechts der elterlichen Sorge nicht zu präjudizieren. Sie versuchen daher, dem Elternteil, bei dem das Kind sich nicht ständig aufhält, eine relativ umfangreiche Umgangsbefugnis zuzubilligen. Dies kann durchaus sinnvoll und im Sinne einer Übergangsregelung auch zweckdienlich sein, es kann aber im Einzelfall für das Kind bereits eine starke Belastung bedeuten, besonders dann, wenn die Eltern sich in dieser Trennungszeit stark auseinandersetzen und es zu für das Kind merkbaren Auseinandersetzungen kommt. Da im Grunde die unvermeidbare Regelung, bei wem das Kind sich während der Trennungszeit überwiegend aufhält, bereits die spätere Regelung des Rechts der elterlichen Sorge stark beeinflußt, wenn nicht gar vorwegnimmt, muß sich auch die Umgangsbefugnis danach richten und dem Elternteil, bei dem das Kind wohnt und lebt, das entsprechende Übergewicht auch in der Freizeit überlassen. Dies gilt vor allem für kleinere Kinder bis einschließlich des Grundschulalters.

g) Allgemeine Richtlinien zur Regelung der Umgangsbefugnis gemäß § 1634 BGB

1. Der regelmäßige Kontakt zwischen einem Kind und seinem nichtsorgeberechtigten Elternteil bedeutet, daß in dieser Beziehung die Ehe zu einem gewissen Teil weiterbesteht. Für das Kind ist der Umgang nur dann ohne Belastung möglich, wenn die geschiedenen Ehepartner zu einer sachlichen Neutralität gegeneinander zurückgefunden haben.

2. Wer deshalb eine vollkommene Scheidung von seinem früheren Ehepartner will, muß gegebenenfalls auch auf das Kind und jeden Kontakt mit ihm verzichten können.
3. Jeder Besuchskontakt gegen den Willen und Wunsch des Kindes widerspricht dem Sinn der Umgangsbefugnis und kann dem Wohl des Kindes nicht entsprechen.
4. Der sorgeberechtigte Elternteil, der das Kind erzieht, hat immer den größeren Einfluß auf das Kind, den er verantwortungsbewußt wahrnehmen soll. Dieser Einfluß kann nicht einfach mit Beeinflussung gleichgesetzt werden. Der nichtsorgeberechtigte Elternteil muß den Erziehungsstil des sorgeberechtigten Elternteils, solange sich dieser in normalen Grenzen bewegt, akzeptieren, zumindest tolerieren.
5. Bewußte oder unbewußte negative Beeinflussung des Kindes durch den sorgeberechtigten gegen den nichtsorgeberechtigten Elternteil kann wegen des Verdachts mangelnder Erziehungsfähigkeit Anlaß sein, die Sorgerechtsentscheidung zu überprüfen. Ist aber eine andere Sorgerechtsregelung nicht möglich und entspräche sie auch nicht dem Kindeswohl, dann dient die Durchsetzung des Elternrechts und der Umgangsbefugnis des Nichtsorgeberechtigten sicher nicht dem Kindeswohl. Die Strafe, die den sorgeberechtigten Elternteil treffen soll, trifft in Wahrheit das Kind.
6. Eine Regelung der Umgangsbefugnis im Sinne des Kindeswohls kann manchmal ein schweres Unrecht für einen Elternteil bedeuten und notwendig machen.
7. Bei Kindern bis etwa zum Grundschulalter ist die Regelung einer Umgangsbefugnis nur zu vertreten, wenn die Eltern zu einer Minimalform gegenseitiger Höflichkeit in der Lage sind. Sie müssen sich in Gegenwart des Kindes wenigstens die Hand geben können, ohne in Streit zu geraten.
8. Bei Schwierigkeiten im Kontakt der geschiedenen Elternteile ist gegebenenfalls eine dem Kind gut bekannte neutrale Person zwischenzuschalten.
9. Der Wechsel der Bezugspersonen, vor allem die Trennung vom einen und die Begrüßung des anderen Elternteils an den Besuchstagen, belastet das Kind besonders. Seltenere, dafür aber längere Besuche sind deshalb oft besser als häufigere, kurze.
10. Kinder unter vier Jahren sollten beim nichtsorgeberechtigten Elternteil nur dann über Nacht bleiben, wenn sie ihn schon lange und gut kennen.
11. Schwierigkeiten bei der Regelung der Umgangsbefugnis sind, vor allem bei Kindern vor der Reifeentwicklung, fast stets ausschließlich auf das Verhalten der beteiligten Erwachsenen zurückzuführen und zunächst nicht im Kinde begründet.
12. In der Regel ist es für das Kind, das noch zum Besuch des nichtsorgeberechtigten Elternteils abgeholt und von ihm zurückgebracht werden muß,

besser, wenn nicht – wie üblich – der nichtsorgeberechtigte Elternteil beides, das Abholen und das Zurückbringen, übernimmt, sondern wenn jeweils der Elternteil, bei dem sich das Kind gerade befindet, dieses zum anderen Elternteil bringt. Damit zeigt jeder der beiden Eltern, daß er den Besuch beziehungsweise den Aufenthalt des Kindes beim andern Elternteil bejaht und selbst bereit ist, dafür auch etwas zu tun.

h) Daten und Häufigkeiten aus eigenen Gutachten

Die Auswertung von 163 Gutachten über 225 Kinder zur Frage der Verkehrsregelung beziehungsweise Umgangsbefugnis aus den Jahren 1968 bis 1979 durch MUSSELMANN ergab folgende Daten:

Bei gleichmäßiger Geschlechtsverteilung waren 64% der Kinder zwischen sechs und elf Jahren, nur 3% unter drei Jahren alt.

Das Alter bei der Auflösung der ehelichen Gemeinschaft der Eltern lag bei 40% der Kinder zwischen null und drei Jahren, bei 21% zwischen vier und fünf Jahren und in 32% bei sechs bis elf Jahren; der Antrag auf Umgangsbefugnis wurde in 75% vom Vater und in 25% von der Mutter gestellt. Die Hauptbezugsperson der Kinder war in 50% die Mutter und nur in 8% allein der Vater. Die Mutter war allein, zusammen mit Großeltern und/oder Stiefvater in 56% die Hauptbezugsperson, der Vater allein, mit Großeltern, Pflegeeltern oder Hausangestellten in 11%. Nach der Trennung hatten 21% der Väter und 27% der Mütter allein einen neuen Partner und in 25% hatten Vater und Mutter beide einen neuen Partner.

Zum Zeitpunkt der Untersuchung hatte in 24% der Vater und in 74% die Mutter das Recht der elterlichen Sorge, und zwar

bei der Altersstufe	0– 3 Jahre	der Vater in 14%, die Mutter in 86%
	4– 5 Jahre	der Vater in 15%, die Mutter in 85%
	6–11 Jahre	der Vater in 26%, die Mutter in 73%
	über 12 Jahre	der Vater in 27%, die Mutter in 62%
		den Rest das Jugendamt.

Vor der Antragsstellung war die Umgangsbefugnis nur in 2% freizügig gehandhabt worden, in 13% war es ein Wochenende pro Monat und in 26% einzelne Tage pro Monat, in 24% bestand bis dahin noch keinerlei Kontakt. Von den untersuchten Kindern wünschten 17% Besuche beim Vater und 7% bei der Mutter, 40% äußerten sich gegen Besuche beim Vater und 14% gegen Besuche bei der Mutter, 22% der Kinder konnten sich nicht entscheiden; dabei nimmt die Gruppe der Kinder, die sich nicht äußerten, mit dem Alter deutlich ab. Während die Bejahung der Besuche beim Vater keine eindeutigen Tendenzen mit zunehmendem Alter aufweist, nimmt die Bejahung der Besuche bei der Mutter in zunehmendem Alter zu. Die Ablehnung der Besuche beim Vater bleibt im ganzen ziemlich konstant, wogegen die Ablehnung der Besuche bei der Mutter mit zunehmendem Alter ebenfalls ansteigt. Das könnte so interpretiert werden, daß die Beziehungen zum Vater über das Alter konstant positiv oder negativ sind, die zur Mutter dagegen mit dem Alter sich deutlicher akzentuieren und polarisieren.

Vom Gutachter wurde in 58% eine Aussetzung der Umgangsbefugnis und in 20% eine Einschränkung empfohlen. Dabei war die Häufigkeit der Aussetzungsempfehlung vom Alter ziemlich unabhängig, wogegen die Einschränkungsempfehlung vom Schulalter ab deutlich rückläufig war. Eine Ausdehnung der Besuche wurde in 6%, vor allem bei Kleinkindern, empfohlen. Dem Kinderwunsch wurde dabei in 93% der Fälle entsprochen.

Literatur

ARNTZEN, F.: Elterliche Sorge und persönlicher Umgang. München: Beck 1980.

BOWLBY, J.: Mutterliebe und kindliche Entwicklung. München/Basel: Reinhardt 1972.

BÜHLER, H.; KÄCHELE, S.: Die Ehescheidung als pathogener Faktor - Eine kinder- und jugendpsychiatrische Untersuchung. Praxis Kinderpsychol. Kinderpsychiatrie 1978, *27,* 296-300.

ELL, E.: Trennung, Scheidung und die Kinder? Stuttgart: Kreuz Verlag 1979.

ELL, E.: Besuch vom eigenen Kind. Stuttgart: Kreuz Verlag 1981.

FEHMEL, H.-W.: Die Anhörung des Kindes im Sorgerechtsverfahren. Der Amtsvormund 1981, *54,* 169-182.

GOLDSTEIN, J.; FREUD, A.; SOLNIT, A.: Jenseits des Kindeswohls. Frankfurt: Suhrkamp 1974.

HAFFTER, C.: Kinder aus geschiedenen Ehen. Bern/Stuttgart/Wien: Huber 1960[2].

HAGEMANN, J.: Sorgerecht und Scheidungskinder in der Kinder- und Jugendpsychiatrie. Tübingen: Inaugural-Diss., im Druck.

LEMPP, R.: Das Wohl des Kindes in §§ 1666 und 1671 BGB. In: NJW 1963, 1659ff.

LEMPP, R.: Die Ehescheidung und das Kind. München: Kösel 1976.

LEMPP, R.: Wer soll das Kind holen und bringen bei der Durchführung der Befugnis zum persönlichen Umgang gemäß § 1634, Abs. 1 BGB? Zbl. Jugendrecht 1979, *66,* H. 12, 517-519.

LEMPP, R.; RÖCKER, D.: Die kinder- und jugendpsychiatrische Problematik bei Kindern aus geschiedener Ehe. Z. Kinderpsychiat. 1963, *1,* 25-36.

MUSSELMANN, P.: Umgangsbefugnis und Scheidungskinder in der Kinder- und Jugendpsychiatrie. Tübingen: Inaugural-Diss. 1981.

RÖCKER, D.: Sorgerecht und Verkehrsrecht. Pädiatrische Praxis 1975, *16,* 557.

SIMITIS, S.; ROSENKÖTTER, L. et al.: Kindeswohl. Frankfurt: Suhrkamp 1980.

SIMITIS, S.; ZENZ, G. (Hrsg.): Seminar: Familie und Familienrecht Band 1 und 2. Frankfurt: Suhrkamp 1975.

SPITZ, R.: Die Entstehung der ersten Objektbeziehung. Stuttgart: Klett 1957.

WILLI, J.: Zur Psychopathologie der hysterischen Ehe. Nervenarzt 1970, *41,* 157-165.

WILLI, J.: Die angstneurotische Ehe. Nervenarzt 1972, *43,* 399-408.

C. Aufgaben des kinder- und jugendpsychiatrischen Sachverständigen in sozial- und verwaltungsgerichtlichen Verfahren sowie im Rahmen der Jugendhilfe

I. Aufgaben des Sachverständigen im vormundschaftsgerichtlichen Verfahren

1. Gutachten zur Frage der Gefährdung des Kindeswohls und der Entziehung der Personensorge gemäß §§ 1666 und 1666a BGB

§ 1666 BGB lautet:

1. Wird das körperliche, geistige oder seelische Wohl des Kindes durch mißbräuchliche Ausübung der elterlichen Sorge, durch Vernachlässigung des Kindes, durch unverschuldetes Versagen der Eltern oder durch das Verhalten eines Dritten gefährdet, so hat das Vormundschaftsgericht, wenn die Eltern nicht gewillt oder nicht in der Lage sind, die Gefahr abzuwenden, die zur Abwendung der Gefahr erforderlichen Maßnahmen zu treffen. Das Gericht kann auch Maßnahmen mit Wirkung gegen einen Dritten treffen.
2. Das Gericht kann Erklärungen der Eltern oder eines Elternteils ersetzen.
3. Das Gericht kann einem Elternteil auch die Vermögenssorge entziehen, wenn er das Recht des Kindes auf Gewährung des Unterhalts verletzt hat und für die Zukunft eine Gefährdung des Unterhalts zu besorgen ist.

§ 1666a BGB lautet:

1. Maßnahmen, mit denen eine Trennung des Kindes von der elterlichen Familie verbunden ist, sind nur zulässig, wenn der Gefahr nicht auf andere Weise, auch nicht durch öffentliche Hilfen, begegnet werden kann.
2. Die gesamte Personensorge darf nur entzogen werden, wenn andere Maßnahmen erfolglos geblieben sind oder wenn anzunehmen ist, daß sie zur Abwendung der Gefahr nicht ausreichen.

Im § 1666 BGB steht das im einzelnen nicht kodifizierte Wohl des Kindes dem grundgesetzlich verbrieften Elternrecht gegenüber. In der früheren Fassung dieses Paragraphen, gültig bis zur Neuregelung der elterlichen Sorge am 1.1.1980, war noch für den Eingriff des Staates gegenüber dem Erziehungsrecht der Eltern kraft seines ebenfalls grundgesetzlich verankerten Wächteramtes notwendig, daß das geistige oder leibliche Wohl des Kindes – das seelische fand noch keine Erwähnung – durch einen Mißbrauch des Rechts der Sorge für die Person des Kindes, durch Vernachlässigung oder wegen ehrlosen oder unsittlichen Verhaltens gefährdet wurde. Im neuen Gesetz wurde das «unverschuldete Versagen der Eltern» neu aufgenommen, ebenso «das Verhalten eines Dritten». Die Eltern müssen nach der neuen Fassung des Gesetzes «nicht gewillt oder nicht in der Lage sein», die Gefahr für das Kind abzuwenden.

Diese Ausdehnung der Möglichkeit des staatlichen Eingriffs auch auf solche Fälle, in denen das Kind nicht durch eine Böswilligkeit der Eltern, also durch deren schuldhaftes Verhalten, gefährdet ist, sondern durch das einfache Unvermögen der Eltern oder des Inhabers des Rechts der elterlichen Sorge über das Kind, hat es den Jugendämtern und Vormundschaftsgerichten erleichtert, wirksam helfend einzugreifen, wo dies früher zwar auch nötig gewesen wäre, aber durch die Engfassung des Paragraphen nicht möglich war. Tatsächlich sind die Fälle der Gefährdung des Kindes und der Beeinträchtigung des Kindeswohls infolge eines Unvermögens der Eltern sehr viel häufiger als die Fälle, in denen den Eltern tatsächlich schuldhaftes Verhalten nachgewiesen werden kann. In vielen Fällen wurde unter dem alten Recht bei den Eltern ein schuldhaftes Verhalten mühsam konstruiert, um Hilfe zu bringen, beziehungsweise man dehnte den Schuldbegriff so weit aus, daß zum Beispiel die Ablehnung der Herausnahme des Kindes aus der Familie durch die Eltern bereits als schuldhafter Mißbrauch des Rechts der Sorge für die Person des Kindes gewertet wurde. Dieser Schuldvorwurf, der früher notwendig ausgesprochen werden mußte, kann den Eltern heute erspart bleiben.

Eine typische Situation, die immer wieder zur Anwendung des § 1666 BGB führt, ist die Forderung der Eltern oder der alleinstehenden Mutter eines Kindes, das sich längere Zeit in Dauerpflege befand, auf Herausgabe dieses Kindes auch dann, wenn eine solche Herausnahme aus der Pflegefamilie dem Kindeswohl eindeutig entgegen stünde, weil das Kind beispielsweise zu den Eltern oder der Mutter bisher keinerlei Beziehung hat aufbauen können. Hier einen Mißbrauch des Personensorgerechts gegenüber den leiblichen Eltern oder einem Elternteil zu konstruieren, bedeutet eine unbillige Härte diesen gegenüber, da sie möglicherweise durchaus emotional an dem Kinde hängen, auch wenn sie es selbst nicht oder kaum kennen. Im Gegensatz zum Kinde ist es ja beim Erwachsenen durchaus möglich, daß er das geliebte Objekt auch in Idealpräsenz, das heißt ohne es persönlich zu kennen und mit ihm konkret umzugehen, liebt. Das Kind dagegen vermag bis zur Pubertät kaum eine tragfähige Bindung zu jemandem aufzubauen, mit dem es nie oder nur in vergessener Zeit einen persönlichen Kontakt pflegen konnte.

Hier wird des öfteren der kinder- und jugendpsychiatrische oder psychologische Sachverständige eingeschaltet, um gutachtlich zu klären, ob die Herausnahme des Kindes aus der Dauerpflege, in der es bisher mehr oder weniger lange gelebt hat, mit seinem Kindeswohl vereinbar ist oder ob eine solche Herausnahme eine Gefährdung des seelischen Wohls des Kindes bedeuten könnte. Die Frage, ob das körperliche oder geistige Wohl des Kindes durch eine Herausnahme gefährdet würde, ist vergleichsweise leicht zu beantworten und kann im wesentlichen durch das die Verhältnisse der die Herausgabe fordernden Eltern überprüfende Jugendamt geklärt werden.

Bei der Prüfung der Gefährdung des seelischen Wohls des Kindes sind in jedem Einzelfall die spezifischen Voraussetzungen und Bedingungen desselben zu prüfen. Grundsätzlich wird man den Anspruch der Eltern oder Elternteile des Kindes nicht bestreiten wollen. Maßgebend für die Entscheidung muß aber das Kindeswohl sein. Hier kommen im wesentlichen alle diejenigen Gesichtspunkte und Kriterien wiederum zur Geltung, die auch bei der Entscheidung über das Recht der elterlichen Sorge im Scheidungsfalle zu erörtern waren. Der Wille des Kindes und seine emotionalen Bindungen, wie auch die Kontinuität des Erlebnisfeldes, werden an vorderster Stelle Berücksichtigung finden müssen. Die Entscheidung wird also von den bisher vom Kind mit seiner Umwelt aufgebauten emotionalen Beziehungen abhängen, wie auch von seinem Alter. Ein Kind, das sich an die leiblichen Eltern oder den Elternteil noch erinnern kann, und bei dem diese Erinnerung nicht negativ gefärbt ist, oder ein Kind, das bereits die Vorpubertät oder die Reifeentwicklung erreicht hat, wird gegebenenfalls von sich aus ohne fremde vermittelnde Hilfe eine positive Beziehung zu seinen Eltern aufbauen können, ohne seelisch überbelastet zu werden.

Jedes Kind jedoch, das zu den Pflegeeltern eine feste emotionale Bindung aufgebaut hat und aufgrund seiner Entwicklungsstufe auf die Fortführung und die Stabilität dieser Bindung existentiell angewiesen ist, kann nicht ohne die Hilfe dieser Bezugspersonen neue, tragfähige Gefühlsbeziehungen aufbauen, welche schließlich die Beziehungen zu den bisherigen Pflegeeltern ersetzen könnten.

Kinder bis mindestens zum Ende der Grundschulzeit, also etwa bis zum zehnten Lebensjahr, die eine gute Gefühlsbeziehung zu den bisherigen Pflegeeltern oder zu anderen erwachsenen Personen ihres unmittelbaren Umfeldes aufgebaut haben, können daher nicht ohne deren einfühlende unterstützende Hilfe zu den bis dahin unbekannten oder wenig bekannten Eltern oder Elternteilen eine neue Beziehung entwickeln. Die Unterstützung eines solchen Beziehungswechsels durch die bisherigen Pflegeeltern und Beziehungspersonen kann eigentlich nur gelingen, wenn zwischen diesen und den Eltern oder präsumtiven Beziehungspersonen selbst eine positive Beziehung aufgebaut werden kann, das heißt die alten und die neuen, die bisherigen und die zukünftigen Eltern des Kindes müssen eine positive Haltung zueinander einnehmen können und der Wechsel muß von allen beteiligten Erwachsenen gewünscht und bejaht werden. Die neuen Kontakte sind durch sich allmählich steigernde Besuche, zunächst in der gewohnten, später auch in der neuen Umgebung langsam aufzubauen, und die alten Beziehungen müssen noch einige Zeit mit abnehmender Intensität weitergeführt werden und unter Umständen auf brieflicher und seltener Besuchsebene noch über Jahre weitergeführt werden.

Solche idealen Voraussetzungen sind relativ selten. Die Schwierigkeiten entstehen dann, wenn die Pflegeeltern sich ihrerseits an ihr Pflegekind so gebunden haben, daß sie einem Beziehungswechsel allenfalls vom Verstand, nicht aber vom Gefühl her zustimmen können. In solchen Fällen pflegen alle Versuche einer allmählichen Überführung des Kindes zu den neuen Eltern zu scheitern, da sich die gegenseitigen Bindungen zwischen Pflegekind und Pflegeeltern jeder neuen Bindung entgegenstellen müssen. Der Kontakt mit den leiblichen oder neuen Eltern wird im Gegenteil vom Pflegekind in solcher Situation als massive und existentielle Bedrohung erlebt.

Die Frage, nach wie langer Trennung von den leiblichen Eltern beziehungsweise nach wie langer Lebensgemeinschaft mit den Pflegeeltern ein solcher Wechsel dem Kinde – und in welchem Alter – zugemutet werden kann, läßt sich kaum allgemein verbindlich beantworten. Bei Säuglingen und Kleinkindern, die möglicherweise noch nicht sprechen können, glaubt man fälschlicherweise, ein solcher Wechsel könne, von einigen kurzdauernden Tränen abgesehen, ohne nachfolgende Komplikationen bewältigt werden. Tatsächlich sind sich auch die Fachleute und Entwicklungspsychologen nicht einig, ob möglicherweise etwa bis zum sechsten Lebensmonat ein solcher Milieu- und Beziehungswechsel vom Kinde folgenlos toleriert werden könnte. Man wird aber grundsätzlich davon ausgehen müssen, daß ein Säugling bereits nach wenigen Lebenswochen die völlige Änderung seines Erlebnisfeldes in seinen auditiven, visuellen, taktilen und Geruchsqualitäten registriert und daß ein solcher genereller Wechsel ohne Beziehungskontinuität mit irgend einem Objekt eine Belastung und Verunsicherung des Kindes in seiner Umweltbeziehung bedeuten kann.

Das heißt allerdings nicht, daß grundsätzlich jeder Wechsel für einen Säugling oder ein Kleinkind und jede Herausnahme in diesem frühen Alter zwangsläufig zur seelischen Katastrophe für das Kind werden müßte. Es gibt zweifellos viele Kinder, die eine solche Belastung ohne faßbare Beeinträchtigung ihrer Persönlichkeitsstruktur bewältigen können. Andererseits ist der Kinder- und Jugendpsychiater immer wieder überrascht, wie lange nach einem solchen Ereignis tiefgreifende Störungen der Kontaktfähigkeit oder im Aufbau der eigenen individuellen Persönlichkeitsstruktur beobachtet werden oder neu in Erscheinung treten können. Eine solche Herausnahme bedeutet also *in jedem Fall* ein nicht unerhebliches Risiko für das Kind, das in seiner Quantität und Qualität grundsätzlich nicht abgeschätzt werden kann.

Pflegeeltern, die ihr Pflegekind von vornherein nicht als Dauerpflegekind oder gar Adoptivkind bei sich behalten möchten, sondern sich von vornherein über die zeitliche Begrenzung im klaren sind, können solchen Schwierigkeiten ebenso wie die leiblichen Eltern oder Elternteile dadurch vorbeugen, daß sie während der Dauer des Pflegeverhältnisses sich um einen regelmäßigen und kontinuierlichen gegenseitigen Kontakt bemühen. Dies bedeutet aber, daß Pflegeeltern wie Eltern zu einem gegenseitigen Kontakt bereit sind.

Eine wesentliche Voraussetzung dafür, daß Pflegeeltern mit den leiblichen Eltern oder Elternteilen ein gutes oder wenigstens ausgeglichenes und unkompliziertes Verhältnis pflegen können, ist die Sicherheit der Pflegeeltern, daß ihnen das Kind, das sie zur Dauerpflege bei sich aufgenommen haben und behalten möchten, nicht vor Abschluß seiner Kindheit und Jugend, also nicht vor dem 14. Lebensjahr, durch den Anspruch der leiblichen Eltern wieder weggenommen wird. Diese Sicherheit der Pflegeeltern bedeutet gleichzeitig auch eine Sicherheit für das Pflegekind. Eine Unsicherheit und eine dadurch bedingte Angst der Pflegeeltern vor den leiblichen Eltern und ihren Bemühungen schlägt notwendigerweise stets auf das Kind durch, das heißt nur wenn die Pflegeeltern sich ihres Pflegekindes sicher fühlen können, kann sich auch das Pflegekind selbst in seiner emotionalen Beziehung sicher fühlen.

Es ist für das Pflegekind von völlig zweitrangiger Bedeutung, ob es bei Pflegeeltern oder bei leiblichen Eltern lebt und aufwächst, wenn nur die das Kind betreuenden Erwachsenen gewillt sind, eine andauernde emotionale Beziehung mit dem Kind einzugehen. Sind beide grundsätzlich zu einer solchen dauernden emotionalen Beziehung bereit, dann muß aber für das Kind die bereits bewährte und aufgebaute Beziehung Vorrang haben vor einer erst neu zu knüpfenden und zu stabilisierenden Beziehung zu Eltern, die für das Kind zunächst fremde erwachsene Personen oder weniger gut bekannte Menschen sind.

Da Pflegekinder nicht selten eine instabile und in ihren frühkindlichen emotionalen Beziehungen wechselnde Lebenszeit hinter sich haben, stellen sie an Pflegeeltern oder leibliche Eltern, die sie danach erst übernehmen, besondere Anforderungen an Stabilität und Sicherheit bietende Zuwendung, was sich nicht selten durch wechselndes, erziehungsschwieriges, unter Umständen auch provozierendes Verhalten äußern kann. Die erzieherischen Anforderungen sind daher meist höher als bei Kindern, die von der frühen Säuglingszeit ab bei den gleichen Erwachsenen, die die Elternfunktion übernehmen, aufgewachsen sind. Diese erhöhte Anforderung an die Erziehungsfähigkeit ist bei Gutachten über Pflegekinder und ihre weitere Unterbringung zu berücksichtigen, insbesondere auch bei einer gegebenenfalls notwendig werdenden Übertragung des Rechts der elterlichen Sorge auf die leiblichen Eltern oder Elternteile.

Schwierig und unter Umständen unlösbar kann die Problematik dann werden, wenn die Pflegeeltern selbst trotz bestehender Bindung des Kindes an dieselben, aus welchen Gründen auch immer, das Pflegeverhältnis abbrechen wollen oder müssen, ohne daß das Kind zu anderen Eltern, seien sie seine leiblichen Eltern oder nicht, eine Beziehung aufbauen konnte. Eine solche Situation ist für ein Kind schlimmer und belastender, als wenn es seine elterlichen Beziehungspersonen durch Tod infolge Krankheit oder Unfall verlieren würde, da es ja in der Regel davon Kenntnis hat, daß seine früheren Beziehungspersonen und psychologisch-soziologischen Eltern sich noch irgendwo aufhalten und existent sind, so daß es beständig mit der nicht realisierbaren Vorstellung umgehen muß, doch wieder den Kontakt mit ihnen aufnehmen zu können.

Neben einer Gefährdung des Kindeswohls durch den Wechsel, beziehungsweise durch den Verlust emotional wichtiger Beziehungen, kann dieses auch durch die äußeren oder inneren Bedingungen in der neuen Familie gefährdet sein. So müssen körperliche Krankheiten und psychische Störungen bei den Eltern, zu denen das Kind kommen soll, die gleiche Prüfung und Berücksichtigung finden, die schon bei der Übertragung des Rechts der elterlichen Sorge gemäß § 1671 BGB zu berücksichtigen waren.

Eine sozial besser gestellte Situation für das Kind kann demgegenüber allenfalls von sekundärer Bedeutung sein, jedenfalls tritt sie hinter der Bedeutung positiver emotionaler Beziehungen ganz zurück.

Die gutachtlichen und die sich darauf stützenden vormundschaftsrichterlichen Entscheidungen gehören zu den schwierigsten, in besonderem Maße belastenden Entscheidungen, die ein Gutachter und ein Vormundschaftsrichter zu treffen hat. Sie müssen unter Umständen für die betroffenen Eltern eine große Härte, ja eine schwere Ungerechtigkeit bedeuten, wenn man die Forderung nach der Beachtung des Kindeswohls klar in den Vordergrund stellt.

Entscheidungen nach § 1666 BGB, insbesondere nach § 1666a BGB, betreffen im Grunde denselben Vorgang, wie die Herausnahme eines Kindes aus einer Pflegefamilie aufgrund einer Forderung der leiblichen Eltern, mit dem Unterschied, daß hier nicht andere Personen das Kind für sich fordern, sondern die Eltern selbst die Gefährdung des Kindeswohls heraufbeschwören, sei es durch ihre erzieherische Insuffizienz oder durch eine anderweitig bedingte mißbräuchliche Ausübung der elterlichen Sorge. In diesem Falle, dies ist in § 1666a BGB niedergelegt, ist vor der Herausnahme eines Kindes aus seiner elterlichen Familie noch einmal ein Sicherheitsriegel vorgeschoben, wenn die Zulässigkeit der Herausnahme des Kindes nur dann anerkannt wird, wenn der Gefahr nicht auf andere Weise, auch nicht durch öffentliche Hilfen begegnet werden kann. Auch die gesamte Personensorge darf nur entzogen werden, wenn andere Maßnahmen erfolglos geblieben sind. Es sollen damit alle Mittel der Erziehungs- und Jugendhilfe ausgenutzt werden, bevor ein so schwerer Eingriff, wie die Trennung des Kindes von der Familie, eingeleitet und durchgeführt wird.

Auch hierzu kann der Kinder- und Jugendpsychiater als Sachverständiger befragt werden. In diesem Falle ist die psychische Situation des Kindes genau zu überprüfen. Eine Schädigung des Kindes durch das Verhalten der Eltern oder die von ihnen hervorgerufene familiäre Situation muß hinreichend gesichert und die Gefahr durch die Herausnahme des Kindes auch mit hinreichender Sicherheit abgewendet werden können. Da die ursächliche Einordnung einer psychischen Störung als Schädigungsfolge oft fraglich und zweifelhaft ist und beim Zusammenwirken verschiedener ungünstiger Faktoren auch endogene, also im Kind gelegene Umstände mitwirken können, ist die Entscheidung, daß das Kind durch das Verhalten der Eltern oder durch die von den Eltern gesetzten Bedingungen geschädigt wurde, und die Sicherheit, daß das Kind in anderer Umgebung keinen oder geringeren Schädigungsmöglichkeiten ausgesetzt sei, oft gar nicht so eindeutig und sicher zu treffen, wie es für den Laien und den Außenstehenden erscheint.

Dazu kommt, daß auch psychisch geschädigte Kinder in enger emotionaler Bindung an den sie schädigenden Eltern hängen und sich selbst gegen jede Trennung sträuben. Dies ist verständlich, da die Kinder über keine anderen Beziehungen verfügen und jede Trennung für sie ein bedrohliches Ereignis darstellt. Selbst bei Fällen schwerer Kindesmißhandlung (siehe Seite 322ff.) kann das Kind eng an den mißhandelnden Elternteil gebunden sein.

Die Entscheidung, ob in einem solchen Fall von Kindsmißhandlung oder anderer schwerer Vernachlässigung eine Trennung des Kindes notwendig ist, muß davon abhängig gemacht werden, ob Mißhandlung und Vernachlässigung nur oder vorwiegend Folge einer äußeren ungünstigen Situation waren und durch entsprechende begleitende Erziehungshilfen und fortlaufende Beratungen der Eltern beseitigt und in Zukunft verhindert werden können, oder ob die Mißhandlung oder Vernachlässigung aus einer psychisch krankhaften Struktur der Eltern oder eines Elternteils heraus erwachsen ist, die allenfalls im Zuge einer längerfristigen Behandlung positiv beeinflußt werden könnten.

In jedem Fall sollte sich der kinder- und jugendpsychiatrische Sachverständige nicht nur mit der Feststellung der psychischen und sozialen Situation des Kindes im Querschnitt befassen, sondern durch eingehende Exploration und Beratung der Eltern sich über die Möglichkeiten und Aussichten flankierender Hilfsmaßnahmen und therapeutischer Beratungen klar werden. Kindsmißhandlungen und schwere Vernachlässigung von Kindern sind im allgemeinen Ausdruck einer psychischen oder sozialen Gestörtheit der Eltern.

Schließlich können auch andere Formen von psychischer oder körperlicher Krankheit der Eltern eine Herausnahme des Kindes erzwingen. Beim Vorliegen schwerer körperlicher Leiden wird dies im allgemeinen durch Einsatz von Hauspflegekräften zu vermeiden sein. Beim Vorliegen psychischer Krankheiten, wie zum Beispiel Alkoholismus oder Psychosen, kann es im

Hinblick auf die gesunde psychische Entwicklung des Kindes notwendig sein, dieses trotz einer bestehenden positiven emotionalen Bindung an den Elternteil von diesem zu trennen. Auch hier gelten die bereits erörterten Kriterien bei der Zuteilung oder Nichtzuteilung des Rechts der elterlichen Sorge (siehe Seite 128).

2. Die Aufgaben des kinder- und jugendpsychiatrischen Sachverständigen bei Annahme eines Kindes (Adoption)

Die gesetzlichen Bestimmungen zur Annahme eines Kindes sind in den §§ 1741 bis 1772 BGB niedergelegt. Sie sind vom Gesetzgeber in den zurückliegenden Jahren allmählich enger gefaßt worden mit der deutlichen Tendenz zur sogenannten Voll-Adoption, bei welcher das angenommene Kind in allen Rechten den leiblichen Kindern gleichgestellt wird. Mit dem Erwerb der uneingeschränkten Verwandtschaft mit den annehmenden Eltern, die, wenn sie unverheiratet sind, auch Einzelpersonen sein können, verliert das Kind auch seine bisherige Verwandtschaft zu den leiblichen Eltern und deren Verwandten.

Die Adoption erfolgt nach dem Adoptionsvermittlungsgesetz durch die überregionale Arbeit zentraler Adoptionsstellen bei den Landesjugendämtern. Diesen Adoptionsstellen sollte mindestens ein Kinderarzt oder Kinderpsychiater, ein Psychologe mit Erfahrung auf dem Gebiet der Kinderpsychologie und ein Jurist sowie Sozialpädagogen und Sozialarbeiter mit mehrjähriger Berufserfahrung zur Verfügung stehen.

Der Kinder- und Jugendpsychiater wird im wesentlichen als Sachverständiger zu zwei Fragestellungen herangezogen, von denen die eine Fragestellung von den annahmewilligen Eltern beziehungsweise den Vermittlungsstellen kommt, die andere meistens vom Vormundschaftsgericht.

Die erste Frage stellt sich nach der Adoptionseignung des Kindes, bemerkenswert selten allerdings nach der Adoptionseignung der annehmenden Eltern, also deren Erziehungsfähigkeit. Die Frage des Vormundschaftsgerichts knüpft an § 1748 BGB an, wenn es gilt, die Einwilligung eines Elternteils in die Adoption durch das Vormundschaftsgericht zu ersetzen.

a) Zur Adoptionseignung des Kindes

Es ist verständlich, daß die annahmewilligen Eltern den Wunsch haben, ein möglichst gesundes und unbelastetes Kind anzunehmen. Dieser Wunsch, so begreiflich er ist, stellt die annehmenden Eltern aber bereits grundsätzlich außerhalb leiblicher Eltern, die diese Bedingung nicht an die Annahme ihres Kindes stellen können.

Früher, als den Erbfaktoren der erste Rang in der Reihe der für die Entwicklung des Kindes verantwortlichen Faktoren eingeräumt wurde, konnte den leiblichen Eltern gewissermaßen entgegengehalten werden, daß sie im wesentlichen über die eigenen Erbfaktoren orientiert und somit schon mit der Eheschließung über die wesentlichen die Zukunft des Kindes bestimmenden Faktoren informiert seien.

Ausgedehnte Verlaufsuntersuchungen bei in Adoption vermittelten Kindern durch BOHMAN in Schweden haben jedoch gezeigt, daß sich die in Adoption vermittelten Kinder in ihrer psychischen und sozialen Entwicklung nicht von leiblichen Kindern, die in der eigenen Familie aufwachsen, unterscheiden, wohl aber sehr deutlich von den Kindern, die nicht vermittelbar bei ihrer leiblichen Mutter oder in Heimen aufwuchsen. Auch wenn sich bei dieser Untersuchung zweifellos der Auslesefaktor sorgfältiger Adoptionsvermittlung und der Vermittlungsfähigkeit ausgewirkt hat, so zeigt sich doch, daß die anlagebedingten Faktoren in ihrer Bedeutung gegenüber den psychosozialen Verhältnissen, welche die Kinder in der Adoptivfamilie erfahren, zurücktreten.

Damit aber müssen zukünftige Adoptiveltern auch bereit sein, ein gewisses Risiko einer Fehlentwicklung bei dem anzunehmenden Kind ebenso einzugehen, wie das alle leiblichen Eltern bei ihren eigenen Kindern tun müssen.

Das schließt natürlich nicht aus, daß man aufgrund erreichbarer Daten über den Verlauf von Schwangerschaft und Geburt, auch aufgrund von Daten über erbliche Faktoren - und dazu gehört bis zu einem gewissen Grade auch die Intelligenz innerhalb normaler Variationen - und aufgrund eingehender pädiatrischer und entwicklungsneurologischer und - soweit möglich - kinderpsychiatrischer Untersuchung sich ein Bild über den Gesundheitszustand des Kindes verschafft und darüber den annehmenden Eltern Bericht erstattet.

Grundsätzlich ist für das Kind wie auch für die annehmenden Eltern eine möglichst frühzeitige Adoption wünschenswert, damit die Bindungskontinuität für das Kind möglichst von Anfang an gewährleistet ist und auch die Adoptiveltern sich frühzeitig «ihres Kindes gewiß sein können». Dieser Frühadoption sind, von den organisatorischen Problemen abgesehen, gewisse rechtliche Grenzen gesetzt. So kann die Einwilligung der leiblichen Eltern des Kindes nach § 1747, Abs. 3 BGB erst erteilt werden, wenn das Kind 8 Wochen alt ist, und nach § 1744 BGB soll die Annahme in der Regel erst ausgesprochen werden, wenn der Annehmende das Kind eine angemessene Zeit in Pflege gehabt hat.

Eine gewisse Zeit der rechtlichen Unsicherheit im Status der Pflegeeltern kann also den adoptionswilligen Eltern nicht erspart bleiben. Sie ist in den vom Gesetz festgelegten Grenzen auch als nicht schädlich und als zumutbar zu bezeichnen.

Zur Beurteilung des körperlichen und psychischen Gesundheitszustandes des Kindes bedeutet dies aber, daß nach Möglichkeit zu einem so frühen Zeitpunkt ein Urteil über die voraussichtliche psychische und körperliche Entwicklung abgegeben werden soll, und daß notwendigerweise dieses Urteil unsicher bleiben muß. Diese Unsicherheit ist aber im Grunde das Risiko, das alle Eltern eines neugeborenen Kindes tragen müssen.

Gerade bei der bestehenden Unsicherheit gewinnen anamnestische Daten über Komplikationen der Schwangerschaft und der Geburt oder sogenannte entwicklungsneurologische Zeichen der «Nichtoptimalität» eine große, unter Umständen eine ungerechtfertigte Bedeutung. Es ist bekannt, daß ein großer Teil dieser Hinweiszeichen auf eine mögliche minimal gestörte Hirnfunktion sich ohne jede Spätfolgen zurückbilden und nur ein geringer Teil Spätfolgen zeigt, die ihrerseits ebenfalls sehr geringfügiger Natur sein können. Sie können aber, und dazu gibt es keine Differenzierungsmöglichkeit, auch Hinweiszeichen auf eine verzögerte oder gar gestörte Entwicklung sein (MICHAELIS et al.).

Man wird also die annahmewilligen Eltern zwar genau über diese Risikofaktoren des Kindes informieren, man wird sie aber auch über das statistisch relativ geringe Risiko informieren müssen. Ist die Risikobereitschaft bei den vorgesehenen Adoptiveltern sehr gering, nimmt man natürlich die Möglichkeit in Kauf, daß sie ihre Annahmebereitschaft wieder zurückziehen. Das ist aber letztlich für das Kind besser, als wenn erwartungsvoll-ängstliche Adoptiveltern die Entwicklung ihres angenommenen Kindes mit mißtrauischer Kritik verfolgen und schon dadurch die Entstehung eines positiven Eltern-Kind-Verhältnisses verhindern.

Handelt es sich nicht mehr um eine Frühadoption, sondern um die Adoption eines Kindes, das schon mehrere Monate, ja schon Jahre bei unter Umständen wechselnden Pflegefamilien oder in Heimen verbracht hat, steigt das Komplikationsrisiko sehr rasch, da diese Kinder unter Umständen große Anforderungen an die Erziehungsfähigkeit der annehmenden Eltern stellen können, ja geradezu heilpädagogische und psychotherapeutische Fähigkeiten von ihnen fordern. Schließlich kann bei entsprechend negativer psychosozialer Entwicklung in den ersten Jahren die Vermittlungsfähigkeit des Kindes völlig in Frage zu stellen sein. Solche Kinder sollten nicht, wie so oft, mit der trügerischen Hoffnung, «nützt es nichts, so schadet es nichts», in Adoption vermittelt werden, weil ein Scheitern der kaum rückgängig zu machenden Adoption nicht nur dem Kinde eine weitere nachhaltige negative Erfahrung vermittelt und man es damit zusätzlich schädigt, sondern auch adoptionswillige und wahrscheinlich auch -fähige Eltern enttäuscht. In der Regel sind sie zu einer nochmaligen Adoption nicht mehr bereit oder auch nur fähig (DERICUM), zumindest muß mit einer gewissen Wahrscheinlichkeit mit solchen Schwierigkeiten bei hospitalisierten Kindern gerechnet werden. Diese Feststellung spricht nicht dagegen, daß es in einzelnen Fällen auch gut gehen kann.

Der kinder- und jugendpsychiatrische Sachverständige muß bei solchen Fragestellungen darauf achten, daß er nicht den Eindruck der Omnipotenz erweckt, er könne die zukünftige Entwicklung eines Kindes vorhersagen, die ja von so vielen nichtfaßbaren Variablen abhängt, von denen die Verhaltensweisen der annehmenden Eltern nicht die unbedeutendsten sind. Er muß aber auch darauf achten, daß die Eltern nicht in einem naiven Optimismus glauben, das frühadoptierte Kind werde sich ganz zwangsläufig und selbstverständlich reibungslos in ihre Familie und in ihre Erwartungen einfügen. Vor allem wenn schon eigene Kinder vorhanden oder zu erwarten sind, müssen die Eltern sich darüber im klaren sein, daß dieses angenommene Kind eine eigene Persönlichkeit mit unter Umständen abweichenden Reaktionsmustern und abweichender Intelligenzstruktur ist.

Auch ganz außerhalb der Diskussion um die Erblichkeit der Intelligenz kann kein Zweifel daran bestehen, daß die Begabungsstruktur und auch ein Teil psychischer Reaktionsbereitschaft als erblich anlagebedingte Faktoren akzeptiert werden müssen. Die Bereitschaft der Eltern, ein solches Faktum zu akzeptieren, verbessert von vornherein die Prognose der psychosozialen Entwicklung des angenommenen Kindes.

b) Zur Adoptionseignung der Eltern

Die Frage der Adoptionseignung der Eltern wird im allgemeinen von den Adoptionsvermittlungsstellen selbst entschieden und nur ausnahmsweise wird der kinder- und jugendpsychiatrische Sachverständige dazu gehört werden. Die Prüfung der Eignung der annahmewilligen Eltern wird noch sehr unterschiedlich, häufig leider auch sehr unzulänglich vorgenommen. Eine solche Prüfung kann sich nicht mit der Erörterung äußerlicher sozialer Verhältnisse und der finanziellen Möglichkeiten begnügen, sondern bedarf einer sehr eingehenden und subtilen Analyse der Motivation der Eltern zur Annahme eines Kindes, wie auch ihrer Beziehungen untereinander und ihrer eigenen Kindheitsvorgeschichte. Das Argument, daß leibliche Eltern ja auch nicht auf ihre Erziehungstüchtigkeit hin überprüft werden, kann hier nicht geltend gemacht werden, weil anderweitige Mängel grundsätzlich nicht andere Mängel rechtfertigen können. Darüber hinaus sind die Anforderungen an die Eltern, ein fremdes Kind an Kindes Statt anzunehmen und zu erziehen, zweifellos höher als die Anforderungen an die Erziehung eines eigenen Kindes, weil unvermeidlich zumindest eine gewisse Zeit innerer Vorbehalte eine die Beziehung des Kindes zu seinen Eltern störende Rolle spielen kann.

Besondere Vorsicht ist daher bei annahmewilligen Eltern am Platze, die ihrerseits eine gestörte oder belastete Kindheit haben durchmachen müssen. Jede Motivation zur Annahme eines Kindes, welche auf dem Bedürfnis nach Kompensation eines tatsächlichen oder vermeintlichen persönlichen Mangels beruht oder auch nur vorwiegend zur Befriedigung eigener Bedürfnisse dienen soll, bedeutet im allgemeinen bereits eine Kontraindikation gegen die Zuerkennung der Adoptionseignung der Eltern. Die angenommenen Kinder werden unbewußt mit einer Aufgabe betraut, bei deren Nichterfüllung schwere Beziehungsstörungen zwischen dem Kind und seinen Eltern unvermeidlich sind. Auch der Bildungsgrad oder gar der pädagogische Beruf der annahmewilligen Eltern kann noch keineswegs ein Beweis für ihre Eignung als Adoptiveltern sein. Sind bereits früher Kinder adoptiert worden oder sind eigene Kinder vorhanden, dann können diese sehr wohl einen gewissen Hinweis auf die Erziehungsfähigkeit der Eltern bieten.

Es hat sich bei den Jugendämtern und bei den Adoptionsvermittlungsstellen in den letzten Jahren unter dem Einfluß der negativen Erfahrungen bei schlecht geführten Säuglings- und Kleinkinderheimen und über die wissenschaftlichen Erkenntnisse früher Mutterentbehrung in gegensätzlicher Tendenz oft die Meinung herausgebildet, die Vermittlung eines Kindes an Kindes Statt sei in jedem Falle die optimale Lösung für ein Kind, das nicht von leiblichen Eltern aufgezogen werden kann. Auch wenn dies wegen der für das Kind optimalen rechtlichen Absicherung grundsätzlich nicht bestritten werden kann, so ist im Einzelfall sehr wohl zu prüfen, ob bei einem Kinde eine Adoption wirklich die beste Lösung darstellt. Diese Prüfung muß sowohl auf die Person des Kindes und seine bisherige Vorgeschichte wie auch auf die adoptionswilligen Eltern gerichtet sein.

Bei der Prüfung der Verhältnisse des Kindes muß geklärt werden, ob nicht zwischen dem Kind und seinen zwischenzeitlichen Pflegeeltern bereits eine emotionale Beziehung entstanden ist, deren Fortsetzung für das Kind mehr Sicherheit bedeutet als ein erneuter Wechsel zu Adoptiveltern, über deren zukünftige Entwicklung ja ebenfalls nichts Bindendes ausgesagt werden kann. Für das Kind bedeutet aber eine bessere rechtliche Absicherung nur einen abstrakten, von ihm gar nicht wahrnehmbaren Vorteil, der keine emotionalen Bindungen aufwiegen oder gar ersetzen könnte (KLUSSMANN). In solchen Fällen ist ein Verbleib bei Pflegeeltern, auch wenn er möglicherweise befristet ist, die bessere Lösung, wenn diese Befristung wenigstens bis zur Vorpubertät reicht oder wenn die Pflegeeltern nicht in der Lage sind, an der allmählichen positiven Überführung des Kindes in die Adoptionsfamilie mitzuarbeiten. Dies setzt aber über längere Zeit die Fähigkeit der bisherigen Pflegefamilie wie auch der zukünftigen Adoptivfamilie voraus, miteinander ein relativ enges freundschaftliches Verhältnis zu pflegen, um so dem Kind den Übergang in einem größeren Zeitraum ohne Bruch zu ermöglichen.

Selbst die Fortführung einer Heimunterbringung in einem gut geleiteten Heim mit geringem Personalwechsel kann unter Umständen einmal die bessere Lösung für das Kind darstellen. Auch in einem Heim können tragfähige emotionale Bindungen aufgebaut werden, deren Bruch für das Kind unerträglich sein kann. Auch hier könnte sich aber die Möglichkeit einer allmählichen Überführung unter den obengenannten Voraussetzungen anbieten. Sind aber abgebende Pflegeeltern oder die abgebenden Betreuer und die annehmenden Eltern zu einer solchen Kooperation aus persönlichen oder auch nur aus räumlichen Gründen nicht in der Lage, dann muß ernstlich geprüft werden, ob die Adoption wirklich die für das Kind bessere Möglichkeit darstellt. Rechtliche und soziale Gesichtspunkte können dabei nur zweitrangige Bedeutung haben.

c) Gutachten zur Ersetzung der Einwilligung eines Elternteils gemäß § 1748 BGB

§ 1748 BGB lautet

1. Das Vormundschaftsgericht hat auf Antrag des Kindes die Einwilligung eines Elternteils zu ersetzen, wenn dieser seine Pflichten gegenüber dem Kind anhaltend gröblich verletzt hat oder durch sein Verhalten gezeigt hat, daß ihm das Kind gleichgültig ist, und wenn das Unterbleiben der Annahme dem Kind zu unverhältnismäßigem Nachteil gereichen würde. Die Einwilligung kann auch ersetzt werden, wenn die Pflichtverletzung zwar nicht anhaltend, aber besonders schwer ist und das Kind voraussichtlich dauernd nicht mehr der Obhut des Elternteils anvertraut werden kann.
2. Wegen Gleichgültigkeit, die nicht zugleich eine anhaltende gröbliche Pflichtverletzung ist, darf die Einwilligung nicht ersetzt werden, bevor der Elternteil vom Jugendamt über die Möglichkeit ihrer Ersetzung belehrt und nach § 51a, Abs. 1 des Gesetzes für Jugendwohlfahrt (JWG) beraten worden ist und seit der Belehrung wenigstens 3 Monate verstrichen sind; in der Belehrung ist auf die Frist hinzuweisen. Der Belehrung bedarf es nicht, wenn der Elternteil seinen Aufenthaltsort ohne Hinterlassung seiner neuen Anschrift gewechselt hat und der Aufenthaltsort vom Jugendamt während eines Zeitraumes von drei Monaten trotz angemessener Nachforschungen nicht ermittelt werden konnte; in diesem Fall beginnt die Frist mit der ersten auf die Belehrung und Beratung oder auf die Ermittlung des Aufenthaltsortes gerichteten Handlung des Jugendamtes. Die Fristen laufen frühestens fünf Monate nach der Geburt des Kindes ab.

3. Die Einwilligung eines Elternteils kann ferner ersetzt werden, wenn er wegen besonders schwerer geistiger Gebrechen zur Pflege und Erziehung des Kindes dauernd unfähig ist und wenn das Kind bei Unterbleiben der Annahme nicht in einer Familie aufwachsen könnte und dadurch in seiner Entwicklung schwer gefährdet wäre.

Die Ersetzung der Einwilligung eines Elternteils zur Adoption seines Kindes durch das Vormundschaftsgericht ist ein ähnlich schwerwiegender Eingriff wie der Entzug des Rechts der elterlichen Sorge gemäß § 1666 BGB. In beiden Fällen wird den Eltern oder einem Elternteil das Grundrecht nach Artikel 6, Abs. 2 GG aberkannt. Im Laufe der Rechtsentwicklung ist dabei das frühere eindeutige Überwiegen des Erwachsenenrechts, also das Elternrecht zu Gunsten des Kindeswohls, also des Rechts des Kindes zurückgestellt worden. War früher für die Ersetzung der Einwilligung eines Elternteils noch notwendig, daß dieser seine Pflichten gegenüber dem Kind dauernd gröblich verletzt oder die elterliche Gewalt verwirkt hat, oder die Einwilligung böswillig verweigert, so genügt jetzt schon die Gleichgültigkeit eines Elternteils gegenüber seinem Kind. Zum Schutz des Elternrechts ist aber bei einer Ersetzung der Einwilligung wegen Gleichgültigkeit erforderlich, daß der Elternteil zuvor eingehend belehrt wurde.

Immerhin beschränkt sich der § 1748 BGB in der Erörterung der Voraussetzungen für eine Ersetzung der Einwilligung durch das Vormundschaftsgericht auf anhaltend gröbliche Verletzungen der Elternpflichten gegenüber dem Kind in der Vergangenheit. Dies macht in der Regel eine Frühadoption oder auch nur eine Adoption solcher Kinder im ersten Lebensjahr praktisch unmöglich. Es gibt aber zweifellos Fälle, bei denen aufgrund früherer Erfahrungen mit älteren Kindern der Eltern oder des Elternteils, dessen Einwilligung ersetzt werden soll, auch für die Zukunft eine Verletzung der Pflichten gegenüber dem neugeborenen Kinde sehr wahrscheinlich erscheinen muß. Da § 1666 BGB den Bezug auf die Vergangenheit nicht kennt, ist ein Entzug des Rechts der elterlichen Sorge leichter und das Kind kann zunächst in eine Pflegefamilie vermittelt werden. Wenn diese von vornherein adoptionsbereit ist, könnte mit der Begründung, daß das Unterbleiben der Annahme dem Kind zu unverhältnismäßigem Nachteil gereichen würde, die Einwilligung ersetzt werden. Das bedeutet allerdings für die Pflegefamilie und für das Kind eine längere Zeit der Unsicherheit.

In dieser schwierigen Entscheidung kann es vorkommen, daß der Vormundschaftsrichter den kinder- und jugendpsychiatrischen Sachverständigen hinzuzieht zur Frage, ob das Unterbleiben der Annahme zu unverhältnismäßigem Nachteil gereichen würde. Wieweit die Feststellung, ob die Eltern oder ein Elternteil ihre Pflichten gegenüber dem Kind anhaltend gröblich verletzt haben oder nicht, unter normativen Gesichtspunkten dem freien Ermessen des Gerichts anheim gestellt ist, oder ob der Richter auch für diese Frage den kinder- und jugendpsychiatrischen oder psychologischen Sachverständigen hinzuziehen kann, mag offen bleiben. Der kinder- und jugendpsychiatrische Sachverständige wird bei Annahme einer Pflichtverletzung von den Grundbedürfnissen des Kindes ausgehen, die je nach Alter des Kindes eine Schädigung des Kindes durch verminderte Zuwendung und Betreuung sein kann. Dabei wird man von der konkreten Gefahr eines familiären Hospitalismus oder einer kindlichen Deprivation ausgehen, sofern nicht schon eine grobe körperliche Vernachlässigung und Verwahrlosung festzustellen ist.

Die Frage, ob das Unterbleiben der Annahme dem Kinde zu unverhältnismäßigem Nachteil gereichen würde, ist dann kaum zu beantworten, wenn das Kind nur allgemein zur Annahme an Kindes Statt freigegeben werden soll und noch keine konkrete zur Annahme bereite Familie vorhanden ist. Diese Frage sollte daher im Grunde nur beantwortet werden, wenn eine konkrete Adoptionsmöglichkeit für das Kind in Aussicht steht, die wohl in der Regel durch die Pflegeeltern angeboten wird, bei welchen sich das Kind bereits befindet. Ist zwischen dem Kind und den Pflegeeltern bereits eine emotionelle feste Beziehung erwachsen und steht dieser keine stabilisierungsfähige Bindung an die leiblichen Eltern gegenüber, dann wird man stets ohne weiteres bejahen können, daß das Unterbleiben der Annahme dem Kinde zu unverhältnismäßigem Nachteil gereichen würde, dies vor allem dann, wenn die leiblichen Eltern sich nicht bereit zeigen, das Pflegeverhältnis unverändert und ungestört weiter bestehen zu lassen.

Es kann aber auch vorkommen, daß die Pflegeeltern die weitere Pflege des Kindes ablehnen, wenn ihnen nicht die Möglichkeit geboten wird, das Kind an Kindes Statt anzunehmen. Eine solche Situation kann sich unter Umständen zum Erpressungsversuch am Vormundschaftsgericht auswachsen, da im Grunde bei Fortführung des Pflegeverhältnisses für das Kind kein unverhältnismäßiger Nachteil entstehen würde und die leiblichen Eltern sich lediglich zu diesem letzten Schritt, der völligen Trennung von dem Kind, nicht bereit finden können. Es kommt nicht selten vor, daß die Eltern des Kindes, das an Kindes Statt angenommen werden soll und die dafür ihre Einwilligung abgeben müssen, durchaus mit der Unterbringung des Kindes in Dauerpflege einverstanden sind, daß sie aber einerseits nicht gleichgültig genug dem Kind gegenüber stehen, andererseits aber auch nicht die innere Größe aufbringen können, die Einwilligung zur Adoption zu geben und auf ihr Kind definitiv zu verzichten. In solchen Fällen, in denen überhaupt einmal eine gewisse Beziehung zwischen dem Kind und seinen leiblichen Eltern bestand, ist ein solches Verlangen auch tatsächlich eine sehr große Anforderung, der elterliche Schuldgefühle und die Gefühle, als Eltern versagt zu haben, entgegen stehen.

Eine eingehende Beratung und psychotherapeutische Begleitung der Eltern, von denen die Einwilligung abverlangt wird, ist oft notwendig. Es sollte daher auch immer wieder der Versuch gemacht werden, in solchen Fällen die Pflegeeltern zu veranlassen, auf die sofortige Adoption zu verzichten, die ja später jederzeit nachgeholt werden kann. Sollten die leiblichen Eltern wider Erwarten und entgegen ihrer anfänglichen Zusicherung plötzlich auf der Herausgabe gemäß § 1632 BGB bestehen, dann kann diese Herausgabeforderung durchaus als mißbräuchliche Ausübung der elterlichen Sorge im Sinne des § 1666 BGB gewertet werden und ihnen dann noch das Personensorgerecht über ihr Kind entzogen werden. Dann steht im allgemeinen auch der Ersetzung der Einwilligung gemäß § 1748 BGB nichts mehr im Wege.

Der kinder- und jugendpsychiatrische Sachverständige wird allerdings in diesen Fällen stets vor allem das Wohl des Kindes bei der Beurteilung der Sachlage im Auge behalten, er wird aber auch die Bindungen und die Gefühle der leiblichen Eltern wie der Pflegeeltern eruieren, bewerten und berücksichtigen, um letztlich dem Kinde gerecht werden zu können. Er muß dabei berücksichtigen, daß auch noch im späteren Alter des Kindes Schuldgefühle entstehen können, wenn es von den Auseinandersetzungen seiner Pflegeeltern und seiner leiblichen Eltern erfährt.

Im einzelnen Falle kann allerdings sowohl für die Pflegeeltern wie auch für das Kind die Ungewißheit unerträglich und so beziehungsstörend sein, daß die Ersetzung der Einwilligung schon aus psychohygienischen Gründen für Pflegeeltern und Kind erforderlich wird.

d) Aufhebung des Annahmeverhältnisses gemäß § 1759 BGB

Unter bestimmten, sehr erschwerten Bedingungen kann das Annahmeverhältnis auch wieder aufgehoben werden, vor allem, wenn Mängel bei der Abgabe der Erklärung festgestellt wurden. Auch dann kann das Annahmeverhältnis nicht aufgehoben werden, wenn dadurch das Wohl des Kindes erheblich gefährdet wäre (§ 1761, Abs. 2 BGB). Das Wohl des Kindes kann aber auch eventuell durch die Fortsetzung des Annahmeverhältnisses gefährdet sein, so daß dieses gemäß § 1763, Abs. 1 BGB von Amts wegen aufgehoben werden kann.

In jedem Fall, in dem es um das Wohl des Kindes geht, kann auch der kinder- und jugendpsychiatrische Sachverständige einmal zu Rate gezogen werden. Es handelt sich hierbei allerdings um sehr selten vorkommende Einzelfälle.

e) Die Namensgebung des Kindes bei Annahme gemäß § 1757 BGB

Die Regelung der Namensgebung bietet im allgemeinen keine Schwierigkeiten. Das angenommene Kind erhält als Geburtsnamen den Familiennamen des Annehmenden. Auf Antrag des Annehmenden kann das Vormundschaftsgericht mit Einwilligung des Kindes mit dem Ausspruch der Annahme auch seinen neuen Familiennamen dem bisherigen Familiennamen hinzufügen, wenn dies aus schwerwiegenden Gründen zum Wohle des Kindes erforderlich ist (§ 1757, Abs. 2 BGB).

Hinter der Namensgebung des Kindes und den Anträgen auf Namensänderung, wie sie auch im Zusammenhang mit der Übertragung des Rechts der elterlichen Sorge nach Ehescheidungen auftauchen können, verbergen sich in der Regel schwerwiegende Emotionen der beteiligten Eltern. Da im Falle der Adoption die abgebenden Eltern kein Antragsrecht haben, kann sich die Hinzufügung des bisherigen Namens im Grunde nur auf den Willen des Kindes stützen, so daß in diesen Fällen die Besorgnis, wie sie bei Namensänderungen im Rahmen der Sorgerechtsübertragung nach Ehescheidungen oft gegeben ist, keine Begründung findet (siehe auch Seite 185).

3. Gutachten zur Beurteilung der Persönlichkeit des Minderjährigen nach § 66 JWG

§ 66 JWG lautet

1. Das Vormundschaftsgericht kann im Verfahren nach § 64 (Voraussetzungen der *Fürsorgeerziehung*) zur Beurteilung der Persönlichkeit des Minderjährigen die Untersuchung durch einen Sachverständigen anordnen.
2. Zur Vorbereitung des Sachverständigengutachtens kann das Vormundschaftsgericht die Unterbringung des Minderjährigen bis zu sechs Wochen in einer für die pädagogische, medizinische oder psychologische Beobachtung und Beurteilung geeigneten Einrichtung anordnen. Erweist sich diese Zeit als nicht ausreichend, so kann das Vormundschaftsgericht die Unterbringung durch Beschluß verlängern. Die Dauer der Unterbringung darf insgesamt die Dauer von drei Monaten nicht überschreiten. Das Grundrecht der Freiheit der Person (Artikel 2, Abs. 2, Satz 2 des Grundgesetzes) wird insoweit eingeschränkt.
3. Gegen einen Beschluß nach den Absätzen 1 und 2 steht den nach § 65, Abs. 1, Satz 2 und 3 Antragsberechtigten die sofortige Beschwerde mit aufschiebender Wirkung zu.

Zu den Antragsberechtigten nach § 65 JWG gehören das Jugendamt, das Landesjugendamt und jeder Personensorgeberechtigte. Der Kreis der Antragsberechtigten kann durch Landesrecht erweitert werden.

Die für das Sachverständigengutachten wesentliche Fragestellung ergibt sich aus § 64 JWG, dieser lautet:

> Das Vormundschaftsgericht ordnet für einen Minderjährigen, der das siebzehnte Lebensjahr noch nicht vollendet hat, Fürsorgeerziehung an, wenn sie erforderlich ist, weil der Minderjährige zu verwahrlosen droht oder verwahrlost ist. Fürsorgeerziehung darf nur angeordnet werden, wenn keine ausreichende andere Erziehungsmaßnahme gewährt werden kann.

Es geht also dem Sachverständigen im wesentlichen um die Feststellung einer drohenden oder bereits eingetretenen Verwahrlosung. Dabei ist der Begriff der Verwahrlosung ein soziologischer Begriff, kein kinder- oder jugendpsychiatrischer. Da er einen stark moralischen Akzent enthält, wird man seine Verwendung tunlichst so weit wie möglich einschränken. Man wird dabei dem Sinn des § 64 JWG am ehesten gerecht, wenn man eine drohende oder bereits eingetretene dissoziale Entwicklung festzustellen oder auszuschließen sucht. Dies wird in der Regel unter Berücksichtigung bereits vorausgegangener Fehlhaltungen, Verhaltensstörungen und dissozialer Verhaltensweisen möglich sein. Die Gefahr einer drohenden dissozialen Entwicklung wird sich im wesentlichen auf eine defizitäre Erziehungssituation stützen können.

Dabei werden die Anträge gemäß § 64 JWG in der Regel vom Jugendamt oder vom Landesjugendamt gestellt, selten von den Personensorgeberechtigten, die auch antragsberechtigt sind. Werden die Anträge nämlich von den Personensorgeberechtigten gestellt, dann sind im Grunde die Voraussetzungen zu einem Antrag nach § 63 JWG auf *freiwillige Erziehungshilfe* gegeben. Hierfür ist nach § 62 JWG die Voraussetzung,

> daß bei einem Minderjährigen, der das siebzehnte Lebensjahr noch nicht vollendet hat und dessen leibliche, geistige und seelische Entwicklung gefährdet oder geschädigt ist, Maßnahmen zur Abwendung der Gefahr oder zur Beseitigung des Schadens geboten sind und die Personensorgeberechtigten bereit sind, die Durchführung der freiwilligen Erziehungshilfe zu fördern.

Da die Gewährung der freiwilligen Erziehungshilfe die Mitwirkung des Vormundschaftsgerichts nicht erforderlich macht, bietet sich immer dann diese Maßnahme an, wenn die Personensorgeberechtigten der freiwilligen Erziehungshilfe zustimmen. Ein Antrag auf Anordnung der Fürsorgeerziehung gemäß § 75 JWG durch das Jugendamt oder durch die Personensorgeberechtigten erübrigt sich daher in aller Regel. Deshalb wird im allgemeinen auch im Rahmen der freiwilligen Erziehungshilfe kein kinder- und jugendpsychiatrisches Sachverständigengutachten eingeholt.

Gelegentlich wird der Antrag auf Anordnung der Fürsorgeerziehung vom Personensorgeberechtigten, das heißt von Vater oder Mutter, ausnahmsweise einmal gestellt, und zwar dann, wenn dieser Antrag als ungeeignetes pädagogisches Druckmittel angedroht war und der Erziehungsberechtigte in erzieherischer Hilflosigkeit nun meint, seine Drohung wahrmachen zu müssen. Dies kann für sich allein natürlich nie ein hinreichender Grund zur Anordnung der Fürsorgeerziehung sein. Solche Fälle gelangen allerdings auch kaum bis zur Anordnung eines Sachverständigengutachtens.

Bei der Erstattung des Gutachtens zur Frage, ob der Minderjährige zu verwahrlosen droht oder verwahrlost ist, darf der Sachverständige die in § 64 JWG kodifizierte Einschränkung nicht übersehen, die sagt, daß Fürsorgeerziehung nur angeordnet werden darf, wenn keine ausreichende andere Erziehungsmaßnahme gewährt werden kann.

Er muß also in jedem Einzelfall prüfen, ob eine andere, mit minder schwerem Eingriff verbundene Erziehungsmaßnahme im Rahmen des JWG ausreichend sein könnte, wie zum Beispiel die Erziehungsbeistandschaft nach §§ 55–61 JWG und die freiwillige Erziehungshilfe gemäß §§ 62 und 63 JWG. Wie jedes kinder- und jugendpsychiatrische Gutachten sollte sich auch ein Gutachten gemäß § 66 JWG in einem Fürsorgeerziehungsverfahren nicht nur über den beim Jugendlichen erhobenen Befund und die mutmaßlichen Ursachen, die zur sogenannten Verwahrlosung geführt haben, äußern, sondern auch über die Prognose und die im einzelnen zu treffenden Maßnahmen. Das Gutachten des Sachverständigen sollte geeignet sein, für die weitere Betreuung und Förderung des Jugendlichen die wissenschaftlich begründete Leitschnur abzugeben. Insoweit würde ein solches Gutachten auch etwa dem sogenannten «Gesamtplan» entsprechen, der in § 41 des Referentenentwurfs des Jugendhilfegesetzes (nach dem Stand vom 31.10.1977) für eine Novellierung des Jugendhilferechts gefordert war.

Bei der Besprechung der für eine Förderung und soziale Integration des Jugendlichen notwendigen Maßnahmen sollte der Gutachter sowohl die idealiter geeigneten Maßnahmen und Einrichtungen nennen wie auch die realiter möglichen. Die Beschränkung auf tatsächlich nicht realisierbare Maßnahmen ist für die ausführende Behörde, also das Landesjugendamt, wenig hilfreich und führt nach kurzer Zeit zur Mißachtung der Gutachten und ihrer nur formalen Verwendung. Eine Beschränkung auf die realisierbaren Maßnahmen und Einrichtungen für den Jugendlichen enthält für die zuständigen Behörden nicht die Notwendigkeit zu einem weiteren Ausbau der Jugendhilfeeinrichtungen.

Wenn der Sachverständige gemäß § 66 JWG zur Erstattung des Gutachtens aufgefordert wird, dann ist meistens schon nach § 67 die *vorläufige Fürsorgeerziehung* angeordnet worden, was neben einer Unterbringung nach § 66, Abs. 2 JWG möglich ist. Die *endgültige Fürsorgeerziehung* kann nach § 67, Abs. 4 JWG auch noch angeordnet werden, nachdem der Minderjährige das siebzehnte Lebensjahr vollendet hat, wenn vorher vorläufige Fürsorgeerziehung angeordnet war. Sie ist aber nach § 67, Abs. 5 JWG aufzuheben, wenn das Vormundschaftsgericht die Anordnung der endgültigen Fürsorgeerziehung ablehnt oder innerhalb von 6 Wochen keinen die Fürsorgeerziehung anordnenden Beschluß erlassen hat.

Das Gutachten dient also in solchen Fällen der vorläufigen Fürsorgeerziehung in der Regel der Abklärung, ob die Anordnung einer endgültigen Fürsorgeerziehung gerechtfertigt ist (siehe auch Gutachten im Rahmen der Jugendhilfe).

4. Die Entmündigung

Die gesetzlichen Bestimmungen zur Entmündigung sind im § 6 BGB niedergelegt. Dieser Paragraph lautet:

1. Entmündigt kann werden:
   (1) wer in Folge von Geisteskrankheit oder von Geistesschwäche seine Angelegenheiten nicht zu besorgen vermag;
   (2) wer durch Verschwendung sich oder seine Familie der Gefahr des Notstandes aussetzt;
   (3) wer in Folge von Trunksucht oder Rauschgiftsucht seine Angelegenheiten nicht zu besorgen vermag oder sich oder seine Familie der Gefahr des Notstandes aussetzt oder die Sicherheit anderer gefährdet.
2. Die Entmündigung ist wieder aufzuheben, wenn der Grund der Entmündigung wegfällt.

Im Gegensatz zur Beurteilung der Geschäftsfähigkeit nach § 104 BGB, die in der Regel im Rückblick auf ein Rechtsgeschäft geprüft werden muß, ist die Fragestellung des § 6 BGB auf die Zukunft gerichtet. Der Sachverständige soll darüber ein Urteil abgeben, ob ein Mensch in Folge von Geisteskrankheit oder Geistesschwäche seine Angelegenheiten - auch in Zukunft - nicht zu besorgen vermag, sich oder seine Familie der Gefahr des Notstandes aussetzt oder die Sicherheit anderer gefährdet oder gefährden wird.

Der kinder- und jugendpsychiatrische Sachverständige wird relativ selten mit dieser Fragestellung konfrontiert werden, da sich die Frage der Entmündigung vorwiegend bei geistigem Altersabbau oder bei chronischen psychischen Krankheiten und bei Demenzzuständen stellt. Aber auch er kann bei Geistigbehinderten, die vor der Volljährigkeit stehen, die also demnächst das achtzehnte Lebensjahr erreichen werden oder schon erreicht haben, von Gerichts wegen zu dieser Frage gehört werden. Auch ist es durchaus möglich, daß er als Kinder- und Jugendpsychiater von den Angehörigen eines solchen Jugendlichen oder Heranwachsenden um Rat gefragt wird, ob eine Entmündigung notwendig, sinnvoll oder möglich ist.

Nach BRESSER ist dabei sorgfältig zwischen Geistesschwäche und Geisteskrankheiten zu unterscheiden, da nach § 104, Nr. 3 BGB nur bei Entmündigung wegen Geisteskrankheit eine Geschäftsunfähigkeit angenommen werden kann, bei einer Entmündigung wegen Geistesschwäche also nur eine beschränkte Geschäftsfähigkeit entsprechend den §§ 106–114 BGB vorliegen kann. Dabei sieht BRESSER hier nicht den psychiatrischen Unterschied zwischen Geisteskrankheit einerseits und Geistesschwäche oder Schwachsinn andererseits, sondern lediglich eine graduelle Abstufung. Nach einer höchstrichterlichen Entscheidung sei der Unterschied der beiden Begriffe nur in dem Grad der geistigen Anomalie zu finden, je nach dem, ob die krankhafte Störung der Geistestätigkeit dem Erkrankten vollständig die Fähigkeit, seine Angelegenheiten zu besorgen, nehme oder ob das nur in geringerem Umfang der Fall sei.

Grundsätzlich ist bei der Feststellung der Voraussetzungen einer Entmündigung ein sehr strenger Maßstab anzulegen. Die Entmündigung ist wohl der schwerste Eingriff in grundgesetzliche Rechte eines Menschen und dieser Eingriff darf nicht leichtfertig und auch nicht «für alle Fälle», also gewissermaßen vorsorglich vorgenommen werden. Bei stark ausgeprägten psychischen Krankheiten, bei schwerem Schwachsinn und bei schwerer chronischer Form einer Psychose stellt sich im allgemeinen diese Frage gar nicht, da diese Jugendlichen und Heranwachsenden meist gar keine Tendenzen zeigen, von ihren Grundrechten in irgend einer Weise Gebrauch zu machen, ja sie sind im allgemeinen zu einem zielgerichteten Handeln gar nicht in der Lage. Es kann aber sehr wohl sein, daß bei weniger schweren Fällen der geistigen Behinderung oder auch bei jugendlichen Psychosen sich tatsächlich Probleme ergeben, welche die Frage einer Entmündigung ernstlich zur Diskussion stellen. Diese Frage kann sich vielleicht schon am Aufenthaltsbestimmungsrecht entzünden, und es gibt unter Umständen da und dort noch Eltern, die etwa die Internatsunterbringung ihres zwar volljährigen, aber noch in einer Schulausbildung stehenden Jugendlichen auf diesem Wege erzwingen wollen. Da hier eigentlich nie eine Geistesschwäche und schon gar keine Geisteskrankheit vorliegt, scheidet eine Entmündigung aus diesen Gründen aus. Auch eine manifeste Reifungskrise wird man kaum unter Geisteskrankheit oder Geistesschwäche einordnen können.

Kritisch und zweifelhaft kann die Fragestellung dann werden, wenn der Jugendliche unter manischen Phasen leidet und dazu neigt, in diesen Phasen Verbindlichkeiten einzugehen oder über größere Summen zu verfügen.

Auch die Entmündigung wegen Trunksucht oder Rauschgiftsucht hat in den letzten Jahren wieder an Bedeutung gewonnen. Eine solche Entmündigung kann notwendig werden, um den Betreffenden einer stationären Behandlung zuzuführen, die sonst nur auf strafrechtlichem Wege nach §64 StGB möglich wäre, das heißt also, wenn eine kriminelle Handlung im Zustand verminderter oder aufgehobener Schuldfähigkeit (§§20, 21 StGB) vorausgegangen wäre. Ohne eine solche kriminelle Handlung ist eine Einweisung zur Entziehungskur ohne eine vorausgegangene Entmündigung gegen den Willen des Betreffenden nicht möglich. In Eilfällen ist eine Unterbringung nach den in den Bundesländern unterschiedlichen Unterbringungsgesetzen möglich.

Man wird aber, schon um die Voraussetzungen für die notwendigen therapeutischen oder pädagogischen Maßnahmen möglichst günstig zu gestalten, in jedem Fall versuchen, ohne solche rechtlichen Zwangsmaßnahmen zum Ziele zu kommen und das Einverständnis des betreffenden Jugendlichen oder Heranwachsenden zu erreichen suchen. In den allermeisten Fällen wird dies auch bei geschicktem Umgang mit dem betreffenden Jugendlichen möglich sein.

5. Einwilligung zur Sterilisation geistigbehinderter Kinder und Jugendlicher

Es kommt immer wieder vor, daß Kinder- und Jugendpsychiater von Eltern geistigbehinderter Kinder oder Jugendlicher darum angegangen werden, ein Gutachten oder ein Zeugnis für einen Frauenarzt oder einen Chirurgen zu erstatten, das bestätigen soll, daß die Vornahme einer operativen Sterilisation in Form einer Eileiterunterbindung oder einer Vasektomie gerechtfertigt und notwendig sei, um das betreffende geistigbehinderte Kind oder den Jugendlichen vor Schaden zu bewahren. Meist handelt es sich dabei um Mädchen, bei welchen die Eltern befürchten, daß sie durch unkritische und ungezügelte sexuelle Kontaktaufnahme schwanger werden könnten.

Die rechtliche Seite des ganzen Fragenkomplexes ist völlig offen und unentschieden. Es ist durchaus zweifelhaft, ob Eltern überhaupt das Recht haben, bei ihrem Kinde, sei es schwachsinnig oder nicht, einen solchen letztlich verstümmelnden Eingriff vornehmen zu lassen. Darum ist es auch sehr fraglich, ob eine die Notwendigkeit bestätigende Stellungnahme des Kinder- und Jugendpsychiaters für den die Operation ausführenden Gynäkologen oder Chirurgen mehr sein könnte als eine moralische Rückendeckung.

Ganz unabhängig aber von der rechtlich ungeklärten Situation haben die Eltern, die mit solchen Sorgen zum Kinder- und Jugendpsychiater kommen, einen Anspruch auf Beratung. Das Ersuchen der Eltern ist meist auf eine Angst zurückzuführen, ihr Kind könnte aufgrund seiner schwachen Begabung und fehlenden Kritikfähigkeit in eine schwierige Situation geraten, es könnte zum Beispiel schwanger werden und dadurch sich selbst und seine Eltern in große Schwierigkeiten bringen, von der Belastung für das zu erwartende Kind ganz abgesehen. Häufig sind solche Angstvorstellungen aber kaum begründet, besonders dann, wenn die Eltern schon mit ihrem Kind in einem Alter mit dem Ansinnen der Vornahme einer Sterilisation kommen, in welchem das Kind noch lange nicht geschlechtsreif ist.

Es verlangt einiges an Verständnis und Einfühlungsvermögen, die Eltern solcher Kinder darüber zu informieren, daß Sexualerziehung auch bei geistigbehinderten Kindern und Jugendlichen erforderlich ist und daß eine solche Operation sie dieser Aufgabe nicht entheben kann. Man wird ihnen aber sagen können, daß eine auch bei diesen Kindern durchaus mögliche Sexualerziehung in der Regel einen solchen verstümmelnden Eingriff unnötig machen kann und daß er in keinem Falle durchgeführt werden soll, bevor nicht andere, weniger eingreifende Methoden der Konzeptionsverhütung versucht wurden. Bei den Eltern männlicher Geistigbehinderter ist es manchmal notwendig, sie darauf hinzuweisen, daß eine Sterilisierung keineswegs Einfluß haben kann auf die sexuelle Aktivität und Triebhaftigkeit und daß sexuellen aggressiven Handlungen, Vergewaltigungsversuchen usw. dadurch nicht vorgebeugt werden könne.

In jedem Fall sollte abgewartet werden, ob das in die Geschlechtsreife eintretende geistigbehinderte Kind, sei es Junge oder Mädchen, überhaupt eine wesentliche sexuelle Tendenz oder Aktivität entwickelt, die sich nicht durch entsprechende Erziehung so weit beeinflussen läßt, daß eine Sterilisation sich erübrigt.

Es mögen trotzdem im einen oder anderen Fall noch so schwerwiegende Probleme übrig bleiben, daß dann ein solcher Eingriff zumindest moralisch gerechtfertigt ist und für alle Beteiligten eine wirkungsvolle Entlastung und Hilfe bedeutet. Dann sollte in direkter Fühlungnahme mit dem die Sterilisation durchführenden Arzt die Situation vollständig durchgesprochen werden, die dann auch weder einen Kläger finden noch eine Klage scheuen müßte. Eine alle Gesichtspunkte berücksichtigende allgemeine gesetzliche Regelung könnte dem vielschichtigen Problem niemals gerecht werden, weshalb man eine solche auch nicht anstreben sollte.

Literatur

BOHMAN, M.: Alternativen zur biologischen Elternschaft: Ergebnisse früherer und gegenwärtiger Adoptionsforschung. In: REMSCHMIDT, H. (Hrsg.): Psychopathologie der Familie und kinderpsychiatrische Erkrankungen. Bern/Stuttgart/Wien: Huber 1980.

DERICUM, CH.: Fritz und Flori. München: Deutscher Taschenbuch Verlag 1980.

KLUSSMANN, R.W.: Das Kind im Rechtsstreit der Erwachsenen. München/Basel: Reinhardt 1981.

MICHAELIS, R. et al.: Die Erfassung obstetrischer und postnataler Risikofaktoren durch eine Liste optimaler Bedingung. Mschr. Kinderheilk. 1979, *127,* 149–155.

MICHAELIS, R. et al.: Die Verteilung obstetrischer und postnataler Risikofaktoren bei 400 zufällig ausgewählten Neugeborenen. Mschr. Kinderheilk. 1979, *127,* 196–200.

PECHSTEIN, J.: Kinderärztliche Aufgaben bei der Frühadoption. Fortschr.med. 1970, *88,* 746–752.

II. Die Aufgabe des Sachverständigen in sozialgerichtlichen Verfahren

Die Sozialgerichtsbarkeit ist gemäß § 1 Sozialgerichtsgesetz (SGG) ein unabhängiges, von den Verwaltungsbehörden getrenntes, besonderes Verwaltungsgericht. Die Sozialgerichte entscheiden gemäß § 51, Abs. 1 SGG über öffentlich-rechtliche Streitigkeiten in Angelegenheiten der Sozialversicherung, der Arbeitslosenversicherung und der übrigen Aufgaben der Bundesanstalt für die Arbeit sowie der Kriegsopferversorgung.

Damit wird der kinder- und jugendpsychiatrische Sachverständige relativ selten zur Erstattung eines Gutachtens vor dem Sozialgericht beauftragt werden.

Da aber die Bearbeitung der Impfschadensfolge der Kriegsopferversorgung angegliedert wurde, kann es im Rahmen von Verfahren um die Folgen einer Impfung auch zur Notwendigkeit der Feststellung eines Impfschadens zunächst vor dem Versorgungsamt, im weiteren Rechtszug auch vor Sozialgerichten kommen.

1. Gutachten über Impfschäden

a) Schäden nach Pockenschutzimpfung

Da die Pockenschutzimpfung keine Pflichtimpfung mehr ist und praktisch nicht mehr durchgeführt wird, hat die Erörterung der Beurteilung von Schädigungen nach Pockenschutzimpfung vorwiegend historische Bedeutung. Es ist aber durchaus möglich, daß einzelne Verfahren über eine nachträgliche Anerkennung die Sozialgerichte noch beschäftigen.

Die dabei aufgeworfene Fragestellung betrifft in der Regel den ursächlichen Zusammenhang einer zerebralen Schädigung mit einer Beeinträchtigung der Intelligenzfunktionen von der Unterbegabung bis zum schweren Schwachsinn oder einer zerebralen Schädigung, die zum Auftreten eines Anfallsleidens geführt hat. Die Fragestellung betrifft also den Übergangsbereich zwischen Kinder- und Jugendpsychiatrie und Neuropädiatrie.

Die Zusammenhangsfrage bereitet im allgemeinen dann keine Schwierigkeiten, wenn innerhalb der charakteristischen Frist von 21 Tagen nach der Pockenschutzerstimpfung und nicht vor dem fünften oder sechsten Tag es zu einer klinisch klar zu differenzierenden zerebral-organischen Erkrankung mit Bewußtlosigkeit, Krämpfen, hohem Fieber und allen Zeichen einer akuten Enzephalitis gekommen ist, und wenn zwischen dieser Erkrankung und dem späteren Symptombild eine Verbindung herzustellen ist.

Schwieriger ist die Beurteilung dann, wenn eine sorgfältig erhobene Anamnese zeigt, daß das Kind möglicherweise vor der Pockenschutzimpfung schon zerebral geschädigt war. Ist in solchen Fällen ein klarer zeitlicher Zusammenhang mit der Pockenschutzimpfung dennoch nachzuweisen, dann wird man die Pockenschutzimpfung als richtunggebende Verschlimmerung werten und der ursächliche Zusammenhang muß ebenfalls bejaht werden. In diesen Fällen ist auch zu berücksichtigen, daß nach den damals bestehenden Vorschriften ein solches zerebral vorgeschädigtes Kind hätte gar nicht geimpft werden dürfen, woraus sich ebenfalls eine Entschädigungspflicht durch den Staat begründen läßt.

Bei Kindern, die sehr früh, bereits im ersten Lebensjahr gegen Pocken geimpft wurden, kommt es erfahrungsgemäß gelegentlich zu atypischen Reaktionen, die nicht dem Bild einer Enzephalitis entsprechen, da das unreife Gehirn noch nicht zu einer entzündlichen Reaktion in der Lage ist. Es kommt dann zur sogenannten Enzephalopathie, die oft durch einen weniger dramatischen klinischen Verlauf, aber durch um so schwerere Spätschäden gekennzeichnet sein kann. Entscheidend für die Zusammenhangsbeurteilung ist in solchen Fällen stets der Nachweis eines Entwicklungsknicks, der naturgemäß zeitlich nicht so eng begrenzt auf eine Frist von drei Wochen nach der Schutzimpfung festgelegt werden kann. Besteht aber ein solcher Entwicklungsknick, läßt er sich auf die Zeit nach der Impfung in einem vertretbaren Zeitraum objektivieren und läßt sich kein anderes interkurrentes Geschehen anamnestisch und nach dem Befund sichern, dann muß auch in solchen Fällen die Zusammenhangsfrage regelmäßig bejaht werden.

Eine Schwierigkeit bei der Begutachtung für die Versorgungsämter und auch vor den Sozialgerichten bei Impfschadensfolgen ist der unsinnige Zwang, die Schädigung des Kindes in Prozentzahlen einer Minderung der Erwerbsfähigkeit festlegen zu müssen, da das Versorgungsamt ohne eine solche Feststellung keine Entschädigung und keine Hilfsmaßnahmen einleiten kann. Man wird daher trotz der Unsinnigkeit einer solchen Feststellung bei noch schulpflichtigen oder nicht schulfähigen Kindern sie eben in Analogie zu einem Erwachsenen mit dem entsprechenden Vorbehalt treffen.

b) Schäden nach Impfung gegen Keuchhusten

Auch nach Keuchhustenimpfung, auch in Form einer kombinierten Impfung, kann es zu einer akuten Enzephalopathie kommen mit allen damit in Zusammenhang stehenden Dauerschädigungen in Form intellektueller Beeinträchtigung, motorischer Behinderung und Anfallsleiden. Auch hier kommt es darauf an, anamnestisch den zeitlichen Zusammenhang zu sichern.

c) Schäden nach Impfung gegen Poliomyelitis (spinale Kinderlähmung)

Die äußerst seltenen Dauerschäden nach Poliomyelitis-Schluckimpfung unterliegen in ihrer Beurteilung in aller Regel rein neurologischer, das heißt neuropädiatrischer Prüfung, so daß hier der Kinder- und Jugendpsychiater häufig seine Zuständigkeit ablehnen kann. Zerebrale Folgen müssen kaum in Betracht gezogen werden, allenfalls peripherneurologische.

2. Gutachten über die Zuständigkeit verschiedener Kostenträger bei stationärem Aufenthalt von Kindern und Jugendlichen in therapeutischen Heimen

Der kinder- und jugendpsychiatrische Sachverständige kann auch im Rahmen eines Sozialgerichtsverfahrens in Anspruch genommen werden, in dem es darum geht, die Art der Behandlung und Betreuung eines Kindes in einem Heim zu beurteilen, das einen therapeutischen Charakter geltend macht. Eine solche Beurteilung kann dafür entscheidend sein, ob der Heimaufenthalt unter die Leistungen der Krankenkassen fällt oder ob er von der Sozialhilfe oder Jugendhilfe getragen werden muß.

Bei der unscharfen Definition des Begriffes «Heilpädagogik» und bei der großzügigen Verwendung des Begriffes «Therapie», schließlich aber auch wegen der Unmöglichkeit exakter Zuordnung bestimmter Behandlungs- und Erziehungsformen zu den Begriffen «Therapie» und «Pädagogik» sind solche Fragen oft äußerst schwierig zu beantworten. Man wird in jedem Fall die Beratung und Betreuung des Heimes durch einen fachlich qualifizierten Arzt fordern, wenn die Behandlung als Therapie im Sinne der Reichsversicherungsordnung gewertet werden soll. Dabei muß keineswegs der Arzt ständig in dem Heim oder der betreffenden Einrichtung anwesend sein, es genügt, wenn von einer ärztlichen Betreuung und Beratung gesprochen werden kann.

Andererseits wird man den Begriff der Therapie nicht einseitig auf somatische Maßnahmen beschränken dürfen, da auch Psychotherapie mit ihren fließenden Übergängen zur Pädagogik als medizinische Therapie gewertet werden muß.

Besonders schwierig ist die Abgrenzung, wenn es sich um geistigbehinderte Kinder und Jugendliche handelt, deren pädagogische Förderung sowohl der Definition der Pädagogik als auch der Definition der Therapie entspricht.

In einem ähnlichen Verfahren vor dem Arbeitsgericht erfuhr diese Ansicht höchstrichterliche Bestätigung, es handle sich dann um eine therapeutische – hier heilpädagogische – Maßnahme und nicht nur um eine vorwiegend pädagogische, wenn dem schwer geistigbehinderten Kind Fähigkeiten vermittelt werden, die ein gesundes Kind ohne besondere pädagogische Maßnahmen zu erlernen in der Lage ist, wie zum Beispiel das Sich-Ankleiden, das alleine Essen, Türeöffnen usw. Eine Unterbringung mit diesem Ziel diene danach mehr der Linderung und Besserung von Leiden und Körperschäden als zur Erreichung allgemeiner Bildungsziele (LEMPP).

Wenn es sich dabei nicht um Leistungen aus der Reichsversicherungsordnung, sondern um Leistungen nach der Beihilfeverordnung bei Beamten und Angestellten des öffentlichen Dienstes handelt, dann kann auch die Zuständigkeit des Arbeitsgerichtes gegeben sein.

III. Die Aufgaben des kinder- und jugendpsychiatrischen Sachverständigen in Verwaltungsgerichtsverfahren

Verwaltungsgerichte sind die zuständigen Instanzen, die über angefochtene Entscheidungen von Behörden zu urteilen haben. In allen solchen Fragestellungen, in welchen der kinder- und jugendpsychiatrische Sachverständige für eine Behörde gutachtlich Stellung nimmt, wie zum Beispiel für die Entscheidung einer kommunalen Behörde, einer Schulbehörde oder eines Regierungspräsidiums, kann er auch im Rahmen weiterer Rechtszüge als Gutachter vor dem Verwaltungsgericht auftreten müssen. Inhaltlich unterscheiden sich dabei die von ihm zu erstattenden Gutachten nicht von den Gutachten, die er auch den entsprechenden Behörden auf ihre Fragestellung abgeben muß.

Gutachten zur Entscheidung von Schulbehörden werden kaum angefordert, da in der Regel die Schulbehörden ihre Entscheidungen aufgrund eigener Fachkenntnis treffen oder treffen zu können glauben. Immerhin wäre es denkbar, daß eine gutachtliche Stellungnahme zur Frage eingeholt werden könnte, ob ein bestimmtes Kind in einer Schule durch sein Verhalten untragbar geworden ist oder nicht. Weitergehende schulrechtliche Entscheidungen, wie die Zuordnung eines Kindes zu einem bestimmten Schultyp, sollte der Kinder- und Jugendpsychiater gar nicht gutachtlich klären zu können sich bemühen, da er in vielen Fällen damit seine Kompetenz, auf jeden Fall seine Arbeitszeit und Kraft überfordern würde.

1. Die Feststellung der Pflegebedürftigkeit

Die Feststellung der Pflegebedürftigkeit eines behinderten Kindes im Hinblick auf zu gewährende Pflegezulage nach dem Bundessozialhilfegesetz kann als Entscheidung des Gesundheitsamtes verwaltungsgerichtlicher Rechtssprechung unterliegen. In ähnlicher Weise, wie diese Frage auch im Verlauf einer Auseinandersetzung mit dem Versorgungsamt wegen einer Impfschadenfolge vor dem Sozialgericht ausgetragen werden kann.

Die Tendenz der die Pflegezulage beantragenden Eltern geht verständlicherweise danach, einen höheren Grad an Pflegebedürftigkeit attestiert zu bekommen. In der Regel geht es nur um die Auseinandersetzung der höchst möglichen Pflegezulage, die man tunlichst schwer hilfs- und pflegebedürftigen Kindern und Jugendlichen vorbehalten sollte, die wegen ihrer ständigen Unruhe, wegen einer Tendenz zur Selbst- oder Fremdbeschädigung oder durch Unsauberkeit und Unvermögen alleine zu essen der ständigen Aufsicht und Betreuung bedürfen.

2. Gutachten zur Frage der Namensänderung

Über den Antrag auf Änderung des Namens – in der Regel handelt es sich um den Wunsch, den Nachnamen eines Scheidungskindes in der Familie der Mutter, die inzwischen wiedergeheiratet hat, zu ändern und ihm den Namen seines Stiefvaters und dessen Familie zu übertragen – wird von der Verwaltungsbehörde entschieden.

Die Forderung nach Namensänderung wird im allgemeinen damit begründet, daß es für das Kind aus objektiven oder subjektiven Gründen nicht zumutbar sei, seinen bisherigen Namen, den Namen seines leiblichen, aber jetzt nicht mehr sorgeberechtigten Vaters weiterzuführen, oder das Kind erleidet dadurch Nachteile, weil etwa seine jetzige Umgebung Vorurteile gegen diesen Namen in sich trage, oder auch, daß der Umstand, daß es einen anderen Namen trage als seine Mutter, sein neuer Vater und seine Stiefgeschwister, seine Integration in die neue Familie erschwere oder verhindere.

Seit der Familienname des Kindes nicht mehr automatisch der Familienname des Vaters ist, können sich solche Situationen auch bei Kindern ergeben, deren Vater das Sorgerecht zugesprochen erhält.

In aller Regel kann man davon ausgehen, daß der Wunsch nach einer Namensänderung primär gar nicht vom Kinde ausgeht, sondern daß der sorgeberechtigte Elternteil diesen Wunsch hat und ihn mehr oder weniger unbewußt auf das Kind überträgt. Auch da, wo vielleicht das Kind mehr spielerisch den Wunsch äußert, doch nun auch den neuen Namen der Mutter zu bekommen, müßte es bei entsprechender psychischer Führung diesem Elternteil unschwer gelingen, das Kind zu veranlassen, seinen bisherigen Namen auch weiterhin zu akzeptieren, wenn der Elternteil wirklich daran interessiert wäre. Zumindest stehen in aller Regel erhebliche Emotionen hinter einem solchen Wunsch, Emotionen, die selten primär vom Kind ausgehen. Meist möchte die Mutter ihre frühere mißglückte Ehe vergessen, woran sie das aus dieser Ehe mitgebrachte Kind und dessen Name hindert.

In jedem Falle ist es sehr schwer, die Frage zu beantworten, die den kinder- und jugendpsychiatrischen Sachverständigen in der Regel gestellt wird, ob das Kind tatsächlich unter seinem Namen leidet und ob es einer ernstlichen psychischen und sozialen Benachteiligung ausgesetzt wird, wenn ihm die Umbenennung nicht erlaubt würde. Diese Frage ist deswegen so schwer zu beantworten, weil sie im wesentlichen auf die Zukunft ausgerichtet ist und es außerdem zum allerwenigsten vom Kind abhängt, ob es in Zukunft möglicherweise durch seinen Namen in seiner Entwicklung beeinträchtigt wird.

In den seltenen Fällen, in denen die Beziehung zu dem namengebenden Elternteil, also meist zum Vater, durch schwerwiegende negative persönliche Erfahrung des Kindes belastet ist, etwa durch einen schweren oder wiederholten Angriff auf Körper, Gesundheit oder auch auf die Ehre des Kindes, oder wenn das Bild des Vaters durch ein moralisch verwerfliches Verhalten gekennzeichnet ist, dann wird man die Beeinträchtigung der kindlichen Entwicklung für den Fall bejahen, daß es gezwungen ist, weiterhin den Namen zu führen, mit dessen wesentlichem Träger es sich nicht identifizieren kann und soll. Diesseits dieser extremen Lage jedoch ist es für das Kind im Grunde viel entscheidender, wie der bei ihm verbleibende Elternteil und eventuell neue Bezugspersonen, also etwa der Stiefvater und Stiefgeschwister, ihr Verhältnis zu dem Elternteil, dessen Namen das Kind trägt, gestalten und wie weit das Kind möglicherweise objektiven Belästigungen seines Namens wegen ausgesetzt ist. Meist steht eine tiefgreifende Ablehnung des nicht mehr sorgeberechtigten Elternteils durch den sorgeberechtigten dahinter, die ganz unabhängig von der Namengebung für das Kind nachteilig sein muß.

In aller Regel wird man trotz des geforderten Primats psychologischer und soziologischer Elternschaft gegenüber der biologischen und genetischen aus kinder- und jugendpsychiatrischer Sicht die Namensänderung nicht leicht machen, da die Ablegung des bisherigen Namens des Kindes in jedem Fall mit dem Versuch, die bisherige Entwicklung des Kindes in einem wesentlichen Anteil gewissermaßen zu annullieren, einer Lüge und Vortäuschung falscher Tatsachen entspricht, die mögliche Identitätsprobleme beim Kind allein nicht zu lösen geeignet ist, sie möglicherweise sogar kompliziert und erschwert.

Wenn ein Kind jeglichen Alters – und erst vom späteren Vorschulalter ab wird ein Kind sich dazu äußern können – von sich aus stark danach drängt, unbedingt den gleichen Namen wie seine Mutter zu haben, dann sollte dies Anlaß sein, die Mutter-Kind-Beziehung zu überprüfen. Es liegt der Verdacht nahe, daß eine Tendenz zu einer persistierenden symbiotischen Beziehung oder einer anderen Form neurotischer Beziehung zwischen Mutter und Kind vorliegt. Dann wäre eine Namensänderung lediglich ein Kurieren am Symptom, das keine lang helfende Wirkung zeigen kann, und ein solcher Antrag sollte Anlaß sein, die Mutter und ihre Familie einer psychotherapeutischen Beratung und gegebenenfalls Behandlung zuzuführen.

Man wird aber auch in diesen Fällen, ähnlich wie bei den Entscheidungen über die Umgangsbefugnis daran denken müssen, daß unter Umständen durch eine zwar sachlich richtige ablehnende Entscheidung pathologischen und nicht unmittelbar dem Wunsch nach dem Kindeswohl entspringenden Wünschen der Eltern widerstanden wird, daß die Folgen dieser korrekten Entscheidung aber allein das Kind zu tragen hat; denn von einer ablehnenden Entscheidung allein, und sei sie noch so begründet, kann ein Sinneswandel und eine Änderung der Einstellung der das Kind umgebenden Erwachsenen nicht erwartet werden. Wenn also das Kind um seines mitgebrachten Namens willen von der Mutter oder der Stieffamilie abgelehnt wird, dann ändert daran auch ein wohl begründeter, die Namensänderung ablehnender Bescheid nichts. Man sollte also auch in solchen Verfahren die tatsächlichen Gegebenheiten und ihre voraussichtliche Weiterentwicklung nicht aus dem Auge verlieren und nicht das Festhalten an einem unter Umständen richtigen Prinzip und seine Folgen allein vom betroffenen Kind tragen lassen.

3. Gutachten zur Frage der Pflegeerlaubnis gemäß §28 JWG

Die Entscheidung, ob jemand ein Pflegekind aufnehmen darf, liegt nach dem Jugendwohlfahrtsgesetz beim Jugendamt. Nach §29 JWG darf diese Erlaubnis nur erteilt werden, wenn in der Pflegestelle das leibliche, geistige und seelische Wohl des Pflegekindes gewährleistet ist. Auch kann die Pflegeerlaubnis widerrufen werden, wenn das Wohl des Pflegekindes es erfordert.

In der Regel trifft das Jugendamt aufgrund eigener Kompetenz diese Entscheidung. Diese kann aber dann von der Person oder den Personen, denen die Pflegeerlaubnis nicht zuerkannt wurde, vor dem Verwaltungsgericht angefochten werden.

Wie immer, wenn es um das Wohl des Kindes, in diesem Falle des Pflegekindes geht, kann dies für das Gericht Anlaß zur Einholung eines Sachverständigengutachtens beim Kinder- und Jugendpsychiater sein.

Die Frage, die hier an den Sachverständigen gestellt wird, ist im wesentlichen die Frage nach der Erziehungsfähigkeit der um Pflegeerlaubnis nachsuchenden Personen. Da äußere Bedingungen, die räumlichen Verhältnisse und die wirtschaftlichen Voraussetzungen in der Regel von Jugendamt und Gericht aufgrund objektivierbarer Kriterien beurteilt werden können, müssen psychische Auffälligkeiten der Pflegepersonen, die Zweifel an der Gewährleistung des Wohls des Pflegekindes wecken, vom Gutachter beurteilt werden. Hierbei genügt es jedoch in der Regel nicht, nur den Vergleich zu ziehen mit durchschnittlichen, natürlichen Elternpaaren und den von solchen gewährleisteten psychischen Erziehungsbedingungen. Es kommt im konkreten Fall auch darauf an, zu prüfen, welche speziellen Ansprüche ein zur Pflege anstehendes Kind an diese zu prüfenden zukünftigen Pflegeeltern stellen wird. Dies kann zwar selbstverständlich nicht mit Sicherheit vorausgesagt werden. Es kann aber sehr wohl aufgrund der Vorgeschichte des zukünftigen Pflegekindes das Komplikationsrisiko und die Wahrscheinlichkeit besonderer Anspruchshaltungen und besonderer pädagogischer oder gar heilpädagogischer Anforderungen festgestellt werden. Auch muß berücksichtigt werden, daß es grundsätzlich schwieriger ist, als Pflegeeltern die geeignete Elternrolle einem vielleicht schon älteren Kind gegenüber zu finden, als für Eltern, deren natürliche Aufgabe es ist, mit dem Kind in eine bestimmte Rolle und Verhaltensweise hineinzuwachsen.

Schließlich kann das tatsächliche Versagen vieler natürlicher Eltern ihren Kindern gegenüber kein Argument sein, dasselbe Risiko auch bei zukünftigen Pflegekindverhältnissen von vorneherein einzukalkulieren.

Solche Gutachten verlangen vom Gutachter in besonderer Weise Taktgefühl, um im negativen Falle die Gründe für die Ablehnung, die ja regelmäßig in der Person und im Charakter der antragstellenden Personen gelegen sind, so deutlich und verständlich zu machen, daß die Erwägungen vom Gericht nachvollzogen werden können, andererseits sie aber auch so taktvoll zu formulieren, daß sie auch von diesen zur Kenntnis genommen und ertragen werden können. Als Prozeßparteien haben sie in der Regel einen Anspruch auf Einsicht in das Gutachten.

IV. Gutachten im Rahmen der Jugendhilfe (Jugendwohlfahrtsgesetz)

Im Rahmen der Jugendhilfe ergehen an den kinder- und jugendpsychiatrischen Sachverständigen häufig direkt von den Jugendämtern Gutachtenaufträge, die sich in der Regel nicht auf bestimmte Gesetzesnormen stützen können. Das Jugendamt allein ist nicht berechtigt, einen Jugendlichen zur Untersuchung und zur ambulanten oder stationären Beobachtung und Begutachtung einzuweisen. Wohl aber kann das Jugendamt die Eltern dazu veranlassen, ihr Kind beim Kinder- und Jugendpsychiater oder einer sonst geeigneten Stelle, zum Beispiel einer Erziehungsberatungsstelle, vorzustellen und sich mit der Auskunfterteilung gegenüber dem Jugendamt einverstanden zu erklären.

Sachlich handelt es sich in der Regel dabei um vorweggenommene Gutachten, um einen Antrag nach § 65 JWG auf Anordnung der Fürsorgeerziehung entsprechend begründen zu können.

Häufiger ergibt sich ein solcher Gutachtenauftrag nach vorausgegangenen Untersuchungen und Beratungen der Jugendlichen, die auf ärztliche Überweisung, auf Veranlassung von Heim, Schule oder aufgrund eigener Initiative der Eltern durchgeführt wurden.

In allen diesen Fällen ist die Einholung eines Einverständnisses der Sorgeberechtigten, also im allgemeinen der Eltern, zur Weitergabe der dabei erhobenen Informationen und Befunde an das Jugendamt notwendig. Diese Notwendigkeit entfällt nur dann, wenn eine Nichtweitergabe der Befunde an das Jugendamt für den Jugendlichen eine akute Gefahr bedeuten würde und wenn unter Abwägung aller Werte zwischen dem wohlverstandenen Schutz und dem Wohl des Kindes und dem Anspruch auf Schweigepflicht gegenüber den Sorgeberechtigten das Interesse des Kindes überwiegt. Die Verletzung der Schweigepflicht könnte in solchen Fällen auch gemäß § 34 StGB (Rechtfertigender Notstand) gerechtfertigt sein. Hier müssen aber strenge Maßstäbe angelegt werden, so daß es sich in jedem Fall empfiehlt zu versuchen, die Einwilligung der Eltern zur Weitergabe der Befunde an das Jugendamt zu erwirken. Erst wenn diese aus unsachlichen oder nicht stichhaltigen Gründen hartnäckig diese Einwilligung verweigern und das Wohl des Kindes akut gefährdet ist – etwa beim konkreten Verdacht auf Kindsmißhandlung –, kann unter Berücksichtigung des höherwertigen Interesses für das Wohl des Kindes auch ohne Entbindung von der ärztlichen Schweigepflicht die Information an das Jugendamt weitergegeben werden.

Der Kinder- und Jugendpsychiater sollte aber in jedem Falle zu vermeiden suchen, daß er den Eindruck erweckt, er sei der verlängerte Arm einer Behörde, insbesondere des Jugendamtes, da er sonst in kurzer Zeit sein Vertrauen und seine Glaubwürdigkeit gegenüber den Patienten und den Eltern verspielen würde.

1. Gutachten zur Frage der Erziehbarkeit

Gutachten zur Frage der Anordnung der Fürsorgeerziehung sind häufig identisch mit Gutachten zur Frage der Erziehbarkeit.

Die Erziehbarkeit sollte, besonders bei Kindern und Jugendlichen, bis zur Reifeentwicklung eigentlich nie verneint werden. Sie kann aber sehr wohl so hochgradig eingeschränkt und gestört sein, daß sie nicht mit den der Jugendhilfe zur Verfügung stehenden Instrumenten erfolgreich realisiert werden kann. Dies gilt sowohl für schwer Geistigbehinderte, deren Betreuung und Förderung nach dem Bundessozialhilfegesetz (BSHG) erfolgen soll, wie auch bei psychisch kranken Kindern mit kindlicher Psychose, schweren Formen des frühkindlichen Autismus und auch bei Jugendlichen mit schweren Neurosen, insbesondere Angst- und Zwangsneurosen. Diese müssen entweder im Rahmen klinischer Einrichtungen mit der Zuständigkeit der Reichsversicherungsordnung (Krankenkassen) behandelt werden, oder aber als schwer seelisch Behinderte ebenfalls nach dem Bundessozialhilfegesetz (BSHG). Handelt es sich dagegen um vorwiegend milieureaktive Fehlentwicklungen, auch um Neurosen minderschweren Charakters mit starken sozialen Ausstrahlungen und Auswirkungen auf das zwischenmenschliche Verhalten, dann ist die Erziehbarkeit, auch im Rahmen der Jugendhilfe, durchaus zu bejahen, da auch die Jugendhilfe im Wege der freiwilligen Erziehungshilfe oder der Fürsorgeerziehung durchaus Zugang zu entsprechenden Einrichtungen psychotherapeutischer Art haben kann.

Es besteht allerdings die Tendenz mancher Jugendämter, möglichst viele Fälle, bei welchen Fremderziehung und Fremdplazierung zur Frage steht, im Rahmen des Bundessozialhilfegesetzes unterzubringen, und nicht auf dem Wege der freiwilligen Erziehungshilfe oder Fürsorgeerziehung. Dies hat oft rein fiskalische Gründe. Die Landesjugendbehörden zeigen dem gegenüber die gegenteilige Tendenz aus demselben Grund.

Da die finanzielle Beteiligung der Eltern bei Leistungen nach dem Bundessozialhilfegesetz niedriger liegt als bei Leistungen der Jugendhilfe, kommt zu den oft willkürlichen Zuweisungen noch eine gewisse soziale Ungerechtigkeit. Bei dem großen Ermessensspielraum, der dem kinder- und jugendpsychiatrischen Sachverständigen gerade in diesen Fragen gegeben ist, muß er von diesen sachfremden Entscheidungsmöglichkeiten und Zwängen, die sich aus der Gesetzeslage ergeben, wissen.

Von einer Unerziehbarkeit bei Kindern und Jugendlichen kann man allenfalls bei schwerer Wesensänderung nach einer durchgemachten Hirnentzündung sprechen. Kinder mit einem postenzephalitischen Psychosyndrom zeigen oft sehr starke triebhafte Tendenzen, die mit den üblichen Mitteln der Pädagogik kaum zu beeinflussen sind und die in der Regel der Unterbringung in einer entsprechenden Spezialeinrichtung bedürfen.

2. Frühkindliche Hirnschädigung und Erziehbarkeit

Bei der Erörterung der Erziehbarkeit spielt die leichtgradige frühkindliche Hirnschädigung und das durch sie verursachte *frühkindlich exogene Psychosyndrom* (LEMPP) (Minimale zerebrale Dysfunktion, Psychoorganisches Syndrom - POS) oft eine bedeutende Rolle.

Gerade in kinder- und jugendpsychiatrischen Gutachten für das Jugendamt zur Frage nach der Verwahrlosung und ihrer Ursache gibt die Feststellung einer frühkindlichen Hirnschädigung bei dem betreffenden Kind nicht selten Anlaß zu Fehlbeurteilungen und Fehlentscheidungen.

Schädigende Einflüsse auf ein in der Entwicklung befindliches kindliches Gehirn während seiner besonders empfindlichen Phase, das heißt während Schwangerschaft, Geburt und den ersten Lebensjahren, führen bekanntermaßen in schwereren Fällen zu motorischen Behinderungen in Form spastischer Lähmung und mehr oder weniger ausgeprägter Beeinträchtigung der geistigen Entwicklung in Gestalt des erworbenen Schwachsinns. Darüber hinaus aber führen Schädigungen in minder schwerer Form offenbar zu einer Veränderung der Feinstruktur des Gehirns mit den charakteristischen Folgen des sogenannten frühkindlich exogenen Psychosyndroms. Dieses ist gekennzeichnet durch eine allgemeine Reizüberempfindlichkeit und durch Teilleistungsstörungen, das heißt durch umschriebene Leistungsschwächen oder Leistungsausfälle von Teilfunktionen in der Funktion der Reizaufnahme, Reizdifferenzierung, Reizzuordnung, Programmanalyse der eingehenden Reizabfolgen und Programmstörungen für die abgehenden Handlungsfolgen.

Klinisch führen diese Strukturveränderungen zu einer gewissen Veränderung der Intelligenz- und Begabungsstruktur – nicht unbedingt zu einer Intelligenzminderung –, zu einer Veränderung der Reaktionsbereitschaft und Reaktionsweise und zu einer veränderten, meist leicht verzögerten Lernfähigkeit. Das charakteristische psychopathologische Bild ist neben der bereits erwähnten Reizüberempfindlichkeit durch Distanzstörung, verminderte Kommunikationsfähigkeit und vermindertes Sozialgefühl gekennzeichnet. Die betreffenden Kinder neigen zu kurzschlüssigem Handeln und oft zu motorischer Unruhe.

In einer pädagogisch günstigen Umgebung werden in der Regel diese Schwächen bis zur Reifeentwicklung weitgehend ausgeglichen und überwunden, so daß die Kinder mit einer so geschilderten leichtgradigen frühkindlichen Hirnschädigung im allgemeinen eine günstige Sozialisationsprognose haben. Das Bedeutsame an dieser Störung ist der Umstand, daß ein Fehlverhalten der Umgebung dem Kind und seinen oft der Umgebung unverständlichen Verhaltensweisen gegenüber zu einer Verstärkung der Kontaktstörung und zu einer Beziehungsstörung führen können, die auf dem Wege der *sekundären Neurotisierung* zu einem reaktiven Fehlverhalten Anlaß geben können.

Eine Wesensänderung oder eine Änderung der Intelligenzstruktur durch eine frühkindliche Hirnschädigung steht daher in einer potenzierenden Beziehung zu ungünstigen Umweltverhältnissen. Das Zusammentreffen leichtgradiger frühkindlicher Hirnschädigung und eine dadurch hervorgerufene Wesensänderung beim Kind mit negativen Umweltbedingungen, etwa Verlust der primären Bezugsperson, inkonstante Beziehungen und negatives Erziehungsverhalten, verstärken somit gemeinsam die Neigung zu Verhaltensstörungen und Fehlreaktionen bis hin zur schweren Dissozialität.

Dies bedeutet aber, daß die Feststellung einer leichtgradigen frühkindlichen Hirnschädigung in keinem Fall Anlaß sein kann, einem Kinde oder einem Jugendlichen die Erziehbarkeit mit den Mitteln der Jugendhilfe abzusprechen. Im Gegenteil ist festzustellen, daß gerade solche Kinder in besonderem Maße der pädagogischen Führung und Förderung durch geschulte Kräfte bedürfen, sei es in Gestalt heilpädagogischer Förderung zum Ausgleich von Teilleistungsstörungen und Teilleistungsschwächen, sei es in einer gezielten Elternberatung und Familientherapie, sei es bei bereits fixierter sekundärer Neurotisierung in einer dem Alter des Kindes entsprechenden Psychotherapie.

Die Feststellung einer hirnorganischen Mitursache bei der festzustellenden Verhaltensstörung, Dissozialität oder Verwahrlosung kann demnach nicht eine erschwerte Therapierbarkeit und Sozialisierung begründen, wohl aber die besondere Bedürftigkeit nach pädagogisch-therapeutischen unterstützenden Maßnahmen, da von solchen Kindern eine Überwindung widriger Umweltverhältnisse wie auch von umschriebenen Leistungs- und Differenzierungsschwächen aus eigener Kraft nicht erwartet werden kann.

3. Die sogenannte Fremdplazierung

Fordert ein Jugendamt ein kinder- und jugendpsychiatrisches Gutachten über ein Kind oder einen Jugendlichen an, dann geht es sehr häufig, wie auch bei der Anforderung durch das Vormundschaftsgericht gemäß § 64 JWG oder

§ 1666 BGB (siehe Seite 156) um die Herausnahme eines Kindes aus seiner bisherigen Umgebung, im allgemeinen seiner Familie, und seine anderweitige Unterbringung.

§ 64 JWG legt zwingend fest, daß die Fürsorgeerziehung nur angeordnet werden darf, wenn keine ausreichende andere Erziehungsmaßnahme gewährt werden kann. Der Gesetzgeber will damit einer vorschnellen und leichtfertigen Herausnahme eines Kindes aus seiner Familie einen Riegel vorschieben.

Meistens sind jedoch solche anderen Erziehungsmaßnahmen wie Bestellung eines Erziehungsbeistandes gemäß § 55 JWG und die freiwillige Erziehungshilfe gemäß §§ 62, 63 JWG, bereits versucht beziehungsweise geprüft worden, so daß oft die Notwendigkeit einer Herausnahme des Kindes aus seiner bisherigen Umgebung in dem Moment, in dem der Gutachtenauftrag an den Kinder- und Jugendpsychiater gerichtet wird, mehr oder weniger feststeht und der Kinder- und Jugendpsychiater im wesentlichen Ratschläge geben kann, welche Form der anderweitigen Unterbringung und weiteren Betreuung für das Kind aufgrund der bei diesem festgestellten Störungen am ehesten Erfolg versprechen kann.

Immerhin ist es gut, wenn der Kinder- und Jugendpsychiater vor Erstattung seines Gutachtens sich selbst ein Bild von der Notwendigkeit der Herausnahme des Kindes aus seinem familiären Milieu macht. Dabei muß er natürlich von den tatsächlich realisierbaren ambulanten Hilfsmaßnahmen ausgehen und darf seine Vorschläge nicht allein auf theoretische Möglichkeiten aufbauen.

Die Beurteilung der Notwendigkeit einer Herausnahme eines Kindes aus seiner Familie oder einer anderen gewohnten Umgebung bedarf einer sorgfältigen Prüfung und Begründung. Dabei müssen die emotionellen Beziehungen des Kindes berücksichtigt werden. Man wird also ein Kleinkind nur dann aus der Familie herausnehmen, wenn dem Kinde unmittelbare Gefahr von diesen Eltern oder anderen Mitgliedern des Haushaltes droht und eine Vermeidung der Gefahr durch anderweitige Eingriffe in die Familie nicht möglich ist, also etwa bei Kindsmißhandlung oder bei schwerer psychischer Störung eines Elternteils. Dabei ist zu berücksichtigen, daß eine psychische Krankheit eines Elternteils sich erfahrungsgemäß nur dann negativ auf das Kind und seine Entwicklung auszuwirken pflegt, wenn dieser psychisch kranke Elternteil der Dominierende in der Familie ist. Ist dagegen der gesunde Elternteil dominierend, dann kann er im allgemeinen dem Kind gegenüber die psychische Störung des andern Elternteils ausgleichen.

Bei älteren Kindern und Jugendlichen wird man dagegen eine Herausnahme des Kindes eher befürworten, wenn die Eltern sich zum Beispiel als erzieherisch unfähig erweisen und das Kind oder der Jugendliche durch fortgesetzte dissoziale Handlungen, Straftaten und dergleichen andere und sich selbst zunehmend gefährdet, ohne daß sich die Eltern in der Lage sehen, diese Entwicklung zu verhindern.

Häufig ist bei gestörten Familienverhältnissen auch die psychische Beziehung zwischen dem Kind und seinen Eltern oder sonstigen Betreuern bereits erheblich beeinträchtigt, so daß eine Trennung nicht nur vom Alter, sondern auch von der Wichtigkeit der affektiven Bindung her durchaus vertretbar sein kann. Oft machen auch die außerfamiliären Kontakte des Kindes zu Gruppen mit negativer sozialer Beeinflußung, denen es sich auch beim Einsatz ambulanter Hilfen und intensiver Erziehungsberatung der Eltern kaum entziehen könnte, eine anderweitige Unterbringung notwendig. Oft ist auch die Rolle des Kindes in Schule oder Nachbarschaft schon so negativ geprägt, daß aus diesem Grunde eine Herausnahme unvermeidlich sein kann.

Bei Jugendlichen schließlich ist eine Trennung vom Elternhaus, mit dem diese vielfach schon in jahrelanger Auseinandersetzung und pubertärer Spannung leben, nicht nur zumutbar, sondern als echte Hilfe zur Reife und Ablösung geradezu geboten.

Die Art der Fremdunterbringung muß sich ebenfalls nach dem Alter und den spezifischen Bedürfnissen des Kindes und des Jugendlichen richten. Die Unterbringung eines Kleinkindes in eine Pflegefamilie erscheint vielfach auf den ersten Blick hin optimal. Soll das Kind jedoch den Kontakt zu seinen Eltern auch nach der Herausnahme weiterhin pflegen, dann kann die Unterbringung in einer Pflegefamilie erhebliche Schwierigkeiten nach sich ziehen. Diese müßte in der Lage sein, die Fortsetzung der Beziehung des Kindes zu seinen Eltern oder anderen Bezugspersonen mitzutragen und zu pflegen. Nicht selten kommt es dann zu einem Rivalitätsverhalten der Pflegeeltern mit den früheren Bezugspersonen und zu einer Spannung, unter der das verpflanzte Kind erheblich zu leiden hat. Ist diese Fähigkeit bei den Pflegeeltern nicht gesichert, kann auch bei kleineren Kindern eine Unterbringung in Heimen mit kleinen Gruppen für das Kind auf lange Sicht günstiger sein.

Für ältere Kinder und Jugendliche ist dagegen die Unterbringung in einer Gruppe in der Regel die erstrebenswerte Lösung, weil diese den altersspezifischen Bedürfnissen am nächsten kommt. Die allgemeine Forderung, solche Gruppen relativ klein zu halten, und der Vorzug von Familienwohngruppen ist inzwischen weitgehend anerkannt.

Hospitalisierte und in ihrer frühkindlichen Entwicklung depravierte Kinder benötigen dagegen die individuelle Unterbringung nicht nur in einer Pflegefamilie durchschnittlicher Qualität, sie müssen vielmehr in einer Familienpflege Aufnahme finden, die entweder über eigene spezielle heilpädagogische und therapeutische Fähigkeiten verfügt oder der eine eingehende und langdauernde Beratung durch Fachkräfte zugesichert werden kann. Es ist unbedingt erforderlich, daß diese Pflegeeltern über die auf sie zukommenden Belastungen und Probleme offen informiert werden; anderenfalls sind spätere Enttäuschungen und Abbrüche unvermeidlich, die gerade bei solchen Kindern zu existentiellen Katastrophen führen können.

Die Unterbringung eines Kindes in einem sogenannten geschlossenen Heim bedarf nach § 1631b BGB der Genehmigung des Vormundschaftsgerichts. Ohne Genehmigung ist die Unterbringung nur zulässig, wenn mit dem Aufschub Gefahr verbunden ist. Die Genehmigung ist dann unverzüglich nachzuholen.

Das Gericht hat die Genehmigung zurückzunehmen, wenn das Wohl des Kindes die Unterbringung nicht mehr erfordert.

Dieser Paragraph bringt bei seiner konsequenten Anwendung unter Umständen nicht unerhebliche Schwierigkeiten mit sich.

Der Begriff der Freiheitsentziehung ist dabei nicht definiert und es bleibt offen, ob etwa die Unterbringung eines motorisch sehr unruhigen schwachsinnigen Kindes in einem entsprechenden Heim, in dem zu seinem Schutze die Türen geschlossen sind, ebenfalls der Genehmigung des Vormundschaftsgerichtes bedarf.

Im übrigen gibt es geschlossene Heimplätze nur noch in geringer Zahl. Die Diskussion darüber, ob sie im Jugendhilfebereich überhaupt erforderlich und zweckmäßig sind, ist noch nicht abgeschlossen. Die Gefahr liegt darin, daß das Vorhandensein geschlossener Heimplätze auch zwangsläufig die Feststellung ihrer Notwendigkeit häufiger herausfordert als wenn solche Heimplätze fehlen. In aller Regel kann durch einen entsprechenden personellen Aufwand eine geschlossene Unterbringung unnötig gemacht werden.

Dabei bedeutet «geschlossene Unterbringung» nicht etwa das gelegentliche Abschließen der Wohnungs- oder Heimtüre, um einen gerade erregten Jugendlichen am Weglaufen zu hindern, sondern die Bereitstellung von Heimplätzen, welche durch entsprechende technische Installationen weitgehend ausbruchsicher gemacht worden sind.

Die geschlossene Unterbringung von Jugendlichen in psychiatrischen Krankenhäusern oder kinder- und jugendpsychiatrischen Kliniken mit geschlossenen Abteilungen unterliegt den Bestimmungen der Unterbringung psychiatrischer Patienten, die innerhalb der einzelnen Bundesländer verschieden sind.

Literatur

LEMPP, R.: Heilpädagogik oder Pädagogik? Ein Gutachten für das Arbeitsgericht in R. in einer Streitsache zwischen einem Landeswohlfahrtsverband und einer Stadt. Z. Kinder- Jugendpsychiat. 1978, *6*, 142–151 und 1981, *9*, 334–338.

LEMPP, R.: Frühkindliche Hirnschädigung und Neurose. Bern/Stuttgart/Wien: Huber 1978[3].

D. Die Aufgaben des kinder- und jugendpsychiatrischen Sachverständigen in strafrechtlichen Verfahren

I. Allgemeine Vorbemerkungen zum Jugendstrafrecht

Das allgemeine Strafrecht (Strafgesetzbuch StGB) und das spezielle Strafrecht für Jugendliche (Jugendgerichtsgesetz JGG) legen im strafrechtlichen Bereich folgende Altersgrenzen fest:

1. Das Kind

Dieses ist absolut schuldunfähig bis zum vollendeten 14. Lebensjahr. Der Gesetzgeber unterstellt hier eine generelle Schuldunfähigkeit (§ 19 StGB).

2. Der Jugendliche

Gemäß § 1, Abs. 2 JGG ist Jugendlicher, wer zur Zeit der Tat 14, aber noch nicht 18 Jahre alt ist.

Jugendliche sind bedingt schuldfähig, das heißt ihre Schuldfähigkeit hängt von ihrer sittlichen und geistigen Entwicklung ab (§ 3 JGG).

3. Der Heranwachsende

Gemäß § 1, Abs. 2 JGG ist Heranwachsender, wer zur Zeit der Tat 18, aber noch nicht 21 Jahre alt ist.

Die Heranwachsenden sind absolut schuldfähig, ebenso wie erwachsene Täter, die zur Zeit der Tat das 21. Lebensjahr bereits vollendet haben. Bei den Heranwachsenden muß aber von Gerichts wegen in jedem Einzelfalle nach § 105, Abs. 1 JGG geprüft werden, ob der Betreffende noch einem Jugendlichen, also einem 14- bis 18jährigen, gleichzustellen ist oder nicht.

4. Der Jungtäter

Diese Bezeichnung umfaßt den Täter vom vollendeten 21. bis zum 25. Lebensjahr. Er ist jedoch bis jetzt noch allein Gegenstand von strafrechtlichen Reformbestrebungen. Er unterliegt vorläufig noch der gleichen rechtlichen Beurteilung wie der Erwachsene. Immerhin spielt diese Altersgruppe im Jugendstrafvollzug insofern eine große Rolle, als im allgemeinen Heranwachsende, die nach Jugendstrafrecht verurteilt wurden, und Jugendliche bei länger dauernden Jugendstrafen nur bis zum 24. Lebensjahr im Jugendstrafvollzug verbleiben können.

5. Der Erwachsene

Jeder Täter, der das 21. Lebensjahr vollendet hat, ist strafrechtlich Erwachsener und unterliegt ohne Einschränkung dem Erwachsenen-Strafrecht (StGB). Damit fällt auch seine forensisch-psychiatrische Beurteilung nicht mehr in die Kompetenz des kinder- und jugendpsychiatrischen Sachverständigen, was jedoch nicht bedeuten kann, daß die in der Kinder- und Jugendpsychiatrie gewonnenen Einsichten über Ursachen, Bedingungen und Prognosen sozialer Fehlentwicklung nicht auch für diesen Täterkreis zuträfen oder ohne Bedeutung seien. So kann man davon ausgehen, daß grundsätzlich jeder erfahrene jugendpsychiatrisch-forensische Sachverständige auch für die Beurteilung Erwachsener über ausreichende Kompetenz verfügt, sofern es sich nicht um die Beurteilung von Altersveränderungen handelt.

Nach § 4 JGG richtet sich die rechtliche Einordnung der Taten Jugendlicher nach dem allgemeinen Strafrecht, das bedeutet, daß die Straftatbestände, wie sie im allgemeinen Strafrecht (StGB) festgelegt sind, auch für Jugendliche gelten. Die im allgemeinen Strafrecht festgelegten Strafrahmen gelten jedoch im Jugendstrafrecht nicht.

Nach § 5 JGG verfügt das *Jugendstrafrecht* über 3 verschiedene Reaktionsmöglichkeiten:

(1) Erziehungsmaßregeln nach §§ 9–11 JGG;
(2) Zuchtmittel nach §§ 13–16 JGG;
(3) die Jugendstrafe nach §§ 17–19 JGG.

Die *Erziehungsmaßregeln* umfassen gemäß § 9 JGG:

(1) die Erteilung von Weisungen;
(2) die Erziehungsbeistandschaft;
(3) die Fürsorgeerziehung.

Weisungen sind nach § 10 JGG «Gebote und Verbote, welche die Erziehung fördern und sichern sollen», wie zum Beispiel Bestimmungen über Aufenthaltsort, das Wohnen in einer bestimmten Familie oder einem Heim, eine Lehr- oder Arbeitsstelle anzunehmen, Arbeitsleistungen zu erbringen, den Verkehr mit bestimmten Personen oder den Besuch von Gast-und Vergnügungsstätten zu unterlassen oder an einem Verkehrsunterricht teilzunehmen, wenn es sich um eine Verletzung von Verkehrsvorschriften handelt.

Von Bedeutung ist dabei der Absatz 2 des § 10 JGG, wonach dem Jugendlichen durch den Richter auch mit Zustimmung des Erziehungsberechtigten und des gesetzlichen Vertreters auferlegt werden kann, sich einer heilerzieherischen Behandlung durch einen Sachverständigen oder einer Entziehungskur zu unterziehen. Diese Weisung soll bei Jugendlichen, die das 16. Lebensjahr vollendet haben, nur mit ihrem Einverständnis geschehen. Die Anordnung der Erziehungsbeistandschaft und der Fürsorgeerziehung richten sich nach den Vorschriften über Jugendwohlfahrt (siehe Seite 172).

Zuchtmittel werden nach § 13 JGG angewendet, wenn Jugendstrafe nicht geboten ist, dem Jugendlichen aber eindringlich zum Bewußtsein gebracht werden muß, daß er für das von ihm begangene Unrecht einzustehen hat. Zu den Zuchtmitteln gehören

(1) die Verwarnung;
(2) die Erteilung von Auflagen;
(3) der Jugendarrest.

Auflagen können zum Inhalt haben, nach Kräften den durch die Tat verursachten Schaden wiedergutzumachen oder sich persönlich beim Verletzten zu entschuldigen oder einen Geldbetrag zu Gunsten einer gemeinnützigen Einrichtung zu zahlen.

Der *Jugendarrest* kann Freizeitarrest für die wöchentliche Freizeit des Jugendlichen sein, er kann Kurzarrest anstelle des Freizeitarrestes sein oder Dauerarrest von mindestens einer Woche bis höchstens 4 Wochen.

Die *Jugendstrafe* ist nach § 17 JGG Freiheitsentzug in einer Jugendstrafanstalt. Sie wird nach § 17, Abs. 2 JGG verhängt,

> «wenn wegen der schädlichen Neigungen des Jugendlichen, die in der Tat hervorgetreten sind, Erziehungsmaßregeln oder Zuchtmittel zur Erziehung nicht ausreichen oder wenn wegen der Schwere der Schuld Strafe erforderlich ist».

Nach § 18 JGG beträgt das Mindestmaß der Jugendstrafe 6 Monate, das Höchstmaß 5 Jahre.

> «Handelt es sich bei der Tat um ein Verbrechen, für das nach dem allgemeinen Strafrecht eine Höchststrafe von mehr als 10 Jahren Freiheitsstrafe angedroht ist, so ist das Höchstmaß 10 Jahre. Die Strafrahmen des allgemeinen Strafrechts gelten nicht.»

Nach § 19 JGG kann auch Jugendstrafe von unbestimmter Dauer verhängt werden,

> «wenn wegen der schädlichen Neigungen des Jugendlichen, die in der Tat hervorgetreten sind, eine Jugendstrafe von höchstens 4 Jahren geboten ist und sich nicht voraussehen läßt, welche Zeit erforderlich ist, um den Jugendlichen durch den Strafvollzug zu einem rechtschaffenen Lebenswandel zu erziehen».

Das Höchstmaß der Jugendstrafe von unbestimmter Dauer beträgt 4 Jahre; der Unterschied zwischen Mindest- und Höchstmaß soll nicht weniger als 2 Jahre betragen.

Nach § 21 JGG setzt der Richter bei der Verurteilung zu einer bestimmten Jugendstrafe von nicht mehr als einem Jahr die Vollstreckung der Strafe zur *Bewährung* aus,

> «wenn zu erwarten ist, daß der Jugendliche sich schon die Verurteilung zur Warnung dienen lassen und auch ohne die Einwirkung des Strafvollzugs unter der erzieherischen Wirkung in der Bewährungszeit künftig einen rechtschaffenen Lebenswandel führen wird. Dabei sind namentlich die Persönlichkeit des Jugendlichen, sein Vorleben, die Umstände seiner Tat, sein Verhalten nach der Tat, seine Lebensverhältnisse und die Wirkungen zu berücksichtigen, die von der Aussetzung für ihn zu erwarten sind».

Unter diesen Voraussetzungen kann der Richter die Vollstreckung einer höheren bestimmten Jugendstrafe, die 2 Jahre nicht übersteigt, zur Bewährung aussetzen,

> «wenn besondere Umstände in der Tat und in der Persönlichkeit des Jugendlichen vorliegen».

Nach § 27 JGG kann die Verhängung der Jugendstrafe ausgesetzt werden. Der Richter kann dabei lediglich die Schuld des Jugendlichen feststellen, die Entscheidung über die Verhängung der Jugendstrafe aber für eine von ihm zu bestimmende Bewährungszeit aussetzen. Dies ist dann möglich,

> «wenn nach Erschöpfung der Ermittlungsmöglichkeiten nicht mit Sicherheit beurteilt werden kann, ob in der Straftat eines Jugendlichen schädliche Neigungen von einem Umfang hervorgetreten sind, daß eine Jugendstrafe erforderlich ist».

Nach § 38 JGG wird

> «die Jugendgerichtshilfe von den Jugendämtern im Zusammenwirken mit den Vereinigungen für Jugendhilfe ausgeübt. Die Vertreter der Jugendgerichtshilfe bringen die erzieherischen, sozialen und fürsorgerischen Gesichtspunkte im Verfahren vor den Jugendgerichten zur Geltung. Sie unterstützen zu diesem Zweck die beteiligten Behörden durch Erforschung der Persönlichkeit, der Entwicklung und der Umwelt des Beschuldigten und äußern sich zu den Maßnahmen, die zu ergreifen sind».

Die Jugendgerichtshilfe ist im Gesamtverfahren gegen einen Jugendlichen heranzuziehen. Dies soll so früh wie möglich geschehen.

II. Gutachten zur strafrechtlichen Verantwortlichkeit gemäß § 3 JGG

§ 3 JGG lautet:

> Ein Jugendlicher ist strafrechtlich verantwortlich, wenn er zur Zeit der Tat nach seiner sittlichen und geistigen Entwicklung reif genug ist, das Unrecht der Tat einzusehen und nach dieser Einsicht zu handeln.
> Zur Erziehung eines Jugendlichen, der mangels Reife strafrechtlich nicht verantwortlich ist, kann der Richter dieselben Maßnahmen anordnen wie der Vormundschaftsrichter.

Der § 3 JGG verlangt demnach in jedem strafrechtlichen Verfahren gegen einen Jugendlichen, das heißt gegen einen Täter, der das 14. Lebensjahr vollendet, das 18. dagegen noch nicht vollendet hat, die ausdrückliche Feststellung der *strafrechtlichen Verantwortlichkeit.* Dies erfolgt erfahrungsgemäß häufig ziemlich pauschal und unter einfacher Verwendung des Gesetzestextes. Nach einer Untersuchung gemeinsam mit Keller und Kuhn an süddeutschen Amtsgerichten versah die Staatsanwaltschaft in etwa zwei Dritteln der Fälle die Anklageschrift mit dem Zusatz «im Besitz der erforderlichen Strafreife», ohne dies näher auszuführen. Der Jugendrichter stützt sich nach dieser Untersuchung neben dem persönlichen Eindruck in der Verhandlung vor allem auf den Jugendgerichtshilfebericht, der aber häufig fehlt und ebenso häufig sich ebenfalls mit der Leerformel «die Strafreife ist ohne Zweifel zu bejahen» begnügt. Auch im Urteil treten Leerformeln auf, wie der viel verwendete Satz: «An der Strafreife bestehen keine Bedenken. Der Angeklagte machte in der Verhandlung einen altersentsprechenden Eindruck.» Dabei wird erfahrungsgemäß vom Eindruck zur Zeit der Hauptverhandlung ausgegangen, ohne Feststellungen über den Entwicklungsstand zur Zeit der Tat anzustellen. Die Feststellung oder auch nur die Vermutung einer fehlenden strafrechtlichen Verantwortlichkeit von Seiten der Kriminalpolizei, der Jugendgerichtshilfe oder der Staatsanwaltschaft sind extrem selten. Dementsprechend ist auch die Einholung von kinder- und jugendpsychiatrischen Gutachten zur Frage des § 3 JGG die Ausnahme von der Regel.

Tatsächlich wäre es auch kaum praktikabel, in einem wesentlich größeren Anteil der Verfahren zur Klärung der strafrechtlichen Verantwortlichkeit einen Sachverständigen zuzuziehen. Umso wichtiger ist es, die Jugendrichter instand zu setzen, Zweifelsfälle zu erkennen und über die wichtigsten Beurteilungskriterien zu verfügen.

Die Gründe, zur Klärung der strafrechtlichen Verantwortlichkeit einen

Sachverständigen zuzuziehen, wurden an anderer Stelle bereits dargelegt (siehe Seite 33).

Es geht bei der strafrechtlichen Verantwortlichkeit nicht nur um die Reife zur Einsicht in die Strafbarkeit, wie dies noch § 56 StGB von 1871 forderte, sondern neben der Reife zur Einsicht auch um die Reife, gemäß dieser Einsicht zu handeln, also um die Reife zur Willensbildung.

Auch geht es nicht mehr um die Einsicht in die Strafbarkeit oder das Ungesetzliche der Tat, wie es der § 3 JGG von 1923 formulierte, sondern in das Unrecht der Tat. Es ist nicht erforderlich, daß der Jugendliche das Strafgesetz kennt; er muß auch nicht unbedingt die Fähigkeit zur Erkenntnis der Gesetzeswidrigkeit haben. Er muß also nicht in der Lage sein, eine Verbindung zwischen seiner Tat und dem Gesetz herzustellen, sondern es genügt die Einsicht in den sittlichen und rechtlichen Gehalt seiner Handlung. Andererseits genügt aber nach Dallinger/Lackner die Erkenntnis des Sittenwidrigen oder Unmoralischen nicht zur Bejahung der strafrechtlichen Verantwortlichkeit. Nach Brunner ist im Sinne des § 3 JGG geistig und sittlich reif, wem bewußt ist, daß er etwas Verbotenes tut. Nur bei außerordentlich schlechter Erziehung und bei ganz besonders schlechten Vorbildern in Haus und Umwelt werden diese Voraussetzungen einmal nicht gegeben sein. Peters verlangt die Einsicht in die Verletzung der Ordnung, die dem einzelnen von seiner Würde her in seinem Individualbereich auferlegt ist.

Dabei weist Peters darauf hin, daß der Begriff «Unrecht» weiter ausgreife. Er umfasse das, was die früheren Formulierungen über Strafbarkeit und Ungesetzlichkeit besagten. Nach Peters werde dies am besten als «soziale Reife» umschrieben. Der Jugendliche soll in der Lage sein, sein Handeln aus der Sozialbindung heraus zu begreifen und um dieser Bindung willen rechtmäßig zu gestalten. Er sei nicht dann schon sittlich reif, wenn er wisse, wann das, was er tue, verboten ist, er müsse vielmehr den Unterschied zwischen Spiel und Ernst erkannt haben und die Normen müssen für ihn Realitätswert erhalten haben.

Diese und ähnliche Feststellungen machen die Entscheidung für den Sachverständigen nicht eben leichter, da einerseits solche sehr abstrakten Feststellungen zum Teil beim einzelnen Jugendlichen außerordentlich schwer, zum Teil gar nicht zu treffen sind, und andererseits, weil hier Forderungen erhoben werden, welchen auch manche Erwachsene nie in ihrem Leben genügen können, ohne deswegen schwachsinnig oder auch nur wesentlich unterbegabt zu sein.

Bresser steht daher dem § 3 JGG auch sehr skeptisch gegenüber und hält diesen Paragraphen mit der Frage nach der Strafmündigkeit nicht mehr für rechtslogisch, wenn die Rechtsfolgen des Jugendgerichtsgesetzes unter erzieherischem Aspekt gesehen werden sollen. So hält er ein negatives Reifeurteil im Sinne des § 3 JGG praktisch nur bei Schwachsinnigen, also aus einem anderen Grunde nur bedingt schuldfähigen Jugendlichen für begründet. In diesen Fällen bestreitet er aber grundsätzlich die Unterscheidbarkeit der Einschränkung der Schuldfähigkeit gemäß § 3 JGG und den §§ 20 und 21 StGB, worauf noch zurückzukommen sein wird.

Tatsächlich ist die Feststellung einer fehlenden strafrechtlichen Verantwortlichkeit in solchen Fällen im Hinblick auf den Erziehungscharakter des Jugendgerichtsgesetzes wenig sinnvoll, in welchen erzieherische Maßnahmen im üblichen Verständnis in jedem Fall angezeigt sind, das heißt bei all den Straftaten, in denen wir unabhängig von einer individuellen Reifungsverzögerung auch von jüngeren Kindern die Beachtung bestimmter Verhaltensregeln verlangen und wir beim Nichteinhalten solcher Regeln mit erzieherischen Maßnahmen zu antworten pflegen.

In solchen Fällen kann eine Erziehungsmaßnahme selbst dann begründet sein, wenn der Jugendliche unter Umständen die Reife der Einsicht und die Reife der Willensbildung noch nicht hat entwickeln können, um ihm zu helfen, diese Fähigkeit zu erwerben.

Hier wirkt es sich störend aus, daß unsere gesetzlichen Maßnahmen zur Hilfe für die Jugendlichen in zwei Zuständigkeiten aufgespalten sind: zwischen der Jugendhilfe einerseits, die bis zum 18. Lebensjahr gilt, und dem Jugendstrafrecht andererseits, das erst vom 14. Lebensjahr ab zur Wirkung kommt, ohne daß die Altersgrenze von 14 Jahren für die meisten der durch das Jugendgerichtsgesetz zu ahndenden Handlungen von einer begrenzenden Bedeutung wäre. Die Forderung nach einem übergreifenden Jugendhilferecht, wie es PETERS gefordert hat, kann wieder einmal mehr erhoben werden.

So käme der Beurteilung der strafrechtlichen Verantwortlichkeit, wie sie vom Gesetzgeber gefordert wird, eine relativ geringe Bedeutung zu, wenn die Gewißheit bestehen könnte, daß vom Jugendrichter in voller Anwendung der vielfältigen Möglichkeiten des Jugendgerichtsgesetzes auch jeweils der Tat und dem objektiven Schuldvorwurf wie dem subjektiven Schuldgefühl entsprechend reagiert würde (siehe SCHAFFSTEIN). Die Tendenz des Jugendgerichtsgesetzes hin zum Täterstrafrecht setzt aber im Grunde in jedem Einzelfall, auch bei relativ einfachen und scheinbar belanglosen Delikten eine gewisse Prüfung der Motivation und der psychosozialen Situation des Jugendlichen voraus, der sich viele Jugendrichter gerade bei scheinbar «kleineren Delikten» nicht unterziehen.

Unter diesen Umständen ist es tatsächlich pädagogisch oft nicht zu vertreten und von negativer Auswirkung auf den betroffenen Jugendlichen, wenn aufgrund tatsächlicher oder vermeintlicher nicht vorhandener strafrechtlicher Verantwortlichkeit bereits von der Staatsanwaltschaft das Verfahren eingestellt wird oder ein vom Jugendrichter ausgesprochener Freispruch nur aus diesem Grunde erfolgt. Nach den Richtlinien zu § 3 JGG (siehe bei BRUNNER) wird es für die Erziehung des Jugendlichen ebenfalls meist für nachteiliger gehalten, wenn die Hauptverhandlung mit dem Freispruch wegen mangelnder Reife endet. Ergebe sich der Mangel der Reife erst in der Hauptverhandlung, so empfehle es sich, die erforderlichen erzieherischen Maßnahmen sofort anzuordnen.

Dieser Nachteil entsteht schon bei der mit dem Jugendlichen nicht weiter diskutierten Einstellung des Verfahrens durch die Staatsanwaltschaft. Man kann nicht davon ausgehen, daß die Eltern, die in der Regel den Einstellungsbeschluß zugestellt erhalten, von sich aus in der Lage sind, diese Einstellung dem Jugendlichen gegenüber so zu begründen und zu erläutern, daß er nicht das erzieherisch ungünstige Gefühl behält, er habe «noch einmal Glück gehabt» oder er habe gar einen «Freibrief».

Ganz abgesehen davon, kann die Feststellung einem Jugendlichen gegenüber, er sei noch nicht reif, für seine Handlung einzustehen und dafür bestraft zu werden, zu einer erheblichen Selbstwertkränkung führen und eine Trotzhaltung hervorrufen, die eventuell zu neuen Straftaten Anlaß geben kann.

Es ist daher zu fordern, daß in allen Fällen der Einstellung oder des Freispruchs zwar nicht unbedingt erzieherische Maßnahmen im Sinne des § 3 JGG, Satz 2 angeordnet werden, – denn die vom Vormundschaftsrichter üblicherweise anzuordnenden Maßnahmen gehen vielfach weit über die Notwendigkeiten des Einzelfalls hinaus –, aber doch in jedem Fall ein klärendes Gespräch mit dem Jugendlichen geführt wird. Ob man dieses klärende Gespräch in einem Falle als Verwarnung im Sinne des § 13, Abs. 2, Satz 1 bezeichnet und unter die Zuchtmittel als jugendrichtliche Maßnahme einordnet, oder ob dieses Gespräch außerhalb des Jugendgerichtsgesetzes vom Jugendstaatsanwalt oder vom Jugendrichter geführt wird, ist dabei pädagogisch völlig zweitrangig.

Die ausdrückliche Feststellung der strafrechtlichen Verantwortung gemäß § 3 JGG ist jedoch im konkreten Einzelfall viel einfacher, als es nach den vielfältigen theoretischen Erörterungen erscheint, und außerdem auch in vielen Fällen durchaus sinnvoll.

Die Feststellung der strafrechtlichen Verantwortlichkeit soll nicht einen Vergleich ziehen zwischen der psychischen Entwicklung und Reife des betreffenden Jugendlichen zur Zeit der Tat mit einem durchschnittlichen Jugendlichen, der das 14. Lebensjahr noch nicht vollendet hat, sondern es sollen die gegebene psychische Entwicklung und Reife des Jugendlichen mit der konkreten Tatsituation in Beziehung gesetzt werden. Das bedeutet, daß bei den meisten in diesem Alter vorkommenden Delikten, bei den Diebstählen in aller Regel, von einer klaren Schuldvorstellung und damit auch von der Reife zur Einsicht und zur Steuerungsfähigkeit ausgegangen werden kann. Dies gilt in der

Regel sogar für unterbegabte und schwachbegabte Jugendliche. Im allgemeinen verlangen wir selbst von einem gerade eingeschulten Kinde, daß es gelernt hat, fremdes Eigentum zu respektieren. Das Rechtsgut des Eigentums ist in unserer Gesellschaft so hoch eingeordnet, daß wir sogar schon im Vorschulalter auf seine Beachtung drängen.

Andererseits ist auch bei solchen scheinbar klaren Tatbeständen die spezielle Tatsituation des jugendlichen Täters zu prüfen. Stand nämlich der Jugendliche bei der Ausführung des Diebstahls unter einem psychischen Druck, dann kann die Frage der strafrechtlichen Verantwortlichkeit sofort eine andere Beantwortung verlangen. Es ist nämlich dann nur noch zu prüfen, ob der Jugendliche zur Zeit der Tat reif genug war, bei wahrscheinlich bestehender Einsicht in das Unrecht seiner Tat diesem psychischen Druck Widerstand zu leisten.

Wenn zum Beispiel der Jugendliche als Mitglied einer Kinderbande, in der er um seine Anerkennung ringen muß und in der er sonst nur mühsam geachteter Mitläufer ist, von dieser zum Diebstahl veranlaßt, ja geradezu verpflichtet oder genötigt wurde, dann stand er vor dem Diebstahl vor der Alternative, das Unrecht, das er einsieht, auch zu tun, oder aber auf die Bindung an die Gruppe zu verzichten, ja unter Umständen sich sogar Repressalien auszusetzen. Ob ihm dies zuzumuten ist, verlangt nun wieder eine Prüfung seiner Bindungsmöglichkeiten außerhalb der Gruppe. Wenn die Bindungen in dieser kriminellen Gruppe für ihn seine letzten affektiven Bindungen waren, auf die er angewiesen ist, dann ist ihm ein Widerstand gegen die Forderung der Gruppe nicht zuzumuten. Dann fehlt es aber damit an der strafrechtlichen Verantwortlichkeit aus Gründen der mangelnden Reife. Solche Zusammenhänge müssen zunächst erspürt und dann exploriert werden, da sie von Jugendlichen oft spontan aus Angst oder falscher Solidarität gar nicht berichtet werden.

Im Berufungsverfahren eines 15jährigen, der wegen einer großen Zahl von Garderobendiebstählen angeklagt und in erster Instanz wegen des Vorliegens schädlicher Neigung zu Jugendstrafe verurteilt war, sagte dieser in beiden Instanzen kein Wort darüber, daß er unter der Erpressung älterer Jugendlicher gehandelt hatte. Erst als dem in der Hauptverhandlung anwesenden Sachverständigen in dieser Richtung ein Verdacht kam und er den Jugendlichen direkt darauf ansprach, fiel dieser in Ohnmacht. Dies überzeugte auch das Gericht und führte zum Freispruch wegen fehlender strafrechtlicher Verantwortlichkeit.

In solchen Fällen sind auch keinerlei erzieherische Maßnahmen erforderlich, ja nicht einmal gerechtfertigt. Die Feststellung der fehlenden strafrechtlichen Verantwortlichkeit ist in solchen Fällen nicht nur sinnvoll, sondern notwendig, um unter Umständen verhängnisvolle erzieherische Fehlreaktionen zu vermeiden.

Ähnliche, die Jugendlichen moralisch überfordernde Situationen können auch bei sonst sehr klaren Tatbeständen vorliegen, die in ihrem Unrechtsgehalt ohne weiteres eingesehen werden können, so zum Beispiel, wenn ein Jugendlicher in Mittäterschaft handelt und gegenüber dem älteren Täter eine emotionale Abhängigkeit besteht, sei es, daß er als älterer Bruder oder gar als Vater des Jugendlichen für diesen eine die Verantwortung übernehmende Autorität darstellt. Es setzt aber einen hohen Grad an sittlicher Reife voraus, einzusehen, daß bei strafbaren Handlungen das sonst unter Umständen hoch gehaltene Gut des Gehorsams und der familiären Solidarität nicht Vorrang haben kann, ganz abgesehen davon, daß man einem Jugendlichen, je nach der emotionellen Abhängigkeit, eine Opposition in solchen Fällen gar nicht zumuten kann. Auch hier würde es sich um eine Schuldunfähigkeit allein aufgrund mangelnder sozialer Reife in einer konkreten Situation handeln, die in der Regel keine Erziehungsmaßnahmen berechtigt sein läßt. Allenfalls sind in diesen Fällen vormundschaftsrichterliche Maßnahmen am Platze.

Familiäre Solidarität

In zunehmendem Maße, in dem jugendliche Ausländer Straftaten begehen, ist bei der Prüfung der strafrechtlichen Verantwortlichkeit auch das familiäre Brauchtum und das Sittengesetz zu berücksichtigen, in dem der jugendliche Ausländer bisher aufgewachsen ist und gelebt hat.

So hätte diese Frage bei einem 15jährigen Türken zumindest geprüft werden müssen, der in der subjektiven Überzeugung, die Familienehre zu verteidigen, in der Bundesrepublik seine Mutter tötete, der ein unsittlicher Lebenswandel vorgeworfen wurde. Dabei genügt wohl die Feststellung nicht, daß die Tat auch in der Türkei bestraft worden wäre. Ganz unabhängig davon, hätte wenigstens die Frage der strafrechtlichen Verantwortlichkeit gemäß § 3 JGG einer eingehenden Prüfung unterzogen werden müssen. Diese Prüfung hätte zum Inhalt haben müssen, ob der Vorrang des kodifizierten Rechtes vor dem Sittengesetz seiner Familie und des Volkes, in dem er aufgewachsen ist, von ihm hätte erkannt werden müssen.

Schließlich können auch Zweifel an der strafrechtlichen Verantwortlichkeit bei schweren Delikten, wie zum Beispiel der Kindstötung (§ 217 StGB), entstehen, wenn das Mädchen durch die Geburt eines Kindes nach gegenüber den Eltern und der Familie geheim gehaltener Schwangerschaft in eine Konfliktsituation geraten ist, die es ohne Tötung des Kindes zu überwinden nicht reif genug war. Der in solchen Fällen regelmäßig zu beobachtende Umstand, daß das betreffende Mädchen das Eingeständnis immer vor sich herschob, die Tatsache der Schwangerschaft zu verdrängen suchte und keinerlei Vorbereitungen traf, können im allgemeinen gerade als Beweis für die Unreife und gerade nicht als Beweis für eine besonders verwerfliche Haltung gewertet werden. Im Falle einer 17jährigen mußte diese durch die Geburt eines unehelichen Kindes mit dem Abbruch der Beziehungen zu ihren strengen Eltern, aber auch

1

mit dem Abbruch der Beziehung zu ihrem Freund, der nicht der Vater des Kindes war, rechnen. In dieser, durch die rasche und unvermutet frühe Geburt hervorgerufenen Konfliktsituation geriet sie in Panik und verhinderte kurzschlüssig das Schreien des Neugeborenen durch Zudrücken seines Halses.

Der Umstand, daß ein Jugendlicher bereits das 17. Lebensjahr vollendet hat und sich dem vollendeten 18. Lebensjahr nähert, kann kein Grund sein, die strafrechtliche Verantwortlichkeit nicht zu verneinen, wenn die entsprechenden Voraussetzungen dafür vorhanden sind. Ebenso wenig, wie man bei einem 13 Jahre und 11 Monate alten Kinde argumentieren kann, daß es ja wohl in einem weiteren Monat keinen wesentlichen Zuwachs an Verantwortungsreife gewinnen werde, kann man bei einem 17 Jahre und 11 Monate alten Jugendlichen argumentieren, er sei strafrechtlich verantwortlich, da er ja in einem weiteren Monat keinen wesentlichen Reifungsschritt mehr werde vollziehen können. Die Annahme des Gesetzgebers, daß jenseits des vollendeten 18. Lebensjahres alle Heranwachsenden strafrechtlich verantwortlich sind, ist eine rechtspolitische Entscheidung, die bewußt in Kauf nimmt, daß es einzelne - zweifellos wenige - Fälle geben könnte, bei welchen auch jenseits dieser Grenze noch eine fehlende strafrechtliche Verantwortlichkeit vorliegen könnte. Natürlich nimmt mit zunehmendem Alter die Frage an Bedeutung zu, ob nicht krankhafte Störungen, die dann unter die §§ 20 und 21 StGB gefaßt werden müßten, für die noch immer fehlende Reife verantwortlich gemacht werden müssen.

Zweifel an der strafrechtlichen Verantwortlichkeit ergeben sich gelegentlich auch bei Sexualdelikten Jugendlicher, zum Beispiel bei Exhibitionismus (§ 183 StGB), bei Verführung eines Mädchens unter 16 Jahren (§ 181 StGB) oder auch bei sexuellem Mißbrauch von Kindern unter 14 Jahren (§ 176 StGB). Im Einzelfall kann der momentane sexuelle Drang bei gegebener Gelegenheit so stark sein, daß auch hier eine Unreife zur Willensbildung im Hinblick auf eine Unterlassung der Handlung diskutiert werden muß, dies umso mehr, als hier auch die Frage nach der Einsicht oft schwer zu beantworten sein kann. Gerade in diesen Fällen wird der Jugendliche zwar das Unsittliche und Ungehörige seiner Handlung wohl einsehen, das kann aber nach DALLINGER/LACKNER nicht zur Bejahung einer strafrechtlichen Verantwortlichkeit ausreichen, da die Einsicht in die soziale Bindung solcher Verbote eventuell noch völlig fehlt.

Gerade bei Exhibitionismus hat der Jugendliche kaum eine Vorstellung davon, daß er damit das Rechtsgut eines anderen verletzt, da er doch tatsächlich niemandem etwas antut, wegnimmt oder dergleichen. Auch bei sexuellen Handlungen an anderen Kindern, die ja oft einen fließenden Übergang zum kindlichen «Doktorspiel» zeigen, das seinerzeit keine Sanktionen nach sich zog, ist das Unrechtsbewußtsein oft noch völlig unterentwickelt. Man begegnet bei Jugendlichen nicht selten der Einstellung, daß sie zwar wegen der sexuellen Manipulationen an einem andern Kind ein schlechtes Gewissen haben und durchaus das Gefühl, gegen die Schicklichkeit zu verstoßen. Daß sie viel weniger durch die sexuelle Manipulation als durch die dabei ausgeübte Gewaltanwendung Unrecht getan haben, indem sie dem andern solche Handlungen aufzwangen, ruft aber unter Umständen noch kein Unrechtsgefühl hervor.

Bei jugendlichen Sexualdelikten, die ja in der Regel nicht Ausdruck einer grundsätzlichen sexuellen Fehlentwicklung sind, sondern eines unangepaßten sexuellen Suchverhaltens bei Reifungsverzögerung, divergieren die strafrechtlichen Normvorstellungen von den jugendpsychiatrischen und psychologischen Erkenntnissen noch erheblich. Hier können durch eine sorgfältige Interpretation des § 3 JGG Fehlreaktionen und unter Umständen verhängnisvolle Fixierungen vermieden werden.

Bei der Erörterung der strafrechtlichen Verantwortlichkeit im Zusammenhang mit pubertären sexuellen Fehlhandlungen ist neben der Unreife zur Willensbildung auch die Unreife zur Einsicht zu diskutieren. Mangelnde Einsicht, die weder durch krankhafte Störungen noch durch Schwachsinn oder Unterbegabung begründet sein muß, findet man gelegentlich bei komplizierten und für einen Jugendlichen schwer durchschaubaren Deliktformen. So kann etwa aus mangelnder sozialer Reife die Einsicht in den besonderen Unrechtsgehalt einer Urkundenfälschung fehlen, die vom Jugendlichen oft einer einfachen Lüge gleichgestellt wird, welche erfahrungsgemäß kaum eine Bestrafung, jedenfalls keine gerichtliche Bestrafung, zur Folge hat.

Bei einem für den öffentlichen Dienst besonders verpflichteten Jugendlichen, zum Beispiel einem Postjungboten, kann eventuell die Einsicht in die besonderen Bestimmungen für Straftaten im Amte (§§ 331 ff. StGB) fehlen, obwohl er bei seiner Einstellung darüber unterrichtet wurde. Erfahrungsgemäß erfolgen solche Belehrungen oft pauschal, schriftlich und dazuhin unverständlich. Dann ist zumindest für die zur Strafverschärfung führenden Umstände dieser Delikte die strafrechtliche Verantwortlichkeit anzuzweifeln.

Die Strafmündigkeit ist durchaus teilbar (siehe Brunner). So können einzelne, in Tateinheit oder Tatmehrheit begangene Delikte durchaus bei fehlender strafrechtlicher Verantwortlichkeit begangen worden sein, während andere Tatanteile oder Einzeltaten in uneingeschränkter strafrechtlicher Verantwortlichkeit verübt wurden. Bei einem jugendlichen Mopedfahrer, der einen Unfall verschuldet hat und danach Fahrerflucht begeht, kann so unter Umständen die strafrechtliche Verantwortlichkeit für den Unfall durchaus bejaht werden, wogegen die strafrechtliche Verantwortlichkeit für die Fahrerflucht verneint werden muß, weil er diese aus seiner besonderen Situation heraus, in panischer Angst vor der Strafe des Vaters, beging und es ihm wegen der darin zum Ausdruck kommenden Unreife nicht möglich war, trotz der Einsicht in das Unrecht seines Tuns die Tatfolgen sofort und unmittelbar zu akzeptieren und zu ihnen zu stehen.

Der Verbotsirrtum gemäß § 17 StGB ist nach BRUNNER von der mangelnden Altersreife unabhängig. Wenn korrekterweise die Frage des § 3 JGG vorher geprüft wird, dann sind die Bestimmungen des § 17 StGB im Verfahren gegen einen Jugendlichen nicht mehr relevant. Dies setzt allerdings voraus, daß in solchen Fällen die Frage der strafrechtlichen Verantwortlichkeit gemäß § 3 JGG sorgfältig geprüft und gegebenenfalls die mögliche Teilbarkeit derselben berücksichtigt wird.

Ein Jugendlicher, der in einem Autoritätsprotest den Wagen des Vaters entwendete und dazu noch das Jagdgewehr des Vaters mit ins Auto nahm und damit wegfuhr, wurde daher nicht nur wegen Fahrens ohne Führerschein und wegen Diebstahls des Autos und der Jagdwaffe bestraft, sondern auch noch wegen unerlaubtem Waffenbesitz. Es ist aber für einen Jugendlichen in einer solchen Situation zwar durchaus einsehbar, daß das Wegnehmen der Jagdwaffe des Vaters ein Unrecht darstellt; daß aber darüber hinaus auch der daran sich anschließende Besitz einen eigenen strafbaren Tatbestand begründet, das einzusehen ist ihm kaum zuzumuten. Ob hier nun für diesen Straftatbestand eine fehlende strafrechtliche Verantwortlichkeit gemäß § 3 JGG oder ein Verbotsirrtum nach § 17 StGB angenommen wird, ist dabei sekundär. Man wird im übrigen im Rahmen des Jugendstrafverfahrens für ihn nicht die Maßnahmen herauszufinden suchen, die seiner Straftat angemessen sind, sondern jene, die sich bei seinem psychischen Zustand, der zu den Straftaten Anlaß gegeben hat, als notwendig erweisen.

Die Konkurrenz des § 3 JGG und der §§ 20 und 21 StGB

Die Abgrenzung fehlender strafrechtlicher Verantwortlichkeit in Verneinung der Voraussetzung des § 3 JGG von der Schuldunfähigkeit oder von verminderter Schuldfähigkeit gemäß §§ 20, 21 StGB siehe Seite 226 ff.) kann im Einzelfall Schwierigkeiten bereiten. Nach BRUNNER stehen beide Vorschriften unabhängig nebeneinander. Mangelnde Reife kann niemals der Schuldunfähigkeit gleichgestellt werden. Rechtlich ist die Unterscheidung insofern bedeutsam, als die Feststellung einer Schuldunfähigkeit gemäß §§ 20 und 21 StGB weitere Rechtsfolgen nach sich ziehen kann, wie zum Beispiel die Unterbringung nach § 63 StGB oder die Verurteilung nach § 323a StGB wegen einer im Vollrausch begangenen Straftat, wenn der Betreffende sich vorsätzlich oder fahrlässig durch alkoholische Getränke oder andere berauschende Mittel in einen Rausch versetzt hat und infolge des Rausches bei der Begehung einer Straftat schuldunfähig war, oder weil dies nicht auszuschließen ist. Solche Rechtsfolgen sind bei festgestellter fehlender strafrechtlicher Verantwortlichkeit nicht möglich, da dann kein Paragraph des Strafgesetzbuches auf den Betreffenden Anwendung finden darf.

Theoretisch müßte daher auch beim Vorliegen der Schuldunfähigkeit gemäß § 20 StGB vorher das Vorliegen der strafrechtlichen Verantwortlichkeit gemäß § 3 JGG bejaht werden. Dies muß zu widersinnigen Feststellungen führen, zum Beispiel bei einem schwer Schwachsinnigen, der deswegen nach § 20 StGB schuldunfähig ist, dem aber, um ihn sinnvollerweise in einem psychiatrischen Krankenhaus unterzubringen, vorher die vorhandene strafrechtliche Verantwortlichkeit gemäß § 3 JGG attestiert würde. Der BGH hat deswegen festgestellt, wenn bei einem nach § 3 JGG strafunmündigen Jugendlichen zugleich die Voraussetzungen der §§ 20 und 21 StGB vorliegen, so ist die Unterbringung statthaft (BGH St 26, 67). Nach BRUNNER ist nur § 3 JGG anzuwenden, wenn nicht aufgeklärt werden kann, ob die Schuldunfähigkeit nur entwicklungsbedingt (§ 3 JGG) ist oder (zugleich) auf einem vom Reifungsvorgang unabhängigen pathologischen Zustand beruht (§ 20 StGB).

Grundsätzlich wird man die differenzierende Feststellung danach zu treffen versuchen, daß man Reifungsverzögerungen, die mehr den Charakter einer nur verzögerten, aber im ganzen noch im Bereich der normalen Spielbreite ablaufenden Gesamtentwicklung zeigen, dem § 3 JGG zuordnet, wogegen Entwicklungsstörungen, die sich als beginnende Fehlentwicklungen durch krankhafte Störungen, wie sie in den §§ 20 und 21 StGB aufgelistet sind, manifestieren, diesen Paragraphen zuordnet. Diese Trennung stößt im allgemeinen auf keine besonderen Schwierigkeiten. Dabei sind Teilretardierungen und Entwicklungsverzögerungen durch wesentliche Unterbegabung oder Schwachsinn eindeutig den Feststellungen über die verminderte oder fehlende Schuldfähigkeit gemäß §§ 20 und 21 StGB zuzuordnen. Neurotische Zustandsbilder dagegen, die häufig mit einer psychischen Reifeverzögerung einhergehen, sind dann, wenn es sich um typische Reifungsneurosen, also Neurosen vorübergehender Art, handelt, eher unter den Gründen, die den § 3 JGG verneinen, zu subsumieren. So wird man zum Beispiel eine Pubertätsmagersüchtige, sofern sie eine mit Strafe bedrohte Handlung begeht – was extrem selten sein dürfte – als unreif im Sinne des § 3 JGG bezeichnen, umso mehr, als solche passageren neurotischen Störungen nicht als krankhafte seelische Störung oder schwere andere seelische Abartigkeit von solchen Graden angesehen werden, daß durch sie eine Schuldunfähigkeit gemäß § 20 StGB begründet werden könnte. Aber auch eine solche Entscheidung wird von der Art des Deliktes und der Schwere des Krankheitszustandes abhängig gemacht werden müssen. Der Meinung von BRESSER, daß eine einleuchtende Abgrenzung zwischen psychischen Entwicklungsrückständen, die einen Ausgleich erhoffen lassen, und solchen, die nicht mehr oder nur mangelhaft ausgleichsfähig sind, in der Praxis nicht möglich sei, muß widersprochen werden. Berücksichtigt man den Täter und die spezielle Situation der Tat und bestehen Zweifel an der Einsichts- und Steuerungsfähigkeit, dann lassen sich diese Zweifel in der Regel auch durchaus und mit konkreten Gründen entweder einer psychischen Entwicklungsretardierung zuordnen oder einer krankhaften Störung. Schwierigkeiten treten meist nur dann auf, wenn man die Frage der Einsichts- und Steuerungsfähigkeit abstrakt zu prüfen versucht und nicht die konkrete Tat und die dabei bestehende psychische Dynamik berücksichtigt.

In beiden Fällen, bei der Feststellung fehlender strafrechtlicher Verantwortlichkeit des § 3 JGG, wie auch bei der Feststellung der Schuldunfähigkeit oder erheblich verminderten Schuldfähigkeit gemäß § 20 und 21 StGB, ist es notwendig und auch im Sinne des Erziehungsgedankens des Jugendgerichtsgesetzes berechtigt, sich als Gutachter zu fragen, welche psychischen und pädagogischen Folgen diese Feststellung für den Betreffenden haben wird. Über die oft pädagogisch nachteilige Wirkung der Feststellung noch fehlender strafrechtlicher Verantwortlichkeit wurden schon Ausführungen gemacht. Auf die Bedeutung der Feststellung der Schuldunfähigkeit oder der erheblich verminderten Schuldfähigkeit wegen krankhafter Störungen soll bei Besprechung dieser Paragraphen eingegangen werden. In jedem Fall soll der Sachverständige aber dem Gericht auch diese finalen und prospektiven Gesichtspunkte, die in seinem Gutachten Niederschlag finden, mitteilen, wie er überhaupt die Gründe seiner Schlußfolgerungen im einzelnen darlegen muß, damit das Gericht sie gegebenenfalls nachvollziehen und übernehmen oder auch verwerfen kann.

III. Gutachten zur Frage der Anwendung des Jugendstrafrechts auf Heranwachsende gemäß § 105 JGG

§ 105 JGG lautet:

(1) Begeht ein Heranwachsender eine Verfehlung, die nach den allgemeinen Vorschriften mit Strafe bedroht ist, so wendet der Richter die für einen Jugendlichen geltenden Vorschriften der §§ 4–8, 9 Nummer 1, §§ 10, 11 und 13–32 entsprechend an, wenn
   1. die Gesamtwürdigung der Persönlichkeit des Täters bei Berücksichtigung auch der Umweltbedingungen ergibt, daß er zur Zeit der Tat nach seiner sittlichen und geistigen Entwicklung noch einem Jugendlichen gleichstand, oder
   2. es sich nach der Art, den Umständen und den Beweggründen der Tat um eine Jugendverfehlung handelt.

(2) § 31, Abs. 2, Satz 1, Abs. 3 ist auch dann anzuwenden, wenn der Heranwachsende wegen eines Teils der Straftaten bereits rechtskräftig nach allgemeinem Strafrecht verurteilt worden ist.

(3) Das Höchstmaß der Jugendstrafe für Heranwachsende beträgt zehn Jahre.

Heranwachsende, das heißt solche Täter, die das 18. Lebensjahr bereits abgeschlossen, das 21. Lebensjahr jedoch noch nicht abgeschlossen haben, sind unbedingt strafmündig.

Die Voraussetzungen des § 3 JGG können daher bei ihnen nicht mehr geprüft werden, sondern sie werden von Gesetzes wegen als gegeben unterstellt. Das bedeutet aber auch, daß beim Vorliegen einer ausgeprägten psychischen Retardierung bei einem über 18jährigen eine solche Retardierung gegebenenfalls als eine krankhafte seelische Störung oder als Schwachsinn oder als eine andere schwere seelische Abartigkeit gewertet werden könnte und daher die Schuldfähigkeit unter den Gesichtspunkten der §§ 20 und 21 StGB geprüft werden müßte. Dies kann jedoch nur bei sehr ausgeprägter Retardierung, die bereits den Charakter einer krankhaften Fehlentwicklung angenommen hat, diskutiert werden.

Im übrigen muß der Richter bei jedem angeklagten Heranwachsenden grundsätzlich die Frage prüfen, ob dieser nach Jugendrecht oder nach Erwachsenenstrafrecht verurteilt werden soll. Er muß also in jedem Fall prüfen, ob die Gesamtwürdigung der Persönlichkeit des Täters ergibt, daß er zur Zeit der Tat nach seiner sittlichen und geistigen Entwicklung noch einem Jugendlichen gleichstand.

Zur Entscheidung dieser Frage wird er in vielen Fällen das Gutachten des kinder- und jugendpsychiatrischen Sachverständigen einholen müssen. Das zweite Kriterium zur Anwendung des Jugendrechts auch gegenüber Heranwachsenden gibt die Beantwortung der Frage des § 105, Abs. 1, Ziffer 2 JGG nach der Art, den Umständen oder Beweggründen der Tat. Handelt es sich um eine Jugendverfehlung, kommt ebenfalls Verurteilung nach dem Jugendstrafrecht in Frage. Dies wird der Jugendrichter aber allein entscheiden. Hierzu benötigt er im allgemeinen nicht die Stellungnahme des kinder- und jugendpsychiatrischen Sachverständigen. Der wegen § 105, Abs. 1, Ziffer 1 JGG zugezogene Sachverständige sollte daher auch nicht den Versuch unternehmen, ungefragt auch eine Antwort zu Ziffer 2 des § 105 JGG zu geben, auch wenn er grundsätzlich nach seinen Fachkenntnissen als Sachverständiger hierzu Sachdienliches zu sagen hätte.

Die Entscheidung, ob ein Heranwachsender nach Jugendgerichtsgesetz oder nach allgemeinem Strafrecht verurteilt wird, kann im Einzelfall, insbesondere bei Verbrechen, von weitreichender Bedeutung sein. Auch sonst hat die Verurteilung nach Jugendrecht und nach allgemeinem Strafrecht unterschiedliche Registerfolgen, auch hat der Richter beim Straftäter nach allgemeinem Strafrecht weniger Spielraum als bei einer Verurteilung nach dem Jugendgerichtsgesetz. Immerhin kann er auch nach Jugendstrafrecht gegen einen Heranwachsenden von den Erziehungsmaßregeln nur noch Weisungen erteilen. Die Anordnung einer Erziehungsbeistandschaft oder der Fürsorgeerziehung nach § 12 JGG ist bei einem über 18jährigen nach den Vorschriften des JWG nicht mehr möglich. Ist der Heranwachsende dagegen wegen Mordes zu verurteilen, dann besteht im Falle der Verurteilung nach Jugendstrafrecht die absolute Grenze von zehn Jahren Jugendstrafe, bei der Verurteilung nach Erwachsenenstrafrecht die Verurteilung zur lebenslänglichen Freiheitsstrafe. Allerdings steht in solchen Fällen noch der § 106 JGG zu Gebote, der eine Milderung des allgemeinen Strafrechts für Heranwachsende vorsieht.

§ 106 JGG lautet

(1) Ist wegen der Straftat eines Heranwachsenden das allgemeine Strafrecht anzuwenden, so kann der Richter anstelle von lebenslanger Freiheitsstrafe auch eine Freiheitsstrafe von zehn bis fünfzehn Jahren erkennen.
(2) Sicherungsverwahrung darf der Richter nicht anordnen. Er kann anordnen, daß der Verlust der Fähigkeit, öffentliche Ämter zu bekleiden und Rechte aus öffentlichen Wahlen zu erlangen (§ 45, Abs. 1 StGB), nicht eintritt.

Auffälligerweise wird in den dafür in Frage kommenden Fällen dieser Paragraph relativ selten angewandt. In jedem Fall steht der zugezogene kinder- und jugendpsychiatrische Sachverständige beim Verfahren gegen einen Heranwachsenden wegen eines schweren Verbrechens immer auch unter dem Druck, in solchen Fällen die Begründung für eine Entscheidung liefern zu müssen, die im einen Falle den Heranwachsenden für höchstens zehn Jahre in die Jugendstrafanstalt bringt, im anderen Falle für lebenslänglich in den allgemeinen Strafvollzug.

Diese Entscheidung ist zwar in keinem Falle - und auch darüber muß er sich im klaren sein - seine Entscheidung, sondern die Entscheidung des Gerichts, das sich keineswegs an das Gutachten halten *muß*. In praxi bedient sich allerdings die Jugendkammer in der Regel mehr oder weniger bereitwillig den Feststellungen des Sachverständigen.

Die Verantwortung für den kinder- und jugendpsychiatrischen Sachverständigen bei einer Stellungnahme zu den Voraussetzungen des § 105, Abs. 1 JGG ist deswegen so besonders groß und schwierig, weil die darin geforderte Entscheidung sich nicht auf eine naturwissenschaftlich reproduzierbare Feststellung, auf einen mit objektivem Maßstab zu erhebenden Befund stützt, sondern eine Ermessensentscheidung mit relativ großem Spielraum ist, die der Sachverständige nach seiner Erfahrung zu treffen hat.

Bresser bestreitet daher grundsätzlich, daß der Nachweis der Unreife bei einem jugendlichen Rechtsbrecher aufgrund einer individuell-diagnostischen Aussage oder einer entwicklungsdynamischen Feststellung möglich sei. Er hebt hervor, daß es «den Jugendlichen», mit dem der Heranwachsende verglichen werden soll, weder als Ideal- noch als Realtyp gebe. Schließlich gebe es enge Beziehungen zwischen psychischer Unreife und Kriminalität. Bresser weist dabei auf zwei miteinander zusammenhängende Gesichtspunkte hin, die häufig bei der Gleichstellung Heranwachsender mit einem Jugendlichen vernachlässigt werden: Der Gesetzgeber habe die Heranwachsenden von den Erwachsenen getrennt, weil ihnen ein Noch-nicht-Erwachsensein und damit eine gewisse Unreife zustehe. Einerseits werde nun die Feststellung eben dieser Unreife, die bei jedem Heranwachsenden mehr oder weniger ausgeprägt ist, automatisch mit der Unreife eines Jugendlichen gleichgestellt, und deshalb werden dann die Voraussetzungen des § 105 JGG bejaht. Andererseits laute die Argumentation: Der Heranwachsende kann noch nicht einem Erwachsenen gleichgestellt werden - was schon durch die Definition festgelegt ist, aber dessen ungeachtet heißt es: - also ist er einem Jugendlichen gleichzustellen.

Aus diesem Grund stößt der § 105, Abs. 1 JGG im Schrifttum weitgehend auf Ablehnung. Seit seiner Einführung am 1.10.1953 ist die Auseinandersetzung um diesen Paragraphen, seine Zweckmäßigkeit und seine Beantwortbarkeit, beziehungsweise seine grundsätzliche Unbeantwortbarkeit, nicht abgerissen. Dabei gehen die Reformtendenzen in zwei divergierende Richtungen: die einen möchten grundsätzlich alle 18- bis 21jährigen noch dem Jugendgerichtsgesetz unterstellen, während die anderen, vor allem im Hinblick auf die inzwischen erfolgte Herabsetzung der Volljährigkeit auf das 18. Lebensjahr, alle Heranwachsenden nach dem allgemeinen Strafrecht verurteilt wissen wollen.

Wenn man bedenkt, daß zumindest lange Zeit die allgemeine Tendenz bestand, vom Tatstrafrecht zum Täterstrafrecht fortzuschreiten, dann liegt eine Ausweitung des Jugendgerichtsgesetzes als Erziehungsstrafrecht nahe. Dem entsprechen auch die Bemühungen der Deutschen Vereinigung für Jugendgerichte und Jugendgerichtshilfen e. V., die im Januar 1977 eine Denkschrift über die kriminalrechtliche Behandlung junger Volljähriger vorlegte, und damit die Rechtsbrecher, die das 21. Lebensjahr vollendet, aber das 24. beziehungsweise 25. Lebensjahr noch nicht vollendet haben, aus den Bestimmungen des allgemeinen Strafrechts herausnehmen möchte.

Der Argumentation BRESSERS kann man insofern widersprechen, als der Gesetzgeber die Gruppe der Heranwachsenden nicht deswegen von den Erwachsenen getrennt hat, weil er ihnen ein Noch-nicht-Erwachsensein und damit eine gewisse Unreife zugestehen wollte, sondern weil er für diese Altersgruppe nur die Möglichkeit anerkannte, daß sich unter ihr ein mehr oder weniger großer Anteil befindet, der noch nicht einem Erwachsenen entspricht und der noch über eine psychische Unreife verfügt. Der Gesetzgeber läßt ja die Möglichkeit, vielleicht sogar als Regelfall, durchaus zu, daß ein Heranwachsender wie ein Erwachsener strafrechtlich behandelt wird. Das würde er nicht ohne weiteres, wenn er grundsätzlich jedem Heranwachsenden ein Noch-nicht-Erwachsensein und eine gewisse Unreife zugestehen würde. Der Gesetzgeber verlangt auch keineswegs, daß im Einzelfall geprüft wird, ob ein heranwachsender Rechtsbrecher in seiner geistigen und seelischen Entwicklung schon einem Erwachsenen entspräche, sondern er verlangt nur die Prüfung, ob er nicht doch noch einem Jugendlichen gleichzustellen sei.

Der Gesetzgeber hat also lediglich der Erfahrungstatsache Rechnung getragen, daß es in der Altersgruppe der 18- bis 21jährigen eine in ihrem Umfange im einzelnen nicht festzustellende Gruppe gibt, die nach ihrer geistigen und seelischen Entwicklung noch Jugendlichen gleichzustellen ist.

Einer solchen Prüfung sollte sich aber ein kinder- und jugendpsychiatrischer Sachverständiger nicht deshalb entziehen, weil ihm dafür kein objektiver Maßstab zur Verfügung steht. Mit dieser Situation muß sich jeder Jugendpsychiater zu jedem Zeitpunkt auseinandersetzen, da es auch für weite Grenzbereiche der Psychopathologie in der Beurteilung ihrer Normalität oder Krankhaftigkeit keine objektiven Maßstäbe geben kann; andernfalls müßte sich der psychiatrische Sachverständige auf die Feststellung beziehungsweise den Ausschluß des Schwachsinns beschränken, da nur dieser sich – und auch er nur in begrenztem Maße – quantitativ und objektiv abgrenzen läßt.

Immerhin ist zuzugeben, daß der § 105, Abs. 1 JGG zu einer Rechtsunsicherheit geführt hat, und die Häufigkeit der Bejahung der Voraussetzungen desselben schwankt innerhalb der Bundesrepublik ganz erheblich. So spricht auch die Denkschrift der Deutschen Vereinigung für Jugendgerichte und Jugendgerichtshilfen e. V. über die kriminalrechtliche Behandlung junger Volljähriger ausdrücklich von der Dysfunktionalität des § 105 JGG und weist darauf hin, daß die Konzeption des Paragraphen den kriminologischen Erkenntnissen und kriminalpolitischen Möglichkeiten der Nachkriegsjahre entsprach, sich aber in der Praxis als undurchführbar und widersprüchlich erwiesen habe. Danach ging auch der Anteil der nach Erwachsenenstrafrecht verurteilten Heranwachsenden von 1962 bis 1972 deutlich zurück. Dabei wird bei Verkehrsdelikten, die gerade bei den Heranwachsenden beinahe die Hälfte aller Straftaten ausmachen, aus rationellen Gründen Erwachsenenstrafrecht angenommen, weil nur das Erwachsenenstrafrecht den Strafbefehl kennt, der ein eigenes Verfahren mit einer Hauptverhandlung unnötig macht. Diese Praxis wird damit begründet, daß mit der Erteilung des Führerscheins die Erwachsenenreife gegeben sei, was allerdings einer kritischen Nachprüfung nicht standhalten könnte.

In einer Studie gemeinsam mit Keller und Kuhn an zwei süddeutschen Amtsgerichten schwankte der Anteil der Verurteilungen Heranwachsender nach dem Jugendstrafrecht zwischen 27 und 42%. Ein Gutachter war in keinem Fall zugezogen worden. Nur in 43% der Verfahren gegen Heranwachsende kam es zu einer Verhandlung. Alle übrigen Fälle wurden durch Strafbefehl erledigt, das heißt unter Verneinung der Voraussetzungen des § 105 JGG. Bei schwerwiegenden Delikten, die eine längere Freiheitsstrafe nach sich ziehen, dürfte der Anteil der nach Jugendgerichtsgesetz verurteilten Heranwachsenden wesentlich höher liegen. Bei der Auswertung von 80 Gutachten über jugendliche und heranwachsende Tötungsdelinquenten waren 39 Heranwachsende; nur in 2 von diesen 39 Fällen wurden die Voraussetzungen des § 105, Abs. 1, Satz 1 JGG verneint. Es ist bemerkenswert, daß sich eine ähnliche Verteilung überall dort findet, wo speziell jugendpsychiatrische Sachverständige zugezogen werden. In solchen Verfahren, in welchen zu der Frage des § 105 JGG Sachverständige befragt werden, die ihre forensische psychiatrische Tätigkeit überwiegend bei erwachsenen Rechtsbrechern ausüben, liegt der Anteil der Bejahungen des § 105, Abs. 1 JGG deutlich niedriger und gehört manchenorts zur Ausnahme.

Richtlinien zur Anwendung des Jugendstrafrechts auf Heranwachsende

Bald nach der Einführung des § 105 JGG im Jahre 1953 wurden von der Deutschen Vereinigung für Jugendgerichte und Jugendgerichtshilfen e. V. in Verbindung mit der Deutschen Vereinigung für Jugendpsychiatrie die sogenannten Marburger Richtlinien vorgelegt, nach denen eine Beurteilung der Reife eines Heranwachsenden erfolgen kann. Das Fehlen folgender Züge lege es danach nahe, einen Heranwachsenden einem Jugendlichen gleichzustellen:

- eine gewisse Lebensplanung;
- Fähigkeit zum selbständigen Urteilen und Entscheiden;
- Fähigkeiten zum zeitlich überschauenden Denken;
- Fähigkeiten, Gefühlsurteile rational zu unterbauen;
- ernsthafte Einstellung zur Arbeit und eine gewisse Eigenständigkeit zum anderen Menschen.

Charakteristische jugendtümliche Züge könnten zum Beispiel sein:

- ungenügende Ausformung der Persönlichkeit;
- Hilflosigkeit, die sich allerdings nicht selten hinter Trotz und Arroganz versteckt;
- naiv vertrauensseliges Verhalten;
- Leben im Augenblick;
- starke Anlehnungsbedürftigkeit;
- spielerische Einstellung zur Arbeit;
- Neigung zum Tagtraum;
- Hang zu abenteuerlichem Handeln;
- sich Hineinleben in selbsterhöhende Rollen;
- mangelhafter Anschluß an Altersgenossen.

VILLINGER fügte diesen Richtlinien aus seinen persönlichen Erfahrungen noch folgende Wesenszüge der Unreife bei:

- eine der Altersstufe nicht mehr entsprechende Suggestibilität;
- der Mangel an echter und begründeter Bindung an andere, zum Beispiel Kameraden und Lehrer;
- eine starke Labilität in den mitmenschlichen Beziehungen;
- eine nicht zustande kommende Integration von Eros und Sexus;
- Mangel an altersgemäßem Pflicht- und Verantwortungsgefühl;
- besondere Neigung zu neurotischen Fehlreaktionen und Fehlhandlungen;
- typisch jugendtümliche Phasen, spezifische Unausgeglichenheit und Widersprüchlichkeit;
- Neigung zu kindlich-jugendlichem Stimmungswechsel aus inadäquatem Anlaß.

Die hier aufgelisteten Kriterien können in der Praxis oft nicht befriedigen, weil viele der einzelnen Merkmale auch unter Erwachsenen einerseits und Jugendlichen andererseits weit verbreitet sind, ohne daß sich daraus das Urteil einer besonderen Reife oder Unreife ableiten ließe. Außerdem sind einige der hier angesprochenen Merkmale in ihrer Bewertung offensichtlich überholt und entsprachen einer damals üblichen jugendpsychiatrischen Art und Weise der Diagnose, die einerseits vorwiegend phänomenologisch vorging und zum anderen eindeutig moralisch wertenden und pädagogisch orientierten Charakter trägt.

Ein in der forensisch jugendpsychiatrischen Praxis in der Regel durchaus brauchbares und auch mit der Absicht des Gesetzgebers in Einklang zu bringendes Kriterium ergibt die Prüfung der Stellung des betreffenden Heranwachsenden zur Pubertät, das heißt seine Einstellung zu seinem Elternhaus. Die Pubertät ist in der psychischen Entwicklung eine entscheidende Schwelle, deren noch nicht gelungene Bewältigung, beziehungsweise deren bereits erfolgte Überwindung im allgemeinen leicht festzustellen ist.

Dabei besteht natürlich kein Zweifel, daß sich das Überschreiten dieser Schwelle nicht zeitlich eng begrenzen läßt, sondern daß dies ein Prozeß ist, der im Einzelfall relativ rasch, komplex und mühelos gelingt, im anderen Fall sich über Jahre hinzieht und dabei zumindest in Persönlichkeitsanteilen und Teilbereichen lange Zeit unbewältigt bleibt. Bei der zur Zeit auch in den unteren Mittelschichten und Unterschichten vermehrt zu beobachtenden Tendenz der Verlängerung sozialer Abhängigkeit durch Verlängerung der schulischen und theoretischen Ausbildung, während welcher Zeit die Jugendlichen in der Regel noch zu Hause wohnen, kommt es auch häufiger zu charakteristischen Reifungsretardierungen, so daß eine Zunahme der Häufigkeit der Bejahung der Voraussetzungen des § 105, Abs. 1 JGG auch damit in Zusammenhang zu bringen sein dürfte.

Kriterien für die Feststellung der Überwindung der Pubertät als Entscheidungsgrundlage für den § 105, Abs. 1 JGG ergeben sich oft aus der Tat selbst, die nicht selten Ausdruck einer puberalen Protesthaltung ist oder auch stark Abhängigkeiten von der peer-group, der Gruppe der Gleichaltrigen, erkennen läßt. Bei aggressiven Handlungen und Tötungsdelikten spielen solche persistierenden Bindungen an den einen oder anderen Elternteil psychodynamisch oft eine wesentliche Rolle. Gerade für die Beurteilung der Frage, ob ein Heranwachsender einem Jugendlichen gleichgestellt werden muß, ist die differenzierte Analyse des Tatmotivs und die psychodynamische Erhellung der Tatsituation von großer Bedeutung. Dabei bezieht sich der § 105, Abs. 1 JGG keineswegs nur auf die Tat, sondern vor allem auf die Persönlichkeit, die als ganzes gewürdigt werden soll, wie diese zur Zeit der Tat in ihrer Entwicklung ausgereift war oder nicht. Die Tat, sofern es sich nicht um eine seit langer Zeit bestehende, zur Verhaltensroutine gewordene kriminelle Einstellung handelt, zeigt oft besonders deutlich die spezielle psychische Situation des heranwachsenden Täters im Verhältnis zu seiner Umwelt, insbesondere auch zu seinen Eltern.

So war zum Beispiel in einem Mordverfahren gegen ein Ehepaar – beide standen zur Tatzeit schon im 19. Lebensjahr – der erste forensische Gutachter nur bezüglich des von seiner Ehefrau stark abhängigen infantilen Mannes zur Bejahung des § 105 JGG gekommen. Beachtete man nur den äußeren Ablauf der gemeinsam verübten Tat, dann zeigte die Ehefrau tatsächlich scheinbar die größere Reife. Sie war die treibende Kraft und diejenige, welche auch die kriminelle Energie aufbrachte, die Tat dem Plan entsprechend zu Ende zu führen. Bei der eingehenden Exploration und unter Berücksichtigung der psychischen Entwicklung der jungen Frau ergab sich dann, daß diese in einer schwer gestörten Vaterbindung aufgewachsen war. Der Vater hatte die weiche Mutter schon verlassen, als die Probandin etwa 6 Jahre alt war, traf aber immer wieder mit der Familie unter meist unerfreulichen Umständen zusammen. Das Mädchen wuchs einerseits in einem ausgeprägten Haß gegenüber dem Vater auf, traf aber trotzdem immer wieder mit ihm zusammen und war sichtlich in starker Ambivalenz an ihn gebunden. Ihr Verhältnis zu ihrem Ehemann war eine Enttäuschung. Sie hatte von ihm, den sie brieflich kennengelernt hatte, eine Stabilisierung und Hilfe erwartet, erlebte ihn stattdessen als unreifen Jungen, der ihr keine Hilfe bieten konnte. In der chronischen Geldnot, in der sich die beiden befanden, entfaltete die Frau den Plan, einen älteren Mann, einen Autovertreter, den sie als Anhalterin kennengelernt und mit dem sie sich verabredet hatte, auszurauben.

Aus dem Raub wurde aus der Situation des Sexualverkehrs zwischen dem Vertreter und der Frau dann ein Raubmord. Die rein phänomenologische Betrachtung wäre nur bis zu dem äußeren Verhalten der Angeklagten vorgedrungen, das tatsächlich keine spezifisch jugendtümlichen Züge erkennen ließ. Erst eine Berücksichtigung der Entwicklung der Frau und ihrer Beziehung zum Vater, die Erkennung des Opfers in seiner «Vaterrolle» und der sich daraus ergebenden Situation konnte die Tat im lebensgeschichtlichen Zusammenhang der beiden Täter verständlich und die unbewältigte Vaterbeziehung und psychische Retardierung der Frau deutlich machen.

Auf die Möglichkeit und die Grenzen der psychodynamisch-psychoanalytischen Interpretation von Handlungsabläufen wird im einzelnen noch einzugehen sein. Hier soll nur soviel dazu gesagt werden, daß solche Interpretationen natürlich nicht den Stellenwert naturwissenschaftlicher Untersuchungsergebnisse haben können, daß aber die erfahrungswissenschaftliche Stringenz solcher Zusammenhänge dem Kinder- und Jugendpsychiater aus vielen Einzelfällen auch außerhalb der forensischen Psychiatrie offenkundig ist. Dabei kann es nicht darum gehen, ob etwa die Mehrzahl der Jugendlichen heutzutage bis zum 18. Lebensjahr die innere Lösung von den Eltern zu einer psychischen oder psychosozialen Selbständigkeit hinter sich gebracht haben oder nicht; denn die Frage des § 105, Abs. 1 JGG bezieht sich auch nicht auf den durchschnittlichen Jugendlichen zwischen 14 und 18 Jahren, sondern auf den Jugendlichen als Idealtyp, der in diesem Alter den Entwicklungsschritt der Pubertät zu durchlaufen pflegt. Daß gerade bei kriminellen Jugendlichen die psychosoziale Entwicklung aufgrund negativer Umweltfaktoren gestört ist und von daher eine frühzeitige und komplikationslose Reifeentwicklung behindert ist, kann kein Argument gegen die Bejahung der Voraussetzungen des § 105, Abs. 1 JGG sein, denn es kann dem Gesetzgeber weder darum gegangen sein, möglichst viele Heranwachsende unter das Jugendgerichtsgesetz, noch möglichst viele unter das Erwachsenenstrafrecht zu fassen. Es geht ihm vielmehr darum, in ihrer Reifungsentwicklung behinderte Jugendliche noch weiterhin einem Jugendgerichtsgesetz als einem Erziehungsstrafrecht zu unterwerfen.

Ergeben sich solche unbewältigten und persistierenden pathogenen Bindungen an die Eltern nicht schon aus einer eingehenden Exploration des Betreffenden und einer Analyse seines bisherigen Verhaltens und seiner Entwicklungsbedingungen, dann können im Einzelfall auch projektive Testuntersuchungen, wie zum Beispiel der Thematische Apperzeptionstest (TAT), die Art der Eltern-Kind-Beziehung offenbar werden lassen.

Im übrigen verlangt auch der Gesetzgeber, daß bei der Gesamtwürdigung der Persönlichkeit des Täters auch die Umweltbedingungen berücksichtigt werden müssen. Das heißt aber, daß die Lebensverhältnisse des Heranwachsenden, unter denen er aufgewachsen ist und die für die Möglichkeit seiner Sozialisation maßgebend waren, genau daraufhin geprüft werden müssen, wie weit sie einer normalen und zeitgerechten Reifeentwicklung und damit auch einer Entwicklung zur sozialen Selbständigkeit förderlich oder hinderlich gewesen sind.

Das führt naturgemäß dazu, daß bei einem Heranwachsenden aus ungünstigen sozialen Verhältnissen die Voraussetzungen des § 105, Abs. 1 JGG eher bejaht werden als bei einem Heranwachsenden aus gefestigten und stabilen Familienverhältnissen. Dabei darf man sich als Gutachter natürlich nicht von äußerlich geordneten Verhältnissen täuschen lassen, sondern es müssen die emotionellen Beziehungen und ihre Entwicklung in Erfahrung gebracht werden.

Dieser Beurteilung haben sich auch die juristischen Kommentatoren wie Potrykus, Dallinger/Lackner und Schaffstein (zusammengefaßt bei Brunner) angeschlossen. Auch der BGH sieht die Voraussetzungen des § 105, Abs. 1 des JGG für gegeben an, «wenn bei dem Täter die Entwicklungskräfte noch im großen Umfang» wirksam sind. Dies bedeute nicht, daß der Heranwachsende etwa in seiner Entwicklung zurückgeblieben sein müsse. Das bedeutet andererseits aber, daß gerade in den Fällen, in welchen pubertäre Regungen mit Tendenzen zur Auseinandersetzung und Bindung mit den Eltern oder deren «Ersatzpersonen» für Motiv oder Art der Tatbegehung entscheidend waren, diese mit Recht zur Bejahung der Voraussetzungen des § 105, Abs. 1 JGG führen.

Im übrigen ergeben sich Zeichen der Unreife aus der allgemeinen Lebensführung des Heranwachsenden zum Beispiel aus einer weitgehend fehlenden oder andererseits übertriebenen Bindung an eine Jugendgruppe, aus Interessen, die auf einen irrealen Umweltbezug hinweisen, wie auch aus einer Duldung der elterlichen Forderung nach kindlicher Einordnung.

Die frühe sexuelle Bindung oder gar frühe Eheschließung können dem gegenüber nicht als Reifezeichen gewertet werden, im Gegenteil weist eine frühe eheliche Bindung häufig auf eine Angst hin, sich alleine durchzusetzen, und auf ein besonderes Bindungsbedürfnis. Dies gilt vor allem dann, wenn ein junger Mann sich an eine ältere oder ihm sonst überlegene Frau hält und sich mit ihr verbindet.

Das gleiche gilt für frühe sexuelle Beziehungen, die durchaus Ausdruck einer frühen Reife sein können, aber keineswegs sein müssen. Die in den Marburger Richtlinien erhobene Forderung nach Integration von Eros und Sexus als Zeichen einer Reife entsprang wohl schon von jeher einer unrealistischen Reifungsbeurteilung.

Als weiteres Kriterium für die Voraussetzungen des § 105, Abs. 1 JGG kann die positive Beantwortung der Frage dienen, wie weit der Heranwachsende noch mit den Mitteln eines Erziehungsstrafrechts erreicht und in seiner Sozialisation gefördert werden kann. Angesichts der realen Gegebenheiten im Jugendstrafvollzug scheint allerdings eine solche Frage oft an der Wirklichkeit vorbeizugehen. Immerhin kann auch die Beantwortung der abstrakten Frage hilfreich sein, ob der Betreffende beim Vorhandensein entsprechender Einrichtungen noch erzieherisch gefördert und in seiner Sozialisation unterstützt werden könnte. Dabei darf man den Begriff der Erziehung nicht zu eng fassen, sondern muß ihn als fließend in den Begriff der Sozialtherapie hinüber führend interpretieren.

In manchen Fällen ist die für die Beantwortung des § 105, Abs. 1 JGG zu beantwortende Frage, ob es sich um eine psychische Retardierung oder um eine vielleicht neurotische Fehlentwicklung handle, kaum zu beantworten, da sich die Erscheinungsbilder weitgehend gleichen können und es keine Möglichkeit gibt, in einer Querschnittsuntersuchung eine sichere prognostische Aussage zu machen. In solchen Fällen ist es aber nach dem Grundsatz in dubio pro reo gerechtfertigt, eine noch vorhandene Erziehungsfähigkeit mit den Mitteln des Jugendgerichtsgesetzes eher anzunehmen, als diese Möglichkeit auf Verdacht hin zu verneinen. Auch wenn das Erwachsenenstrafrecht im Grunde kein strengeres oder milderes Strafrecht ist als das Jugendgerichtsgesetz, sondern von der Zielsetzung her ein anderes, so kann die Möglichkeit einer Teilnahme an resozialisierenden Maßnahmen doch als die für den Angeklagten günstigere Entscheidung gewertet werden.

Rechtlich schwierig wird eine solche Entscheidung dann, wenn bei einer sich über Jahre hinziehenden Deliktkette, die rechtlich als fortgesetzte Handlung gewertet wird, über einen unter Umständen inzwischen über 21 Jahre alt gewordenen Angeklagten, der zu Beginn der Deliktkette Heranwachsender gewesen ist, nachträglich die Entscheidung über die Anwendung von Jugendstrafrecht oder Erwachsenenstrafrecht getroffen werden soll. Ähnliches gilt auch, wenn eine Straftat erst mehrere Jahre, nachdem sie verübt wurde, zur Aburteilung kommt. Auch hier soll der kinder- und jugendpsychiatrische Sachverständige bei einem unter Umständen erwachsenen Menschen die Frage beantworten, ob er seinerzeit, als er noch Heranwachsender gewesen ist, noch einem Jugendlichen gleichzustellen war oder nicht.

Hier wird der Sachverständige ja häufig an die Grenzen seiner Erkenntnismöglichkeiten stoßen, und er sollte dies auch vor Gericht zugeben können. Im Einzelfall kann er sich vielleicht auf verwertbare psychische Beurteilungen oder entsprechende interpretierbare andere Handlungen aus dieser Zeit stützen. Es ist aber nicht möglich, nur deshalb für die damalige Zeit die Voraussetzungen des § 105, Abs. 1 JGG zu verneinen, weil sich inzwischen herausgestellt hat, daß eine möglicherweise oder tatsächlich vorhandene Retardierung zur damaligen Tatzeit sich inzwischen als Beginn einer psychischen Fehlentwicklung herausgestellt hat.

Bei dem Fall Jürgen Bartsch, der als Jugendlicher mit der ersten Tat, der Tötung eines Kindes nach sexuellem Mißbrauch, begonnen hatte und in der Folgezeit in wechselnden Abständen ähnliche Taten beging, war dieser zur Zeit der Revisionsverhandlung etwa 24 Jahre alt. Es war damals offenbar, daß es sich um eine schwere seelische Abartigkeit gehandelt hat. Wäre er bereits als Heranwachsender zur Verurteilung gekommen, wäre möglicherweise die Frage nach Retardierung oder Fehlentwicklung zum damaligen Zeitpunkt nicht mit Sicherheit zu beantworten gewesen. Wegen des von juristischer Seite aus bejahten Fortsetzungszusammenhangs der Taten erübrigte sich die Frage nach dem § 105, Abs. 1 JGG und Bartsch mußte zwangsläufig nach Jugendrecht verurteilt werden. Hätte er die Tatserie aber als Heranwachsender begonnen, hätte man wohl ebenfalls die Voraussetzungen des § 105, Abs. 1 JGG bejahen müssen, weil man davon hätte ausgehen müssen, daß bei ihm als Heranwachsendem die Entscheidung zwischen psychosexueller allgemeiner Retardierung und schwerer anderer seelischer Abartigkeit nicht hätte eindeutig entschieden werden können.

Im übrigen soll in Zweifelsfällen die für den betreffenden Täter am besten geeignete Maßnahme herbeigeführt werden. Die Rechtsordnung sei nach Brunner stets aber gerade mit § 105 JGG bestrebt, für jeden Täter die geeignete Maßnahme zur Verfügung zu stellen.

Die Beurteilung der körperlichen Reifeentwicklung bietet in der Regel nicht das entscheidende Kriterium zur Klärung der Frage nach § 105, Abs. 1 JGG.

Eine auffallende körperliche Entwicklung kann zwar durchaus auch mit einer psychischen Retardierung einhergehen. Bei ausgeprägter asynchroner körperlicher und seelischer Entwicklung muß dies aber keineswegs der Fall sein. Man wird allerdings bei einer starken Abweichung der konstitutionellen Reife von der nach dem Alter zu erwartenden körperlichen Reife immer berücksichtigen, daß der betreffende Heranwachsende in einer ständigen Situation des Mißverständnisses mit der Umwelt lebt, daß die Umwelt ihn also entweder wegen seiner körperlich vorausgeeilten Reife überfordert oder ihn wegen körperlicher Retardierung zu unterfordern neigt. Hieraus können sich charakteristische Reaktionsbildungen und Tendenzen zu Fehlverhalten entwickeln, die auch im Rahmen der Erörterung des § 105, Abs. 1 JGG Berücksichtigung finden sollten.

Auch bei körperlich retardierten Jugendlichen und Heranwachsenden, die in der Schule oder im Verein in ihrer Altersgruppe aufwachsen, kommt es bei manchen zu ständigen Versuchen, ihre Retardierung zu überkompensieren.

IV. Gutachten zur Frage der Schuldfähigkeit gemäß §§ 20 und 21 StGB

§ 20 StGB lautet

> Ohne Schuld handelt, wer bei Begehung der Tat wegen einer krankhaften seelischen Störung, wegen einer tiefgreifenden Bewußtseinsstörung oder wegen Schwachsinn oder einer schweren anderen seelischen Abartigkeit unfähig ist, das Unrecht der Tat einzusehen und nach dieser Einsicht zu handeln.

§ 21 StGB lautet

> Ist die Fähigkeit des Täters, das Unrecht der Tat einzusehen oder nach dieser Einsicht zu handeln, aus einem der in § 20 bezeichneten Gründe bei Begehung der Tat erheblich vermindert, so kann die Strafe nach § 49, Abs. 1 gemildert werden.

§ 49, Abs. 1 StGB behandelt die besonderen gesetzlichen Milderungsgründe und begrenzt den Rahmen des Strafmaßes nach oben.

Die Aufgabe des kinder- und jugendpsychiatrischen Sachverständigen vor Gericht bei Beantwortung der Frage nach der Schuldfähigkeit beziehungsweise nach ihrer Aufhebung oder Einschränkung ist grundsätzlich dieselbe wie für den allgemein-psychiatrischen forensischen Sachverständigen. Der kinder- und jugendpsychiatrische Sachverständige muß dabei auch die spezifischen psychischen Krankheits- und Störungsbilder des Kindes- und Jugendalters mit den vom Gesetz gegebenen Begriffen der krankhaften seelischen Störung, der tiefgreifenden Bewußtseinsstörung, des Schwachsinns und einer schweren anderen seelischen Abartigkeit in Beziehung setzen.

Diese Zuordnung stößt deswegen oft auf Schwierigkeiten, weil dies keine Begriffe sind, die der psychiatrischen oder gar speziell der jugendpsychiatrischen Fachsprache entnommen sind. Für den Gesetzgeber bestand die Aufgabe, übergreifende Begriffe zu verwenden, die bestimmte psychische Zustandsgruppen, die zu einer Beschränkung oder Aufhebung der Einsichts- oder Steuerungsfähigkeit führen könnten, beschreiben.

Der Begriff «Schuldfähigkeit» wurde erst in der neuesten Fassung des StGB verwendet. Früher wurde von Zurechnungsfähigkeit oder strafrechtlicher Verantwortlichkeit gesprochen. Grundsätzliche Unterschiede werden durch diese begrifflichen Änderungen nicht markiert. Die grundsätzliche Frage der Willensfreiheit des Menschen kann für den Gerichtspsychiater für die

Erstattung des einzelnen Gutachtens außer Betracht bleiben, da diese vom Strafgesetzbuch normativ vorausgesetzt wird. Deswegen stellt sich die Frage für den Gutachter im Zusammenhang mit dem § 20 und 21 StGB nicht in der Art, daß im Einzelfall nachgewiesen werden müßte, ob der Täter zur Zeit der Tat in seiner Willensentscheidung wirklich frei oder wodurch er möglicherweise bestimmt gewesen sein könnte, sondern die Frage beschränkt sich eindeutig auf die Feststellung, ob sich Gründe finden lassen, daß eine vom Gesetzgeber grundsätzlich unterstellte Willensfreiheit im konkreten Fall und zum konkreten Zeitpunkt eingeschränkt oder aufgehoben gewesen ist. Dabei wird die Möglichkeit einer solchen Einschränkung oder Aufhebung der Willensfreiheit zunächst an die in § 20 StGB aufgeführten Bedingungen und Zustände geknüpft und danach erst in einem zweiten Schritt die Frage zur Beantwortung gestellt, ob bei Vorliegen einer dieser vier Störungsbilder eine Auswirkung auf die psychologische Funktion der Einsicht und der Handlungs- oder Steuerungsfähigkeit gegeben ist. Nicht schon die Tatsache, daß eines der vier genannten Störungsbilder zur Tatzeit bestanden hat, vermag eine Aufhebung oder Einschränkung der Schuldfähigkeit zu begründen, sondern erst die ausdrückliche Feststellung, daß durch die gegebene und zur Tatzeit mit hinreichender Sicherheit festgestellte Störung auch eine Beeinträchtigung oder Aufhebung der psychischen Fähigkeit zur Einsicht in das Unrecht der Tat und die Fähigkeit zur Handlung entsprechend dieser Einsicht bewirkt würde. Früher sprach man deswegen von der «gemischten» oder biologisch-psychologischen Methode, wobei die vier im Gesetzestext genannten Tätermerkmale als biologische Merkmale bezeichnet wurden, die erst die Voraussetzung bieten, zur Beantwortung der «psychologischen» Frage, ob und wieweit wegen der festgestellten Merkmale die Einsichts- und Steuerungsfähigkeit beeinträchtigt waren.

Die Bezeichnung der Merkmale als biologisch entsprach dem klassischen psychiatrischen Denken und der früher geltenden Vorstellung, wonach nur organische, das heißt biologische Störungen des Gehirns und der Gehirnfunktion für eine krankhafte psychische Störung ursächlich sein können. Den ausdrücklichen Bezug auf biologische Merkmale wird man daher heute sinnvollerweise unterlassen, nicht jedoch, wie auch Bresser betont, die ausdrückliche Zweiteilung, die es zunächst notwendig macht, eine Diagnose zu stellen und erst danach darüber zu befinden, ob die Diagnose auf die Einsichts- und Steuerungsfähigkeit eine Auswirkung hat.

Das bedeutet, daß irgendein psychischer Zustand, von dem möglicherweise vermutet werden kann, daß er ebenfalls einen Einfluß auf die Einsichts- oder Steuerungsfähigkeit hat, der sich aber nicht unter die vier im Gesetz genannten Diagnosegruppen fassen läßt, auch keine Berücksichtigung bei Feststellung der Schuldunfähigkeit oder erheblich verminderten Schuldfähigkeit finden kann.

Solche Fälle kommen eigentlich nur im Zusammenhang mit Affekttaten vor. Jeder Affekt schränkt die Steuerungsfähigkeit ein, unter Umständen sogar in höherem Grade. Es handelt sich aber dabei nicht um eine krankhafte seelische Störung oder eine andere schwere seelische Abartigkeit. Bei stärkeren Graden des Affekts kann dieser allerdings dann möglicherweise unter die tiefgreifende Bewußtseinsstörung subsumiert werden. Darauf wird im folgenden noch näher eingegangen werden.

Der Gesetzgeber geht aber zunächst einmal davon aus, daß jeder psychisch gesunde Mensch für jede seiner Taten verantwortlich ist, und jederzeit über die Fähigkeit zur Einsicht in das Unrecht seines Tuns, wie auch die Fähigkeit zur Steuerung entsprechend dieser Einsicht verfügt. Dies ist eine normative Annahme, die offensichtlich nicht mit den klinischen Erfahrungen, ja auch nicht mit der Alltagserfahrung übereinstimmt. Das menschliche Handeln ist im wesentlichen durch Motivationen, Impulse und Reaktionen bestimmt und zum kleineren Teil von bewußt überlegter und geplanter Handlung und rationaler Steuerung.

Die Vorstellung des Täters, der wie im klassischen Kriminalroman seine kriminelle Handlung plant, vorbereitet und die Eventualitäten bedenkt, spielt in der Realität eine vergleichsweise geringe Rolle, zumindest in solchen Straffällen, mit welchen sich nachher der psychiatrische Gutachter zu befassen hat. Hier spielen auch weit diesseits aller Krankhaftigkeit der Affekt, die unüberlegte Handlung, der Impuls und die Reaktion die entscheidende Rolle.

Das menschliche Handeln setzt sich aus Handlungsgliedern zusammen, deren Gesamtentwurf die Schwelle zum bewußten, finalen Handeln und zur rationalen Steuerung in der Regel nicht überschreitet. Die einzelnen Handlungsglieder liegen als Reaktions- und Handlungsmuster aufgrund zahlreicher Vorerfahrungen und Einübungen bereit und werden in der Regel durch Komplexe, Motivationen und Reaktionen abgerufen. Natürlich wird in aller Regel ein Ziel intendiert, das zumindest von einem bestimmten Alter an auch stets der Kontrolle, ob «erlaubt» oder «nicht erlaubt», unterworfen werden sollte. Wie schnell und wie wirkungsvoll diese Kontrolle einsetzt, hängt einerseits von der Vorerfahrung und der ethischen Erziehung ab, andererseits von der Intensität der Intension, das heißt von der Stärke des Wunsches oder der Strebung.

Dieses Für und Wider, das Handeln und seine Steuerung, erreicht oft nicht die Schwelle des Bewußtseins, und was dann nachträglich über Motivation und Überlegung gesprochen wird, sind meist nachträgliche Interpretationen.

Der Gesetzgeber setzt aber voraus, daß die Steuerungsfähigkeit, das heißt die hemmenden Impulse bei von Sitte und Gesetz mißbilligten Intentionen, so weit fest verankert sind, daß sie jedem momentanen Impuls und Triebdruck standhalten können.

Beim gesunden und unter harmonischen psychischen Bedingungen aufgewachsenen und erzogenen Kinde kann dies normalerweise auch vorausgesetzt werden. Sind aber stärkere Affekte oder unter Umständen unbewußte psychodynamische Energien, das heißt verborgene Affekte, beteiligt, dann reichen solche anerzogenen Hemmungen im entscheidenden Moment oft nicht aus. Da sich der Betroffene aber diese ihm gar nicht bewußten psychischen Kräfte und Affekte nicht erklären kann und vor ihrer Stärke und Dynamik oft nachträglich verständnislos steht, können eigene Interpretationen nicht, noch viel weniger aber laienhafte Fremdinterpretationen der Handlungsdynamik gerecht werden.

Dazu kommt, daß unter affektiv belasteten Bedingungen die einzelnen Handlungen und Handlungsschritte eines Menschen gar nicht mehr unter finalen Gesichtspunkten erfolgen, das heißt mit der Intention ein bestimmtes Ziel am Ende der Handlung zu erreichen, sondern unter kausalen Gesichtspunkten, als Reaktion auf eine gegebene, erlebte Situation. Hieraus ergeben sich kausal weitere Mißverständnisse, unter denen nicht nur der außenstehende Beurteiler, in diesem Fall das Gericht und der Sachverständige, sondern auch der Handelnde selbst nachträglich stehen. Schließen sich mehrere solche einzelne kausale Handlungsschritte aneinander, dann ergeben sich ganze Handlungsketten, die im nachhinein den Eindruck finaler Handlung machen können, in Wirklichkeit aber nur aufeinander folgende Reaktionen auf die jeweils durch den einzelnen Handlungsschritt selbst hervorgerufenen neuen Situationen darstellen.

Diese wie auch viele andere Erfahrungen, die wir im täglichen Leben an uns selbst machen können, stehen zwar nicht der normativen Feststellung des Gesetzgebers entgegen, daß jeder geistig gesunde Mensch zu jeder Zeit für sein Handeln verantwortlich sei, wohl aber der daraus möglicherweise abzuleitenden Feststellung, dieser geistig gesunde Mensch hätte zu jeder Zeit die Möglichkeit und Freiheit gehabt, auch anders zu handeln, als er tatsachlich gehandelt hat. Jedem, der sich mit menschlichem Verhalten und Handeln wissenschaftlich, sei es als Psychiater, Psychologe, Pädagoge oder von welcher wissenschaftlichen Basis aus auch immer beschäftigt, wird heftige Zweifel an einer solchen Behauptung äußern müssen; denn zum einen setzen sich die jeder Handlung zugrunde liegenden bewußten und unbewußten Motivationen, Strebungen, Triebe und Tendenzen aus einer unübersehbar großen Zahl von Vorerfahrungen zusammen, für die der einzelne niemals verantwortlich gemacht werden kann, zum anderen engt sich auch der Spielraum der Motivationen in demselben Maße ein, in dem die Handlung von einem bestimmten Affekt getragen ist. Die Art und die Intensität des Affektes aber hängt wiederum von Faktoren ab, für die wir nicht verantwortlich gemacht werden können; sei es das konstitutionelle Temperament, seien es die affektstarken, bestimmenden, weit in die frühe Kindheit zurückreichenden Vorerfahrungen, die sich oft für uns völlig unerkennbar mit der gegebenen Situation und dem daraus erwachsenden Handeln verbinden. Andererseits kann es keinen Zweifel geben, daß jede Gesellschaft sich eine Ordnung geben und den Verstoß gegen diese Ordnung mit Sanktionen belegen und damit die Schuldfähigkeit eines jeden postulieren muß. Es besteht darüber hinaus die Vermutung, daß jede Gesellschaft zu ihrer eigenen Stabilisierung auch einer Gruppe von Mitmenschen bedarf, die sich außerhalb der Grenzen stellt, welche die Gesellschaft zu ihrer eigenen Ordnung gezogen hat, eben um diese Grenzen zu demonstrieren und die Ordnung aufrecht zu erhalten. Das würde bedeuten, daß jede Gesellschaft zu ihrer eigenen Bestätigung und Stabilisierung der Kriminellen bedarf, und daß, falls es erfolgreichen vorbeugenden und rehabilitativen Maßnahmen gelänge, alle Kriminalität zu verhindern, die Gesellschaft sich genötigt sähe, die Gesetze so abzuändern, daß eine andere Gruppe zu Außenseitern der Gesellschaft würde.

Eine Gesellschaft andererseits, die alle Gesetzesübertretungen als Folge von Fehlerziehung und psychischer und sozialer Krankheit betrachten würde und die daher im Sinne eines konsequenten Maßnahmenrechtes auf Strafe verzichten und nur noch therapeutische und pädagogische Methoden anwenden würde, ist jedenfalls auf lange Sicht noch eine Utopie.

Wenn aber der Gesetzgeber davon ausgehen muß, daß jeder psychisch gesunde und bis zu einer gewissen Altersreife entwickelte Mensch für alle seine Handlungen jederzeit verantwortlich gemacht werden muß, dann schränkt sich die Frage nach der Grenze der Schuldfähigkeit auf die Frage nach der Grenze zwischen psychischer Gesundheit und psychischer Krankheit ein. Dies entsprach auch der Position der klassischen forensischen Psychiatrie, die ausschließlich nach der krankhaften Störung der Geistestätigkeit, der Geistesschwäche oder nach Bewußtseinstrübung gemäß dem alten § 51 StGB (aF) fragen mußte. Dieser Haltung kam die Feststellung des für das Fachgebiet der forensischen Psychiatrie lange Zeit maßstabsetzenden Psychiaters Kurt Schneider entgegen, der feststellte, daß es psychische Krankheit ohne körperliche Krankheit nicht geben könne. Damit war die Grenze der Schuldfähigkeit an die Feststellung einer körperlichen Krankheit gebunden, was für die Zustände der Bewußtseinstrübung, des Schwachsinns und eines großen Teils der krankhaften Störung der Geistestätigkeit durchaus praktizierbar war.

Es blieb der forensisch ohnehin nicht sehr bedeutungsvolle Bereich der sogenannten endogenen, oder wie Kurt Schneider sie bezeichnete, körperlich nicht begründbaren Psychosen – er hätte am liebsten gesagt: der «körperlich *noch* nicht begründbaren Psychosen» – übrig, für welche man also eine körperliche aber noch unentdeckte Krankheit oder Störung postulierte, um sie ebenfalls klar abgrenzbar unter die Schuld ausschließenden oder Schuld mindernden Gründe subsumieren zu können.

Die Aufgabe des forensischen Psychiaters war insofern einfach, als er sich auf das beschränken konnte, was er als Psychiater auch außerhalb der Begutachtungssituation zu tun hatte: Er mußte eine Diagnose stellen, das heißt er mußte feststellen, ob jemand psychisch krank war oder nicht. War er psychisch krank, dann war nur noch die Frage dahin auszudehnen, ob er dies wohl auch zur Zeit der Tat gewesen war. Damit war seine Funktion im wesentlichen beendet und seine Hilfsfunktion dem Richter gegenüber klar begrenzt. Alles andere war Sache des Juristen.

Schon frühzeitig waren jedoch vor allem von psychologischer Seite her Zweifel geäußert worden, ob es nicht Zustände gebe, die eindeutig nicht krankhafter Natur sind, die aber vernünftigerweise keine Verantwortlichkeit oder Schuldfähigkeit begründen könnten, so vor allem der schwere Affektzustand oder auch die Schlaftrunkenheit. Mit der Anerkennung dieser zweifellos nicht krankhaften Zustände als schuldmindernde oder schuldausschließende Gründe war nicht nur die scheinbar sichere Grenze zwischen gesund und krank verlassen worden, sondern auch die Notwendigkeit entstanden, die Schwere des Affekts in irgendeiner Weise zu quantifizieren, um den schweren, forensisch relevanten Affekt von dem leichteren, nicht bedeutsamen abzugrenzen oder dem Gericht einen großen Ermessensspielraum zuzubilligen.

Tatsächlich ist ja auch die Grenze zwischen gesund und krank keineswegs so klar und eindeutig, wie dies eine von der naturwissenschaftlichen Medizin geprägte Psychiatrie lange Zeit selbst glaubte.

Im selben Maße, in dem die Psychoanalyse die Psychiatrie, die Vorstellungen von der Nosologie psychischer Krankheiten und auch die Erkenntnisse über das nichtkrankhafte menschliche Verhalten beeinflußte, im selben Maße waren die starren, aber praktikablen Vorstellungen von den klaren Grenzen zwischen gesund und krank in der Psychiatrie, aber auch von der grundsätzlichen Verantwortlichkeit des gesunden Menschen fragwürdig geworden.

Schon Robert Gaupp setzte vor dem Ersten Weltkrieg mit seinem Gutachten über den Massenmörder Wagner neue Maßstäbe, als er bei ihm eine Paranoia, eine Wahnkrankheit feststellen und ihn damit exkulpieren und gleichzeitig dabei diesen Wahn aus seiner Lebensgeschichte heraus verständlich machen konnte. Dies war bei der damals herrschenden Lehre von der grundsätzlichen Unverstehbarkeit psychotischen Denkens ein ungeheurer Schritt und leitete im Grunde die erst sehr viel später einsetzende kritische Diskussion sowohl über die Verstehbarkeit schizophrenen Denkens ein, wie auch die lebensgeschichtliche Begründung mancher krimineller Handlungen.

Die sich erweiternde Kenntnis von der großen Gruppe psychischer Störungsbilder, die unter dem Begriff der Neurose umfaßt und von der eigentlichen Geisteskrankheit, der Psychose, abgegrenzt wird, brachte weitere Schwierigkeiten für die Abgrenzung zwischen gesund und krank. Der alte, an körperliche Krankheit gebundene psychiatrische Krankheitsbegriff konnte e defitione die Neurose nicht als Krankheit anerkennen, andererseits gab es innerhalb dieser Gruppe Erscheinungsbilder, die mit einer so deutlichen Persönlichkeitsveränderung einhergingen, wie zum Beispiel schwere Angst- und Zwangsneurosen, daß es unverständlich und unbillig schien, diesen eine volle strafrechtliche Verantwortlichkeit zuzuerkennen. Man half sich damit, daß man innerhalb der nicht als Krankheit anerkannten psychischen Störungsbilder solche unterschied, die «Krankheitswert» hatten, von solchen, deren Störung «ohne Krankheitswert» sei. Damit war aber im Grunde der Krankheitsbegriff von der ohnehin nicht immer nachweisbaren körperlichen Krankheit gelöst und die Grenze zwischen gesund und krank ins freie Ermessen des Sachverständigen gestellt. Von diesem Augenblick an wurde dem psychiatrischen Sachverständigen eine wesentliche Kompetenz im strafrechtlichen Verfahren zugewiesen. Da aber gerade im Bereich der neurotischen Störungen und Persönlichkeitsveränderungen die diagnostischen Kriterien ebenso wie die quantitative Einschätzung der Störung nicht nach objektiven Kriterien, sondern vorwiegend nach nicht naturwissenschaftlichen, sondern philologisch-philosophischen Denkweisen, Ideologien und Theorien, mithin sehr unterschiedlich erfolgten, wurde der Ermessensspielraum des Sachverständigen sehr viel größer und seine Aussage als Sachverständiger konnte auch vom Gericht sehr viel weniger überprüft, in Zweifel gezogen oder auch nur nachvollzogen werden. Damit wurde dem Sachverständigen eine größere Entscheidungskompetenz im Strafverfahren zugewiesen und er wurde in die Rolle des «Richters in Weiß» gedrängt.

Schon vor Einführung der letzten Fassung des Strafgesetzbuches in §§ 20 und 21 StGB mit der neuen schuldaufhebenden oder schuldmindernden Kategorie der «anderen schweren seelischen Abartigkeit» hatte die höchstrichterliche Rechtsprechung den Krankheitswert neurotischer Störungen grundsätzlich anerkannt, vor allem ausgehend von schweren neurotischen Triebstörungen, wie zum Beispiel der Pädophilie.

Diese Situation ist auch für den psychiatrischen Sachverständigen alles andere als befriedigend, wenngleich das Dilemma auf diese Weise dorthin verschoben wurde, wo es tatsächlich liegt, nämlich auf die im psychiatrisch-psychologischen Bereich grundsätzlich nicht festlegbare Grenze zwischen gesund und krank, wie auch auf die ebenso wenig bestimmbare Grenze zwischen verantwortlich und nichtverantwortlich. Die früher zur Zeit der klassischen forensischen Psychiatrie scheinbar so klare Situation war ja im Grunde nur eine Selbsttäuschung, denn auch damals war die scheinbar objektivierbare Grenze zwischen krank und gesund eine rein fiktive.

Wie verhält sich aber der forensische Sachverständige in einer solchen Situation?

Der psychiatrisch-psychologische Sachverständige sollte dabei nicht versuchen, die Verhältnisse klarer und eindeutiger darzustellen als sie tatsächlich sind, er sollte aber auch den Zwang und die Notwendigkeit sehen, unter welcher der Gesetzgeber und durch ihn der Richter steht. Diese Aufgabe wäre dem Sachverständigen allerdings da und dort leichter gemacht, wenn er das Gefühl haben könnte, daß auch der Richter dieses Dilemma, in das er in seinem Beruf gestellt ist, sehen und anerkennen könnte, und sich nicht so verhalten würde, als ob es sich bei Schuld und Unschuld um objektive Feststellungen handeln würde und nicht vielmehr um konstellativ bedingte Zufälligkeiten, denen sich zu entziehen es jedoch keinen Ausweg geben kann.

Wenn der psychiatrisch-psychologische Sachverständige sich wirklich auf seine Aufgabe beschränkt und dem Gericht aufgrund seiner eigenen Kenntnisse und Erfahrungen die psychische Situation des Täters bei der Tat so weit zu erklären, einsehbar und nachfühlbar zu machen versucht, als es ihm möglich ist, dann ergeben sich auch durchaus reproduzierbare Kriterien für die Feststellung einer Schuldfähigkeit oder einer verminderten und fehlenden Schuldfähigkeit, wie dies vom Gesetzgeber verlangt wird. Die Schwierigkeiten sind bei den Neurosen und neurotischen Fehlentwicklungen am größten und sollen da im einzelnen besprochen werden.

Diese Aufgabe ist für den im Jugendgerichtsverfahren tätigen Sachverständigen deswegen eher leichter, weil es zwar bei den Erörterungen zu den §§ 20 und 21 StGB um die Schuldfähigkeit geht, diese aber gegenüber der Erziehungsaufgabe, welche der Gesetzgeber dem Jugendgerichtsgesetz mitgegeben hat, eher in den Hintergrund tritt. Die finale Frage, welche Maßnahme ist für die weitere soziale und psychische Entwicklung des Probanden gut und notwendig, ist für den kinder- und jugendpsychiatrischen Sachverständigen im Jugendgerichtsverfahren immer eine legitime Frage, wogegen sie im Erwachsenenstrafrecht kaum einen Raum finden darf. Sie darf allerdings nicht die allein bestimmende Frage für den Sachverständigen sein, darf aber auch nicht einfach außer acht gelassen werden.

Deswegen hat der § 21 StGB über die verminderte Schuldfähigkeit im Jugendgerichtsverfahren eine relativ geringe Bedeutung. Ist die Feststellung einer erheblich verminderten Schuldfähigkeit im Erwachsenenrecht eine der Möglichkeiten, nach § 49 StGB über die besonderen gesetzlichen Milderungsgründe den vom Gesetz festgelegten Strafrahmen im Mindestmaß zu unterschreiten, so gibt es im Jugendgerichtsgesetz einen solchen Strafrahmen von vorneherein gar nicht, abgesehen davon, daß Jugendstrafe die Dauer von 6 Monaten nicht unterschreiten darf, weil sonst der ihr zugemessene erzieherische Zweck nicht erreicht werden könne. Der Jugendrichter ist also auf solche Möglichkeiten zur Ausdehnung des Strafrahmens nach unten gar nicht angewiesen und hat hier von vorneherein größere Freiheiten, entsprechend seinem richterlichen Ermessen und im Hinblick auf den Zweck der Strafe das Strafmaß festzulegen. Darauf hat kürzlich SCHAFFSTEIN wieder eindrücklich hingewiesen.

Auch sollten in jedem Fall die für den betreffenden Probanden notwendigen Maßnahmen getroffen werden, die zu seiner sozialen Wiedereingliederung und seiner psychischen Stabilisierung für notwendig erachtet werden, gaz unabhängig davon, ob er die Tat in uneingeschränkter oder verminderter Schuldfähigkeit begangen hat. Dennoch wird der Sachverständige regelmäßig auch die Frage nach der Schuldfähigkeit gemäß §§20 und 21 StGB beantworten, und sei es nur dazu, dem Gericht die besonderen psychischen Bedingungen, unter denen der jugendliche oder heranwachsende Angeklagte gehandelt hat, deutlich zu machen.

Nur in einer Hinsicht ist der §21 StGB von Bedeutung, nämlich im Hinblick auf die Maßregeln der Besserung und Sicherung gemäß §7 JGG. Von den freiheitsentziehenden Maßregeln des Strafgesetzbuchs, dort niedergelegt in den §§63 ff. StGB, können nur die §§63 und 64 StGB bei Jugendlichen und nach dem Jugendrecht verurteilten Heranwachsenden angewandt werden. Die Anwendung des §63 StGB setzt aber die Bejahung der Voraussetzungen der §§20 oder 21 StGB voraus. Hierauf wird bei Besprechung des §63 StGB eingegangen werden.

Diese Gebundenheit des §63 StGB an die §§20 oder 21 StGB bringt aber auch eine gewisse Gefahr mit sich, insofern als die leichtfertige Bejahung der Voraussetzungen des §21 StGB bei Wiederholungstätern in späteren Verfahren oft dazu Anlaß gibt, ohne nähere Prüfung die Voraussetzungen des §21 StGB wiederum anzunehmen. Auf diese Weise kann es nach mehrfacher Wiederholung zu einer Bejahung der Voraussetzungen des §63 StGB und damit zu einer Unterbringung in einem psychiatrischen Krankenhaus kommen, was unter Umständen gerade bei einem Jugendlichen oder Heranwachsenden eine inadäquate und untaugliche Maßnahme sein kann. Die spätere Entscheidung kann aber der erstmalig die Voraussetzungen des §21 StGB bejahende Sachverständige nicht mehr beeinflussen, da sie von anderen Sachverständigen getroffen wird oder auch nur in späteren Verfahren von den dann zuständigen Gerichten einfach «abgeschrieben» wird. Er hat aber mit der erstmaligen Bejahung des §21 StGB die Voraussetzung für eine solche Fehlentwicklung und eine solche falsche Weichenstellung geschaffen.

Aus diesem Grund ist es notwendig, bei der Prüfung der Voraussetzung des §21 StGB besondere Kritik und Zurückhaltung zu üben.

Der zu den Voraussetzungen der §§20 und 21 StGB befragte jugendpsychiatrische Sachverständige wird demnach so vorgehen, daß er aufgrund einer eingehenden, auch die frühkindliche körperliche und psychische Entwicklung des Probanden umfassende Anamnese, aufgrund eingehender neurologischer wie psychopathologischer und gegebenenfalls testpsychologischer Untersuchung unter Berücksichtigung der sozialen Bedingungen, unter denen der Jugendliche aufgewachsen ist und derzeit lebt, zu einer Diagnose kommen wird. Weiterhin wird er prüfen, ob diese Diagnose mit Wahrscheinlichkeit auch zur Zeit der Tat vorgelegen hat. Dabei kann ihm eine genaue Analyse der Tat und des Tatablaufes, wie auch die Motivation (siehe Seite 298) behilflich sein, die Diagnose zur Tatzeit zu sichern oder auszuschließen. Im zweiten Schritt wird er dann versuchen, diese Diagnose unter den im § 20 StGB niedergelegten gesetzlichen Kriterien zu subsumieren, die die Schuld des Angeklagten ausschließen oder mindern können.

In einem weiteren Schritt wird er nun aufgrund seiner fachlichen Erfahrung zu klären versuchen, wie weit die in der Diagnose festgestellten psychopathologischen Veränderungen und psychischen Auffälligkeiten einen Einfluß auf die Einsichtsfähigkeit und auf die Fähigkeit zur Steuerung entsprechend dieser Einsicht gehabt haben, und wird danach in gradueller Bewertung zu dem Ergebnis kommen, ob der Angeklagte oder Beschuldigte bei der Begehung der Tat unfähig war, das Unrecht der Tat einzusehen oder nach dieser Einsicht zu handeln, ob er in dieser Fähigkeit erheblich vermindert war gemäß § 21 StGB, oder ob eine solche Verminderung der Einsichts- und Steuerungsfähigkeit nicht angenommen werden kann.

Während die klassische forensische Psychiatrie im Grunde nur die Feststellung der Diagnose und ihre Mitteilung und Schilderung gegenüber dem Gericht als Aufgabe des Sachverständigen ansehen konnte und die Frage der Beeinträchtigung der Einsichts- und Steuerungsfähigkeit bereits als eine allein dem Gericht obliegende Aufgabe ansah, muß man dem gegenüber doch klar zum Ausdruck bringen, daß der psychologische und psychiatrische Laie, also auch das Gericht, damit zweifellos überfordert ist. Man kann aber auch nicht so weit gehen und sagen, auch der Psychologe und Psychiater könne nichts darüber aussagen, ob der betreffende Proband tatsächlich in der Einsichts- und Steuerungsfähigkeit vollständig, erheblich oder gar nicht gemindert war, da die Frage, ob er im entscheidenden Augenblick nicht auch hätte anders handeln können, schlechterdings nicht beantwortbar sei.

Auch hier läßt sich die Antwort nicht mit einer klar trennenden Unterscheidung treffen. Auf der einen Seite gibt es zweifellos Fälle, in denen nicht nur der Sachverständige, sondern auch jeder Laie sagen kann, daß der Proband zur Zeit der Tat nicht hätte anders handeln können, zum Beispiel im Falle einer Bewußtlosigkeit. Am anderen Ende der Skala gibt es andererseits zweifellos psychische Zustände, die eine solche Beantwortung mit hinreichender Wahrscheinlichkeit nicht durch Dritte, ja nicht einmal durch den Handelnden selbst erlauben. Dazwischen aber gibt es einen relativ großen Bereich, in dem gerade der psychiatrisch-psychologische Sachverständige aufgrund zahlreicher Erfahrungen nicht nur an straffällig gewordenen Menschen, sondern auch völlig außerhalb krimineller Handlungen, sagen kann, daß nach allgemeiner psychiatrischer Erfahrung davon ausgegangen werden muß, daß in einer speziellen Situation beim Vorliegen einer speziellen Diagnose mit überwiegender Wahrscheinlichkeit hemmende oder steuernde Faktoren nicht mehr wirksam gewesen sein konnten. Dabei wird es in der Regel vielmehr um die Frage der Steuerungsfähigkeit, das heißt um die Fähigkeit, gemäß einer vorhandenen Einsicht zu handeln, gehen, als um die Frage der Einsichtsfähigkeit selbst, die sich in der Regel unter Berücksichtigung der Intelligenz des Probanden und seines Bewußtseinsgrades zur Zeit der Tat relativ leicht beantworten läßt.

Bei dem weitgehenden Fehlen objektiver Kriterien haben sich hier gerade auch an der fließenden Grenze zwischen völliger Unfähigkeit zur Einsicht und zur Steuerung und erheblich verminderter Fähigkeit hierzu, gewisse Konventionen herausgebildet, die grundsätzlich anzuerkennen notwendig ist, soll nicht die Grundlage des Strafgesetzes insgesamt in Zweifel gezogen werden. Diese Konvention soll aber andererseits auch nicht kritiklos übernommen und angewandt werden, sondern sie soll an jedem Einzelfall auf ihre Anwendbarkeit hin überprüft werden.

Wie bei den Feststellungen des jugendpsychiatrischen Sachverständigen zur Frage der strafrechtlichen Verantwortlichkeit gemäß § 3 JGG müssen auch bei der Beantwortung der Frage nach der Voraussetzung der §§ 20 und 21 StGB dem Gericht die Voraussetzungen und Grundlagen dargestellt werden, auf welche der Sachverständige seine Feststellungen und sein Gutachten aufbaut, welche Erwägungen und Erfahrungen ihn zu dem Ergebnis geführt haben und wie er es begründen kann. Dies braucht nicht Anlaß zu umschweifenden Ausführungen und grundsätzlichen Erörterungen zu sein, sondern kann in wenigen Sätzen dargestellt werden, die es dem Gericht ermöglichen, nachzufragen, wenn es eine Notwendigkeit dazu sieht. Die empirische Wissenschaft der Psychiatrie und der Entwicklungspsychopathologie steht nicht auf der exakt naturwissenschaftlichen Basis, auf die sich etwa ein Bremsweggutachter oder ein Gutachter über den Blutalkoholgehalt stützen kann, und es ist daher nicht nur recht und billig, sondern unbedingt notwendig, das Gericht an diesen Unsicherheiten teilnehmen zu lassen.

1. Die gesetzlichen Kriterien der §§ 20 und 21 StGB

Die vier vom Gesetzgeber festgelegten Kriterien, welche die Schuldfähigkeit beeinträchtigen oder aufheben können, sind: «krankhafte seelische Störung», «tiefgreifende Bewußtseinsstörung», «Schwachsinn» und «schwere andere seelische Abartigkeit». Von diesen ist allenfalls das Kriterium des Schwachsinns einigermaßen objektiv abzugrenzen und diagnostisch zu fassen, wogegen die übrigen Begriffe sich in sehr weiten Bereichen überlagern und nicht mit diagnostischen Kriterien der Psychiatrie zur Deckung zu bringen sind. So ist eine tiefgreifende Bewußtseinsstörung zweifellos meist auch eine krankhafte seelische Störung, und die Abgrenzung einer schweren anderen seelischen Abartigkeit von einer krankhaften seelischen Störung ist eigentlich nur mit sehr unverbindlichen Maßstäben möglich.

Man wird also im wesentlichen von der geschichtlichen Entwicklung dieser Begriffe ausgehen, wobei die tiefgreifende Bewußtseinsstörung die vom Laien ursprünglich nicht als krankhaft bewerteten, vorübergehenden Beeinträchtigungen des Bewußtseins umfassen sollte, wie den Alkoholrausch und den schweren affektiven Ausnahmezustand. Der Schwachsinn war als solcher immer klar abgegrenzt, und die krankhafte seelische Störung wurde im alten § 51 StGB (aF) als krankhafte Störung der Geistestätigkeit umschrieben. Die Änderung in die krankhafte seelische Störung erfolgte vor allem deswegen, weil es sich ja weniger um Störungen der Geistestätigkeit als um emotionelle Störungen handelt. Insofern ist der neue Begriff korrekter, er meint aber im wesentlichen dasselbe, nämlich die ganze Gruppe der endogenen und exogenen Psychosen, wie auch der Folgezustände hirnorganischer Störungen und Krankheiten. Die neu hinzugefügte schwere andere seelische Abartigkeit sollte wohl, nichts anderes kann man dem Begriff *andere,* wie auch dem Begriff *Abartigkeit* entnehmen, alle übrigen seelischen Störungen umfassen, über deren Krankhaftigkeit sich die Wissenschaftler nicht einigen konnten, die aber vom Gesetzgeber dennoch unter die gegebenenfalls die Schuldfähigkeit ausschließenden Gründe fallen sollten.

Der Begriff *Abartigkeit* vermittelt aber zweifellos den Charakter des definitiven und des grundsätzlich Devianten. Deswegen erscheint er eigentlich nur geeignet, tatsächlich solche als endgültig und unbeeinflußbar zu wertenden Charakterveränderungen – gleichviel, ob neurotischer oder anlagebedingter Art – hierunter zu subsumieren. Alle nur vorübergehenden neurotischen Störungen und alle, von denen zumindest mit Wahrscheinlichkeit angenommen werden kann, daß sie vorübergehenden Charakter tragen, und die gerade im Jugendalter eine große Bedeutung haben, sollten ebenso wenig unter die schwere andere seelische Abartigkeit gefaßt werden, wie die Auswirkungen minimaler hirnorganischer Funktionsstörungen und Teilleistungsschwächen, die ebenfalls eine altersphasenbedingte Bedeutung gerade im Jugendalter und im Zusammenhang mit der Jugendkriminalität entwickeln, ohne deswegen als definitive Charakterfehlbildung gewertet werden zu können.

Der Begriff *seelische Abartigkeit* ist grundsätzlich sehr unglücklich gewählt, weil ihm ein moralisch wertender, und zwar außerordentlich abwertender Charakter innewohnt, wie er vom Gesetzgeber im Hinblick auf die damit in erster Linie gemeinten persistierenden Perversionen wohl auch – beabsichtigt oder unbeabsichtigt – gemeint gewesen ist.

a) Die krankhafte seelische Störung

Dem Begriff der krankhaften seelischen Störung wird man zunächst ohne Einschränkung alle Formen der endogenen und exogenen Psychosen zuordnen müssen, vor allem, was die akuten Zustandsbilder dieser Gruppe anbelangt. Diese spielen allerdings im Bereich der Jugendgerichtsbarkeit eine relativ geringe Rolle, wenn man von den Wirkungen des Alkohols und anderer Rauschdrogen zunächst absieht. Die in allen Fällen jedoch schwierigere Frage der quantitativen Bewertung der Einsichts- und Steuerungsfähigkeit zur Begründung der Annahme einer Schuldunfähigkeit oder einer nur erheblich verminderten Schuldfähigkeit soll bei den einzelnen wesentlichen Krankheitsbildern und ihrer forensischen Bewertung besprochen werden.

Natürlich ist es nicht falsch, sondern psychiatrisch sogar durchaus begründet, wenn man die Wirkung des Alkohols und der Rauschdrogen ebenfalls unter die krankhaften seelischen Störungen faßt und sie nicht den tiefgreifenden Bewußtseinsstörungen zuordnet.

Da aber das Leitsymptom aller exogenen Psychosen die Bewußtseinsstörung ist, wir also neben weiteren krankhaften seelischen Veränderungen auch immer mit einer mehr oder weniger ausgeprägten Bewußtseinsstörung konfrontiert werden, wenn es um die Wirkung des Alkohols oder einer anderen Rauschdroge geht, und dazuhin die forensische Relevanz der Alkoholwirkung wohl weniger in ihrer affektiven Wirkung, sondern in ihrer Wirkung auf das Bewußtsein, das heißt auf die Reizaufnahme und ihre Bewertung, gesehen werden muß, erscheint es sinnvoller, mit Lenckner diese im Gegensatz zu Bresser den tiefgreifenden Bewußtseinsstörungen zuzurechnen.

Darüber hinaus sollten, wenn überhaupt, die Folgezustände nach leichter hirnorganischer Schädigung, wie zum Beispiel das frühkindlich exogene Psychosyndrom und die ihm verwandten Störungen, ebenfalls unter die krankhaften seelischen Störungen gerechnet werden. Es handelt sich hierbei zwar um Folgezustände einer weiterbestehenden, chronischen Veränderung der Hirnfunktion, und insofern könnte man daran denken, sie der «anderen schweren seelischen Abartigkeit» zuzurechnen; forensisch relevant sind die Folgezustände jedoch eigentlich nur oder vorwiegend in bestimmten Entwicklungsphasen und unter bestimmten Milieubedingungen als zusätzlicher, wenn auch häufig entscheidender Faktor. Diese vorübergehende Bedeutung und ihre enge Verbindung zu milieureaktiven Faktoren und ihre im ganzen eher günstige sozialtherapeutische Beeinflußbarkeit lassen es sinnvoll scheinen, auch diese Folgezustände den krankhaften seelischen Störungen zuzuordnen.

Daß schließlich die jugendlichen Neurosen ebenfalls hierunter gefaßt werden sollen, wurde bereits ausgeführt. Für die schweren Neuroseformen, die Zwangsneurosen, Angstneurosen und schweren Pubertätsneurosen, ist dies schon wegen ihrer Nähe und Verwandtschaft mit den endogenen Psychosen und den Grenzfällen, den sogenannten Borderline, systematisch gerechtfertigt. Die Psychosen spielen allerdings in der forensischen Jugendpsychiatrie eine relativ geringe Rolle. Dies gilt aber auch für die schweren seelischen Fehlentwicklungen durch anhaltende und gravierende frühkindliche Beziehungsstörungen, etwa durch häufigen Wechsel der frühen Bezugspersonen, durch Heimaufenthalte, Verlust der Mutter usw., wie sie gerade bei dissozialen Verhaltensweisen in Erscheinung treten. In den schweren Fällen dieser Gruppe – und nur um solche geht es im allgemeinen – ist aber die Feststellung einer Krankhaftigkeit durch Basisstörungen in der psychischen Entwicklung voll gerechtfertigt.

Insofern wäre allerdings eine Zuordnung zur «anderen schweren seelischen Abartigkeit» ebenfalls zu begründen. Aber auch hier bedeutet die Reifeentwicklung, also gerade die Altersphase, um die es bei der forensischen Beurteilung in Jugendgerichtsverfahren in der Regel geht, eine Phase besonderer Empfindlichkeit und Störbarkeit, die auch bei solch früher seelischer Fehlentwicklung nicht ohne weiteres einen Rückschluß auf die definitive Entwicklung erlaubt und für die die Abstempelung als definitiv abartig voreilig wäre.

Khan

b) Die tiefgreifende Bewußtseinsstörung

Die gemeinsame Erfassung affektiver Ausnahmezustände und der Folgezustände von Alkoholeinwirkung und anderen Rauschdrogen ist schon dadurch gerechtfertigt, daß es in beiden Fällen zu einer Einschränkung der Reizaufnahme aus der Umwelt, zu einer Einengung der Beobachtungsfähigkeit und damit des Bewußtseins kommt. Die in solchen Fällen offenbar eingeschränkte Steuerungsfähigkeit muß weniger auf überstarke emotionale Wirkungen allein zurückgeführt werden als vielmehr auf den dadurch bedingten Ausfall bei der Aufnahme von Informationen aus der Situation und dem Umfeld des Handlungsbereichs, die normalerweise Hemmungsvorstellungen auslösen. Die Beeinträchtigung des Bewußtseins ergibt sich vielfach aus einer nachträglichen Erinnerungslosigkeit oder Erinnerungsstörung für Teile der Handlung, deren Beurteilung und Einordnung allerdings oft recht schwierig sein kann.

c) Der Schwachsinn

Die Zuordnung des Schwachsinns bereitet vielleicht insgesamt die geringsten Schwierigkeiten. Allerdings spielt der eigentliche Schwachsinn im Gegensatz zur Unterbegabung forensisch auch nur eine geringe Rolle. Da bei der Beurteilung des Schwachsinns als einem grundsätzlich nicht oder wenig veränderbaren Zustand regelmäßig die Frage nach der Wiederholungsgefahr und der Unterbringung nach § 63 StGB gestellt wird, und da seine Feststellung praktisch oft zum Verzicht auf rehabilitative und erzieherische Maßnahmen führt, sollte er als Grund einer Schuldunfähigkeit gemäß § 20 StGB nur dann vorgeschlagen werden, wenn die Intelligenz des Täters auch eindeutig im Bereich des Schwachsinns nach seiner psychiatrischen Definition liegt.

d) Die schweren anderen seelischen Abartigkeiten

Nachdem nahegelegt und begründet wurde, daß Folgezustände leichtgradiger frühkindlicher hirnorganischer Schädigungen und kindlicher Neurosen sowie seelischer Fehlentwicklungen aufgrund früher seelischer Deprivation unter die krankhaften seelischen Störungen zu fassen sind und nicht unter die anderen schweren seelischen Abartigkeiten, bleiben für diesen Bereich eigentlich nur die im wesentlichen als definitiv zu wertenden schweren seelischen Fehlentwicklungen und Perversionen.

Für diese war auch offenbar vom Gesetzgeber jenes zusätzliche Kriterium in die Gründe der Schuldunfähigkeit und Schuldminderung eingebracht worden. Für Jugendliche entfällt dieses Kriterium daher in der Regel weitgehend. Auch sexuelle Perversionen können im Jugendalter oft nicht sicher als definitive Fehlentwicklung und von passageren, therapeutisch noch gut zu beeinflussenden pubertären Fehlreaktionen und harmlosem abwegigen sexuellen Suchverhalten abgegrenzt werden. Ihre frühzeitig falsche Zuordnung zu einer als definitv anzusehenden Abartigkeit und Perversion hätte für den Betreffenden unter Umständen katastrophale Folgen. Bei Heranwachsenden ist es dagegen eher möglich, verspätete passagere und prognostisch günstige sexuelle Pubertätskrisen von fixierter sexueller Fehlentwicklung abzugrenzen (Schütze).

2. Die wesentlichen jugendpsychiatrischen Krankheits- und Störungsbilder und ihre forensische Bedeutung

a) Die endogenen Psychosen

Die Psychiatrie unterscheidet zwei Formen endogener Psychosen: die Psychosen des *schizophrenen Formenkreises* und die *affektiven Psychosen,* bekannter unter dem Begriff der manisch-depressiven Psychose oder der Melancholie, wenn nur depressive Phasen auftreten.

Die Psychosen des schizophrenen Formenkreises sind durch einen allmählichen oder plötzlichen Verlust des Realitätsbezuges oder eines wesentlichen Teil desselben gekennzeichnet, das heißt der betreffende Mensch erlebt und versteht seine Umwelt, seine Mitmenschen, wie deren Handlungen und seine eigene Situation anders, als alle die ihn umgebenden Mitmenschen sie verstehen und verstanden haben wollen. Dieser Zustand kann sich allmählich entwickeln, er kann aber auch ziemlich plötzlich auftreten und geht in der Regel auch mit affektiver Erregung einher, weil der betroffene Mensch von diesen Veränderungen selbst beeinträchtigt, verunsichert, ja in Panik getrieben werden kann. Motorische Unruhe oder starres Brüten können ebenso vorkommen wie Angst und daraus erwachsende Aggressivität sowie wahnhafte Vorstellungen.

Zu kriminellen Handlungen kommt es dabei nur selten und wenn, dann handelt es sich in der Regel um belanglose Übertretungen, deren psychisch krankhafter Hintergrund auch meist schnell erkannt wird, so daß sehr schnell die Zuständigkeit des Psychiaters und nicht die der Kriminalpolizei festgestellt wird. Wahnhafte Erlebnisse und Veränderungsgefühle der Umgebung können aber auch einmal im Zusammenhang mit der Vorstellung, verfolgt zu werden, zu Aggressionen führen.

Ist der wahnhaft veränderte Erlebnisbereich eingeschränkt und abgegrenzt, dann kann der Wahn für die Umwelt des Betroffenen lange verborgen bleiben.

Bei der Untersuchung und Auswertung von 80 Tötungsdelikten Jugendlicher und Heranwachsender konnte in keinem Fall die sichere Diagnose einer jugendlichen Psychose gestellt werden. Bei zwei Fällen wurde aufgrund der abstrusen Art des Tötungsdeliktes und des abwegigen Verhaltens des Täters im Anschluß an die Tat und im anderen Fall aufgrund des Fehlens jeglichen Motivs eine jugendliche Psychose bei der gutachtlichen Untersuchung zur Hauptverhandlung nicht ausgeschlossen. Der weitere Verlauf zeigt jedoch inzwischen, daß in beiden Fällen kein Grund vorliegt, für die Zeit der Tat oder später eine Psychose oder psychotische Entwicklung anzunehmen.

In einem anderen Fall eines 15jährigen, der über eine gewisse Zeit mehrere

Vergewaltigungen und Vergewaltigungsversuche unternommen hatte und in diesem Zusammenhang auch zwei Frauen tötete, stand noch zur Zeit der Untersuchung vor der Hauptverhandlung eine so schwere Kontaktstörung im Vordergrund, daß auch hier im Gutachten die Möglichkeit einer psychotischen Entwicklung in der Pubertät nicht ausgeschlossen werden konnte. Auch hier zeigte der weitere Verlauf inzwischen, daß keinerlei Anhalt besteht, eine Psychose aus dem schizophrenen Formenkreis anzunehmen.

Die Feststellung einer Psychose begründet in aller Regel auch das Vorliegen einer Schuldunfähigkeit im Sinne des § 20 StGB. Dies ist weniger durch objektivierbare Erkenntnisse über das Erleben und Verhalten schizophrener Patienten begründet, als vielmehr auf dem grundsätzlichen Nichtwissen, wie weit die Erlebnisweise und die Wertwelt des Betroffenen im konkreten Fall von der psychotischen Veränderung seiner Psyche erfaßt sind und wie weit von ihm überhaupt eine Berücksichtigung allgemeiner Wertmaßstäbe erwartet werden kann. Dieses Nichtwissen berechtigt die grundsätzliche Annahme einer Schuldunfähigkeit.

Von diesem Grundsatz kann dann abgewichen werden, wenn die akute Erkrankung schon längere Zeit zurücklag und der betreffende Mensch zwar nicht wieder völlig aus der schizophrenen Psychose herausgefunden hat, wohl aber in einer schizoiden, sonderlinghaften Wesensart sich schon über längere Zeit wieder im allgemeinen Leben und in seinem Kontakt mit der Umwelt zurechtgefunden hat. Es ist dann zu prüfen, ob die ihm vorgeworfene Tat überhaupt in einem Bezug zu seiner psychischen Krankheit steht. Im Zweifel wird man aber eine erheblich verminderte Schuldfähigkeit gemäß § 21 StGB annehmen müssen.

Auch wenn das schizophrene Denken gerade bei Jugendlichen nicht mehr so grundsätzlich dem gesunden Miterleben und Nachvollziehen entzogen ist, wie das eine klassische Psychiatrie gemeint hat, so bleiben doch grundsätzliche Schwierigkeiten im Nachvollzug und in der Interpretation ihres Denkens und Handelns, die offen lassen müssen, ob nicht auch die ihnen vorgeworfene Handlung wenigstens zum Teil durch diese tiefgreifende Wesensänderung mitbegründet war oder zumindest ihr Unterlassen erschwert oder unmöglich gemacht wurde.

Die andere Form der endogenen Psychosen, die *affektive Psychose,* geht mit einer manchmal reaktiv ausgelösten, oft aber auch unbegründeten Veränderung der Stimmungslage einher, und zwar meist im Sinne einer schweren depressiven oder eigentlich affektleeren Veränderung mit starkem Antriebsverlust. Solche Zustände können Wochen und Monate dauern und werden gelegentlich von sogenannten manischen Phasen abgelöst, in denen die Betreffenden in einer hektischen Hochstimmung mit Rastlosigkeit, Schlaflosigkeit und allgemeiner Selbstüberschätzung eine ungeheure Aktivität an den Tag legen.

Auch solche Zustände können Wochen und Monate anhalten. Dabei ist allerdings zu bemerken, daß solche Zustände im Jugendalter selten sind, dann aber oft durch kurz dauernde Phasen gekennzeichnet sind, die oft rasch ineinander überwechseln. In aller Regel ist eine familiäre Belastung nachzuweisen.

In der melancholischen Phase sind kriminelle Handlungen nicht zu erwarten, wohl aber in der manischen Phase, wobei Jugendliche dabei eher durch übermütige Sachbeschädigungen als durch schwere kriminelle Handlungen auffallen. Das forensisch größere Problem in dieser Krankheitsphase liegt in unsinnigen Rechtsgeschäften, die aus der Selbstüberschätzung und der Kritiklosigkeit entstehen. Diese kommen bei erwachsenen Patienten naturgemäß viel eher vor als bei Jugendlichen, die in der Regel nicht über die dazu notwendigen sozialen Voraussetzungen verfügen. Hieraus ergeben sich dann eher zivilrechtliche Prozesse als Jugendgerichtsverfahren.

b) Der frühkindliche Autismus

ist eine eigene Form der Psychose des Kindes- und Jugendalters, gewissermaßen eine angeborene Psychose, die in zwei unterscheidbaren, aber im ganzen fließend ineinander übergehenden Formen in Erscheinung tritt. Die schwere Form des Autismus vom Typ KANNER entspricht klinisch weitgehend dem Schwachsinn. Schon von der frühen Kindheit an kommt es zu erheblichen Entwicklungsverzögerungen, insbesondere fehlt in der Regel eine Sprachentwicklung, oder diese beschränkt sich auf ständige Wortwiederholungen oder Wortneubildungen bei eingeschränktem Sprachschatz.

Die Kinder fallen durch Fixierung an ein bestimmtes Objekt, das in größeren zeitlichen Abständen wechseln kann, auf. Während dieser Phase haben sie nur Interesse an Gegenständen dieser ganz bestimmten Art und reagieren mit starker Unruhe und Gereiztheit, wenn ihnen solche Gegenstände weggenommen werden. Sie zeigen eine charakteristische Veränderungsangst, bestehen auf immer derselben Umgebung und Ordnung des Tagesablaufes in oft ritueller Form und zeigen eine so hochgradige Kontaktstörung, daß sie allenfalls mit den Eltern und nächsten Verwandten, aber sonst mit keinem anderen Menschen einen näheren Kontakt aufnehmen können. Auch dieser beschränkt sich in der Regel auf stereotype Handlungen, Abläufe und die Befriedigung der täglichen Bedürfnisse. Die leichtere Form, der Typ ASPERGER, erreicht, oft mit Verzögerung, eine normale Sprachentwicklung und auch eine normale, unter Umständen auch überdurchschnittliche Intelligenz. Die Kontaktstörung ist ausgeprägt, aber nicht so einschneidend. Die Objektfixierung drückt sich in isolierten Spezialkenntnissen aus und die Veränderungsangst in einer zwanghaften, bestimmte Formen und Vorstellungen pflegenden Persönlichkeitsstruktur. Diese Kinder und Jugendlichen zeigen in der Regel eine lebhafte, meist etwas skurrile Phantasie. Mit der Pubertät nehmen die sozialen Anpassungsschwierigkeiten im allgemeinen zu, wohl vor allem deshalb, weil die Kinder sich dann ihres Andersseins bewußt werden.

Die forensische Bedeutung dieser Störung ist insgesamt gering. Strafbare Handlungen sind von autistischen Kindern des Typs KANNER wie beim mittelgradigen und schweren Schwachsinn kaum zu erwarten. Auch die Jugendlichen des Typs ASPERGER haben keine stärkeren antisozialen oder gar kriminellen Tendenzen. Immerhin kann ihr gestörter Realitätsbezug gelegentlich zu Konflikten mit dem Gesetz führen.

So trat ein 17jähriger autistischer Gymnasiast auf dem Weg zur Schule unvermittelt eine Schaufensterscheibe ein. Es stellte sich heraus, daß er sich vor dem Weggang von zu Hause wieder einmal über das Verhalten seines Vaters geärgert hatte. An der Haltestelle, an der er auf den Omnibus wartete, versuchte er, nach einem dort haltenden Auto zu treten, was jedoch nicht weiter Beachtung fand. Nach dem Aussteigen aus dem Omnibus und auf dem Weg zur Schule kam es dann zu diesem für den Außenstehenden unmotivierten Akt der vorsätzlichen Sachbeschädigung.

Ein 15jähriges Mädchen, Schülerin der Sonderschule für Lernbehinderte, erging sich in seiner skurril-makabren Phantasie ständig in abwegigen Vorstellungen. Sie zeichnete mit roten und schwarzen Filzstiften beständig Cartoons, in denen einer den andern quälte, erstach, den Leib aufschlitzte oder auf andere Weise tötete. Dabei wurde mit dem roten Filzstift immer das Blut gezeichnet. Die Mutter stellte das Mädchen mit der angstvollen Frage nach einer Gefährlichkeit vor. Das Mädchen begeisterte sich an seinen eigenen Vorstellungen und berichtete mit sadistischem Genuß von den Tötungsvorgängen. Sie erträumte sich auch als jemand, der kleine Kinder ernstlich bedrohe und von diesen gefürchtet wird, als Rache, weil sie von diesen abgelehnt wurde. Unter anhaltender psychotherapeutisch-pädagogischer Begleitung konnte erreicht werden, daß diese Tendenzen an Wichtigkeit verloren und das Mädchen im ganzen gut angepaßt blieb. Der Eindruck, daß eine konkrete Gefahr der Realisation der aggressiven Vorstellungen bestand, war nie überzeugend, aber auch nicht völlig sicher auszuschließen.

Ein 17jähriger Sonderschüler für Bildungsschwache kam nach jahrelanger schulischer Überforderung schließlich in eine Anstalt für Geistigbehinderte, zunächst in eine Jugendgruppe, später zu den Erwachsenen. Er lernte dort ein etwa gleichaltriges, ebenfalls leicht geistigbehindertes Mädchen kennen, das sich ihm anschloß, aber sich aus banalem Grund wieder von ihm trennen wollte. Eines Abends bewaffnete er sich mit einem Küchenmesser, lauerte ihr auf und verletzte sie durch einen Messerstich schwer. Hier stand zur gutachtlichen Beurteilung vor allem die Frage der Notwendigkeit einer geschlossenen Unterbringung im Vordergrund. Diese konnte verneint werden, da es sich auch hier um eine typische Pubertätskrise handelte, allerdings inhaltlich geprägt durch den leichtgradigen frühkindlichen Autismus, wobei eine Tatwiederholung nicht mit Wahrscheinlichkeit zu erwarten war.

c) Die exogenen Psychosen

sind geistig-seelische Veränderungen durch Gehirnerkrankungen, durch Gehirnentzündung, Hirngeschwülste, degenerative Erkrankungen und Stoffwechselstörungen oder durch Gehirnverletzungen. Die akuten Formen exogener Psychosen gehen in aller Regel mit einem auch für den Laien erkennbaren Krankheitsgefühl und dem Bild einer Erkrankung einher, so daß Fehlhandlungen krimineller Art, wenn sie überhaupt vorkommen, meistens sofort in ihrer Krankhaftigkeit erkannt werden. Chronische Wesensveränderungen im Zusammenhang mit Hirntumoren spielen bei Jugendlichen eine weit geringere Rolle als bei den ohnehin seltenen Fällen im Erwachsenenalter. Besteht aber ein chronischer Zustand nach einer entsprechenden Gehirnschädigung, also etwa nach Krankheit oder Trauma, dann ist die Umwelt auch sofort bereit, alle psychischen Veränderungen des Betreffenden auf diese durchgemachte Krankheit oder dieses erlittene Trauma zurückzuführen, so daß auch hier, wenn überhaupt, zuerst der Psychiater und erst danach die Kriminalpolizei eingeschaltet werden würde.

Immerhin könnte nach Stirnhirntraumen eine anhaltende Kritikschwäche und auch eine Affektlabilität einmal zu einer kurzschlüssigen Handlung oder auch zu einer aggressiven Tat Anlaß geben. Je nach der Schwere des Defektzustandes müßte eine Schuldunfähigkeit, in leichteren Fällen eine erheblich verminderte Schuldfähigkeit, angenommen werden.

d) Die Folgen leichtgradiger frühkindlicher Hirnschädigung – das frühkindlich exogene Psychosyndrom – die leichtgradige frühkindliche Hirnschädigung

Eine besondere Form einer exogenen Psychose bzw. eines psychopathologischen Zustandes im Sinne eines Psychosyndroms spielt gerade bei Kindern und Jugendlichen eine herausragende Rolle und bedarf eingehender Erörterung.

Die leichtgradige frühkindliche Hirnschädigung oder auch *minimale Hirndysfunktion* (minimal cerabral dysfunction) genannt, wird in der Regel durch Komplikationen und schädigende Einflüsse während der Zeit der frühen Gehirnentwicklung, während Schwangerschaft, Geburt und in den ersten beiden Lebensjahren verursacht. Die dadurch hervorgerufene Störung der Gehirnentwicklung ist einerseits nicht so schwer, daß dadurch eine bleibende motorische Behinderung im Sinne einer spastischen Lähmung oder eine wesentliche intellektuelle Beeinträchtigung im Sinne eines erworbenen Schwachsinns oder einer wesentlichen Unterbegabung entstünde, aber andererseits auch nicht so geringfügig, daß sie folgenlos überwunden werden könnte.

Die wesentliche klinische und auch forensische Bedeutung dieser leichtgradigen Form der Störung der Gehirnentwicklung ist in 2 verschiedenen Folgezuständen begründet:

1. in der unmittelbaren Folge der Veränderung der Intelligenzstruktur, im allgemeinen einer gewissen Veränderung der Reizaufnahme und Lernfähigkeit, den sogenannten Teilleistungsschwächen und Teilleistungsstörungen;
2. in den mittelbaren Folgen aus dem Selbsterleben dieser Veränderung der Aufnahme- und Lernfähigkeit und der Reaktion der Umwelt, die sich an diese veränderten Verhältnisse in der Regel nicht oder ungenügend anpaßt, der sogenannten sekundären Neurotisierung.

Die Teilleistungsstörungen sind oft verbunden mit einer erhöhten Reizempfindlichkeit, oft mit einer allgemeinen motorischen Unruhe und einer Beeinträchtigung der Reizaufnahme und Reizdifferenzierung. Die Verarbeitung der Signale aus der Umwelt ist daher oft verzögert, ebenso die Anpassungsfähigkeit und das Erlernen einer adäquaten Reizantwort. Als Kinder neigen diese Menschen zur Distanzstörung und zur Störung des Sozialgefühls, das heißt zur mangelnden Fähigkeit, die Wirkung des eigenen Verhaltens auf die Umwelt zu erkennen und vorherzusehen. Die unvollständige Reizaufnahme gibt vielfach Anlaß, eine Situation nicht in ihrem vollen Bedeutungsgehalt richtig zu erfassen. Deswegen kommt es oft zu unangepaßtem Verhalten und zu sogenannten Verhaltensstörungen. Alle diese Abweichungen des Verhaltens sind in der Kindheit stärker ausgeprägt. Durch ein etwas verzögertes Lernen persistieren Verhaltensweisen, die dem entsprechenden Alter nicht mehr adäquat erscheinen. Mit zunehmendem Alter ist dieses typische Fehlverhalten immer weniger deutlich zu beobachten und verliert sich schließlich fast vollständig.

Die Unsicherheit der Anpassung und die Unzuverlässigkeit der eigenen Anpassungsleistung verunsichern die betreffenden Kinder, sie sind daher in ihrer Kontaktfähigkeit und auch in ihrem Selbstgefühl beeinträchtigt. Die Umwelt, welche im allgemeinen von dieser leichtgradigen und im ganzen prognostisch günstigen Entwicklungsstörung keine Kenntnis hat, reagiert auf die scheinbar unberechenbar wechselnden Leistungen und das gestörte Anpassungsverhalten in der Regel vorwurfsvoll und strafend, jedenfalls nicht mit der gebotenen Geduld, und so kann es zu sekundären Störungen der emotionalen Beziehungen zwischen diesem Kind und seiner Umwelt kommen, die sich in ungünstigen Milieuverhältnissen bis zu schweren reaktiven, das heißt vorwiegend neurotischen Verhaltensstörungen steigern können.

Diese Verhaltensstörungen exazerbieren im allgemeinen während der Reifeentwicklung, können sich aber auch unter ungünstigen Umständen fixieren und verselbständigen, so daß sich auf eine solche primär organisch bedingte Anpassungsstörung, das frühkindliche exogene Psychosyndrom, eine reaktive Verhaltensstörung im Sinne einer kindlichen und jugendlichen Neurose, aufpfropfen kann, beziehungsweise daraus entwickelt.

Beide Folgen können Ursache auch zu kriminellem Verhalten sein. Die Störung der Reizaufnahme und -verarbeitung kann zu Fehleinschätzungen von Situationen und zu unüberlegten, kurzschlüssigen Handlungen führen. So kann ein Kind oder ein Jugendlicher von dem Anreiz einer Situation so überwältigt sein, daß er erst zu spät die angemessenen Hemmungsvorstellungen entwickeln kann. Er hat also die kriminelle Handlung ausgeführt, bevor er selbst richtig die Folgen bedenken konnte. Es kann dann zu Diebstählen, aber auch zu kurzschlüssigen aggressiven Handlungen kommen. Bemerkenswerterweise sind die betreffenden Kinder und Jugendlichen nach der Tat über ihre eigene Handlung in der Regel so bestürzt, daß sie sich selbst nicht verstehen können. Oft ist allerdings die nun selbst herbeigeführte kriminelle Situation so belastend, daß in ebenfalls kurzschlüssiger Weise eine Überwindung derselben versucht und die kriminelle Verstrickung eher verstärkt wird, als daß in ruhiger Vorausüberlegung eine vernünftige Korrektur der Handlungsweise möglich wäre. Es ist charakteristisch, daß diese Kinder und Jugendlichen zuerst zu handeln und dann erst zu denken pflegen.

Infolge der sekundären Neurotisierung und der dadurch entstandenen Beziehungsstörungen zur Umwelt kann es ebenfalls zu kriminellen Handlungen kommen, die allerdings ihrem Charakter nach dann weitgehend dem Verhalten anderer neurotischer Jugendlicher entsprechen.

So häufig solche leichtgradigen frühkindlichen Hirnschädigungen bei der Kriminalität von Kindern und Jugendlichen, aber auch von Heranwachsenden zu beobachten sind – bei etwa 40% der kriminellen Jugendlichen können Hinweise auf das Vorliegen leichtgradiger frühkindlicher Hirnschädigungen gefunden werden –, so selten wird dieser Befund Anlaß sein, eine Schuldunfähigkeit oder aber auch nur eine erheblich verminderte Schuldfähigkeit daraus abzuleiten. Auch wenn diese so bedingten seelischen Störungen durchaus krankhaften Zuständen zugeordnet werden können, zeigt das wechselnde und immer wieder auch gut und unauffällig angepaßte Verhalten dieser Jugendlichen, daß das Ausmaß ihrer Störung und ihrer Auswirkungen sehr stark von der jeweiligen inneren und äußeren Situation des Betreffenden abhängig ist.

Die Voraussetzungen zur Annahme einer Schuldunfähigkeit im Sinne des

§ 20 StGB werden so gut wie nie gegeben sein. Die Voraussetzungen zur Annahme einer erheblich verminderten Schuldfähigkeit im Sinne des § 21 StGB wird allenfalls dann anzunehmen berechtigt, wenn noch zusätzliche, die Steuerungsfähigkeit beeinträchtigende Faktoren, wie zum Beispiel mäßiger Alkoholgenuß, ausgeprägte neurotische Belastung oder starker Triebdruck, daneben und dazu wirksam geworden sind. Gerade hier muß wegen der bei diesen Jugendlichen in der Regel zu bestätigenden Wiederholungsgefahr auf die Problematik einer Bejahung der Voraussetzung des § 21 StGB mit den nachfolgenden Konsequenzen der Unterbringung gemäß § 63 StGB hingewiesen werden, was in allen diesen Fällen eine völlig inadäquate Reaktionsweise darstellen würde.

Bei der im ganzen günstigen Prognose, die sich daraus ergibt, daß es sich im Grunde um ein verzögertes und erschwertes Lernen aus der Erfahrung handelt, ist es auch aus pädagogischen Gründen notwendig, diesen Kindern und Jugendlichen die volle Verantwortlichkeit für ihr Handeln zu attestieren, da ja auch die gesellschaftliche Reaktion auf ihr Handeln in Form eines jugendgerichtlichen Verfahrens eine Hilfe im erschwerten Lernprozeß bedeuten kann. Dies setzt allerdings voraus, daß dieses erzieherische Instrumentarium des Jugendgerichtsverfahrens differenziert genug und mit dem entsprechenden Fingerspitzengefühl Anwendung findet. Dieser Hinweis ist vor allem deswegen so wichtig, weil das erschwerte und verzögerte Lernen für den sachunkundigen Laien, auch für den Jugendrichter, oft den Eindruck hervorrufen kann, es handle sich um einen besonders abgebrühten und verstockten Täter, dem man seine ständige Einlassung, er habe seine kriminelle Handlung nicht in dieser Weise beabsichtigt gehabt und nur die Folgen zu spät bedacht, als unglaubwürdige Ausrede anlasten möchte. Eine Überreaktion im Jugendgerichtsverfahren muß aber gerade bei diesen durchaus an sich selbst leidenden Jugendlichen das Gefühl erwecken, mißverstanden und ungerecht behandelt zu werden, was dann ein typischer Initialschritt zur sekundären Neurotisierung wäre oder auch eine Verstärkung derselben hervorrufen müßte.

Die diagnostische Abklärung und Erhärtung der Diagnose einer leichtgradigen frühkindlichen Hirnschädigung ist aber unabhängig davon, ob die Feststellung nun eine Verminderung der Schuldfähigkeit begründen kann oder nicht, von großer Wichtigkeit, weil die richtige Einschätzung der Tat nach ihren Teilursachen erst die Voraussetzung bietet, sowohl zur Prognose wie auch zu den geeigneten pädagogischen Maßnahmen im speziellen Einzelfall etwas Weiterführendes aussagen zu können. Auch die Tat selbst ist oft erst unter Kenntnis der speziellen Psychopathologie des frühkindlich exogenen Psychosyndroms nachvollziehbar. Deswegen ist gerade im Jugendgerichtsverfahren die Exploration der Eltern des Jugendlichen oder des Heranwachsenden zur Erhebung einer differenzierten frühkindlichen Vorgeschichte eine unabdingbare Voraussetzung für die Erstellung eines vollständigen jugendpsychiatrisch-forensischen Gutachtens. Dazu gehört aber auch eine eingehende neurologische Untersuchung sowie gegebenenfalls eine elektroencephalographische, computertomographische und differenzierte testpsychologische Untersuchung.

e) Die frühkindliche psychische Fehlentwicklung

Unter kriminellen Jugendlichen finden sich überzufällig häufig auch Jugendliche mit den charakteristischen Symptomen nach einer psychosozialen defizienten Frühentwicklung. Es handelt sich um Jugendliche, die in ihrer frühen Kindheit, vor allem in den ersten 3 Lebensjahren, unter deprivierenden Bedingungen aufgewachsen sind, das heißt sie haben während dieser Jahre unter Umständen mehrfach ihre Bezugspersonen wechseln müssen, haben den Verlust einer ihnen regelmäßig zugewandten Person erfahren oder waren von vorneherein in Heimen, ohne daß sich ihnen ein eng begrenzter Personenkreis mit der nötigen Intensität und Kontinuität zugewandt hätte. Dieser Mangel an emotionaler Kontinuität und Stabilität der affektiven Beziehungen kann in vielen Fällen zu einer erheblichen Kontaktstörung und Bindungslosigkeit führen. Einerseits haben diese Kinder noch als Jugendliche und Heranwachsende große Kontaktansprüche, die sich unter Umständen zu unerfüllbaren, provozierenden Forderungen steigern können und damit das Scheitern des Kontakts und sogar den erneuten Abbruch der Beziehung hervorrufen. Andererseits fehlt ihnen aber auch die innere Bindung und innere Verpflichtung ihren Mitmenschen gegenüber, was sie unter Umständen zu rücksichtslos erscheinendem, ja brutalem Verhalten veranlassen kann. Tatsächlich gebricht es ihnen weitgehend an der Fähigkeit des Mitgefühls. Sie erleben ihre Umwelt immer nur auf die eigenen Bedürfnisse hin orientiert.

Mit dem ihnen selbst oft unbewußten Ziel, die Grenze der Zuneigung eines Erwachsenen und die Stabilität seiner Beziehung zu erproben, kann es auch zu kriminellen Handlungen sowohl gegen dritte wie auch gegen die Bezugsperson selbst kommen. Solche schweren psychischen Entwicklungsstörungen und die daraus erwachsenden Verhaltensweisen führen nicht selten zur schweren Dissozialität und zu kriminellen Karrieren.

Hierbei handelt es sich um eine schwere Form krankhafter seelischer Störung, die in der Regel aus der Erfahrung der Erwachsenenpsychiatrie heraus in ihrer pathologischen Bedeutung nicht erkannt wird. Diese Jugendlichen wurden früher im wesentlichen als «Psychopathen» bezeichnet und die Pathogenese ihrer fehlenden sozialen Anpassung nicht erkannt. Diese pathologischen Fehlentwicklungen sind in ihrer Konsequenz oft so zwingend und in ihrer tragischen Verstrickung zwischen provozierendem eigenen Verhalten und provozierter Reaktion aus Unkenntnis der Situation so ausweglos, daß schon unter diesen Gesichtspunkten die erhebliche Verminderung der Schuldfähigkeit anerkannt werden muß. Natürlich gibt es unter den Jugendlichen, die ein solches Schicksal erfahren haben und unter solchen Bedingungen aufwachsen mußten, auch solche, welche trotzdem eine hinreichende Anpassungsfähigkeit an die sozialen Bedingungen erreichen und nicht kriminell werden. Eine genaue Analyse der Entwicklung zeigt aber, daß hier in der Regel zusätzliche günstige Umstände wirksam geworden sind, die genau so wenig der persönlichen Stärke und Willenskraft des Einzelnen zugerechnet werden können wie umgekehrt das Fehlen solcher günstiger und stabilisierender Faktoren als Verschulden vorgeworfen werden kann. Der Umstand, daß nicht alle von einer solchen Störung Betroffenen kriminell entgleisen, wird ja auch bei anderen Störungsformen, wie Psychosen oder Hirnverletzungen, nicht als Argument dagegen verwandt, bei davon betroffenen Kriminellen einen Schuldausschluß oder eine Verminderung der Schuldfähigkeit anzunehmen.

So gesehen, sind beim Vorliegen einer solchen frühen seelischen Fehlentwicklung die Voraussetzungen zur Bejahung einer erheblich verminderten Schuldfähigkeit im Sinne des § 21 StGB ohne weiteres zu bejahen. Aber auch hier sind die möglicherweise negativen juristischen Spätfolgen (§ 63 StGB) zu bedenken. Ganz anders als bei den Folgezuständen nach leichter frühkindlicher Hirnschädigung ist aber hier nicht mit einer Spontanstabilisierung und Erleichterung der sozialen Eingliederung nach Ablauf der Reifeentwicklung zu rechnen, sondern die Gefahr einer Fixierung der negativen Umweltbeziehung ist sehr viel größer. Nur eine geduldige und nachgehende psychosoziale Therapie hat die Chance, hier noch eine bessernde oder gar weitgehend heilende Wirkung zu entfalten. Hier kann im Einzelfall auch einmal die Bejahung der Voraussetzung des § 20 StGB berechtigt sein. Dies allerdings nur dann, wenn der krankhaft-neurotische Gehalt der Tat offenkundig und zwingend erscheint. Darüber hinaus scheint eine Bejahung der Schuldunfähigkeit aus pädagogischen Gesichtspunkten nur dann gerechtfertigt zu sein, wenn es sich um eine einmalige und in der Regel nicht wiederholbare Situation bei der Tat gehandelt hat und wenn unmittelbar Maßnahmen getroffen werden können, die für den betreffenden Jugendlichen oder Heranwachsenden eine wirksame therapeutische Hilfe versprechen. Diese finale Betrachtungsweise ist zwar zweifellos im Hinblick auf die §§ 20 und 21 StGB gesetzwidrig, aber dennoch deswegen notwendig, weil der betreffende Jugendliche oder Heranwachsende sich ja auch mit der Tat auseinandersetzen muß und dann auch mit der Tatsache seiner ihm attestierten Schuldunfähigkeit. Diese ist aber nur zu bewältigen, wenn ihre Ursache anschließend eine therapeutische Bearbeitung erfährt und der Betreffende nicht anschließend gewissermaßen mit ihr einfach allein gelassen wird.

f) Die jugendlichen Neurosen und Reifungskrisen

Unter Neurosen verstehen wir psychische Reaktionen und Verhaltensstörungen, wie auch körperlich funktionelle Fehlreaktionen ohne wesentlichen körperlichen Befund, überwiegend als Reaktion auf eine unbewältigte Konfliktsituation oder eine anhaltende negative psychische Erfahrung. Diese negativen psychischen Erfahrungen sind in aller Regel in einer Störung der Beziehung des Kindes zu seinen Eltern beziehungsweise zu den Erwachsenen zu sehen, mit denen es in seiner Kindheit aufgewachsen ist. Bei Kindern und Jugendlichen äußern sich diese psychischen Störungen meist in einer Beziehungsstörung zu den Eltern, bei den Erwachsenen können sie sich auch eher einmal in der Beziehung zu Freund oder Freundin, zum Ehemann oder zur Ehefrau, zu Berufskollegen oder zu Vorgesetzten manifestieren.

Neurotische Störungen, die sich in körperlich-funktionellen Beeinträchtigungen äußern, bezeichnen wir als psychosomatische Störungen oder Organneurosen. Sie spielen als Ursache dissozialen oder kriminellen Verhaltens praktisch keine Rolle, können aber bei jugendlichen oder heranwachsenden Kriminellen einen wichtigen Hinweis bilden, daß bei diesen unabhängig von der Tat ein neurotisch-unbewältigter Konflikt vorliegt oder früher vorgelegen hat.

Während der Reifezeit können sich solche neurotischen Beziehungsstörungen punktuell und krisenhaft verdichten und dann in einer einmaligen, im allgemeinen dramatischen Tat explosionsartig durchbrechen. Solchen Pubertätskrisen liegen in der Regel schwere Autoritätskrisen mit Beziehungsstörungen zum Vater und darüber hinaus zu Autoritätspersonen überhaupt, wie auch Identitätskrisen mit schweren allgemeinen Beziehungsstörungen zur Umwelt zugrunde. Auch psychosexuelle Störungen können sich gelegentlich krisenhaft verdichten und in einem einmaligen, meist aggressiv ausgestalteten Sexualdelikt Luft machen. Häufig stehen aber hier auch grundsätzliche Beziehungsstörungen zur Mutter oder zum mütterlichen Prinzip im Hintergrund. Es sind ja in der Regel Jungen, die zu kriminellen sexuellen Handlungen neigen und kaum einmal Mädchen. Bei diesen äußern sich sexuelle Reifungskrisen eher in sogenannter sexueller Verwahrlosung, das heißt in wahllosen, häufig wechselnden sexuellen Kontakten, die dann auch forensische Bedeutung erlangen können.

Der neurotische Charakter einer kriminellen Handlung wird dann deutlich, wenn die Tat in einem auffälligen Widerspruch zum sonstigen Verhalten und zur sonst gezeigten sozialen Anpassung eines Jugendlichen oder Heranwachsenden steht. So sind es charakteristischerweise zunächst völlig sinnlos erscheinende Diebstähle, sowohl was etwa die Menge des Diebesguts anbelangt oder auch die Art desselben. Der Sinn und die Bedeutung der kriminellen Handlung und der gestohlenen Gegenstände wird in der Regel erst bei einer eingehenden tiefenpsychologischen Analyse des Lebenslaufs und der Lebenssituation des Betreffenden deutlich. Meist entpuppen sich solche Eigentumsdelikte dann als «symbolische Diebstähle» (ZULLIGER).

Aber auch Gewaltdelikte sexueller oder nicht sexueller Art bei sonst sozial gut eingegliederten und offensichtlich sonst nicht zu aggressiven Handlungen neigenden Jugendlichen und Heranwachsenden sind charakteristisch für Reifungsneurosen und Pubertätskrisen, vor allem dann, wenn sich die Aggressivität gegen ein Elternteil richtet oder gegen eine andere erwachsene Person, die gewissermaßen stellvertretend für den selbst unangreifbaren Elternteil steht. Solche neurotischen aggressiven Handlungen fallen vielfach durch ihre Intensität und überschießende Aggressivität auf, die nachträglich vom Täter selbst auch gar nicht mehr verstanden und innerlich nachvollzogen werden kann, ja oft gar nicht mehr erinnert wird.

So stand ein 16jähriger Lehrling fassungslos vor der Tatsache, daß er seinen stellvertretend für den Vater gehaßten Lehrmeister mit 19 Hammerschlägen auf den Kopf getötet hatte, wobei er nach seiner Erinnerung nur zwei-oder dreimal zugeschlagen habe.

Solche ungesteuerten und überschießenden affektiven Durchbrüche kommen charakteristischerweise auch bei Gewaltdelikten gegen Homosexuelle vor. Hierbei handelt es sich dann in der Regel um eine überschießend neurotische Abwehr eigener, sonst mühsam unterdrückter homosexueller Tendenzen, also um eine kriminelle Handlung im Rahmen einer psychosexuellen neurotischen Reifungsstörung.

Die Zuordnung solcher Handlungen zu einer grundsätzlich anzunehmenden Neurose und Reifungskrise ist im allgemeinen nicht schwierig. Die im Einzelfall aber notwendige Klärung, warum im Hinblick auf die Lebensgeschichte und die Persönlichkeitsentwicklung des jugendlichen oder heranwachsenden Täters gerade zu diesem bestimmten Zeitpunkt diese bestimmte Tat in der bestimmten Weise durchgeführt wurde, ist sehr viel schwieriger und erfordert neben fundierten tiefenpsychologischen Kenntnissen und Erfahrungen, die sich nicht mit üblichen Klischeevorstellungen zufrieden geben, sondern in differenzierter Exploration und nach Möglichkeit unter Berücksichtigung der Kenntnis der Persönlichkeit der Eltern und der Familie einen psychologisch stimmigen Zusammenhang zwischen dem Täter und seiner individuellen Entwicklungsgeschichte einerseits und der Tat in der Art ihrer Ausführung und dem Opfer andererseits herzustellen vermögen.

Die forensisch-psychiatrische Beurteilung solcher neurotisch begründeter Taten innerhalb oder außerhalb einer Pubertätskrise ist oft schwierig. Man muß sich darüber im klaren sein, daß Neurosen im Kindes- und Jugendalter häufig sind, und daß auch Reifungskrisen häufig vorkommen, ohne daß es zu kriminellen Handlungen oder gar zu kriminellen Gewaltdelikten kommt. Die Gründe, warum sich Neurosen im Kindes- und Jugendalter in vielen Fällen außerhalb krimineller Handlungen, in anderen Fällen aber in hartnäckigen und wiederholten kriminellen Delikten manifestieren und daß viele Jugendliche ihre Reifungsprobleme und Reifungsneurosen allenfalls in alltäglichen Autoritätsprotesten abmachen, in einzelnen seltenen Fällen aber schwerste kriminelle Gewalthandlungen begehen, sind oft sehr zufällig und konstellativer Art.

Sie lassen in der Regel keinerlei Rückschlüsse auf die kriminellen oder dissozialen Tendenzen des betreffenden Jugendlichen oder Heranwachsenden zu, auch nicht auf «schädliche Neigungen» im Sinne des § 17, Abs. 2 JGG. Gerade bei einmaligen Handlungen im Rahmen einer Reifungskrise ist die Prognose dann günstig, wenn die zugrunde liegende neurotische Problematik sich auf die Reifung als solche beschränkt und nicht Ausdruck einer schweren, weit in die Kindheit zurückreichenden Fehlentwicklung ist und dem betreffenden Jugendlichen die Möglichkeit geboten wird, die in seiner Tat zum Ausdruck kommenden psychischen Probleme gegebenenfalls unter therapeutischer Führung aufzuarbeiten. Vielfach bietet die Tat aber auch den Jugendlichen selbst die Möglichkeit, ihre Reifungsprobleme daran zu bewältigen, umsomehr, als die sozial einschneidenden Folgen, wie Verhaftung, Untersuchungshaft, Verhandlung und Begutachtung, auch für die Umgebung des betreffenden Jugendlichen so eindrücklich sind, daß diese ihrerseits ihre Haltung dem Probanden gegenüber ändert.

So stehen die neurotisch motivierten strafbaren Handlungen und die Taten im Rahmen einer Pubertätskrise im Grunde «normalem» Verhalten sehr viel näher, als man gerade bei den oft spektakulären Handlungen in der Pubertätskrise meint. Man wird deswegen auch weniger die neurotisch motivierten Handlungen selbst oder auch die einmalige Tat in der Pubertätskrise einer krankhaften seelischen Störung zuordnen, als vielmehr die eigene, oft auch kriminelle Reaktion auf das Eigenerlebnis der Tat selbst. Charakteristischerweise kommt es nämlich oft zunächst zu einer sogenannten «Vortat», an die sich nach einer kurzen, aber charakteristischen Zäsur die eigentliche, qualitativ und quantitativ überschießende Haupttat anschließt.

Diese ist dann in Art und Ausmaß in der Regel als krankhafte Reaktionsweise anzusehen. Man kann sie auch oft als Primitivreaktion im Sinne von Ernst Kretschmer erkennen, der sich ja eingehend mit den Pubertätskrisen und ihren psychosozialen Auswirkungen auseinandergesetzt hat. An dieser Stelle sind dann durchaus Erörterungen über die Frage der erheblich eingeschränkten Schuldfähigkeit gemäß § 21 StGB am Platze. Diese Taten müssen häufig auch unter dem Gesichtspunkt der tiefgreifenden Bewußtseinsstörung beurteilt werden, da hier die erhebliche Einengung sowohl der Einsichts- wie auch der Steuerungsfähigkeit durch den oft überstarken Affekt offenbar wird.

Zur Annahme einer Schuldunfähigkeit gemäß § 20 StGB sollte eine so hochgradige Einengung des Bewußtseins gefordert werden, daß echte Erinnerungslücken nachzuweisen sind. Die Unterscheidung zwischen echten und vorgegebenen Erinnerungslücken ist oft schwierig. Sie unterliegt aber im wesentlichen den gleichen Kriterien wie die Beurteilung der echten und vorgegebenen Erinnerungslücken nach Volltrunkenheit und soll dort im einzelnen besprochen werden.

In jedem Fall wird man die Voraussetzungen der §§ 20 oder 21 StGB bei einer Affekttat nur dann bejahen können, wenn die Stärke des Affekts durch eine zugrunde liegende Neurose bedingt und begründet ist, oder wenn durch eine nachfolgende Erinnerungslosigkeit oder starke Beeinträchtigung der Erinnerung die durch den Affekt hervorgerufene Bewußtseinsstörung als tiefgreifend bestätigt wird.

In der Regel wird ein Affekt erst dadurch in solchem Grade hochgeschaukelt und führt erst dann zu primitiven Affektreaktionen – seien sie aggressiver oder defensiver Art, im Sinne von Angriff oder Flucht –, wenn die Tatsituation einen neurotischen Komplex des Täters berührt hat oder offenbar werden ließ.

Als ein Heranwachsender, der seine eigene homosexuelle Tendenz durch rege Teilnahme am body-building und durch regelmäßigen Besuch von Homosexuellen-Lokalen objektivierte, aber diese homosexuelle Tendenz für sich selbst in fast panischer Weise ablehnte, sich von einem Homosexuellen unter dem Vorwand, Bilder von body-building gemeinsam anzuschauen, in dessen Wohnung mitzugehen verleiten ließ und schließlich bei konkretem Ansinnen des Homosexuellen nun mit seiner eigenen Homosexualität unausweichlich konfrontiert wurde, reagierte er mit überschießendem Affekt und zerschlug nach einander mehrere volle Bierflaschen auf dem Kopf des Opfers.

In ähnlicher Weise läßt sich im allgemeinen ein spezifisch neurotischer Komplex darstellen, wenn der Täter sein Opfer mit zahllosen Messerstichen oder zahllosen Hammerschlägen tötet, wo in der Regel wenige Stiche oder Hammerschläge genügt hätten, den Tod herbeizuführen, wenn es dem Täter im Augenblick der Tat nur darum gegangen wäre, das Opfer zu töten. Tatsächlich steht hinter der Angriffshandlung eine panische, das heißt letztlich steuerungslos ablaufende Primitivhandlung, mit der die unerträgliche Konfrontation mit dem eigenen unbewältigten Problem beseitigt werden soll.

Allerdings wird man nicht immer den Gesamtkomplex der Angriffshandlung unter dem schweren und Schuld ausschließenden Affekt betrachten dürfen, sondern nur die ungesteuerte, überschießende und sinnlose Reaktion des «overkill». Nicht selten wird bei der Unterscheidung zwischen Vortat (KAH-

LERT und LAMPARTER) und Haupttat die Änderung der Intensität des Affektes und damit der Steuerungsfähigkeit deutlich. Durch die Vortat bringt sich der Täter in eine Situation, die er selbst mit seinen eigenen Wertvorstellungen nicht in Einklang zu bringen vermag und daher nicht aushalten kann. Auf diese Situation reagiert er mit der charakteristischen «Flucht nach vorne» (LEMPP) und es kommt danach und dadurch erst zur eigentlichen Tötungshandlung mit oft sinnlos überschießender Reaktion. Dies ist vor allem bei Sexualdelikten Jugendlicher zu beobachten, die in ungeschickten sexuellen Annäherungsversuchen oft zu weit gehen oder sich blamieren und die dann diese Situation nicht mehr ertragen können.

So ließ sich ein 17jährige Lehrling auf wiederholte Besuche bei einer alleinstehenden, etwa 50 Jahre alten Frau ein, deren Einladungen er als sexuelle Kontaktangebote – zu Recht oder zu Unrecht – interpretierte. Als sie seinen etwas unvermittelten sexuellen Kontaktversuch dann vorwurfsvoll und mit einer ihn entwürdigenden Ohrfeige abwies, warf er sie zu Boden, würgte sie bis zur Bewußtlosigkeit und tötete sie schließlich durch Schläge mit einer Flasche.

Manche innerfamiliären, durch die Vorgeschichte in keiner Weise verständlich zu machenden Tötungshandlungen gegenüber der Schwester oder einer anderen nahen weiblichen Verwandten können psychologisch nur verständlich gemacht werden, wenn eine Inzestfurcht als solche erkannt wird.

Ein anderer 15jähriger Lehrling war am Sonntagmorgen mit seiner von ihm durchaus geliebten älteren Schwester allein. Er selbst schilderte nachher, er habe sie zum Aufstehen veranlassen wollen und mit ihr in ihrem Bett herumgealbert, wogegen sie noch länger schlafen wollte. Aus dieser zunächst harmlosen Rauferei entstand plötzlich eine überschießende Aggressivität, die ihn veranlaßte, die Schwester mit einer Blumenvase zu erschlagen und sie anschließend mit einer Hundeleine zu erdrosseln. Als Motiv gab er selbst vor der Polizei und dem Gutachter an, er habe ihr Scheckbuch auf dem Tisch liegen sehen und dieses entwenden wollen, um damit wegzureisen, was er nach der Tat auch tatsächlich versuchte.

Dieses von ihm selbst angenommene und auch subjektiv als richtig angesehene Motiv ist aber zweifellos völlig ungenügend, den in der Tat zum Ausdruck gekommenen starken Affekt und Tötungswillen plausibel zu machen. Erst die Erkenntnis, daß er mit Wahrscheinlichkeit bei der Rauferei im Bett der Schwester zu sexuellen Gefühlen angeregt wurde, diese aber aus panischer Angst vor dem Inzest gewaltsam unterdrücken mußte, kann den die Tat begleitenden Affekt und die daraus erwachsende überschießende Reaktion erklären und verständlich machen. Da in solchen Fällen der Täter das eigentliche Motiv selbst nicht angeben, ja nicht einmal akzeptieren kann – und man sollte ihn auch nicht im Rahmen einer Begutachtung damit konfrontieren –, ist die Analyse und befriedigende Erklärung einer solchen Tat nur bei genauer

Erschließung des Tatablaufs und der subjektiven und objektiven Situation des Täters bei fundierter Erfahrung des Gutachters möglich. In dem hier geschilderten Fall war dem Gutachter diese Erklärung auch erst Jahrzehnte nach der Erstattung des Gutachtens aufgrund eines neuen, ähnlichen Falles möglich geworden.

Während man in solchen Fällen – je nach dem Grad der feststellbaren Einschränkung des Bewußtseins – für die Haupttat und die «Flucht nach vorne» eine erheblich verminderte Schuldfähigkeit im Sinne des § 21 StGB anzunehmen berechtigt ist, in einzelnen Fällen sogar eine völlige Schuldunfähigkeit im Sinne des § 20 StGB, wird man in aller Regel für die Vortat eine Verminderung der Schuldfähigkeit nicht ohne weiteres annehmen können, es sei denn, es kommen andere Faktoren, wie hoher Alkoholgenuß oder eine ausgeprägte organische Wesensänderung, hinzu. Die Grenze zwischen einer Beeinträchtigung der Einsichts- und Steuerungsfähigkeit, mit der Folge einer Annahme einer erheblich verminderten Schuldfähigkeit gemäß § 21 StGB und der Annahme einer völligen Schuldunfähigkeit gemäß § 20 StGB, wird man im allgemeinen durch die Analyse des Grades der Bewußtseinseinschränkung zur Zeit der Tat ziehen können.

Läßt sich eine solche erhebliche Bewußtseinseinschränkung nicht durch eine echte Erinnerungslücke oder Erinnerungseinschränkung objektivieren, wird man kaum eine völlige Schuldunfähigkeit gemäß § 20 StGB annehmen können.

Die nachträgliche Angabe des Täters, er habe sich «außer sich vor Wut» gefühlt, ist nicht ausreichend, vor allem, wenn er sich dann doch an alle Einzelheiten seiner Tat und an das, was um ihn herum geschehen ist, erinnern kann.

Liegen aber solche Zeichen eines schweren Affektes oder psychischen Ausnahmezustandes vor, dann dürfen auch anschließende sehr überlegte Handlungen, etwa zur Vertuschung der Tat, zur Verbergung oder zur Beseitigung des Opfers, oder das unauffällige und angepaßte Verhalten des Täters nach der Tat nicht als Argument gegen den schweren Affekt als Voraussetzung für die Tat selbst gewertet werden. Solche schweren psychischen Ausnahmezustände können tatsächlich sehr kurzdauernd sein und einer völligen Ernüchterung Platz machen.

Nicht selten kommt es gerade bei jugendlichen und heranwachsenden Aggressionstätern anschließend zu einem Raub, in dem der Täter in der Wohnung des Opfers nach Geld sucht und dieses mitnimmt. Sind keine anderen Hinweise vorhanden, daß er bereits vor der Tat den Plan gehabt hat, Geld zu entwenden, dieses vielleicht überhaupt von vorneherein der Anlaß war, mit dem Opfer in Kontakt zu treten, dann muß der Raub als sekundäre Handlung von der eigentlichen Tat abgegrenzt werden. In zahlreichen Fällen läßt sich nachweisen, daß vor der Tat nie eine Absicht vorgelegen hat, einen Raub zu begehen, und dennoch kommt es nach der Tötungshandlung zur Wegnahme von Geld oder Wertsachen. Auch eine solche Nachhandlung kann nicht unglaubhaft machen, daß die vorangegangene Tötungshandlung unter Umständen unter schwerstem, neurotisch bedingten Affekt und völlig ungeplant abgelaufen sein kann.

Bei kriminellen Handlungen, die ohne solche schweren Affektzustände einhergehen, aber dennoch eindeutig durch neurotische Strukturen des Täters bestimmt sind, wird man im allgemeinen keine erhebliche Einschränkung der Schuldfähigkeit gemäß §21 StGB annehmen können, abgesehen von so schweren neurotischen Zuständen wie bei Angst und Zwangsneurosen, die auch, unabhängig von den kriminellen Handlungen, zu erheblichen Störungen der sozialen Anpassung und des Verhaltens im allgemeinen Anlaß geben. Solche schweren Neurosen sind im Gegensatz zu der schweren reaktiven frühkindlichen Fehlentwicklung nur selten Anlaß für kriminelle Handlungen. Diese zurückhaltende Einstellung gegenüber der Annahme einer erheblich verminderten Schuldfähigkeit gemäß §21 StGB bei neurotischen Jugendlichen und Heranwachsenden ist auch bis zu einem gewissen Grade pädagogisch-psychotherapeutisch mitzubegründen. Die Akzeptierung des Täters durch die Umwelt als voll verantwortlich ist oft eine therapeutisch wesentlich günstigere Basis als seine Abstempelung als kranker Versager und Außenseiter, der nicht für seine Handlungen verantwortlich gemacht werden kann.

Diese Einstufung ist schon deswegen gerechtfertigt, weil sie auch gegenüber dem frühkindlich leichtgradig hirngeschädigten Jugendlichen empfohlen und angewandt wird, obwohl gerade dieser in seiner Handlungsweise wesentlich mehr fremdbestimmt wirkt als der Neurotiker, der im Gegensatz zu ihm eigentlich auch Unrecht tun «will».

g) Der Grenzfall - das Borderline

In den letzten Jahren hat sich, vor allem von psychoanalytischer Seite (KERNBERG) die Diagnose des borderline etabliert, von der klassischen Psychiatrie nur zögernd und widerstrebend angenommen. Gerade im Bereich der Jugendpsychiatrie hat sich diese diagnostische Unterscheidung als recht hilfreich erwiesen, da schon lange die alternative Zuordnung bestimmter Patientengruppe entweder zu den Neurosen oder zu den endogenen Psychosen aus dem schizophrenen Formenkreis nicht befriedigen konnte.

Die früher bevorzugte Diagnose der Pubertätskrisen deckte zu einem nicht unwesentlichen Teil denselben Bereich ab, der heute durch die Diagnose Borderline gekennzeichnet wird (KRETSCHMER, KLOSINSKI). Auch die Diagnose der Pubertätskrise fand in der klassischen Psychiatrie wenig Gegenliebe, einfach deswegen, weil außerhalb der Pubertät diese Zwischenform zwischen

Neurose und Psychose nicht in Erscheinung tritt. Gerade im Reifungsalter kommt es aber nicht selten zu psychischen Störungsbildern, die sich dadurch von den schizophrenen Psychosen unterscheiden, daß der Realitätsbezug des Patienten, von ganz begrenzten Teilbereichen abgesehen, praktisch uneingeschränkt ist, im Vergleich zu den Neurosen aber psychotische Symptome wie Depersonalisationsphänomene, Derealisationsphänomene oder gar Wahnvorstellungen auftreten können. Charakteristischerweise können diese Patienten in einer noch infantilen Weise inkompatible Persönlichkeitsanteile so weit abspalten, daß sie selbst begangene Handlungen kaum als solche anzuerkennen vermögen. Hier liegt die forensisch-psychiatrische Bedeutung des borderline beziehungsweise der Borderline-Persönlichkeitsstruktur. Die für die Borderline-Persönlichkeitsstruktur charakteristische Erlebnis- und Reaktionsweise, nicht akzeptable Persönlichkeitstendenzen von sich abzutrennen und zu verleugnen und damit in einem eng umschriebenem Bereich den Realitätsbezug zu verändern beziehungsweise bis zu einem gewissen Grade einzubüßen, findet sich offenbar in der Pubertät auch in Form einmaliger, kurz dauernden Reaktionen im Rahmen eines emotionalen Durchbruchs.

Ein 18jähriger Zimmergeselle war wegen Vergewaltigung angeklagt. Er hatte mit Freunden eine Diskothek besucht. Dabei trug sich nichts besonderes zu und man trennte sich so nach und nach. Als er sich selbst als Letzter der Gruppe anschickte, nach Hause zu gehen, sah er auf dem Parkplatz vor der Diskothek ein ihm nicht näher bekanntes Mädchen aus der gleichen Gemeinde an ihrem Auto stehen, offenbar in der Absicht, etwas zu holen und dann wieder zur Diskothek zurückzukehren. Nach eigener Schilderung habe er sich an der Ecke des Gebäudes mit einem pfundschweren Stein bewaffnet aufgestellt und habe sie, als sie vorbei kam, damit niedergeschlagen und dann unter Drohungen genötigt, mit ihm hinter ein Nachbargebäude zu gehen, wo er sie zwang, sich hinzulegen und zu entkleiden. Sie selbst gab an, er habe sie, als sie sich ins Auto beugte, um etwas zu suchen, herausgezogen, mit einem harten Gegenstand – dem Stein – auf den Kopf geschlagen und dann gezwungen, hinter das Nachbargebäude zu gehen, wo er sie vergewaltigt habe. Zu einem vollendeten Geschlechtsverkehr kam es allerdings nicht. Der Heranwachsende unterhielt sich mit ihr. Mittlerweile wurde sie vermißt und gesucht und der Täter wurde von der inzwischen gerufenen Polizei in flagranti ertappt und festgenommen.

Er bestritt die Tat und die Vorgänge keineswegs, konnte aber sein eigenes Verhalten in keiner Weise erklären, blieb jedoch hartnäckig bei der Version, wonach er sie nicht aus dem Auto gezerrt habe, sondern in einiger Entfernung vom Auto auf sie gewartet habe. Die Aussage des Mädchens schien insgesamt wesentlich glaubhafter, umsomehr, als der junge Mann keineswegs wissen konnte, daß sie an der Stelle vorbeikommen werde, an der er sich mit dem

Stein bewaffnet aufgestellt haben wollte. Auch auf viele Vorhalte blieb der Täter hartnäckig bei seiner Version, obwohl sich an der rechtlichen und moralischen Beurteilung seines Verhaltens dadurch gar nichts änderte, geschweige denn verbesserte.

Der junge Mann war jüngstes Kind; seine drei älteren Geschwister waren sozial gut integriert und schulisch erfolgreich. Er selbst hatte in der Schule nicht so gut abgeschnitten, seine Zimmermannslehre aber mit Erfolg und Anerkennung hinter sich gebracht. Er stammte aus einem frommen Elternhaus, war bis dahin sozial gut integriert, hatte sexuell noch kaum eigene Erfahrungen und wirkte für sein Alter noch recht jungenhaft. Es kann allenfalls tiefenpsychologisch erklärt werden, warum er so völlig aus seiner Erinnerung verbannt hat, daß er das Mädchen aus dem Auto gezogen hatte und nicht, wie er angab, gewartet hatte, bis dieses auf ihn zu kam. Aber offenbar war das Faktum, daß er ein fremdes Mädchen einfach anfaßte und für sich begehrte, eine für ihn nicht akzeptable Rolle, jedenfalls viel weniger akzeptabel als die Rolle des reinen Aggressors, der sein Opfer nur mittels eines Gegenstandes überwältigt und durch reine Drohungen gefügig macht. Jedenfalls ist das Nicht-zugeben-Können der sehr viel wahrscheinlicheren Handlungsweise rational in keiner Weise zu begründen. Der Widerspruch dieser nächtlichen Handlung, bei der der Alkohol nur eine untergeordnete Rolle spielte, zu seinem sonstigen Verhalten und der von ihm und seiner Familie gelebten Wertwelt zeigt die Tat als einen emotionalen Durchbruch, wie er für eine Handlung in der Pubertätskrise typisch ist. Die rational nicht erklärbare Abweichung des subjektiven und objektiven Tatverlaufes entspricht jedoch charakteristisch dem Borderline.

Diese Erlebnis- und Reaktionsweise ist zwar für krankhafte Prozesse während der Pubertät oder auch danach charakteristisch, sie kann aber auch als einmalige und momentane Erlebnis- und Handlungsstruktur im Rahmen eines solchen pubertätskritischen Durchbruchs vorkommen. Nichtsdestoweniger entspricht sie eindeutig einer krankhaften Reaktion und man wird solche Handlungen als krankhafte seelische Störungen einstufen und eine erheblich verminderte Schuldfähigkeit gemäß § 21 StGB annehmen müssen. Erst wenn es auch zu einem völligen Erinnerungsausfall kommt, wird man auch eine volle Schuldunfähigkeit gemäß § 20 StGB annehmen oder zumindest nicht ausschließen können.

Solche dem Borderline zuzurechnenden kriminellen Handlungen finden sich vor allem auch bei Müttern, die wegen schwerer Kindsmißhandlung angeklagt sind (Ammon) (siehe Seite 325).

h) Die sexuellen Perversionen

Die häufigste Form sexueller Perversionen im Rahmen eines Jugendgerichtsverfahrens ist der *Exhibitionismus,* der als solcher (§ 183 StGB) oder als Erregung öffentlichen Ärgernisses (§ 183a StGB) unter Strafe gestellt ist. Dabei muß man gerade bei Jugendlichen sorgfältig zwischen puberalem Suchverhalten und einer bereits fixierten sexuellen Perversion unterscheiden. Kontaktgestörte, selbstunsichere und gehemmte Jugendliche, vor allem solche, die unter einer mächtigen, überwertig erlebten Vaterpersönlichkeit aufgewachsen sind, neigen manchmal dazu, in der Pubertät sich als Exhibitionist in ihrer Männlichkeit beweisen zu wollen oder in dieser ungeeigneten Weise sexuellen Kontakt zu finden. Dies ist allerdings bereits eine vielleicht nicht mehr erlaubte Interpretation, denn kein Exhibitionist, vor allem kein jugendlicher Exhibitionist, wird ein klares Ziel seines abnormen Verhaltens angeben können. Fest steht nur, daß das Gesehenwerden von Frauen und Kindern, vor allem aber eine Angstreaktion oder ein Erschrecken von dieser Seite das eigentliche Ziel und die Erwartung dieser Jugendlichen ist.

Die Unterscheidung, ob es sich um ein solches noch ungerichtetes, fehlgeleitetes Suchverhalten oder bereits um eine fixierte sexuelle Perversion handelt, ist in sorgfältiger Exploration durch die Feststellung der Masturbationsphantasien möglich. Stellt sich der Jugendliche bei der Masturbation normale sexuelle Kontakte vor, dann handelt es sich beim Exhibitionismus, wie auch bei eventuellen anderen sexuellen Perversionen, um ein typisches pubertäres Suchverhalten und eine normale Sexualentwicklung kann durchaus erwartet werden. Sind allerdings die Masturbationsphantasien bereits durch perverse sexuelle Vorstellungen gekennzeichnet, dann besteht die Wahrscheinlichkeit einer fixierten sexuellen Fehlentwicklung. Dies dürfte allerdings bei Jugendlichen sehr selten sein, allenfalls kommt dies bei älteren Heranwachsenden vor.

Die Kriminalisierung des Exhibitionismus ist im Grunde abwegig, da es sich im einen Fall um eine harmlose Durchgangsphase der Reifeentwicklung handelt, im anderen um eine als krankhaft anzusprechende sexuelle Fehlhaltung. Dem hat der Gesetzgeber wenigstens im Absatz 3 des § 183 StGB bis zu einem gewissen Grade Rechnung getragen, nach dem die Vollstreckung einer Freiheitsstrafe auch dann zur Bewährung ausgesetzt werden kann, wenn zu erwarten ist, daß der Täter erst nach einer längeren Heilbehandlung keine exhibitionistischen Handlungen mehr vornehmen wird.

Dennoch ist eine Freiheitsstrafe in jedem Fall sinnlos, denn sie kann weder für den jugendlichen noch für den erwachsenen Exhibitionisten eine Hilfe sein. Im Jugendgerichtsverfahren wird man allerdings in der Regel mit dem Verständnis des Jugendrichters für diese Einschätzung rechnen können, daß mit einer Freiheitsstrafe, also auch mit einem Freizeit- oder Jugendarrest, nicht geholfen ist. Hier sind im allgemeinen Weisungen nach § 10 Abs. 2 JGG angezeigt.

Man wird jedenfalls ein solches fehlgeleitetes pubertäres Suchverhalten nicht als krankhafte seelische Störung einordnen, auch nicht als schwere andere seelische Abartigkeit, da es sich hierbei, wie schon ausgeführt, um eine noch zur normalen Entwicklungsvariante zu rechnende Durchgangsphase handelt mit im allgemeinen recht günstiger Prognose. Es wäre daher auch pädagogisch falsch, diesen Jugendlichen zu attestieren, sie seien nicht reif genug, das Unrecht ihrer Handlung einzusehen und danach zu handeln (§ 3 JGG), oder sie litten an einer krankhaften seelischen Störung oder anderen schweren seelischen Abartigkeiten (§§ 20, 21 StGB). Man wird sie daher in der Regel im geltenden Strafrecht als strafrechtlich voll verantwortlich und schuldfähig erachten. Jede andere Feststellung würde die Beurteilung der Verhaltensauffälligkeit des Jugendlichen auf ein falsches Geleise schieben. Diese Feststellung steht aber keineswegs im Widerspruch zur Empfehlung, Weisungen gemäß § 10, Abs. 2 JGG zu erteilen, nämlich eine heilerzieherische Behandlung einzuleiten. Tatsächlich geht es hierbei um Erziehung und es wird wieder einmal mehr deutlich, daß im Jugendalter Erziehung und Therapie nicht voneinander zu trennen sind.

Bei einem heranwachsenden Exhibitionisten, der bereits in dieser Fehlhaltung fixiert erscheint, wird man zwar ebenfalls noch Weisungen nach § 10, Abs. 2 JGG erteilen und auf diesem Wege eine Beeinflussung versuchen, deren Erfolgsaussichten jedoch sehr viel geringer sind. Hier ist die Feststellung einer anderen schweren seelischen Abartigkeit und eine dadurch erheblich verminderte Schuldfähigkeit gemäß § 21 StGB eher angemessen und berechtigt, da es sich um eine psychische Störung und Krankheit handelt.

In aller Regel kann davon ausgegangen werden, daß exhibitionierende Jugendliche und Heranwachsende kontaktgestörte, gehemmte und keine aggressiven Menschen sind. Selten können aber auch einmal exhibitionistische Akte gegenüber Frauen Anlaß zu aggressiven Handlungen der jugendlichen oder heranwachsenden Täter geben. Allerdings wird man in solchen Fällen auch bereits andere vorausgegangene sexuelle Perversionen oder Fehlhaltungen feststellen können.

Ein 15jähriger Jugendlicher, der wegen schwerer Kontaktstörungen auch schon Nervenärzten vorgestellt worden war, betätigte sich in einem Park immer wieder als Exhibitionist. Bei einer voyeuristischen Handlung von einem jungen Paar ertappt und gestellt, griff er dieses plötzlich mit dem Messer an und verletzte beide schwer, konnte aber entfliehen. Wenige Wochen später erstach er ein junges Mädchen, das ihn anläßlich seines Exhibitionierens beschimpft hatte.

Noch während der Verbüßung der Jugendstrafe kam es sowohl zu aggressiven Handlungen gegenüber dem Gefängnisarzt, als auch zu versuchten Tötungshandlungen gegenüber einer Krankenschwester bei Gelegenheit einer Krankenhausbehandlung wegen zahlreicher Schnittwunden, die er sich selbst beigebracht hatte. Auch hing er damals noch starken sexualperversen und analen Phantasien nach. In der Folgezeit stabilisierte sich überraschenderweise die psychische Entwicklung recht gut und der Jugendliche, der sich inzwischen im heranwachsenden Alter befand, konnte sich von seinen früheren Taten und Haltungen innerlich distanzieren und eine kritische Einstellung ihnen gegenüber entwickeln, wogegen er bis dahin seine eigenen aggressiven Taten und seine sexuellen Fehlhandlungen idealisierte und sich damit gebrüstet hatte.

Von diesen äußerst seltenen Fällen abgesehen, ist der Exhibitionismus als solcher im Bereich der Kriminalität falsch angesiedelt. Umso wichtiger ist der richtige Umgang mit exhibitionistischen Jugendlichen, welchen von Seiten des Jugendrichters viel weniger das sexuell Abwegige ihrer Handlungsweisen vorgeworfen werden sollte als vielmehr der Umstand, daß sie durch ihre Verhaltensweise auf die Gefühle anderer keine Rücksicht genommen und diese gezwungen haben, etwas zu sehen, was sie nicht sehen wollten.

Die Einordnung als tätliche Beleidigung gemäß § 185 StGB erscheint daher als Straftatbestand wesentlich sinnvoller. Dies einem Jugendlichen deutlich zu machen, ist aber angesichts heute üblicher Werbemethoden nicht ganz einfach.

Der Fetischismus

wird dagegen, wenn überhaupt, nicht als sexuelles Vergehen, sondern als Eigentumsdelikt angeklagt, etwa nach Diebstahl von Damenwäsche von der Leine oder Entwendung eines fetischistischen Gegenstandes nach Einbruch in das Zimmer eines Mädchens oder einer Frau. Da solche Eigentumsdelikte sich häufig innerhalb der Familie abspielen oder aus anderen Gründen gar nicht angezeigt werden, besteht hier zweifellos eine große Dunkelziffer, die man allerdings nicht zu beklagen braucht.

Wie der Exhibitionismus so ist auch der Fetischismus in vielen Fällen nur eine harmlose Durchgangsphase in der Pubertät, die einer normalen sexuellen Entwicklung nicht im Wege zu stehen braucht. Auch hier gilt das, was über die Masturbationsphantasien als Indiz für die normale oder fehlgerichtete sexuelle Entwicklung gesagt wurde.

Die Eigentumsdelikte fetischistischer Gegenstände werden in aller Regel leicht als solche erkannt, da das Motiv für die Entwendung des Gegenstandes im allgemeinen keine normale «Bereicherungsabsicht» sein kann. Auch hier sollten Weisungen gemäß § 10, Abs. 2 JGG die vornehmliche Reaktionsform des Jugendrichters sein. Die Möglichkeit zu einer konkreten Wiedergutmachung ist aber hier vergleichsweise besser als beim Exhibitionismus.

zwischen Jugendlichen ist ja sinnvollerweise nicht mehr unter Strafe gestellt, so daß sich hieraus auch keine Aufgaben für den forensischen Gutachter ergeben können. Gelegentlich wird aber die Frage an den jugendpsychiatrischen Gutachter gerichtet, ob gemäß § 175, Abs. 2, Satz 2 StGB «bei Berücksichtigung des Verhaltens derjenigen, gegen die sich die Tat richtet, das Unrecht der Tat gering ist».

Auch die Entkriminalisierung der Homosexualität unter Erwachsenen und zwischen Jugendlichen hat nicht ausgereicht, die Einstellung weiter Kreise der Bevölkerung, vor allem auch Jugendlicher, gegen Homosexuelle wesentlich zu ändern, und so sind vor allem ältere oder geistig und sozial eher hilflose erwachsene Homosexuelle immer noch das prädestinierte Opfer für Jugendliche, die gelegentlich auch in Gruppen Homosexuelle ausnehmen, das heißt sie bestehlen oder auch berauben. Hierher gehören auch die homosexuellen Strichjungen, die sich damit ihr Taschengeld aufbessern oder auch den Unterhalt bestreiten. Hier kann der jugendpsychiatrische Gutachter zu der Frage aufgefordert werden, ob die homosexuellen Handlungen des Erwachsenen zu einer Schädigung des Jugendlichen geführt haben können oder nicht, ob also bei «Berücksichtigung des Verhaltens desjenigen, gegen den sich die Tat richtet, das Unrecht der Tat gering ist».

Abgesehen davon, daß grundsätzlich daran gezweifelt werden muß, daß homosexuelle Handlungen Erwachsener gegenüber Jugendlichen eine schädigende Wirkung haben können, gewissermaßen also eine homosexuelle Prägung bei einem Jugendlichen induzieren könnten, wird man gerade in den Fällen homosexueller Strichjungentätigkeit eine solche Frage ohne weiteres verneinen können. Dazu braucht es in der Regel auch gar keines jugendpsychiatrischen Sachverständigen.

Die Situation des Jugendlichen, der mehr oder weniger zufällig Partner eines erwachsenen Homosexuellen wird, kann dann zu unerwarteten Aggressionshandlungen oder gar Tötungsdelikten Anlaß geben, wenn bei diesem eine latente neurotische Homosexualität vorliegt, die von dem Jugendlichen überschießend abgewehrt und verdrängt wird. Solche unbewußten homosexuellen Tendenzen veranlassen die Jugendlichen leicht, sich auf homosexuelle Kontakte einzulassen. Wenn sie aber dann plötzlich mit den manifesten homosexuellen Anforderungen des anderen und damit mit ihrer eigenen verleugneten homosexuellen Tendenz konfrontiert werden, kann es zu überschießenden Abwehrhandlungen kommen, die entweder direkt zur Tötung des Opfers oder aber zunächst zu dessen Verletzung in einer überschießenden Angriffshandlung führen. Dann aber sehen sich die mit ihrer eigenen Gewalttat konfrontierten Jugendlichen der verzweifelten Situation gegenüber, daß sie nicht nur die Gewalttat, sondern in diesem Zusammenhang auch ihr Einlassen mit einem Homosexuellen eingestehen müßten. Dies kann dann zur «Flucht nach vorne» (LEMPP) und zur Tötung und Beseitigung des Opfers und des Zeugen führen.

Homosexuelle Strichjungen zeigen dagegen in aller Regel keine, zumindest keine uneingestandenen homosexuellen Tendenzen. Bei diesen sind daher solche Überreaktionen nicht zu erwarten. Während diese homosexuellen Strichjungen, sofern ihnen überhaupt ein Straftatbestand vorgeworfen wird, natürlich im allgemeinen voll verantwortlich sind, wird man neurotischen, latent homosexuellen Jugendlichen, die in eine solche Situation geraten, zumindest für diese Überreaktion eine erheblich verminderte Schuldfähigkeit, wenn nicht nach Lage der Dinge sogar eine Schuldunfähigkeit gemäß §§ 20 und 21 StGB zuerkennen müssen.

Die Pädophilie,

der sexuelle Mißbrauch von Kindern (§ 176 StGB) durch Jugendliche, betrifft nach eigenen Untersuchungen (NIXDORF) vor allem den Mißbrauch von Kleinkindern unter 5 Jahren, wogegen sich Erwachsene und alte Täter offenbar häufiger mit Kindern im Grundschulalter sexuell befassen. Bei den Kindern in der Präpubertät, im Alter zwischen 10 und 13 Jahren, überwiegen die unter 21jährigen Täter. Hierbei handelt es sich wohl lediglich um vorzeitig heterosexuelle und homosexuelle Beziehungen zwischen Jugendlichen, und nicht so sehr um eigentliche pädophile Beziehungen. Allerdings kommt in diesem Zusammenhang auch der sexuelle Mißbrauch von Schutzbefohlenen (§ 174 StGB), zum Beispiel bei Führern von Jugendgruppen, in Frage. Charakteristische pädophile Beziehungen liegen dann vor, wenn der in seiner sexuellen Entwicklung gehemmte Jugendliche sich zur Befriedigung seiner sexuellen Kontaktbedürfnisse an Kleinkinder wendet, von denen er keine blamierende Abfuhr oder Ablehnung befürchten muß. Diese inkriminierte Beziehung spielt sich allerdings sehr oft im Rahmen der Familie oder Nachbarschaft ab und enthält wohl eine große Dunkelziffer. Erlaubtes Zärtlichkeitsverhalten, verspätetes «Doktorspiel» und sexueller Mißbrauch gehen dabei fließend ineinander über.

Auch hier wird man bei Jugendlichen aus einem solchen Verhalten keine negative Prognose für die psychosexuelle Entwicklung ableiten können, sondern wird es als pubertäres Suchverhalten mit Hinweis auf eine gewisse Kontaktstörung und wohl auch auf ein unbefriedigtes Zärtlichkeitsbedürfnis interpretieren, das weniger der strafrechtlichen Sanktion als der sexualpädagogischen Maßnahmen bedarf. Fehlt dabei eine gleichzeitige Gewaltanwendung oder Bedrohung, dann wird man bei dem geschilderten fließenden Übergang von Zärtlichkeit zum sexuellen Mißbrauch bei Jugendlichen auch ernstlich die Frage überprüfen müssen, wie weit eine strafrechtliche Verantwortlichkeit im Sinne des § 3 JGG vorgelegen hat oder nicht. Eine krankhafte seelische Störung oder gar eine schwere andere Abartigkeit in solchen Fällen anzunehmen, wird aber kaum jemals Anlaß sein.

Ähnliches gilt bei vorzeitigen normalen oder homosexuellen geschlechtlichen Beziehungen zwischen Jugendlichen und «noch nicht ganz Jugendlichen».

So stand ein 14jähriger unter der Anklage, mit einem 13½jährigen Mädchen sexuellen Mißbrauch getrieben zu haben. Beide waren Kinder im gleichen Heim, in dem sie außerhalb ihrer Familien aufgewachsen sind. Aus ihrer Freundschaft entwickelte sich bei ihrem unbefriedigten Kontakt- und Bindungsbedürfnis schließlich eine Liebesbeziehung unter Einschluß sexueller Kontakte. Ein Gutachten wurde in diesem Verfahren nicht eingeholt. Zweifel an der strafrechtlichen Verantwortlichkeit wären wohl berechtigt gewesen. Die vom Jugendrichter ausgesprochene Verwarnung könnte inhaltlich ein recht sinnvolles Informationsgespräch über die von der Gesellschaft gesetzten Grenzen gewesen sein.

Auch die homosexuellen Kontakte zwischen heranwachsenden Erziehungspersonen, Führern von Jugendgruppen und den von ihnen betreuten Schutzbefohlenen, wird man in der Regel kaum unter psychopathologischen Gesichtspunkten betrachten dürfen. Hier geht es darüber hinaus im allgemeinen auch nicht um psychosexuelle Reifungsstörungen, sondern um das bewußte Erfassen von Regeln der Pädagogik und der Therapie, wonach gruppenpädagogische und gruppentherapeutische Beziehungen zwischen dem Leiter und Verantwortlichen der Gruppe, beziehungsweise dem Betreuer einerseits und der Gruppe der Jugendlichen und Schüler oder Patienten andererseits, frei sein muß von persönlichen Liebes- und Intimbeziehungen, um die pädagogischen und therapeutischen Ziele für die ganze Gruppe erreichen zu können. Ob solche, Pädagogik und Therapie störenden Beziehungen unbedingt auch gleich kriminalisiert werden müßten, darüber kann man geteil ter Meinung sein.

Jedenfalls ergeben sich für den jugendpsychiatrischen Sachverständigen aus solchen Beziehungen im allgemeinen keine Fragestellungen. Grundsätzlich sollte man die alte Vorstellung von der negativ sexuellen Einwirkung und Prägung des Älteren auf den Jüngeren mit der Zeit endgültig als falsch und unbegründet beiseite lassen (siehe auch LANGELÜDDEKE/BRESSER).

Der Transvestitismus und die Transsexualität

Unter *Transvestitismus* versteht man die ausgeprägte Tendenz, die Kleidung des anderen Geschlechts zu tragen, wobei es vorwiegend Männer sind, die in den Kleidern und mit den Attributen der Frau in Erscheinung treten möchten.

Der *Transsexuelle* dagegen hat den Wunsch, über die Kleidung hinaus auch durch geschlechtsverändernde Operationen ganz das andere Geschlecht anzunehmen. Ihm geht es im übrigen weniger um die sexuellen Kontakte, als vielmehr darum, insgesamt als Person des anderen Geschlechts angesprochen und anerkannt zu werden.

Diese relativ seltenen Störungen kommen in ausgeprägter Form im Jugend- und Heranwachsendenalter kaum vor. Entsprechende gegengeschlechtliche Tendenzen sind dagegen relativ häufig und haben meist nicht den Charakter einer psychosexuellen abwegigen Entwicklung. Sie sind Ausdruck einer Identitätskrise in der Pubertät, die es den Betreffenden unmöglich macht, ihre natürliche Sexualrolle ohne weiteres zu übernehmen, so wie dies auch bei den meisten Pubertätsmagersüchtigen zu beobachten ist.

Da solche Tendenzen keinen besonderen Anlaß zu strafrechtlichen Handlungen bieten, bedürfen sie hier auch keiner weiterführenden Erörterung.

Die sexuelle Verwahrlosung

Bei Mädchen kann es in der Reifeentwicklung zum häufigen, schließlich wahllosen Wechsel des Sexualpartners und dann zur *Prostitution* kommen. Dies kann zwar weniger Anlaß für ein Jugendstrafverfahren sein, wohl aber können im Rahmen einer solchen Entwicklung andere kriminelle Handlungen, wie zum Beispiel Beischlafdiebstahl und anderes, vorkommen. Die sexuelle Verhaltensweise gibt aber nicht selten Anlaß zu vormundschaftsrichterlichen Maßnahmen (siehe Seite 156) und in diesem Zusammenhang zur jugendpsychiatrischen Begutachtung.

Es ist falsch, in solchen Fällen von Hypersexualität zu sprechen, die es als solche wohl gar nicht gibt. Einer solchen sexuellen Fehlhaltung liegt in der Regel ein vermehrtes und ungestilltes Kontaktbedürfnis zugrunde, wobei die meist frühentwickelten Mädchen durch die Aktivität der Männer lernen, dieses Kontaktbedürfnis auf dem Wege des sexuellen Kontaktes zu befriedigen.

Die Befriedigung eines sexuellen Bedürfnisses ist für diese Mädchen eigentlich unwichtig. Nach mehrfacher und wiederholter Enttäuschung über die Unmöglichkeit, auf diesem Wege die gesuchten dauerhaften Kontakte und Beziehungen herzustellen und emotionale Zuwendung zu erreichen, lernen sie diese Schiene zu benützen, um zu Geld zu kommen oder sich gar den Lebensunterhalt zu verdienen.

i) Der Schwachsinn und die Unterbegabung

Der Schwachsinn ist vom Gesetzgeber als eigenes Kriterium genannt, das eine Schuldausschließung anzunehmen oder die Schuldfähigkeit als erheblich vermindert einzuschätzen berechtigt. Früher sprach der Gesetzgeber von Geistesschwäche und von krankhafter Störung der Geistestätigkeit. Beides sind unscharfe Begriffe, die in weiten Bereichen alternativ verwendet werden konnten. Schwachsinn ist in jedem Fall eine krankhafte Störung der Geistestätigkeit. In der neueren Fassung des § 20 StGB wird nun von krankhafter seelischer Störung gesprochen, unter die man im allgemeinen Sprachgebrauch den Schwachsinn nicht ohne weiteres subsumieren kann, weil der allgemeine Sprachgebrauch zwischen seelischer und intellektueller, das heißt geistiger Störung unterscheidet.

Der Psychiater spricht von Schwachsinn beim Vorliegen einer erheblichen intellektuellen Schwäche. Üblicherweise wird der Schwachsinn von der Unterbegabung nach dem Intelligenzquotienten abgestuft. Dieses heute allgemein übliche Maß ist nichtsdestoweniger unsicher und unbestimmt, weil im Grunde bei jedem der zahllosen Intelligenztests etwas anderes und unter Umständen nicht Vergleichbares gemessen wird. Immerhin können standardisierte Tests und der daraus gewonnene Intelligenzquotient (IQ) einen gewissen Anhalt für das geben, was man allgemein als Intelligenz oder Begabung bezeichnet. Der Wert 100 zeigt das statistische Mittelmaß. Werte, die darüber liegen, weisen auf eine überdurchschnittlich gute und sehr gute Intelligenz hin, Werte darunter auf eine unterdurchschnittliche, mangelhafte und schwache Intelligenz.

In der Psychiatrie rechnet man IQ-Werte unter 70 zum Schwachsinn, Werte etwa zwischen 70 und 90 zeigen noch keinen Schwachsinn, sondern lediglich Unterbegabung oder Schwachbegabung an. Den Schwachsinn selbst unterteilt man herkömmlich in den leichten Schwachsinn oder die Debilität, die etwa den IQ-Bereich von 50–70 umfaßt, was unter 50 liegt, ist mittlerer und schwerer Schwachsinn oder Imbezillität und Idiotie. Die hier angegebenen Grenzwerte werden da und dort geringfügig anders interpretiert und abgegrenzt. Ein relativ brauchbares Maß kann bei uns die Art der besuchten Schule geben. So sind Jugendliche, welche die Sonderschule für Lernbehinderte besuchen oder besucht haben, im allgemeinen nicht schwachsinnig, sondern unterbegabt. Dagegen berechtigt der Besuch der Sonderschule für Geistigbehinderte oder Bildungsschwache die Annahme eines leichten Schwachsinns. Im Einzelfall können immer Abweichungen von dieser groben Regel beobachtet werden.

Der Schwachsinn ist forensisch von einer wesentlich geringeren Bedeutung als dies vielfach angenommen wird. Nach einer Untersuchung von Böcker werden Schwachsinnige durchaus seltener straffällig als intellektuell Normalbegabte. Das gilt auch für Sexualdelikte, die man gemeinhin von den Geistigbehinderten besonders befürchtet. Diese statistische Feststellung schließt natürlich nicht aus, daß ein Geistigbehinderter in der bei ihm von vornherein gegebenen Kontakterschwernis einmal in unangemessener oder auch gewalttätiger Form die Möglichkeit einer sexuellen Befriedigung sucht. In aller Regel ist aber die sexuelle Aktivität der Geistigbehinderten nicht, wie oft gemeint wird, gesteigert und entsprechend ungezügelt, sondern sie ist eher herabgesetzt, wenngleich zweifellos provozierbar.

Auch wenn der Schwachsinn als Schuldausschließungs- und Schuldminderungsgrund gesetzlich vorgesehen ist, wird man dennoch nicht pauschal jedem Geistigbehinderten mit einem IQ unter 70 eine verminderte oder fehlende Schuldfähigkeit zusprechen, wenn er eine mit Strafe bedrohte Handlung begangen hat, sondern wird jeden Einzelfall sorgfältig prüfen. Auch von einem Geistigbehinderten, der in einer bestimmten Ordnung hat aufwachsen können, kann ohne weiteres erwartet werden, daß er fremdes Eigentum respektiert und keinen Diebstahl begeht. Kompliziertere Tatbestände aber, wie etwa Hehlerei oder auch bestimmte Formen der Mittäterschaft können von ihm nicht ohne weiteres als Unrechtshandlung erkannt werden. Auch muß man davon ausgehen, daß Geistigbehinderte in der Regel leichter beeinflußbar sind, und daß sie verführerischen Behauptungen weniger Kritik entgegensetzen können.

Überhaupt wird bei Geistigbehinderten die Frage nach der fehlenden Einsicht in das Unrecht des Tuns öfters von Bedeutung sein und nicht nur die Frage der Steuerungsfähigkeit. Auch triebhaften Impulsen gegenüber, seien sie sexueller oder aggressiver Art, wird man bei Geistigbehinderten weniger innere Widerstände voraussetzen dürfen und es wird eher zur Bejahung einer erheblichen Einschränkung der Schuldfähigkeit oder gar Schuldunfähigkeit kommen.

Die fehlende Einsichts- und Steuerungsfähigkeit bei geistigbehinderten Jugendlichen wird man sinnvollerweise unter die §§ 20 und 21 StGB fassen und nicht als fehlende Verantwortungsreife im Sinne des § 3 JGG, da es sich eindeutig um eine Fehlentwicklung und nicht einfach um eine Entwicklungsverzögerung handelt. Eine Entwicklungsverzögerung, von der man mit hinreichender Sicherheit voraussagen kann, daß sie nicht zum wesentlichen Teil wieder aufgeholt werden wird, muß als Fehlentwicklung interpretiert werden, die entweder als krankhafte seelische Störung oder in diesem Fall als Schwachsinn unter die §§ 20 und 21 StGB subsumiert werden muß.

Im Rahmen eines Jugendgerichtsverfahrens wird man auch bei einem Geistigbehinderten die Frage stellen, welche Reaktionen des Gerichts auf die strafbare Handlung des geistigbehinderten Jugendlichen oder Heranwachsenden für ihn in seiner speziellen Situation sinnvoll sind. Es ist niemandem damit gedient, weder dem Geistigbehinderten noch der Gesellschaft, wenn ein solcher monate- oder jahrelang in einer Jugendstrafanstalt zubringt, in der er auch nicht mehr sinnvoll gefördert werden kann. Er wird auch kaum in der Lage sein, sich später einmal in entsprechender Situation die verbüßte Strafe «zur Warnung» dienen zu lassen. Man wird in jedem Fall nach einer Lösung suchen, die seinem Erziehungsbedürfnis, aber auch seiner Erziehbarkeit entspricht und die auch seine weitere psychosoziale Entwicklung im Auge behält. In aller Regel benötigen Geistigbehinderte, wenn sie nicht mehr zu Hause sind oder wenn sie dereinst nicht mehr zu Hause bleiben können, der fortlaufenden Betreuung in beschützenden Werkstätten, Einrichtungen und Wohnheimen oder in entsprechenden Spezialanstalten. In diesem Zusammenhang wird auch dann in aller Regel die Frage des § 63 StGB zu erörtern sein, dessen Bejahung allerdings nur die Einweisung in ein psychiatrisches Krankenhaus zur Folge haben kann und nicht in andere, eventuell geeignetere Einrichtungen.

Im Gegensatz zum Schwachsinn hat die *Unterbegabung* eine große kriminogene Bedeutung. Ein großer Teil der kriminellen Jugendlichen und Heranwachsenden ist unterbegabt oder zeigt Auffälligkeiten in der Begabungsstruktur. Hierzu gehört auch die relative Unterbegabung, die dann vorliegt, wenn ein durchaus noch normal begabter Jugendlicher in einer Familie aufwächst oder vorwiegend in einer Umgebung lebt, die ihm intellektuell überlegen ist. Diese relativ oder absolut Unterbegabten erfahren von früher Jugend an regelmäßig immer wieder und aufs neue, daß sie ihren Geschwistern, ihren Altersgenossen in Kindergarten, Schule und im Berufsleben unterlegen sind. Diese anhaltende und sich ständig wiederholende Mißerfolgserfahrung in der Schule ist besonders dann verhängnisvoll, wenn sich die Unterbegabung nur auf den Teilbereich der Begabung beschränkt, der gerade in der Schule besonders und fast ausschließlich gefordert wird, die sogenannte verbale Begabung. Unser ganzes Bildungssystem verändert sich immer mehr in die Richtung, daß sprachliche Begabung und Ausdrucksfähigkeit, die auch Lesen und Schreiben einschließt, sowie die Fähigkeit zum theoretischen Erfassen und zum Auswendiglernen, immer höheren Stellenwert erhält gegenüber der praktischen und visuomotorischen Begabung, die sich nicht nur in manueller Geschicklichkeit, sondern auch in der Fähigkeit, eine bestimmte Situation optisch rasch und richtig zu erfassen, ausdrückt. Diese Kinder und Jugendlichen erfahren regelmäßig, daß sie zwar auf dem Spielplatz, beim Sport und beim gemeinsamen Leben in der Gruppe mit Fahrrad, Moped und Motorrad durchaus mit ihren Altersgenossen und der ganzen Gruppe schritthalten können, daß sie aber in der Schule, in der Berufsschule und damit in dem für ihre soziale Entwicklung wesentlichen Bereich beständig versagen.

Diese daraus unvermeidlich resultierenden Unwertgefühle fordern beständig eine Kompensation heraus, die naheliegenderweise gerade auf dem Gebiet der praktischen Fähigkeiten versucht wird. Bestehen dann in der Jugendgruppe gewisse kriminelle Tendenzen – was ja gerade in diesem Alter sehr verbreitet ist – dann ergibt sich sehr rasch die Situation, daß der sonst in der Schule so Schwachbegabte plötzlich mit manuellen Fähigkeiten, mit dem Aufbrechen und Kurzschließen von Autos, mit dem geschickten Einbrechen oder aber auch allein durch Einsatz der Körperkraft Erfolge haben kann. Der «intelligentere» Teil der Gruppe bedient sich dann gern dieser «Dummen», um gefahrlos seine antisozialen Tendenzen in der Gruppe ausleben zu können, ohne selbst ein Risiko einzugehen.

Darum finden wir unter kriminellen Jugendlichen überdurchschnittlich häufig eine charakteristische Veränderung der Intelligenzstruktur in der Weise, daß bei differenzierender Untersuchung der Intelligenz der sogenannte «Verbalteil» sehr niedrige Werte, der sogenannte «Handlungsteil» aber relativ hohe Werte zeigt. Diese «Handlungstypen» sind besonders gefährdet, kriminell zu entgleisen, wenn sie nicht frühzeitig in eine ihren speziellen Fähigkeiten entsprechende Schule kommen, oder die Möglichkeit erhalten, ihre andere Begabungsstruktur in sozial angepaßter Weise zu entfalten und auf diesem Wege Erfolgserfahrungen zu sammeln. Die Prüfung der Intelligenzstruktur ist im Hinblick auf die psychische Situation des Jugendlichen und Heranwachsenden, in der dieser sich gegenüber gesellschaftlichen Anforderungen generell befindet, recht aufschlußreich und zur Beurteilung einer Entwicklung zur kriminellen Handlung informativ und hilfreich.

Im Rahmen des häufig verwandten Hamburg-Wechsler-Intelligenztests befindet sich auch der Untertest «Bilderordnen» (BO), bei dessen isoliertem Ausfall besondere Schwierigkeiten der Erfassung einer sozialen Situation vorausgesetzt werden können, die sich dann auch nicht selten in kriminellen Handlungen äußern können.

Besondere Zurückhaltung bei der Bewertung des Intelligenzquotienten bei unterbegabten und schwachbegabten Jugendlichen und Heranwachsenden ist vor allem dann geboten, wenn diese nicht in unserem soziokulturellen Raum aufgewachsen sind, also bei Gastarbeiterkindern, vor allem solchen aus dem Mittelmeerraum. Ist, wie heute schon vielfach der Fall, der betreffende Jugendliche bereits in unserem Kulturgebiet aufgewachsen, dann ergeben sich keine Unterschiede zu einheimischen Kindern und Jugendlichen, auch dann nicht, wenn etwa die Eltern des Betreffenden der deutschen Sprache noch nicht mächtig sind. Ist aber der Jugendliche in seinem Heimatland aufgewachsen und erst relativ kurz vor seiner Tat eingereist, dann ergeben die Testuntersuchungen mittels der in unserem Kulturbereich geeichten Intelligenztests irreführende Werte. Diese liegen regelmäßig zu tief, im allgemeinen an der Grenze zwischen Unterbegabung und leichtgradigem Schwachsinn. Dieses Ergebnis steht in absolutem Widerspruch zur allgemeinen sozialen Anpassungsfähigkeit, sowohl in seinem Heimatland wie auch in der neuen Umgebung. Die Fähigkeit, Testaufgaben zu erfassen und sich darauf einzustellen, ist offenbar eine Fähigkeit, die bei uns mehr oder weniger unbemerkt mit dem Schulbesuch und dem Leben in unserer Welt erlernt wird, im jeweiligen Heimatland trotz unbestreitbarer normaler Begabung in der Jugend aber oft nicht erworben werden konnte. Dennoch wäre es unangebracht, diese im Testergebnis zutage tretenden, mit der Verhaltenswirklichkeit unmittelbar im Widerspruch stehenden Ergebnisse einfach zu ignorieren. Sie bringen immerhin zum Ausdruck, in welcher veränderten soziokulturellen Umgebung sich der Jugendliche befindet und wie schwierig es für ihn sein muß, mit den täglichen Anforderungen zurechtzukommen, insbesondere aber die hier geltenden Maßstäbe und Werte zu übernehmen und sich anzueignen. Dies wird im allgemeinen zwar kaum Anlaß sein, einen Schwachsinn oder eine krankhafte seelische Störung im Sinne der §§20 und 21 StGB anzunehmen, wohl aber erscheint es notwendig, eine solche Situation zu erkennen, zu berücksichtigen und zu bewerten. Der kinder- und jugendpsychiatrische Sachverständige hat hier eine wichtige Aufgabe, diese oft schwer darzustellenden Verständnisprobleme solcher Jugendlicher für das Gericht einsichtig zu machen.

Insgesamt kann die Unterbegabung allein grundsätzlich kein Anlaß sein, eine eingeschränkte oder gar fehlende Schuldfähigkeit gemäß §§20 oder 21 StGB zu begründen. Sie sollte aber in ihrer psychosozialen Bedeutung in jedem Einzelfall genau analysiert und in ihrer kriminogenen Bedeutung erkannt werden, weil die zu treffenden Maßnahmen gerade diese Problematik berücksichtigen müssen. Ein jugendgerichtliches Verfahren kann so häufig ein günstiger Anlaß sein, eine falsche und den Jugendlichen ständig überfordernde Erwartungshaltung der Eltern und der weiteren Umwelt zu korrigieren und eine schulische und berufliche Fehlentwicklung aufzuhalten. Bei Jugendlichen kann allerdings eine Unterbegabung dann forensisch bedeutungsvoll werden, wenn es sich um Gruppendelikte gehandelt hat. Einem unterbegabten Jugendlichen wird man eher in solchen Fällen eine fehlende strafrechtliche Verantwortlichkeit im Sinne des §3 JGG zumessen müssen als einem normal begabten Jugendlichen, der keine Mühe hat, sich in der Gruppe zu behaupten und durchzusetzen. Dabei kann es durchaus vorkommen, daß der minderbegabte Jugendliche in der Gruppe keineswegs nur der Mitläufer gewesen ist, der nicht nein sagen konnte, es kann sehr wohl sein, daß er, um seine ständigen Mißerfolge und die Beeinträchtigung seines Selbstwerts zu kompensieren, sich hat vorschieben lassen oder gar von sich aus eine Art Anführerrolle übernommen hat. Auch eine solche Anführerrolle beweist noch nicht die geistige Überlegenheit und die Fähigkeit zur reifen Selbstentscheidung.

k) Die zerebralen Anfallsleiden

Auch die zerebralen Anfallsleiden oder die Epilepsien haben eine ziemlich geringe forensische Bedeutung, viel geringer zumindest, als man allgemein annimmt. Dies ist schon deshalb so, weil anfallskranke Menschen sich psychisch im Grundsatz nicht von Gesunden unterscheiden, außerdem auch deswegen, weil der Anfallszustand selbst in der Regel keine Gelegenheit zu einer kriminellen Handlung bietet. Ausnahmen davon könnten sogenannte Unterlassungsdelikte sein, wenn etwa ein Schrankenwärter wegen eines Anfalls oder wegen der nachfolgenden Bewußtlosigkeit seine Schranke nicht bedient, oder auch Verkehrsdelikte, wenn ein anfallskranker Verkehrsteilnehmer im Anfall einen Unfall verursacht. Das letztere kann natürlich auch im Jugend- oder Heranwachsendenalter vorkommen. In diesen Fällen ist eine Schuldunfähigkeit im Sinne des § 20 StGB selbstverständlich anzunehmen, allenfalls wird das Gericht zu prüfen haben, ob der Anfallskranke mit dem Wissen um seine Krankheit und um die Wahrscheinlichkeit des Auftretens seines Anfalls dadurch schuldhaft gehandelt hat, daß er überhaupt ein Fahrzeug steuerte oder sich einen Führerschein erschlichen hat. Darauf braucht hier nicht näher eingegangen zu werden.

Von Bedeutung können dagegen die relativ seltenen Fällen von Psychosen sein, die im Zusammenhang mit einem zerebralen Anfallsleiden auftreten können: der postparoxysmale Dämmerzustand, die Psychose bei forcierter Normalisierung oder auch ein Zustand, wie er selten im Rahmen eines psychomotorischen Anfalls auftreten kann, der auch als Dämmerattacke oder temporaler Anfall bezeichnet wird.

Der postparoxysmale Dämmerzustand schließt sich an einen vorausgegangenen großen epileptischen Anfall an. Der Patient wirkt dabei wach und handlungsfähig, wenn auch oft etwas schwerbesinnlich und benommen. Tatsächlich befindet er sich aber in einem psychischen Ausnahmezustand, an den er sich nachher in keiner Weise mehr erinnern kann. Diese im ganzen seltenen Zustände können minuten- oder auch stundenlang andauern, selten länger. Diese an sich seltenen Fälle sind aber so attraktiv, daß sie in ihrer Bedeutung leicht überbewertet und verallgemeinert werden. Für seine Handlungsweise während eines solchen postparoxysmalen Dämmerzustandes ist der Betreffende selbstverständlich nicht schuldfähig im Sinne des § 20 StGB.

Unter forcierter Normalisierung versteht der Psychiater einen Zustand, wie er nach rascher medikamentöser Unterdrückung der Anfälle in vereinzelten Fällen auftreten kann. Das psychopathologische Bild entspricht einer exogenen, oft auch einer schizophren gefärbten Psychose und ist oft mit Wahnvorstellungen verbunden. Charakteristischerweise ist der Betreffende nach mehr oder weniger häufigen vorausgegangenen Anfällen in der Zeit vor Auftreten dieses Zustandes anfallsfrei geworden und zeigt auch im Hirnstrombild keine anfallstypischen Abweichungen. Mit der Reduzierung der Medikation und dem Wiederauftreten krampfspezifischer Abläufe im Hirnstrombild verschwindet der Zustand wieder. Die forensische Beurteilung einer strafbaren Handlung in einem solchen Zustand der forcierten Normalisierung – wenn so etwas überhaupt vorkommt – unterliegt denselben Kriterien wie kriminelle Handlungen während der Psychose.

Psychomotorische Anfälle, auch Dämmerattacken oder Temporallappenanfälle genannt, unterscheiden sich von anderen Anfallsformen dadurch, daß die elektrische Entladung im Schläfenlappenbereich und dort in einem Hirnsystem abläuft, dem limbischen System, das in engem funktionellen Zusammenhang mit triebhaften Regungen und Bedürfnissen steht. So kann es während eines minutenlang andauernden Anfalles zu bruchstückhaften Bewegungen, Handlungen und scheinbar sinnvollen Abläufen kommen, aber auch zu affektiven Erregungen, die in wiederum seltenen Fällen auch einmal kriminelle Handlungen sein oder vortäuschen können. So ist ein raptusartiger Erregungszustand mit aggressiven Handlungen möglich, auch wäre im Zusammenhang mit einer sexuellen Erregung eine exhibitionistische Handlung oder eine sexuelle Beleidigung oder ähnliches denkbar. Die Betreffenden können sich nach Ablauf des Anfalls an nichts erinnern, was sie in dieser Zeitspanne getan oder gesagt haben. Der Wechsel der Bewußtseinslage zwischen dem Anfallszustand und dem Zustand davor und danach ist auch für den Laien im allgemeinen gut erkennbar. Eine kriminelle Handlung in diesem Zustand bedingt auch in jedem Fall eine Schuldunfähigkeit gemäß § 20 StGB wegen krankhafter seelischer Störung oder wegen tiefgreifender Bewußtseinsstörung. Beide Kriterien können geltend gemacht werden, wobei sowohl die Einsichtsfähigkeit wie die Steuerungsfähigkeit aufgehoben sind.

Geht das zerebrale Anfallsleiden, das in der Regel ja ursächlich auf eine Hirnschädigung zurückgeführt werden kann, mit einem ausgeprägten organischen Psychosyndrom oder gar mit einer Beeinträchtigung der Intelligenz bis hin zum Schwachsinn einher, dann gelten die dort erörterten Bedingungen für seine forensische Beurteilung. Man muß dabei berücksichtigen, daß auch ein Epileptiker wie jeder andere Mensch straffällig werden kann. In seinem Fall sollte, weil es sich um eine Gehirnerkrankung handelt, auch stets eine forensische Begutachtung durchgeführt werden. Diese muß aber zunächst prüfen, ob die dem Angeklagten vorgeworfene strafbare Handlung überhaupt etwas mit seiner Erkrankung zu tun hat. Bestehen, wie häufig, keinerlei Beziehungen zwischen der vorgeworfenen Handlung und dem zerebralen Anfallsleiden, dann kann dieses auch in der forensisch-psychiatrischen Beurteilung nicht berücksichtigt werden. Diese Zusammenhänge können aber vom Laien ohne genaue Kenntnis der oft schwer erkennbaren und differenzierbaren Psychopathologie des zerebralen Anfallsleidens nicht sicher ausgeschlossen werden.

l) Die Bedeutung des Alkohols

Auch bei Jugendlichen und Heranwachsenden ist die Verbindung von Alkoholgenuß und kriminellen Handlungen sehr häufig, insbesondere bei Triebdelikten und Affekttaten. So war beispielsweise bei einer Untersuchung an jugendlichen und heranwachsenden Tötungsdelinquenten in etwa der Hälfte der Fälle Alkoholgenuß nachzuweisen. Auch wenn eine psychische Beeinflußung durch den Alkohol in relevanten Graden nicht so häufig ist, so zeigt die allgemeine jugendforensische Erfahrung, daß offenbar auch eine geringere Menge Alkohol dazu beitragen kann, daß eine sonst anzunehmende Hemmschwelle so weit erniedrigt wird, daß es zur Tat kommt. Das gilt offenbar vor allem für solche Taten, die der Befriedigung eines ausgesprochenen Bedürfnisses dienen, und die normalerweise nur aufgrund einer bewußt eingesetzten rationalen Steuerung unterdrückt und verhindert werden, also auch für Gelegenheitsdiebstähle, aggressive Handlungen oder Sexualdelikte.

Der Alkohol ist die häufigste aller verwandten Rauschdrogen und Suchtmittel, und fast jeder erwachsene Mensch ist mit seiner Wirkung vertraut. Dies gilt in zunehmendem Maße auch für Jugendliche, ja auch für ältere Kinder, wenngleich man hier doch immer wieder damit rechnen muß, daß ein Jugendlicher ungewohnt und unerfahren mit der Alkoholwirkung konfrontiert wird. Diese weite Verbreitung des Alkoholgenusses und die Voraussetzung, daß praktisch jeder Erwachsene aus eigener Erfahrung seine Wirkung kennt, veranlaßt die gerichtliche Praxis der psychischen Wirkung des Alkohols in der rechtlichen Würdigung eine wesentlich geringere Bedeutung zuzumessen, als der Wirkung einer anderen, fremden oder weniger bekannten Rauschdroge. Psychopathologisch ist dies kaum zu begründen, da jeder Alkoholgenuß zu einer psychischen Veränderung führt, die unter die exogenen Psychosen gerechnet werden muß. Da bei jüngeren Menschen, vor allem aber bei Jugendlichen, nicht ohne weiteres davon ausgegangen werden kann, daß längere eigene Erfahrungen mit der psychischen Wirkung des Alkohols vorliegen, kann gerade bei Jugendlichen nicht ohne weiteres dieser besondere rechtliche Maßstab angelegt werden.

In der allgemeinen Vorstellung über die Alkoholwirkung haben sich von der Praxis der Straßenverkehrsordnung her die Werte von 0,8 Promille und 1,3 Promille als Grenzwerte festgesetzt, von welchen ab erst mit einer wesentlichen Wirkung gerechnet werden muß. Dies ist zweifellos ein Fehlschluß, insbesondere für Jugendliche, soweit sie nicht Alkohol gewohnt sind. Jeder weiß, daß schon der Genuß eines Glases Schnaps oder eins Glases Sekt eine subjektive Veränderung hervorruft, die auf die Art, die Umwelt zu erleben und Reize aus der Umwelt aufzunehmen, Einfluß hat. Ein Glas Schnaps bewirkt aber bei einem Menschen mit 70 kg Körpergewicht nur einen Blutalkoholspiegel von etwa 0,10 bis 0,13 Promille, ein Glas Sekt nur einen solchen von etwa 0,2 Promille. Auch wenn man von solchen Trinkmengen keine nachhaltige und unter Umständen forensisch bedeutsame psychische Veränderung und Beeinträchtigung der Steuerungsfähigkeit erwarten kann, so soll das Beispiel lediglich zeigen, daß man selbst bei relativ geringen Trinkmengen und niedrigen Blutalkoholwerten nicht leichtfertig von unbedeutender oder fehlender Alkoholwirkung sprechen sollte.

Gerade im Reifungsalter stehen Jugendliche in einem gewissen Spannungsverhältnis zu jeglicher Autorität und auch zur Umwelt überhaupt, ein Zustand, der ständig eine gewisse affektive Spannung unterhalten kann. In einer solchen Situation bedarf es oft nur eines relativ geringen zusätzlichen Faktors, dieser Spannung zum Durchbruch zu verhelfen, und ein solcher für sich allein ganz geringfügiger Faktor kann offenbar auch der Alkohol sein. Gerade relativ geringe Alkoholmengen, die um 1 Promille oder noch darunter liegen, sind unter Umständen wesentlich kriminogener und für die Entstehung einer strafbaren Handlung viel entscheidender als eine wesentlich höhere Blutalkoholkonzentration, die in der Regel eher zu einer Ermüdung und einer Herabsetzung des Antriebs zu führen pflegt. Niedrige Blutalkoholkonzentrationen, die noch keine Veränderungen der Einsichts- und merkbaren Beeinträchtigungen der Steuerungsfähigkeit zur Folge haben, wirken sich jedoch dadurch aus, daß sie die Eigenkritik und die Fähigkeit, die Relationen zwischen dem eigenen Handeln und den Belangen der Umwelt zu erkennen, spürbar herabsetzen und so Anlaß zu kriminellen Handlungen geben können.

Jeder jugendpsychiatrisch-forensische Gutachter kennt eine große Zahl von Fällen, in denen Jugendliche und Heranwachsende zu unter Umständen schweren Straftaten kamen, denen ein relativ geringer Alkoholgenuß von einigen wenigen Gläsern Bier vorausgegangen ist. Es ist im Einzelfall kaum zu beweisen, aber dennoch hat der Gutachter den zwingenden Eindruck, daß es ohne die forensisch gar nicht bedeutsame Alkoholmenge nicht zu der Tat gekommen wäre.

Man wird also der psychischen Alkoholwirkung gerade bei Jugendlichen und Heranwachsenden und ihrer forensischen Beurteilung eine besondere Sorgfalt angedeihen lassen und ihre Bedeutung nicht unterschätzen dürfen.

Der Alkoholgenuß hat sowohl eine psychische wie auch eine neurologische Wirkung. Die neurologische Wirkung zeigt sich in einer Störung der motorischen Koordination mit zunächst subjektiven und dann später auch objektiv feststellbaren Störungen des Gleichgewichts und der Feinmotorik, wie zum Beispiel einer undeutlichen und schließlich lallenden Sprache. Diese neurologische Symptomatik kann jedoch erfahrungsgemäß noch lange Zeit kaschiert und kompensiert werden, so daß die Alkoholwirkung vor allem dann nicht für Dritte allein aus dem Bewegungsbild und der Sprache erkennbar wird, wenn dem Betreffenden daran gelegen ist, die Alkoholwirkung zu verbergen und nicht als betrunken zu erscheinen.

Die psychische Alkoholwirkung ist sehr unterschiedlich, sowohl nach ihrer Art wie auch nach ihrer Abhängigkeit von der Trinkmenge. Sie hängt offenbar auch stark von der Persönlichkeitsstruktur und vor allem von der momentanen psychischen Situation ab, in der getrunken wird. Im allgemeinen führt sie zu einer affektiven Enthemmung, die im einen Fall zu einer Fröhlichkeit und einer euphorischen Hochstimmung führen kann, im anderen Fall zur Depression und Weinerlichkeit. Auch ein Wechsel von der einen zur anderen Stimmung ist durchaus möglich.

Die Herabsetzung der Kritikfähigkeit und der Fähigkeit zur Beurteilung der umgebenden Situation, wohl durch eine Störung oder Verdrängung der Reizaufnahme und -differenzierung, aber auch verbunden mit einer Überschätzung der eigenen Fähigkeit, ist eine typische psychische Alkoholwirkung. So kann die enthemmende Wirkung des Alkohols sehr wohl durch eine unvollständige Reizaufnahme bedingt sein, die für die Hemmung und Steuerung wichtige Teilinformationen nicht mehr wahrnehmen läßt. Erst im fortgeschrittenen Stadium, bei hohem Alkoholgenuß, kommt es dann auch zu falschen Wahrnehmungen und unter Umständen zur Wahnbildung. Von hier aus gibt es dann fließende Übergänge zur Bewußtlosigkeit.

Diese Symptome lassen sich nicht mit einem bestimmten Blutalkoholspiegel in Beziehung setzen, da sie, individuell sehr verschieden, bei unterschiedlichem Blutalkoholgehalt auftreten können. Entschiedend für die forensische Beurteilung ist daher nicht ein bestimmter Blutalkoholspiegel, sondern die bei der Tat wirksamen psychischen Alkoholwirkungen, die zu rekonstruieren oft außerordentlich schwierig sein kann. Man ist dabei natürlich in erster Linie auf die Angaben des Täters selbst angewiesen, der aber für sich selbst schon deswegen ein schlechter Zeuge ist, weil er sich möglicherweise infolge des Alkohols schlecht erinnert oder auch wegen der Belastung durch die Straftat nicht mehr erinnern will. Auch fehlt es vielen Menschen, besonders auch Jugendlichen, an der Fähigkeit, eigene Zustandsempfindungen zu erfassen und zu beschreiben. Außenstehende dagegen können im wesentlichen nur die beobachtbaren motorischen Wirkungen des Alkohols, die Störungen der Bewegungen und der Sprache, schildern.

In der Regel kann man viel leichter die fehlenden Alkoholwirkungen feststellen als die vorhandenen. Eine klare Erinnerungsfähigkeit an den Ablauf der Tat oder auch die Ausführung der Tat selbst können als Beweis dafür dienen, daß eine höhergradige alkoholische Beeinträchtigung nicht vorgelegen haben kann.

Häufig wird vom Täter eine Erinnerungslosigkeit wegen hochgradiger Alkoholisierung geltend gemacht. Dann ist es oft recht schwer, diese Erinnerungslosigkeit als echte Alkoholamnesie zu erkennen und gegenüber einer vorgegebenen Erinnerungslücke oder auch gegenüber einer einfachen Verdrängung abzugrenzen.

Eine echte Erinnerungslosigkeit aufgrund einer Volltrunkenheit ist dadurch gekennzeichnet, daß sie zunächst, unmittelbar nach der Tat, also am nächsten Morgen nach ausgeschlafenem Rausch oder bei der ersten Vernehmung durch die Kriminalpolizei bald nach der Tat am ausgedehntesten ist und im Laufe der Zeit allmählich eine gewisse Auffüllung erfährt, charakteristischerweise in Gestalt von allmählich wiederauftauchenden, zum Teil zusammenhangslosen Erinnerungsinseln, die sich ihrerseits allmählich eher ausdehnen als wieder verschwinden.

Die vorgetäuschte Erinnerungslosigkeit dagegen bleibt während der ganzen Zeit nach der Tat in der Regel starr und unveränderlich. Die Erinnerungslosigkeit aufgrund einer Verdrängung eines für die eigene Persönlichkeit nicht akzeptablen Tatbestandes dagegen tendiert sogar dazu, sich allmählich auszudehnen.

Diese Kriterien sind oft recht hilfreich, aber andererseits auch nicht zwingend. Sie hängen bis zu einem gewissen Grad von der Glaubwürdigkeit der Angaben des Täters ab. Bei der echten alkoholbedingten Erinnerungslücke bleiben oft gerade die emotionell besonders stark erlebten Abschnitte erhalten, die unter Umständen den Täter eher belasten. Wenn der Täter also nachträglich sich an Tatbestände zu erinnern vermag, die für ihn eher belastend sein können, dann spricht das für die Echtheit seiner Angaben. Der eine Erinnerungslücke vortäuschende Täter dagegen wird sich gerade an die rechtlich entscheidenden und ihn belastenden Ereignisse angeblich nicht mehr erinnern, wie auch der Verdrängende gerade die für ihn nicht akzeptablen Handlungsabschnitte unterdrücken wird. Aber auch der durch Alkoholwirkung in seiner Erinnerung beeinträchtigte Täter kann sich oft sogar an nebensächliche Kleinigkeiten noch erinnern, weil sich der solche Erinnerungen begleitende Affekt ja gerade in seiner Wertigkeit nachträglich kaum im einzelnen analysieren läßt.

Liegen solche als echt zu bezeichnende Erinnerungslücken vor, dann wird man für den ganzen Zeitabschnitt, und nicht nur für den nicht mehr erinnerten, eine Schuldunfähigkeit nach § 20 StGB bejahen müssen, denn es kann dann auch für die noch teilweise erinnerten Zeitabschnitte keine hinreichende Einsichts- und Steuerungsfähigkeit mehr unterstellt werden. Die von WITTER für die Annahme eines Ausschlusses der Schuldfähigkeit geforderten Persönlichkeitsstörungen, nämlich die Persönlichkeitsfremdheit der Tat, Sinnlosigkeit des Rauschverhaltens und amnestische Lücken, können keineswegs immer erfüllt werden. Wie weit eine Tat persönlichkeitsfremd ist, ist kaum objektiv festzustellen, auch wenn etwa ein aggressives Verhalten eines sonst nie aggressiv in Erscheinung tretenden Menschen ein Hinweis auf eine erhebliche Alkoholwirkung sein kann. Die Sinnlosigkeit der Tat kann ja ebenfalls nur aus der Sicht eines Dritten beurteilt werden, und es wäre eine falsche Annahme, ein Mensch könne in einem Vollrausch nur Sinnloses tun. Natürlich wird man ein völlig unsinniges Verhalten in dieser Richtung bewerten können. Eine gewisse Sinngesetzlichkeit der Tat kann aber einen Vollrausch nicht ausschließen.

Ein Heranwachsender war wegen eines Verkehrsunfalles mit Unfallflucht angezeigt worden. Er selbst gab an, sich an die Abfahrt gar nicht mehr erinnern zu können, insbesondere auch nicht an den Unfall, bei welchem er mit seinem Auto ein parkendes Auto angefahren und beide Wagen schwer beschädigt hatte. Er konnte sich erst wieder an eine Situation im Straßengraben erinnern und an die Polizei. Objektiv stellte sich heraus, daß er auf einer auch nachts viel befahrenen Bundesstraße mit seinem schwer beschädigten Auto langsam fuhr und dabei durch anhängende, auf dem Boden schleifende Blechteile einen großen Lärm verursachte. Man wird in einem solchen Fall bejahen müssen, daß das Verhalten für einen Unfallflüchtigen völlig sinnlos war.

Ist allerdings nach der Tat eine volle Erinnerungsfähigkeit noch vorhanden, dann wird man kaum zu der Annahme einer Schuldunfähigkeit gemäß § 20 StGB kommen, sondern allenfalls, je nach den übrigen psychischen Symptomen, zu einer erheblich verminderten Schuldfähigkeit gemäß § 21 StGB.

Ist der Blutalkoholwert zur Zeit der Tat durch eine danach abgenommene Blutprobe und Rückrechnung oder durch wahrscheinliche Berechnung aus der vorhergegangenen Trinkmenge bekannt, dann kann man üblicherweise etwa davon ausgehen, daß bei einem Blutalkoholgehalt von 2‰ eine erheblich verminderte Schuldfähigkeit vorgelegen hat, bei einem Blutalkoholgehalt von 3‰ eine Schuldunfähigkeit. Diese Werte werden von der forensischen Psychiatrie bei erwachsenen Tätern zugrunde gelegt. Man wird aber bei weniger trinkgewohnten jugendlichen und heranwachsenden Tätern diese Werte eher etwas tiefer ansetzen und unter Berücksichtigung der gesamten Situation schon bei einem Blutalkoholgehalt von etwa 1,5‰ die Voraussetzungen des § 21 StGB ernstlich in Erwägung ziehen und die des § 20 StGB schon bei einem Blutalkoholgehalt von über 2,5‰.

Auch muß in diesem Zusammenhang darauf hingewiesen werden, daß frühkindlich hirngeschädigte Jugendliche und Heranwachsende besonders alkoholempfindlich sind und daß sich bei ihnen der Alkohol stärker und frühzeitiger auszuwirken pflegt.

Besondere Probleme bietet oft der sogenannte *pathologische Rausch*. Besser würde man von einem abnormen Rauschzustand sprechen, da jeder Rausch ein pathologischer Zustand ist. Ein solcher abnormer Rausch liegt dann vor, wenn es bei relativ niedrigem Blutalkoholspiegel zu den typischen Symptomen einer exogenen Psychose kommt, insbesondere zu einem Dämmerzustand, an den sich der Betroffene später nicht mehr erinnern kann.

Auch psychotische Zustandsbilder mit Wahnvorstellungen, Verkennung der Realität, Halluzinationen usw. können auftreten.

Solche Zustandsbilder sind sehr selten, sicher nicht so häufig, wie sie von dem Angeklagten und der Verteidigung behauptet werden, aber wohl häufiger als von der klassischen forensischen Psychiatrie angenommen wird. Zerebralorganisch Vorgeschädigte reagieren offenbar eher auf diese abnorme Weise als hirnorganisch Gesunde. Auch hier wird man bei einer geltend gemachten Erinnerungslosigkeit diese wieder nach den oben geschilderten Kriterien auf ihre wahrscheinliche Echtheit prüfen müssen. Man muß sich bei der Frage nach der Häufigkeit echter Erinnerungslücken daran erinnern, daß unabhängig davon, ob sie im Rahmen eines abnormen Rauschzustandes auftreten oder als Folge eines Vollrausches, solche «Filmrisse» und auch nachträgliche Erinnerungslücken im täglichen Leben nach ausgiebigem oder raschem Alkoholgenuß gar nicht so selten sind, mit dem Unterschied, daß ohne eine während dieser Phase begangene kriminelle Handlung sich niemand darüber wundert oder daran aufhält.

Ist ein abnormer Frührauschzustand nachzuweisen, dann ist für die dabei begangene Tat eine Schuldfähigkeit gemäß § 20 StGB anzunehmen.

Die Rauschtat nach § 323a StGB

§ 323a StGB lautet:

1. Wer sich vorsätzlich oder fahrlässig durch alkoholische Getränke oder andere berauschende Mittel in einen Rausch versetzt, wird mit Freiheitsstrafe bis zu 5 Jahren oder mit Geldstrafe bestraft, wenn er in diesem Zustand eine rechtswidrige Tat begeht und ihretwegen nicht bestraft werden kann, weil er infolge des Rausches schuldunfähig war oder weil dies nicht auszuschließen ist.

Dieser sogenannte Auffangtatbestand ist geschaffen worden, um solche Täter bestrafen zu können, die dazu neigen, im Vollrausch stafbare Handlungen zu begehen. Dies setzt aber im allgemeinen bei Jugendlichen voraus, daß der Betreffende schon einmal die Erfahrung eines Vollrausches an sich selbst machen konnte. Gerade bei Jugendlichen wird dies häufig nicht der Fall sein, so daß dann lediglich die Schuldunfähigkeit nach § 20 StGB festgestellt werden kann.

Dieser Paragraph gilt übrigens nicht für abnorme Rauschzustände, für den pathologischen Rausch oder für einen Rausch, der durch andere krankhafte Störungen kompliziert war.

Actio libera in causa

Hat der Täter den Entschluß zur Tat gefaßt in einem Zustand, in dem er noch mehr oder weniger klar urteilsfähig war, und hat er sich dann durch Alkohol Mut angetrunken oder andere Drogen eingenommen, gewissermaßen, um sich zur Tat leichter überwinden zu können, dann liegt nach juristischem Verständnis eine actio libera in causa vor, das heißt der Täter kann zwar die Tat in einem durch hohen Alkoholgenuß schuldunfähigen Zustand begangen haben, die Entscheidung zur Tat hat er aber zu einem vorausgegangenen Zeitpunkt gefaßt, an dem er voll schuldfähig gewesen war. In solchen Fällen kann der Täter trotz eines Zustandes verminderter oder gar aufgehobener Schuldfähigkeit zur Zeit der Tat verurteilt werden. Dies kann im Rahmen der Besprechung der psychologischen Inhalte juristischer Begriffe Erörterung finden (siehe Seite 308).

Die Berechnung der Blutalkoholkonzentration

Die Berechnung der Blutalkoholkonzentration übernimmt vielfach der Sachverständige der Rechtsmedizin, der des öfteren wohl auch zur Frage der Schuldfähigkeit gehört wird, wenn kein psychiatrischer Sachverständiger zur Hauptverhandlung geladen ist. Wenn ein psychiatrischer Sachverständiger anwesend ist, sollte dieser die Beurteilung der Voraussetzungen der §§ 20 und 21 StGB übernehmen, nachdem der Rechtsmediziner die Berechnung der Blutalkoholwerte vorgenommen hat.

Man muß sich darüber im klaren sein, daß zwar die Berechnung des Blutalkoholgehalts aus einer abgenommenen Blutprobe eine naturwissenschaftlich exakte Methode ist, daß aber jede weitere darauf aufbauende Berechnung des Blutalkoholgehaltes zur Zeit der Tat nur Annäherungswerte geben kann, die in jedem Falle daraufhin zu überprüfen sind, ob sie mit den Angaben des Angeklagten, insbesondere mit Zeugenaussagen über das Verhalten des Angeklagten zur Zeit der Tat, in Einklang zu bringen sind oder nicht.

Die Berechnung des Blutalkoholgehalts zur Zeit der Tat kann von zwei Möglichkeiten ausgehen:

1. Es wurde nach einem möglichst nicht allzu langen Zeitraum nach der Tat vom Täter eine Blutprobe abgenommen. Dann kann von diesem Wert aus auf den Tatzeitpunkt zurückgerechnet werden, wobei man in der Regel einen durchschnittlichen Abbauwert von 0,16‰ für jede Stunde annehmen kann. Nur dann, wenn von einem zur Tatzeit sehr hohen Blutalkoholgehalt ausgegangen werden muß, können auch höhere Abbauwerte von 0,2‰ und mehr als wahrscheinlich zugrunde gelegt werden.

Es ist allerdings dabei zu berücksichtigen, daß immer die für den Angeklagten günstigere Berechnung als möglicher Wert zugrunde gelegt werden muß. Da es im Jugendgerichtsverfahren, in dem ein jugendpsychiatrischer Sachverständiger zugezogen wird, nur selten um ein Verkehrsdelikt geht, bei welchem möglichst niedrige Blutalkoholwerte für den Angeklagten günstiger sind, wird man in der Regel mit dem Ziel, einen für den Angeklagten günstigeren hohen Blutalkoholgehalt zur Tatzeit als möglich zu berechnen, von einem relativ hohen Abbau pro Stunde ausgehen müssen. Dabei kann man dann die Annahme von 0,2‰ Abbau pro Stunde durchaus vertreten.

Dieser Wert muß dann zu dem chemisch ermittelten Wert hinzugezählt werden.

Beispiel:

Blutalkoholgehalt um 6 Uhr:	0,8‰
Tatzeit:	1.30 Uhr
Zeitdifferenz:	4½ Stunden
wahrscheinlicher durchschnittlicher Abbau:	4½ × 0,16‰ = 0,72‰
wahrscheinlicher Blutalkoholgehalt zur Tatzeit:	1,52‰
möglicher Abbau:	4½ Stunden zu je 0,2‰=0,9‰
möglicher Blutalkoholgehalt zur Tatzeit:	1,7‰

In der Regel werden im Abstand von 45 Minuten oder einer Stunde 2 Blutproben nach einander abgenommen. Die Differenz der Alkoholwerte dieser beiden Proben kann einen gewissen Hinweis auf den Alkoholabbau pro Stunde geben. Ist die Blutprobe jedoch kurz nach der letzten Alkoholaufnahme gemacht worden, dann wird der Blutalkoholabbau in dieser Zeitspanne höher sein, als wenn die letzte Alkoholaufnahme schon längere Zeit zurücklag.

2. Wenn keine Blutalkoholuntersuchungen stattgefunden haben, ist man darauf angewiesen, aus den angegebenen oder durch Zeugen bestätigten Trinkmengen den wahrscheinlichen Blutalkoholwert zur Tatzeit zu berechnen. Die Angaben über die Trinkmengen sind erfahrungsgemäß recht unzuverlässig, besonders wenn größere Alkoholmengen konsumiert wurden. Auch Zeugenaussagen von Mittrinkenden oder auch von Gastwirt und Bedienung helfen in der Regel wenig weiter.

Bis der Gutachter mit dem Angeklagten über seine Trinkmengen sprechen kann, ist meist eine längere Zeit verstrichen. Er wird häufig feststellen, daß die Angaben des Angeklagten nicht unerheblich von seinen Angaben über die Trinkmengen abweichen, die er bei der ersten Vernehmung der Kriminalpolizei gegenüber gemacht hat. Dennoch haben die Angaben vor der Kriminalpolizei die größere Wahrscheinlichkeit als richtige Angaben für sich, weil er sich kurz danach, wenn überhaupt, noch besser an die Trinkmengen erinnern kann als längere Zeit danach, während welcher er vielleicht wünschte, sich von seiner Tat als einer Rauschtat distanzieren zu können. Manchmal können Angaben über die für das Trinken ausgegebene Geldmenge einen gewissen Anhalt bieten. Da andererseits viele kriminelle Handlungen Jugendlicher sich am Wochenende ereignen, während welchem über lange Zeit, an verschiedenen Orten und sehr vielerlei getrunken wird, stößt man mit der Rekonstruktion oft an unüberwindliche Grenzen. Man sollte sich dann vor einer Pseudogenauigkeit hüten und nicht mehr berechnen und sagen, als ohne Zwang möglich ist. Die Angaben über das Verhalten des Angeklagten zur Tatzeit helfen dann in der Regel wesentlich weiter.

Bei der Berechnung des Blutalkoholgehalts aus der Trinkmenge muß auch danach gefragt werden, ob gegebenenfalls vom Vortage noch Restalkoholmengen übrig geblieben waren. Notfalls muß die Berechnung auch über den Vortag ausgedehnt werden. Im allgemeinen wird man von der Hypothese ausgehen, daß im entsprechenden Zeitraum ziemlich gleichmäßig getrunken wurde. Sind die zeitlichen Abstände zwischen den einzelnen Konsumzeiten so groß, daß es zwischenzeitlich zum praktisch völligen Abbau des Alkohols kommen konnte, dann genügt es, die letzte Trinkperiode allein in die Berechnung einzubeziehen. Man wird dann vom Beginn dieser letzten Trinkperiode an die Alkoholmengen in Gramm addieren und sie durch das damalige Körpergewicht in Kilogramm dividieren und diesen Quotienten entweder mit vier Drittel multiplizieren (nach PONSOLD) oder mit dem Faktor 0,7 dividieren (nach LANGELÜDDEKE/BRESSER). Von diesem Promillewert ist das Resorptions- oder Alkoholdefizit von etwa 10% in Abzug zu bringen. Dies ist erforderlich, weil erfahrungsgemäß nicht die ganze aufgenommene Alkoholmenge im Blut erscheint. Wohin der Alkohol dabei geht, ist im einzelnen gar nicht bekannt. Von diesem um 10% reduzierten Promillegehalt muß nun der Abbau pro Stunde abgezogen werden.

Die Abbauzeit beginnt mit dem Trinkbeginn, wobei in der Regel der Durchschnittswert von 0,16‰ pro Stunde abgezogen werden kann. Wenn, wie meist, ein hoher Blutalkoholgehalt forensisch günstiger ist, sollte auch der noch vertretbar niedrige Abbauwert von 0,1‰ in die Berechnung einbezogen werden. Bei Verkehrsdelikten wird man hier dagegen einen möglichst hohen noch vertretbaren Wert von 0,2‰ einsetzen. Der hieraus berechnete Blutalkoholspiegel ist aber, wie schon betont, in jedem Fall mit den Angaben des Angeklagten über sein Verhalten bei der Tat und mit den Zeugenaussagen in Beziehung zu setzen. Die Werte können in jedem Fall nur eine gewisse Wahrscheinlichkeit innerhalb von Grenzwerten für sich in Anspruch nehmen.

Beispiel:

Trinkbeginn:	18.00 Uhr
Trinkende:	22.00 Uhr
Tatzeit:	23.30 Uhr
Trinkmenge:	90 g Alkohol
Körpergewicht:	45 kg
$\frac{90}{45} : 0{,}7 =$	2,85‰
abzüglich Alkoholdefizit	10% = 2,56‰
wahrscheinlicher Abbau	0,16‰ pro Stunde
5½ Stunden × 0,16 =	0,88‰
wahrscheinlicher Blutalkoholwert zur Tatzeit	1,68‰
möglicher Abbau	5½ × 0,1‰ = 0,55‰
möglicher Blutalkoholwert zur Tatzeit	2,01‰

Es ist dabei notwendig, seine Berechnungsgrundlagen und Voraussetzungen im einzelnen dem Gericht mitzuteilen, damit es diese Voraussetzungen nachprüfen und selbst auf ihre Wahrscheinlichkeit hin beurteilen kann.

Alkoholgehalt bei üblichen Getränken

Getränkeart	Alkoholgehalt	Alkohol in g		
Menge in l	in g/100 ml	0,33	0,44	0,5
Normalbiere	3,5	12	14	18
Pils	4	13	16	20
Bockbier	6	20	24	30
obergärige Biere	3	10	12	15
Weine		Glas 0,1	Schoppen 0,25	Flasche 0,75
Mosel- und Rheinweine	7	7	18	55
Rotweine	8	8	20	60
Dessertweine	12	6	(in 50 ml) -	90
Sekt	8	8	-	60
hochprozentige Alkohole		Glas 2 cl		Flasche 0,75
Liköre	22	4,5		155
Branntwein, Cognac	30	2,6		255
Magenbitter, Rum	35	7		260

Der in vielen Gegenden getrunkene vergorene Obstsaft (Most) ist in seinem Alkoholgehalt sehr stark vom Süßigkeitsgehalt des Obstes des jeweiligen

Jahrgangs abhängig und daher unterschiedlich. Er kann im ganzen etwa wie Weißwein beurteilt werden, unterliegt jedoch regional großen Schwankungen.

Bei den heute üblichen Mischgetränken (Schorle, Wein mit Coca, Whisky mit Coca) muß gegebenenfalls das jeweilige Mischungsverhältnis erfragt werden.

m) Die Rauschdrogendelikte

Auch wenn das Schwergewicht der Rauschdrogendelikte entgegen einer weitverbreiteten Annahme gar nicht im Bereich der Jugendgerichtsbarkeit liegt, sondern im Alter über 21 Jahren, so spielen die Drogen dennoch auch in den Jugendgerichtsverfahren eine größere Rolle als früher.

Grundsätzlich ist die Beurteilung der Drogenwirkung als einer typisch exogen verursachten passageren Psychose keine wesentlich andere als die Beurteilung der Alkoholwirkung. Die sogenannten weicheren Drogen (Haschisch, Marihuana, LSD) verursachen im allgemeinen keine schweren, Erinnerungslosigkeit verursachenden Bewußtseinsstörungen, sondern lediglich Veränderungen der Reizaufnahme und damit eine Änderung des Realitätsbezugs, entsprechend einer mäßigen Angetrunkenheit, wenn auch qualitativ anders. Die Neigung zu kriminellen Handlungen ist dabei sicher nicht größer als nach Alkoholgenuß, wahrscheinlich sogar geringer, da die sogenannten weichen Rauschdrogen eher eine gewisse Apathie, zumindest eine gewisse Antriebsverminderung zur Folge haben.

Nicht selten wird von jugendlichen oder heranwachsenden Tätern geltend gemacht, sie hätten einige Zeit vor der Tat Rauschdrogen konsumiert, also etwa Haschisch geraucht oder einen «Trip geworfen». Oft kommen solche Einlassungen erst einige Zeit nach der ersten Vernehmung und tragen damit deutliche Zeichen einer Schutzbehauptung an sich. Hier kann man in der Beurteilung danach gehen, wie weit der Täter sich an die Tat erinnern kann und wie er sich bei der Tatausführung verhalten hat. Eine wesentliche Beeinträchtigung der Einsichts- und Steuerungsfähigkeit kann nach einmaligem Genuß solcher weichen Drogen im allgemeinen nicht angenommen werden.

Auch nach Genuß härterer Drogen, insbesondere Heroin, wird man – abgesehen von der Beschaffungskriminalität – nicht mit einer besonderen Tendenz zu kriminellen Handlungen rechnen müssen. So steht die Beschaffungskriminalität, also der Handel mit Drogen mit dem Ziel, sich vom Gewinn die nötigen Mengen für den eigenen Bedarf leisten zu können, bis hin zum Apothekeneinbruch zur Beurteilung. Hierbei hängt es davon ab, wie weit diese Beschaffungskriminalität unter Suchtzwang erfolgte, das heißt ob eine so hochgradige nicht nur psychische, sondern physische Abhängigkeit vorgelegen hat, daß die Beschaffung des Mittels für den Betreffenden subjektiv eine Art «existentielle Notwendigkeit» darstellte, um Entzugsbeschwerden zu entgehen, oder ob er als gewinnsüchtiger Dealer eben sein Geschäft machen wollte.

Es wird allgemein zwischen psychischer und physischer Abhängigkeit unterschieden. Von *psychischer Abhängigkeit* sprechen wir dann, wenn lediglich der Wunsch nach Wiederholung des Drogengenusses besteht, ein Wunsch, der unter Umständen sehr stark und dranghaft sein kann, bei dem aber im Gegensatz zur *physischen Abhängigkeit* keine Entzugssymptome und keine Notwendigkeit zur Dosissteigerung festzustellen sind. Nur beim Vorliegen von Entzugserscheinungen und charakteristischer Dosissteigerung kann man von körperlicher, das heißt physischer Abhängigkeit sprechen. Liegt eine solche vor, dann besteht eine echte Suchtkrankheit, die auch eine fortschreitende Persönlichkeitsveränderung nach sich zieht mit Interesseneinengung, körperlicher Vernachlässigung und psychischer wie auch sozialer Depravierung.

Besteht eine solche körperliche Abhängigkeit, dann ist eine erheblich verminderte Schuldfähigkeit gemäß § 21 StGB in aller Regel auch dann anzunehmen, wenn der Betreffende etwa bei einem Apothekeneinbruch umsichtig vorgegangen ist und das Risiko, erwischt zu werden, bewußt und erfolgreich vermindert hat. Auch das hungrige Raubtier in freier Wildbahn achtet beim Schlagen seiner Beute, die seinen Hunger stillen soll, darauf, daß es sich nicht seinerseits gefährdet. Dennoch wird niemand bestreiten, daß das Tier unter Triebdruck und ohne rationale Steuerung gehandelt hat. In ausgeprägten Fällen wird man auch eine volle Schuldunfähigkeit gemäß § 20 StGB nicht verneinen können.

Diese Beschaffungskriminalität ist jedoch gerade im Jugendlichen- und Heranwachsendenalter relativ selten. Man wird aber Brunner nicht zustimmen können, der die Ansicht vertritt, daß eine bloße Drogenabhängigkeit ohne weitere Auffälligkeiten oder sonstige besondere Umstände keinen Anlaß gebe, einen medizinischen Sachverständigen zur Frage einer etwaigen Beeinträchtigung der Schuldfähigkeit heranzuziehen. Erst eine langjährige Drogenkarriere mit erfolglosen Entziehungskuren und drogenbedingten Vorstrafen mache eine solche Zuziehung unerläßlich. Entgegen Brunner sollte aber der Sachverständige schon deswegen und vor allem bei Jugendlichen und Heranwachsenden möglichst schon von Anbeginn an zugezogen werden, weil gerade hier rechtzeitig einsetzende sozial-rehabilitative Maßnahmen sinnvoller sind als nur die dem Jugendrichter zu Gebote stehenden Reaktionsmöglichkeiten.

Auch ist es im einzelnen oft schwierig zu entscheiden, ob es sich bei dem Verstoß gegen das Betäubungsmittelgesetz um eine einmalige Entgleisung, entstanden aus «Probiererleichtsinn» handelt oder ob der Anfang einer sozialen Fehlentwicklung und der Beginn einer Drogenkarriere in der Tat manifest geworden sind.

3. Maßnahmen nach §§ 63 und 64 StGB

§ *63 StGB lautet:*

1. Hat jemand eine rechtswidrige Tat im Zustand der Schuldunfähigkeit (§ 20) oder in der verminderten Schuldfähigkeit (§ 21) begangen, so ordnet das Gericht die Unterbringung in einem psychiatrischen Krankenhaus an, wenn die Gesamtwürdigung des Täters und seiner Tat ergibt, daß von ihm infolge seines Zustandes erhebliche rechtswidrige Taten zu erwarten sind und er deshalb für die Allgemeinheit gefährlich ist.
2. Das Gericht ordnet die Unterbringung in einer sozial-therapeutischen Anstalt an, wenn die Voraussetzungen des § 65, Abs. 3 vorliegen.

§ *64 StGB lautet:*

1. Hat jemand den Hang, alkoholische Getränke oder andere berauschende Mittel im Übermaß zu sich zu nehmen, und wird er wegen einer rechtswidrigen Tat, die er im Rausch begangen hat oder auf die sein Hang zurückgeht, verurteilt oder nur deshalb nicht verurteilt, weil seine Schuldunfähigkeit erwiesen oder nicht auszuschließen ist, so ordnet das Gericht die Unterbringung in einer Entziehungsanstalt an, wenn die Gefahr besteht, daß er infolge seines Hanges erhebliche rechtswidrige Taten begehen wird.
2. Die Anordnung unterbleibt, wenn eine Entziehungskur von vorneherein aussichtslos erscheint.

Nach § 7 JGG kommen für nach Jugendrecht verurteilte Jugendliche und Heranwachsende keineswegs alle freiheitsentziehenden Maßregeln des allgemeinen Strafrechts in Frage.

§ 7 JGG lautet:

> Als Maßregeln der Besserung und Sicherung im Sinne des allgemeinen Strafrechts können die Unterbringung in einem psychiatrischen Krankenhaus oder einer Entziehungsanstalt, die Führungsaufsicht oder die Entziehung der Fahrerlaubnis angeordnet werden (§ 61, Nr. 1,2,5 und 6 des Strafgesetzbuches).

Die übrigen Maßregeln der Besserung und Sicherung des allgemeinen Strafrechts, also die Unterbringung in einer sozial-therapeutischen Anstalt nach § 65 StGB, die Unterbringung in der Sicherungsverwahrung (§ 66 StGB) und das Berufsverbot (§ 70 StGB) dürfen nicht angeordnet werden. Während der Ausschluß der Sicherungsverwahrung und eines Berufsverbots für Jugendliche und Heranwachsende ohne weiteres einleuchtet, bedarf die Ausklammerung der Möglichkeit der Unterbringung in einer sozial-therapeutischen Anstalt der Erklärung. Diese zur Zeit noch in der Entwicklung und im Aufbau befindlichen Einrichtungen waren vom Gesetzgeber als Einrichtungen für erwachsene Straftäter gedacht, unter der durchaus richtigen Voraussetzung, daß Jugendstrafanstalten von vorneherein von ihrer Aufgabe her den erzieherischen und therapeutischen Charakter tragen, der ja für die Erwachsenen in den sozial-therapeutischen Anstalten erst eingeführt werden soll. Tatsächlich ist aber ein großer Teil der Jugendstrafanstalten noch weit davon entfernt, ein differenziertes pädagogisches oder gar psychotherapeutisches Instrument zu sein oder bereitstellen zu können, geschweige denn, eine sozial-therapeutische Einrichtung zu sein.

Der § 65, Abs. 3 StGB bestimmt, daß dann, wenn bei einem Täter die Voraussetzungen des § 63, Abs. 1 StGB vorliegen, er also, weil erhebliche rechtswidrige Taten zu erwarten sind und er deshalb für die Allgemeinheit gefährlich ist, in einem psychiatrischen Krankenhaus untergebracht werden soll, das Gericht statt der Unterbringung in einem solchen psychiatrischen Krankenhaus die Unterbringung in einer sozial-therapeutischen Anstalt anordnet, wenn nach dem Zustand des Täters die besonderen therapeutischen Mittel und sozialen Hilfen dieser Anstalt zu einer Resozialisierung besser geeignet sind als die Behandlung in einem psychiatrischen Krankenhaus.

Es bleibt abzuwarten, welche Entwicklung sozial-therapeutische Anstalten nehmen und welchen Charakter sie tragen werden. Es könnte aber sehr wohl sein, daß auch für nach § 63 StGB eingewiesene Jugendliche «die besonderen therapeutischen Mittel und sozialen Hilfen» einer sozial-therapeutischen Anstalt zu ihrer Resozialisierung besser geeignet wären als die Behandlung in einem psychiatrischen Krankenhaus. Es erscheint aber sehr fraglich, ob dieser Absatz des § 65 StGB bei Jugendlichen oder Heranwachsenden Anwendung finden kann, nachdem sozial-therapeutische Anstalten im § 7 JGG ausdrücklich ausgeschlossen wurden. Die Frage wird vor allem für heranwachsende Täter wegen der Auswirkung einer Bejahung der Voraussetzungen des § 105 Abs. 1 JGG bedeutungsvoll werden.

Die Unterbringung in einem psychiatrischen Krankenhaus setzt voraus, daß vom Täter die rechtswidrige Tat im Zustand der Schuldunfähigkeit (§ 20 StGB) oder der verminderten Schuldfähigkeit (§ 21 StGB) begangen wurde und darüber hinaus, daß von ihm aufgrund des die Schuldfähigkeit aufhebenden oder vermindernden Zustands weitere erhebliche rechtswidrige Taten zu erwarten sind und er deshalb für die Allgemeinheit gefährlich ist. Eine Unterbringung gemäß § 63 StGB setzt im übrigen die sichere Feststellung einer erheblich verminderten Schuldfähigkeit gemäß § 21 StGB oder die Nichtausschließbarkeit der Schuldunfähigkeit gemäß § 20 StGB voraus. Eine bloße Nichtausschließbarkeit einer verminderten Schuldfähigkeit (§ 21 StGB) reicht im Gegensatz zu § 64 StGB nicht aus.

Die Voraussetzung zur Unterbringung ist also der Fortbestand des Zustands, der bei der Straftat die Schuldfähigkeit beeinträchtigt oder aufgehoben hat, daß weitere rechtswidrige Taten zu erwarten sind, und zwar wegen eben dieses fortbestehenden Zustandes und schließlich, daß er wegen dieser zu erwartenden erheblichen rechtswidrigen Taten für die Allgemeinheit gefährlich ist. Exkulpierungen aufgrund einmaliger, vorübergehender und inzwischen wieder abgeklungener Zustände können daher keine Unterbringung in einem psychiatrischen Krankenhaus begründen, wohl aber Zustände, die nach allgemeiner psychiatrischer Erfahrung unverändert fortbestehen oder sich gar noch verstärken. Die Unterbringung wird daher nur beim Vorliegen eines Schwachsinns oder einer Psychose zu diskutieren sein, bei der letzteren auch nur dann, wenn sie sich in der Zeit zwischen der Tat und der Begutachtung nicht bereits wieder erheblich gebessert hat.

Im Grunde wird vom Sachverständigen hier eine Prognose gefordert, die gerade im Jugendalter und während der Reifezeit sehr viel schwieriger zu stellen ist als bei Erwachsenen. Während der Reifezeit können psychosenahe, ja auch psychotische Zustände in Erscheinung treten, die nur vorübergehender Natur sind und auf die eine unter Umständen völlig normale Entwicklung folgen kann. Auch ist es oft schwierig, psychische Zustandsbilder aufgrund ihres Querschnittsbildes, das während der gutachtlichen Untersuchung gewonnen werden kann, in ihrer weiteren Entwicklung einzuordnen und zu bewerten. Gerade wegen dieser Schwierigkeit steht der jugendpsychiatrische Gutachter in solchen Fällen oft vor der verantwortungsvollen Aufgabe zu entscheiden, ob es sich bei der Tat um eine einmalige, abnorme Reaktion im Rahmen eines pubertätskritischen Durchbruchs gehandelt hat und damit eine Wiederholung nach aller Erfahrung nicht zu erwarten ist, oder um den Beginn einer unter Umständen langsam fortschreitenden und die Persönlichkeit des Betreffenden zunehmend verändernden psychotischen Entwicklung. Diese Frage ist oft auch aufgrund einer ausführlichen, aber sich doch auf wenige Tage und Wochen beschränkenden gutachtlichen Untersuchung nicht zu beantworten. In solchen Fällen ist es vertretbar und sinnvoll, wenn überhaupt das Vorliegen einer der Voraussetzungen der §§ 20 und 21 StGB begründet werden kann, sowohl die des § 21 StGB wie auch die des § 63 StGB zu begründen, allerdings mit der Maßgabe, daß gemäß § 67, Abs. 2 StGB die Strafe vor der Maßregel zu vollziehen ist. Dann kann während des Jugendstrafvollzugs oder spätestens nach Ablauf desselben die Frage der Voraussetzung des § 63 StGB noch einmal überprüft und die Frage der Prognose mit hinreichender Sicherheit beantwortet werden. Eine solche Lösung ist jedenfalls sowohl für den Jugendlichen und seine Resozialisierung, wie auch für die Sicherheit der Allgemeinheit besser, als wenn mit Verneinung der Voraussetzung der §§ 20 und 21 StGB eine spätere Überprüfung und Kontrolle des gutachtlichen Ergebnisses während des Jugendstrafvollzugs und danach kaum mehr möglich ist, und möglicherweise ein Jugendlicher mit beginnender und fortschreitender Psychose nach Ablauf der Strafe unbehandelt entlassen wird und unter Umständen die Gefahr der Wiederholung der Straftat gegeben ist. In solchen Fällen kann oft noch während des Jugendstrafvollzugs mit hinreichender Sicherheit festgestellt werden, daß sich keine der Voraussetzungen der §§ 20 und 21 StGB mehr feststellen lassen. Diese Feststellung sollte, aber wenn sie möglich ist, nicht bis zum Ende des Vollzugs hinausgeschoben werden, um den Betroffenen nicht unnötig lange in der Ungewißheit zu belassen, was ihn erwartet.

Abgesehen von solchen seltenen, aber bedeutsamen Fällen wird man an die Wiederholungsgefahr trotz Weiterbestehen der Gründe, die zur Minderung oder Aufhebung der Schuldfähigkeit geführt haben, einen strengen Maßstab anlegen. Die Erwartung weiterer erheblicher rechtswidriger Taten muß einen hohen Wahrscheinlichkeitsgrad für sich haben. Dabei ist auch zu berücksichtigen, daß viele solcher Zustände, zum Beispiel auch Zustände nach frühkindlicher Hirnschädigung leichteren Grades mit charakteristischer Wesensänderung, zwar weiterbestehen werden, aber ihre besondere kriminogene Bedeutung eben doch nur in bestimmten Konstellationen und Altersphasen entwickeln können. Um aber hier einer unangemessenen zukünftigen Entscheidung vorzubeugen, sollten schon die Voraussetzungen für die Bejahung einer verminderten Schuldfähigkeit gemäß § 21 StGB sehr streng beurteilt werden, worauf ja bereits nachdrücklich hingewiesen wurde, dies umsomehr, als der § 21 StGB im Jugendrecht bis auf wenige Fälle keinen eigentlichen Sinn haben kann.

Man kann dabei einfach nicht an der Tatsache vorbei, daß es geeignete therapeutische Einrichtungen für eine langfristige Unterbringung von Jugendlichen und Heranwachsenden gemäß § 63 StGB praktisch nicht gibt.

Jugendpsychiatrisch-klinische Einrichtungen sind im allgemeinen nicht geschlossen und können daher den bei nach § 63 StGB Untergebrachten notwendigen Sicherheitsgrad nicht gewährleisten, so daß diese Jugendlichen und Heranwachsenden in aller Regel in entsprechenden Abteilungen der psychiatrischen Erwachsenenkrankenhäuser untergebracht werden, wo spezifische Hilfsmöglichkeiten für diese Gruppe Jugendlicher und Heranwachsender nicht vorhanden sind. Es ist daher auch beim Vorliegen eines Schwachsinns oder einer Psychose zu überlegen, ob nicht eine anderweitige Unterbringung in einer Einrichtung für Geistigbehinderte oder in einer psychiatrischen Einrichtung ohne geschlossene Abteilung vertretbar und sinnvoll ist. Die Unterbringung nach § 63 StGB ist zumindest nicht der geeignete Weg, psychotherapeutische Möglichkeiten, wie sie gerade auch bei neurotischen Tätern im Reifungsalter und danach oft angeboten werden sollten, anzubieten und zu ermöglichen.

Die Frage, ob die zu erwartenden rechtswidrigen Taten erhebliche Taten sind und ob der Täter deswegen für die Allgemeinheit gefährlich ist, muß im übrigen nicht der jugendpsychiatrische Sachverständige beantworten. Dies muß der Entscheidung des Gerichts vorbehalten bleiben, das sich allerdings auf eine möglichst detaillierte Schilderung der Art des Zustandes und seiner Prognose stützen können muß.

Die Unterbringung nach § 64 StGB in einer Entziehungsanstalt kommt nur für Suchtkranke in Frage. Die gerichtliche Einweisung in eine Entziehungsanstalt ist eine sehr umstrittene Möglichkeit zur Behandlung eines Suchtkranken. Nach allgemeiner Erfahrung ist die Voraussetzung für den Erfolg einer Entziehungskur die Freiwilligkeit des Suchtkranken, sich einer solchen Kur zu unterziehen. Der Zwang zur Alternative, entweder seine Bereitschaft, sich einer Entziehungskur zu unterziehen, zu bekunden oder aber zu einer längeren Freiheitsstrafe verurteilt zu werden, kann eine Freiwilligkeit vortäuschen, die in Wirklichkeit gar nicht gegeben ist. Andererseits ist nicht zu bestreiten, daß eine solche Zwangssituation oft die erste und einzige Möglichkeit darstellt, einen Jugendlichen oder Heranwachsenden, der sich einer Behandlung seiner Suchtkrankheit bisher stets entzogen hat, zu fassen und überhaupt dazu zu bringen, mit einem Fachmann über sich, seine Situation und die Aussichten einer solchen Entziehungskur zu sprechen. Sie kann unter Umständen ein wirkungsvoller Anknüpfungspunkt für die Einleitung einer Behandlung und Umstimmung zur Behandlungsbereitschaft sein.

Die Erfahrung bei Behandlung Drogenabhängiger zeigt, daß die Aussichten auf Erfolg umso höher sind, je eher der Betreffende bereit ist, sich auch einer längeren Behandlung unter belastenden Bedingungen zu unterziehen. Ein dauerhafter Erfolg und eine Stabilisierung wird aber erst erreicht werden, wenn an die Entziehungskur sich die freiwillige langfristige Teilnahme an Selbsthilfegruppen (zum Beispiel anonyme Alkoholiker) anschließt.

Der Abs.2 des § 64 StGB schließt daher auch die Anordnung einer Entziehungskur dann aus, wenn sie von vorneherein aussichtslos erscheint.

Dem Vorschlag des Sachverständigen an das Gericht, die Unterbringung des Probanden nach § 64 StGB in einer Entziehungsanstalt zu beschließen, muß daher eine sehr eingehende Exploration und psychische Untersuchung desselben vorausgegangen sein, die konkrete Gründe beibringen kann, warum in diesem Falle eine Entziehungskur aussichtsreich erscheint. Die Entscheidung ist deswegen so schwierig, weil die betreffenden Jugendlichen und Heranwachsenden, bis sie zur Begutachtung kommen, meist eine längere Zeit der Untersuchungshaft hinter sich haben und bereits entgiftet und entzogen sind, so daß der eigentliche Anlaß für die Durchführung einer Entziehungskur im konkreten Fall meist nicht mehr gegeben ist, auch wenn erwartet werden kann, daß nach der Entlassung des Betreffenden aus Untersuchungs- oder Jugendstrafhaft er bald wieder rückfällig werden wird.

Hier kommt es aber weniger auf die Einleitung einer Entziehungskur an, als auf die Einleitung gezielter sozialpädagogischer und sozialtherapeutischer Maßnahmen.

Deswegen hilft auch der 1971 eingefügte § 93a JGG nicht sehr viel weiter.

§ 93a JGG lautet:

1. Die Maßregeln nach § 61, Nr.2 des Strafgesetzbuches werden in einer Einrichtung vollzogen, in der die für die Behandlung suchtkranker Jugendlicher erforderlichen besonderen therapeutischen Mittel und sozialen Hilfen zur Verfügung stehen.
2. Um das angestrebte Behandlungsziel zu erreichen, kann der Vollzug aufgelockert und weitgehend in freier Form durchgeführt werden.

Diese Bestimmung ermöglicht es, einen Jugendlichen oder Heranwachsenden auch außerhalb geschlossener Einrichtungen zur Entziehung unterzubringen. Abgesehen davon, daß solche geeigneten Einrichtungen nicht in genügender Zahl vorhanden sind und oft lange Wartezeiten haben, stellt sich auch hier immer die Frage nach der für die Erfolgsaussicht notwendigen Freiwilligkeit.

4. Schädliche Neigungen nach § 17, Abs. 2 JGG

§ 17, Abs. 2 JGG lautet:

> Der Richter verhängt Jugendstrafe, wenn wegen der schädlichen Neigungen des Jugendlichen, die in der Tat hervorgetreten sind, Erziehungsmaßregeln oder Zuchtmittel zur Erziehung nicht ausreichen oder wegen der Schwere der Schuld Strafe erforderlich ist.

Sowohl die Feststellung schädlicher Neigungen, wie auch die Feststellung der Schwere der Schuld ist Sache des Jugendgerichts und prinzipiell nicht Gegenstand jugendpsychiatrischer Begutachtungen. Der jugendpsychiatrische Sachverständige kann sich daher, wenn er, wie es gelegentlich vorkommt, vom Richter nach dem Vorliegen schädlicher Neigungen gefragt wird, der Beantwortung dieser Frage durchaus entziehen. Andererseits ist unbestreitbar, daß der Begriff der schädlichen Neigungen ein Begriff ist, der einen psychologischen Tatbestand beschreiben soll. Insoweit wäre der jugendpsychiatrische Sachverständige durchaus kompetent, etwas dazu zu sagen.

Da das Vorliegen schädlicher Neigungen – von der Schwere der Schuld zunächst abgesehen – die gesetzliche Voraussetzung dafür darstellt, daß gegen einen Jugendlichen auf Jugendstrafe erkannt werden kann, ergibt sich in praxi im allgemeinen eine den Vorstellungen des Gesetzgebers entgegengerichtete Schlußfolgerung: Das Gericht ist aufgrund vorangegangener strafbarer Handlungen oder wegen der Schwere des Delikts der Ansicht, daß Jugendstrafe eine angemessene jugendgerichtliche Antwort darstellen würde und wird daraufhin das Vorliegen schädlicher Neigungen aus der bisherigen Entwicklung des Jugendlichen ableiten. Untersuchungen von Schütze und Reinhardt haben gezeigt, daß der Begriff «schädliche Neigungen» weniger von echten prognostischen Kriterien bestimmt wird als von den Kriterien Schuld, Tatsühne und Generalprävention. Der Richter schließt in der Praxis auf «schädliche Neigungen» vorrangig aus der Schwere des Delikts und aus der Rückfälligkeit des Täters.

Der prognostische Gehalt des Begriffs «schädliche Neigungen» geht dabei praktisch verloren, zumindest was die Prognose der Persönlichkeitsentwicklung anbelangt. Diese tritt hinter der Kriminalprognose völlig zurück. Dies widerspricht im Grunde der Tendenz und der Zielsetzung des Jugendgerichtsgesetzes. Auch unter pädagogischen Gesichtspunkten ist der Begriff «schädliche Neigungen» deswegen ungünstig, weil er mit seiner negativen Zuschreibung dem Jugendlichen suggeriert, daß bei ihm eine psychologische Tendenz bestehe, die zu überwinden und zu beseitigen offenbar besonders schwierig sei. Neigungen im allgemeinen Verständnis sind zweifellos wesentlich schwerer zu überwinden oder auszuschalten als Fehlhandlungen oder Entgleisungen, auch wenn sich diese immer wiederholen. SCHÜTZE und REINHARDT schlagen daher vor, künftig im Jugendstrafrecht auf den Begriff «schädliche Neigungen» zu verzichten und diesen durch die Formulierung «bisherige Entwicklung des Jugendlichen» zu ersetzen. Damit wäre der ausschließlich retrospektive Charakter der Begründung einer Jugendstrafe dem tatsächlichen Verfahren entsprechend klar formuliert.

Auch von juristischer Seite (BRUNNER) erfährt der Begriff «schädliche Neigungen» recht unterschiedliche und zum Teil divergierende Beschreibungen und Abgrenzungen.

Die «schädlichen Neigungen» müssen nach dem Gesetz der Grund dafür sein, daß andere Maßnahmen, wie Erziehungsmaßregeln oder Zuchtmittel zur Erziehung, nicht ausreichen. Nach BRUNNER kann dies nur nach eingehender Persönlichkeitserforschung entschieden und bei entsprechendem Gewicht der Tat begründet werden. Dabei wird das Gericht sich allerdings in der Regel nur auf den Jugendgerichtshilfebericht stützen und nur in besonderen Fällen auf ein jugendpsychiatrisches Gutachten.

Nun kann allerdings die Wirkungslosigkeit von Erziehungsmaßregeln und Zuchtmitteln sehr oft nachgewiesen werden, und zwar weniger aus Gründen, die in dem Jugendlichen zu suchen sind, als in der Art und der Durchführung der Zuchtmittel und Maßregeln. Verwarnungen und Auflagen (§ 14 und § 15 JGG) gehen ohne begleitende sozialpädagogische Maßnahmen ins Leere und der pädagogische Wirkungsgrad des Jugendarrests kann wohl kaum allzu hoch eingeschätzt werden. Von den Erziehungsmaßregeln (§ 10 und 12 JGG) können Weisungen ohne begleitende Betreuung auch meist wenig wirkungsvoll eingreifen und die Erziehungsbeistandsschaft hängt in ihrer Wirkung im wesentlichen vom personellen Einsatz und den Möglichkeiten des dafür zuständigen Jugendamtes ab. Die Fürsorgeerziehung aber kommt jenseits des 17. Lebensjahres nicht mehr in Frage.

Die Wirkungslosigkeit dieser Maßnahmen als Voraussetzung für eine Verurteilung zu Jugendstrafe muß nach dem Gesetz nicht in der Persönlichkeit des Jugendlichen oder Heranwachsenden begründet sein, sondern muß nur als solche festgestellt werden. Tatsächlich wird sie aber in aller Regel als schuldhafte Unbeeinflußbarkeit des Jugendlichen diesem vorgeworfen und von diesem in der Regel auch als Vorwurf in diesem Sinne verstanden. Eine rein retrospektive Beurteilung der Voraussetzungen zu einer Verurteilung zu Jugendstrafe würde den tatsächlichen Gegebenheiten eher gerecht werden.

Die rein objektive Feststellung schädlicher Neigungen, also einer Tendenz, strafbare oder andere gegen die Gemeinschaft oder andere gerichtete Handlungen zu begehen, kann als Voraussetzung für eine Verurteilung zu Jugendstrafe auch unter Berücksichtigung der Verhältnismäßigkeit von Tat und Strafe deswegen nicht befriedigen, weil die Ursachen dieser objektiv festzustellenden Tendenz dabei keine Berücksichtigung finden müssen. So kann zum Beispiel objektiv eine schädliche Neigung bei einem Jugendlichen vorliegen, der an zahlreichen Einbruchsdiebstählen beteiligt war. Die objektive Feststellung schädlicher Neigungen bekommt aber einen zynischen Charakter, wenn dabei nicht berücksichtigt wird, daß er in erheblichem Maße unter Gruppenzwang gestanden hat. Auch wird man nach einer solchen Einbruchsserie unterscheiden müssen, ob er dabei bisher jemals ertappt wurde und ob es inzwischen einmal eine Zäsur durch eine Jugendgerichtsverhandlung oder durch andere pädagogische Maßnahmen gegeben hat oder nicht.

Sinnvoller und der Zielsetzung des Jugendgerichtsgesetzes mehr entsprechend wäre es, wenn die Verurteilung zu Jugendstrafe im wesentlichen davon abhängig gemacht würde, ob die Jugendstrafe im vorliegenden Falle das geeignete Instrument bieten kann, eine Resozialisierung des Jugendlichen herbeizuführen oder wenigstens einzuleiten.

Die Schwere der Schuld ist ebenfalls kein Gegenstand jugendpsychiatrischer gutachtlicher Beurteilung, sondern sie unterliegt allein richterlicher Entscheidung; auch geht es hier ausschließlich um normative Schuld.

Da der Begriff aber im Urteilsspruch erscheint und der verurteilte Jugendliche damit konfrontiert wird, ist es wohl berechtigt, einige grundsätzliche Anmerkungen aus jugendpsychiatrischer Sicht anzufügen. Nach BRUNNER ermißt der Richter die Schwere der Schuld aus dem Gewicht der Tat und der persönlichkeitsbegründeten Beziehung des Jugendlichen zu seiner Tat. Hierbei seien vor allem die Tatmotive zu berücksichtigen, auch sei die Schuld «Einzeltatschuld», nicht «Charakterschuld». Auf die grundsätzliche Schwierigkeit der Eruierung der Tatmotive wird noch einzugehen sein.

Der Gesetzgeber glaubt, auch im Rahmen eines Erziehungsstrafrechts, wie es das Jugendgerichtsgesetz sein soll, auf das Schuldprinzip nicht gänzlich verzichten zu können, da sonst die Möglichkeit einer Bestrafung Jugendlicher, die zwar schuldhaft gehandelt haben, aber nicht erziehungsbedürftig oder erziehungsfähig sind, ganz ausgeschlossen werde. Auch BRUNNER ist der Ansicht, daß eine Strafe über 4 oder 5 Jahre hinaus rein erziehungsmäßig nicht zu rechtfertigen sei, daß sie sogar die Persönlichkeitsentwicklung gefährde. Demgegenüber ist aber der BGH der Ansicht, daß eine Jugendstrafe wegen Schwere der Schuld nur zugelassen sei, wenn diese aus erzieherischen Gründen zum Wohle des Jugendlichen erforderlich sei. Hiergegen wendet sich allerdings BRUNNER mit Nachdruck. Hier führt die Kollision zwischen dem Sühnegedanken eines Schuldstrafrechts und dem Primat der Erziehung im Rahmen eines Erziehungsstrafrechts zu bisher unüberwindbaren Problemen.

Tatsächlich erwartet auch der einer besonderen Erziehung nicht bedürftige

Täter einer schweren kriminellen Tat, zum Beispiel eines Mordes, die Feststellung seiner Schuld und unter Umständen auch eine Sühne, zu der er sich in der Regel grundsätzlich bereit findet. Allerdings würde in vielen Fällen die Feststellung einer Schuld nach § 27 JGG und die Erteilung entsprechender Weisungen auch dem Sühnebedürfnis des Täters mehr entsprechen als eine längerfristige Jugendstrafe, deren Dauer aus der Sicht der Erwachsenen in der Regel in keinem Verhältnis mehr steht zu ihrer Dauer aus der Sicht des Jugendlichen. Auch nach der Denkschrift der Deutschen Vereinigung für Jugendgerichte und Jugendgerichtshilfen über die kriminalrechtliche Behandlung junger Volljähriger sind an die Feststellung der Schwere der Schuld ganz besondere und sicher höhere Anforderungen zu stellen, als dies in der bisherigen Praxis geschehen ist.

5. Die heilerzieherische Behandlung gemäß § 10, Abs. 2 JGG

§ 10, Abs. 2 JGG lautet:

> Der Richter kann dem Jugendlichen auch mit Zustimmung des Erziehungsberechtigten und des gesetzlichen Vertreters auferlegen, sich einer heilerzieherischen Behandlung durch einen Sachverständigen oder einer Entziehungskur zu unterziehen. Hat der Jugendliche das 16. Lebensjahr vollendet, so soll dies nur mit seinem Einverständnis geschehen.

Der in § 10, Abs. 2 JGG genannte Sachverständige ist in der Regel nicht identisch mit dem jugendpsychiatrischen Sachverständigen, der den Jugendlichen gutachtlich untersucht und gegebenenfalls dem Gericht die Auflage zu einer heilerzieherischen Behandlung vorschlägt. In aller Regel wird aber das Gericht einem Jugendlichen nur dann auferlegen, sich einer heilerzieherischen Behandlung zu unterziehen, wenn es vorher einen Sachverständigen dazu gehört hat, ob eine solche heilerzieherische Behandlung oder eine Entziehungskur auch Aussicht auf Erfolg hat und in welcher Weise sie durchgeführt werden kann.

Die Deutsche Vereinigung für Jugendgerichte und Jugendgerichtshilfen hat gemeinsam mit der Deutschen Vereinigung für Kinder- und Jugendpsychiatrie 1972 Empfehlungen ausgearbeitet, wonach vor Verhängung einer Jugendstrafe geprüft werden soll, ob nicht statt dessen eine Weisung nach § 10, Abs. 2 sinnvoll sein könne. Als Hinweis dafür, daß die Voraussetzungen des § 10, Abs. 2 JGG vorliegen könnten, wurden genannt:

a) im familiären Bereich

1. fehlende Familienbeziehung oder Unvollständigkeit der Familie;
2. erzieherische Diskontinuität;
3. chronische Spannungen in der Familie.

b) im Bereich der Persönlichkeitsentwicklung und des Verhaltens

1. auffallende Ängstlichkeit in der Kindheit;
2. Störungen der sprachlichen und motorischen Entwicklung;
3. auffälliges Einzelgängertum;
4. isolierte Ausfälle im Lesen und Schreiben;
5. gesteigertes, aggressives Verhalten aus inadäquatem Anlaß;
6. dissoziale Entwicklung bei äußerlich intaktem Milieu;
7. auffallende Symptome, wie zum Beispiel Stottern, Einnässen, Einkoten, Tics.

c) im Bereich körperlicher Befunde

1. chronische Erkrankungen;
2. Sinnesdefekte;
3. grobe körperliche Auffälligkeiten.

d) in der Art der Delikte

1. Diskrepanz zwischen Tat und bisheriger Persönlichkeitsentwicklung;
2. sexuelle Delinquenz;
3. scheinbar sinnlose Bereicherungsdelikte;
4. Brandstiftung.

Der Begriff der heilerzieherischen Behandlung wird vielfach zu eng gefaßt. Er umfaßt alle dem Alter des Jugendlichen angemessenen psychotherapeutischen Maßnahmen im weiteren Sinne, also auch alle pädagogischen Maßnahmen.

Der Gutachter, der dem Gericht die Auflage für den Jugendlichen vorschlägt, sich einer heilerzieherischen Behandlung zu unterziehen, sollte sich jedoch von der Realisierbarkeit seiner Vorschläge überzeugen und nicht eine solche Behandlung vorschlagen, die dann in keiner Weise durchführbar ist, sei es aus Gründen, die in der Persönlichkeit des Jugendlichen liegen, sei es aus Gründen, die in den therapeutischen Möglichkeiten liegen, wie sie im Lebensbereich des Jugendlichen vorhanden sind oder nicht.

Seit Einführung des § 10, Abs. 2 JGG haben sich aber die realisierbaren Möglichkeiten einer heilerzieherischen Behandlung zweifellos wesentlich verbessert und es wird im Grunde viel zu wenig von dieser Möglichkeit Gebrauch gemacht, die in besonderer Weise dem Ziel des Jugendgerichtsgesetzes entspricht.

Die Erfolgsaussicht einer vorzuschlagenden heilerzieherischen Behandlung darf aber andererseits auch nicht zu eng gefaßt werden, da auch eine nicht vollständig durchgeführte, vielleicht vorzeitig abgebrochene Behandlung oder eine Behandlung, die einen Rückfall nicht verhindern kann, keineswegs auf lange Sicht ein Fehlschlag oder eine insuffiziente Behandlung gewesen sein muß. Das sich in jeder Behandlung aufbauende persönliche Verhältnis zwischen dem Jugendlichen und dem die Behandlung durchführenden «Sachverständigen», also dem Pädagogen oder Psychotherapeuten, kann sich nachträglich als wesentlicher stabilisierender Faktor herausstellen, auch dann, wenn die Stabilisierung nicht unmittelbar im Laufe der Behandlung oder bald danach sichtbar geworden ist. Viele positiven menschlichen Beziehungen bedürfen der Wiederholung oder auch der Bewährung im Fall eines Rückfalls, um dann erst ihre persönlichkeitsstabilisierende therapeutische Wirkung offenbar werden zu lassen. Auch sollte beim Vorschlag einer heilerzieherischen Behandlung keine zu hohe Erwartung an die Art der heilerzieherischen Behandlung gestellt werden. Ein realisierbares Geleit eines Jugendlichen durch einen Sozialpädagogen oder auch nur durch einen engagierten ehrenamtlichen Helfer kann oft mehr bedeuten, als eine nicht sofort realisierbare, hochkarätige psychotherapeutische Behandlung durch eine qualifizierte Fachkraft, die aber erst nach längerer Wartezeit zur Verfügung steht und nach aller Erfahrung bei allfälligen interkurrenten Schwierigkeiten weniger elastisch zu reagieren in der Lage ist, als eine geschickte pädagogische Begleitung und Führung.

Was die Möglichkeiten einer Psychotherapie anbelangt, so besteht beim Laien, auch bei Richtern und Jugendamtsbeamten oder Sozialarbeitern, häufig eine unrealistische Vorstellung. Vom Kinder- und Jugendpsychiater wird nicht selten erwartet, daß er eine durch frühe psychosoziale Fehlentwicklung entstandene Verhaltensstörung und Dissozialität eines Jugendlichen im Rahmen einer relativ befristeten stationären psychotherapeutischen Behandlung beseitigen könne, daß also etwa eine Dissozialität mit Neigung zu aggressiven Reaktionen durch eine in wenigen Monaten durchzuführende stationäre Psychotherapie beseitigt werden könnte. Mit einer solchen Erwartung ist aber jede Psychotherapie überfordert, auch wird dabei das Wesen der psychischen Störung verkannt.

Durch eine Vielzahl negativer, sich allmählich kumulierender Erfahrungen im Laufe eines jugendlichen Lebens haben sich bei solchen Jugendlichen Reaktionsmuster herausgebildet, die nicht im Rahmen eines klinischen Schutzbereiches und auch nicht durch Gesprächs-, Arbeits- oder Gruppentherapie irgendwelcher Art kurzfristig beseitigt werden können. Ein Therapieerfolg ist nur zu erwarten, wenn es gelingt, solche Jugendlichen in der täglichen Auseinandersetzung mit den Realitäten eines Gruppenlebens wie auch einer Berufsanforderung zu führen und sie beratend zu begleiten. Dabei können parallel laufende Gespräche als Schiene für eine emotionale, die Persönlichkeit des Jugendlichen stabilisierende Beziehung ihren wesentlichen Anteil haben, sie können aber nicht allein, ohne die Erfahrung der Realität genügend wirksam werden und eine Reaktionsänderung bewirken. Dazu kommt, daß ein solcher Prozeß lange Zeit benötigt und über viele Monate, ja oft Jahre gehen muß. In der Regel wird also im Rahmen heilerzieherischer Maßnahmen nach § 10, Abs. 2 JGG nicht eine stationäre Behandlung ins Auge zu fassen sein, auch wenn zunächst eine gewisse Gefährdung des Jugendlichen und der Allgemeinheit nicht ausgeschlossen werden kann, sondern es muß versucht werden, vorrangig die soziale Eingliederung in einen Beruf oder einen Ausbildungsgang zu versuchen und diese eventuell mit einer heilpädagogischen oder psychotherapeutischen Behandlung im engeren Sinne zu begleiten. Das heißt, daß heilpädagogische und therapeutische Maßnahmen bei dissozialen Jugendlichen in aller Regel immer mit dem Risiko des Rückfalls behaftet sind, der sinnvollerweise von vorneherein einkalkuliert wird und nicht zu vorzeitigem Abbruch der therapeutischen Maßnahmen Anlaß geben darf.

Zu der Auflage, sich einer Entziehungskur zu unterziehen, wird auf die Ausführungen im Zusammenhang mit der Besprechung der Suchtkrankheit verwiesen (siehe Seite 290).

6. Das Tatmotiv und andere psychologische Inhalte juristischer Begriffe

Die Frage nach dem Tatmotiv ist im Rahmen des allgemeinen Strafrechts eine sekundäre Frage, da das Gericht zunächst nur den Tatbestand zu klären hat. Dabei geht es in aller Regel um sachliche Feststellungen und nicht um psychologische. Lediglich beim Mordparagraphen, dem § 211 StGB, ist das Gericht gezwungen, Motive und Beweggründe festzustellen; denn Mörder ist nach diesem Paragraphen nur, wer aus Mordlust, zur Befriedigung des Geschlechtstriebs, aus Habgier oder aus sonst niedrigen Beweggründen, heimtückisch oder grausam oder mit gemeingefährlichen Mitteln oder um eine andere Straftat zu ermöglichen oder zu verdecken, einen Menschen tötet. Dabei kann der Tatbestand der Heimtücke oder der Grausamkeit oder die Verwendung gemeingefährlicher Mittel objektiv festgestellt werden. Alle anderen, den Mörder als solchen definierenden Tatbestände sind psychologischer Art. Abgesehen von diesem § 211 StGB wird aber, wenn man noch von der «rechtswidrigen Zueignungsabsicht» absieht, die im allgemeinen weniger als Absicht, denn als Handlung objektiviert werden kann, in keinem anderen Paragraphen eine Feststellung über Beweggründe und Absichten notwendig.

Um dieser grundsätzlichen Schwierigkeit zu begegnen, der sich das Gericht gegenüberstehen sieht, wenn es darum geht, den Mord von einem Totschlag aufgrund psychologischer Feststellungen abzugrenzen, schlug ESER beim 53. Deutschen Juristentag eine Änderung der entsprechenden Paragraphen vor, wobei er für den Fall, daß lebenslange Freiheitsstrafe beibehalten werden soll, den Mordparagraphen wie folgt zu ändern vorschlug:

1. Wer einen anderen Menschen tötet, wird mit Freiheitsstrafe nicht unter 8 Jahren, in besonders schweren Fällen mit lebenslanger Freiheitsstrafe bestraft.
2. Ein besonders schwerer Fall liegt in der Regel vor, wenn der Täter dadurch eine besonders gefährliche Einstellung gegen Leib und Leben erkennen läßt, daß er (1) mehrere Menschen tötet oder zu töten versucht, oder die Lebensgefährdung Dritter in Kauf nimmt; (2) mit einer Schußwaffe tötet, die er oder ein Tatbeteiligter gewohnheitsmäßig unerlaubt mit sich führt; (3) die Tötung unter Mitwirkung eines anderen begeht, mit dem er sich bandenmäßig zur Begehung von Gewalttaten verbunden hat; (4) die Tötung in einer für das Opfer besonders qualvollen Weise ausführt; (5) das Vertrauen des Opfers oder einer Schutzperson arglistig erschlich oder bestärkt hat; (6) zur Erregung oder Befriedigung des Geschlechtstriebs oder aus Gewinnsucht tötet oder (7) die Tötung zur Ermöglichung oder Verdeckung einer anderen Straftat begeht.

Den § 212 StGB über den Totschlag schlug er vor, wie folgt abzuändern:

1. Wer aufgrund einer heftigen Gemütsbewegung, die den Umständen nach menschlich begreiflich ist, tötet, wird mit Freiheitsstrafe von 1–10 Jahren bestraft.
2. Ein solcher Fall liegt in der Regel vor, wenn (1) der Täter sich durch eine nicht unerhebliche Drohung, Körperverletzung oder Beleidigung, die ihm oder einer ihm nahestehenden Person ohne überwiegende eigene Veranlassung vom Getöteten zugefügt worden ist, zur Tat hat hinreißen lassen; (2) der Täter sich oder eine ihm nahestehende Person aus einer ihm ausweglos erscheinenden, nicht überwiegend selbst veranlaßten Konfliktlage mit dem Getöteten zu befreien versucht oder sonst aus Verzweiflung oder aus Mitleid mit dem Opfer tötet; oder (3) eine Frau ihr Kind in oder gleich nach der Geburt tötet.

Auch diese Neuformulierung enthält noch psychologische Kriterien, wie zum Beispiel die Frage, ob der Täter das Vertrauen des Opfers arglistig erschlichen oder bestärkt hat oder nicht, oder ob er sich bandenmäßig zur Begehung von Gewalttaten verbunden hat oder nicht. Immerhin sind diese Fragen vergleichsweise sehr viel leichter objektiv auch vom Gericht festzustellen, als etwa die Frage, ob ein Täter aus niedrigen Beweggründen gehandelt habe oder nicht.

Im Rahmen eines Jugendgerichtsverfahrens ist aber die psychologische Klärung des Motivs in jedem Fall notwendig. Wie soll ein Jugendgericht Feststellungen darüber treffen, ob bei einem Jugendlichen schädliche Neigungen vorliegen oder nicht, wie soll es die zur positiven Beeinflussung des jugendlichen Angeklagten geeigneten Maßnahmen herausfinden, wenn es sich nicht eingehend Gedanken über die Beweggründe und das Tatmotiv des Jugendlichen macht. Man wird also sagen können, daß im Jugendgerichtsverfahren in jedem Fall Überlegungen zum Tatmotiv und zu den Beweggründen, die den Jugendlichen veranlaßt haben, die kriminelle Handlung zu begehen, anzustellen sind.

Grundsätzlich ist zwar die Feststellung des Tatmotivs Sache des Gerichts. Bei der Feststellung des Tatmotivs geht es aber um eine psychologische Feststellung, an der auch der erfahrene Jugendrichter früher oder später an Grenzen stoßen kann, Grenzen, die auch für den jugendpsychiatrischen Sachverständigen nicht ohne weiteres übersteigbar sind. Es stehen ihm aber aus der Methode der Exploration, aus den Ergebnissen seiner psychologisch-psychiatrischen Untersuchungen wie auch aus seiner Erfahrung und seinen Kenntnissen von der Psychodynamik und der Tiefenpsychologie Möglichkeiten zu Gebote, die geeignet sind, diese Erkenntnisgrenzen doch wesentlich weiter hinauszuschieben.

Die übliche Methode, die nicht nur Polizei und Gericht sondern wir alle im täglichen Leben beständig verwenden, geht nach dem Prinzip vor: «Wenn ich so handelte, warum würde ich es dann wohl tun?» Diese Methode stimmt in den täglich üblichen Handlungen, beim Aufstehen, beim Weggehen ins Büro, beim Benützen der Straßenbahn wohl auch meist mit den jeweiligen Motiven der Handelnden überein. Sobald aber Affekte ins Spiel kommen, sobald Freude, Liebe, Wut oder Haß mitwirken, dann ist der Schluß von sich selbst auf den anderen schon sehr viel schwerer, denn die Affekte unterliegen zwar auch allgemeinen und gemeinsamen Regeln und Gesetzen von ihren Tendenzen her, in ihrer Stärke und in ihrer Auslösbarkeit unterliegen sie aber großen individuellen Schwankungen, die im wesentlichen auf das anlagebedingte Temperament, aber auch auf die individuellen Früherfahrungen zurückzuführen sind.

Dazu kommt aber, daß eine Handlung, vor allem eine komplizierte, über einen gewissen Zeitraum sich ausdehnende Handlung, aber auch affektbetonte Handlungen, nicht auf ein einzelnes Motiv zurückgeführt werden können, sondern in der Regel auf ein ganzes Bündel von Teilmotiven. Von diesen Teilmotiven sind aber auch dem Täter oft nur einzelne wenige bekannt, ja er fügt oft nachträglich das eine oder andere Motiv in einer Selbsttäuschungstendenz hinzu, das an der ursprünglichen Handlung gar nicht beteiligt war.

Die allgemeine Voraussetzung: «Man weiß doch, warum man etwas tut!» stimmt in sehr vielen Fällen keineswegs, zumindest ist der Anteil der Teilmotive, der dem Handelnden bewußt ist, oft nur der kleinste und am wenigsten bedeutungsvolle Anteil unter den Teilmotiven. Dabei kann es, und das zu verstehen fällt dem psychologischen Laien oft besonders schwer, sehr wohl zu widerstreitenden Motiven kommen, zu widerstreitenden Handlungstendenzen, zu einer sogenannten Ambivalenz. So ist es keineswegs immer nur eine Schutzbehauptung, wenn der Täter nach der Tat sagt, er habe das, was er getan hat, eigentlich gar nicht tun wollen. Es ist in der Regel allerdings nur die halbe Wahrheit, weil eben ein Teil seiner Persönlichkeit die Tat offenbar doch gewollt hat, ein anderer Teil allerdings nicht. Nachträglich erinnert er sich aber aus Selbstschutz – um sich wenigstens vor Gericht zu entlasten – nur noch an diese Anteile seiner Motive, welche die Tat nicht gewollt hatten. Es kann aber auch durchaus sein, daß die tatfördernden Motive ihm zu keiner Zeit bewußt geworden sind.

Die Klärung des Tatmotivs aus der Aussage des Täters stößt auf allgemeine und spezielle Schwierigkeiten. Die allgemeinen Schwierigkeiten liegen darin begründet, daß weniger ausdrucksgewandte Menschen, und solche sind bei straffälligen Jugendlichen besonders häufig anzutreffen, in der Fähigkeit, etwas über sich auszusagen oft sehr behindert sind. Gerade bei der Frage nach dem Motiv geht es darum, Gefühle zu erinnern und sprachlich zu formulieren, was oft besonders schwer fällt, da dies im alltäglichen Sprachgebrauch im allgemeinen weitgehend unterbleibt. Ein anderer Grund liegt darin, daß die Tat oft einige Zeit zurückliegt. Vor allem dann, wenn der Jugendliche mit dem Gutachter spricht, ist die Erinnerungsfähigkeit oft schon erheblich beeinträchtigt. Gerade aber solche unpräzisen, schwer faßbaren Erinnerungen an Gefühle und innere Strebungen, Absichten und Wünsche werden in der Erinnerung auch besonders leicht verfälscht.

Damit kommen wir zu den speziellen Gründen. Von einer Straftat, deren Folgen oft erst hinterher offenbar werden, möchte man sich gerne distanzieren. Dies kann der Grund dafür sein, daß bestimmte Erinnerungen unterdrückt, andere überbewertet werden. Außerdem wurde bis zur Begutachtung noch mehr, bis zur Verhandlung so oft darüber gesprochen und noch öfter im Stillen darüber nachgedacht, daß sich allmählich die Erinnerung an den eigentlichen Vorgang mit der Vorstellung, wie es doch vielleicht hätte sein können oder wie es wohl besser gewesen wäre, wenn es so verlaufen wäre, unentwirrbar vermengen können.

Deswegen könnten die polizeilichen Vernehmungsprotokolle, die meist unmittelbar nach der Tat oder bald darauf erstellt werden, ein guter Anhaltspunkt dafür sein, wie es in subjektiver und objektiver Wirklichkeit tatsächlich gewesen ist. Die polizeilichen Protokolle wären dann dafür geeignet, wenn sie wirkliche Wort- und Satzprotokolle wären und keine mit Interpretationen Dritter vermengte Zusammenfassung.

In letzter Zeit allerdings setzt sich auch bei der allgemeinen Kriminalpolizei, wenigstens bei Kapitalverbrechen durch Jugendliche, mehr und mehr die Protokollisierungsweise der weiblichen Kriminalpolizei durch, nämlich das Tonbandprotokoll, das auch immer die gestellte Frage mitprotokolliert. Ein solches Protokoll ist am ehesten geeignet, auch nachträglich noch zu erfassen, was der Jugendliche damals tatsächlich gesagt hat und vielleicht sagen wollte. Ein abspielbares Tonband wäre dazu geeigneter, weil es auch den Tonfall und den affektiven Ausdruck in der Aussage wiedergeben kann, die bei der Abschrift verloren gehen.

Man muß bei einer solchen Auswertung berücksichtigen, daß die einzelnen qualifizierenden Begriffe, die sprachlich wenig gewandte Jugendliche zu verwenden pflegen, einen viel größeren Bedeutungsumkreis umfassen als derselbe Ausdruck im Gebrauch eines sprachlich gewandteren Erwachsenen, der über eine differenzierendere Ausdrucksweise verfügt.

Auch eine unmittelbare, sachgerechte Exploration des jugendlichen Täters zu seiner Tat kann darum zwar zur Klärung der äußeren Fakten viel beitragen, weniger dagegen zur Erhellung des Motivs, da es hierzu notwendig wäre, selbstkritische Darstellungen von Stimmungen, Gefühlen und Vorstellungen zu erhalten, was zu vermitteln nur wenigen gelingen kann. Dazu kommt, daß das Motiv deswegen oft kaum erfahrbar ist, weil der Täter selbst im Grunde sein eigenes Motiv, nachdem er die Tat und ihre Folgen unter Umständen drastisch erfahren hat, gar nicht mehr wissen will, ja selbst gar nicht akzeptieren kann.

Deswegen ist auch die Gefahr sehr groß, daß man in solchen Situationen Motive und Handlungsdeutungen in die jugendlichen Täter hineinfrägt. Sie greifen bereitwillig auf, was man ihnen anbietet, wenn es nur geeignet ist, sie selbst vor dem nicht mehr akzeptablen tatsächlichen Motiv zu schützen. In solchen Fällen sind die Jugendlichen besonders bereit, sich Motive und Beweggründe unterschieben zu lassen, was umso leichter gelingt, als sie selbst oft unter der scheinbaren Sinnlosigkeit ihrer eigenen Tat leiden.

Die mit der Frage nach dem Motiv stets verbundene Frage: «Was haben Sie sich dabei gedacht?» ist tatsächlich von dem Betreffenden nicht zu beantworten. Die häufig gegebene Antwort «nichts» ist in der Regel ehrlich und auch richtig. Was er dann später darüber sagt, entspricht wohl eher dem, was er inzwischen gedacht hat, was er möglicherweise zur Zeit der Tat wohl gedacht haben könnte oder was er, nach nachträglicher Überlegung, vernünftigerweise damals hätte denken sollen.

Damit schließt auch der Täter selbst oft erst aus seiner Tat auf sein eigenes Motiv zurück, ebenso wie dies der vernehmende Polizeibeamte oder später der Richter auch tun, und das Ergebnis kann in jedem Falle ebenso falsch wie richtig sein.

Eine Hilfe dabei können Kenntnisse tiefenpsychologischer Zusammenhänge und Reaktionsformen bedeuten.

Aus solchen Kenntnissen läßt sich zwar das Motiv in keinem Falle naturwissenschaftlich beweisen, wohl aber empirisch belegen. Kriterien für die Richtigkeit solcher indirekten Erklärungen können die Übereinstimmung mit vergleichbaren Fällen - eine im Grunde uralte, auch juristisch angewandte Methode - und das Erreichen einer psychologischen Stimmigkeit des gesamten Handlungsablaufs sein. Eine kritische und vorsichtige tiefenpsychologische Interpretation des Tatgeschehens nach eingehender biographischer und psychologischer Analyse des Probanden bringt die Möglichkeit, zunächst unverständliche Verhaltensweisen und Reaktionen verständlich zu machen, und zwar nicht nur für den Fachmann, sondern auch für den Laien. Zugangswege zu einem solchen Verständnis erschließen sich oft nach der sorgfältigen Analyse der emotionalen Beziehungen des Täters im engeren familiären Umkreis und zum Sexualpartner. Auffallende und abnorme Beziehungen in diesem Umfeld bieten oft Hinweise zur Deutung einer sonst zunächst nicht verständlichen Tat gegenüber Dritten.

Der Mord, den eine 18jährige Ehefrau zusammen mit ihrem gleichaltrigen Ehemann, beide zur Zeit arbeitslos, auf ihren Plan und ihre Initiative hin an einem 58jährigen Autovertreter begingen, war zunächst nur durch die finanzielle Notlage und die Bereicherungsabsicht unbefriedigend erklärbar, umso mehr, als der Mord nur wenige 100 Mark versprach und der verlockende Besitz seines Porsche-Wagens bei ruhiger Überlegung ja nur von sehr kurzer Dauer sein konnte.

Verständlich wurde die Tat erst durch die Vorgeschichte der jungen Frau, die in einer zerrütteten Familie aufgewachsen war, von der sich der alkoholkranke und aggressive Vater bald getrennt hatte. Trotz einer offenkundigen Ablehnung des Vaters und eines oft geäußerten Hasses gegen ihn, traf sie immer wieder mit ihm zusammen und hielt ohne Notwendigkeit die Verbindung zu ihm aufrecht. Dazu kam die Enttäuschung der Ehe, von der sie sich Schutz und Hilfe erhofft und statt dessen neue Belastung durch einen weit unterlegenen, fast infantilen Mann fand. Diesen reizte sie dadurch, daß sie den bei einer Anhalterfahrt kennengelernten Autovertreter zu einem Schäferstündchen nach Hause einlud. Sie schlug ihrem Mann vor, den Gast bewußtlos zu schlagen, wenn er in ihren Armen lag und ihn dann zu berauben, wobei sie angab, sie habe ihren Mann niemals für fähig gehalten, so eine Tat auch auszuführen. Seinerseits gereizt und provoziert, schlug er so heftig zu, daß das Opfer getötet wurde. Erst die Berücksichtigung, daß das Opfer im Alter ihres Vaters stand, daß der sexuelle Verkehr mit ihm damit möglicherweise inzestuöse Bedeutung erhielt, sie andererseits von ihrem insuffizienten Ehemann ihre Befreiung aus diesem zwiespältigem Vaterverhältnis erhoffte, vermag die Tat in ihrer ganzen psychodynamischen Dimension zu erfassen. Auch wenn solche Erkenntnisse zur Frage der Schuldfähigkeit keine wesentlichen Beiträge leisten können, sind sie doch zur Klärung der Motivlage und im Rahmen des Jugendgerichtsgesetzes auch zur Wahl weiterer Maßnahmen von entscheidender Bedeutung.

Eine weitere Problematik bei der Frage nach dem Motiv ergibt sich daraus, daß wir im allgemeinen gewohnt sind, eine Handlung als einen final determinierten Vorgang nach seinem Handlungsziel zu beurteilen. Tatsächlich erfolgen jedoch viele Handlungen nicht so sehr im Hinblick auf ein Handlungsziel, sondern als kausal determinierter Vorgang, als Reaktion auf eine vorgegebene Situation. Natürlich hat auch diese Reaktion ihr Ziel, nämlich die Veränderung der gegebenen Situation. Allerdings ist die Richtung dieser Änderung oft relativ zweitrangig, nebensächlich und von zufälligen Gegebenheiten her bestimmt.

Aus solchen kausalen Handlungsschritten können sich ganze Handlungsketten ergeben, wobei die jeweils durch den ersten Handlungsschritt herbeigeführte neue Situation den Auslöser für die Reaktion und damit zum nächsten Handlungsschritt gibt, der wiederum eine neue Situation hervorruft. Eine solche, vorwiegend kausal determinierte Handlungskette kann dann im Rückblick auch dort eine finale Gesamthandlung vortäuschen, wo tatsächlich keine solche final determinierte Gesamthandlung vorgelegen hat.

Hier kann der bereits berichtete Fall (siehe Seite 255) ein Beispiel sein.

Ein 17jähriger Lehrling, der am Arbeitsplatz, entfernt von der Familie wohnte, machte die Bekanntschaft einer in der Nähe wohnenden 50 Jahre alten alleinstehenden Frau, die ihn mehrmals zu sich einlud.

Er interpretierte, entsprechend einer pubertären Wunschphantasie, die Besuche als sexuelle Angebote. Als er daher wieder einmal allein mit ihr in ihrer Wohnung weilte, veranlaßte ihn diese Situation zu einem etwas plump ausfallenden sexuellen Annäherungsversuch. Dieser erste Handlungsschritt war noch vorwiegend final determiniert mit dem Ziel, mit der Frau sexuellen Kontakt aufzunehmen. Die für ihn unerwartete Reaktion der Frau, die ihn zurückstieß und ihn ohrfeigte, führte zu einer für ihn unerträglichen blamablen Situation, weswegen er fast reflexartig einen Boxhieb gegen sie führte, worauf sie rücklings zu Boden stürzte. Seine Aggression, verstärkt durch die nun heftigen Vorwürfe der Frau, die er im Grunde schätzte, vielleicht sogar liebte, führten eine neue Situation herbei, die für ihn noch unerträglicher war, weil er sich ihr gegenüber in einer Rolle präsentiert hatte, die er nicht akzeptieren konnte. Dies veranlaßte ihn zu erneuter Aggression. Er würgte sie, bis sie nach seiner Meinung tot war. Nun war eine neue für ihn katastrophale und nicht mehr rückgängig zu machende Situation entstanden. Entsprechend dem ersten Vorsatz versuchte er, nachdem er sie entkleidet hatte, noch an ihr den Geschlechtsverkehr. Sie fing daraufhin wieder an zu röcheln, worauf er meinte, in dieser Situation nur die einmal eingeschlagene Handlungsrichtung beibehalten zu können. Er erdrosselte sie mit einer Nylonstrumpfhose, stand nun mit der toten, entkleideten Frau im Zimmer und versuchte darauf systematisch, alle Spuren zu beseitigen, kleidete sie wieder an, legte sie ins Bett, wo sie erst nach 3 Tagen entdeckt wurde. Da er vor seinem Weggehen noch einen 50-DM-Schein entwendete, hätte bei oberflächlicher Betrachtung das ganze als einfacher Raubmord fehlinterpretiert werden können. Solche Überlegungen zur Frage des Motivs sind vor allem notwendig, wenn es sich nicht um vorgeplante Handlungen, wie einen Einbruchsdiebstahl oder einen Bankraub, handelt, sondern um Taten, die aus einer momentanen Situation oder unter starken Affekten begangen werden.

a) Die billigende Inkaufnahme

Bei dem juristischen Begriff der «billigenden Inkaufnahme» geht es um die psychologische Frage nach der Vorhersehbarkeit einer Handlungsfolge. Man geht dabei offenbar von der Vorstellung aus, zumindest normativ, daß vor jeder Handlung die daraus entstehenden Folgen bewußt gemacht und einkalkuliert werden können. Die Grenzen zur Fahrlässigkeit können dabei unter Umständen sehr stark verschoben werden. Auch PETERS ist der Ansicht, daß eine billigende Inkaufnahme bei den Urteilen in den letzten Jahren viel zu häufig und viel zu unkritisch unterstellt wurde. Eine «billigende Inkaufnahme» kann jedenfalls dann nicht angenommen werden, wenn der Täter die Tatfolge nicht sah oder sehen konnte. Dies aber ist subjektiv festzustellen.

In einer Auseinandersetzung zwischen Rockern und Bürgern trat ein Rocker einem sich nach einem verlorenen Gegenstand bückenden Mann mit dem Stiefel so unglücklich gegen das Kinn, daß dieser mit dem Hinterkopf auf die Straße stürzte und an den Folgen der Verletzung starb. Ein zugezogener Gerichtsmediziner beantwortete die Frage – die er übrigens gar nicht hätte beantworten müssen, da sie in juristische Kompetenz fällt –, ob der Jugendliche die Gefährlichkeit seines Fußtrittes hätte wissen und die Möglichkeit der tödlichen Verletzung hätte voraussehen können, mit dem Argument, der Jugendliche habe zweifellos gewußt, daß der Mann durch seinen Tritt zu Boden stürzen könne. Er habe auch gewußt, daß ein Sturz mit dem Kopf auf den Boden zu tödlichen Verletzungen führen könne.

Diese Argumentation ist deswegen nicht stichhaltig, weil nicht berücksichtigt wurde, daß der Rocker zwar zweifellos theoretisch gewußt hat, daß Tritt und Sturz entsprechende Folgen haben können, daß dieses theoretische Wissen aber durch eine hundertfältige andersartige Erfahrung widerlegt ist, nämlich die Erfahrung, daß ein Tritt solche katastrophalen Folgen eben nicht nach sich zieht.

Bei der Prüfung der Vorhersehbarkeit und bei der Annahme einer «billigenden Inkaufnahme» muß daher stets geprüft werden, wie weit einer theoretischen Vorhersehbarkeit eines negativen Ausgangs eine positive Erfahrung ohne solche negativen Auswirkungen entgegensteht. In aller Regel wirkt bei den meisten Menschen die Erfahrung in ihren Handlungen und Reaktionen sehr viel stärker als das theoretische Wissen von einer davon abweichenden Möglichkeit.

Dies gilt für den Vorsatz überhaupt. Die normative Forderung, jeder geistig Gesunde müsse jederzeit Herr seiner Entschlüsse und damit verantwortlich für sein Handeln sein, ist letztlich der Stein des Anstoßes für jeden forensich-psychiatrischen Gutachter, weil diese Forderung möglicherweise rechtspolitisch begründet und notwendig ist, sich aber mit der psychischen Realität nicht zur Deckung bringen läßt. Die wenigsten Handlungen eines Menschen geschehen aufgrund eines bewußten Entschlußes und einer klaren Vorüberlegung. Die meisten Handlungen stellen alteingefahrene Handlungsprogramme und unbewußte oder halbbewußte Reaktionen auf gegebene Situationen dar. Die letztlich nicht beantwortbare Frage, ob sich der Täter zum Zeitpunkt der Tat die Tatfolgen vorgestellt hat und damit wirklich Einsicht in das Unrecht oder Unerlaubte seiner Tat gehabt hat oder wenigstens hätte haben können, läßt sich eigentlich meist nur so beantworten: Hätte sich der Täter zum Zeitpunkt der Tat die Tatfolgen vorgestellt, so hätte er die Tat nicht begangen.

Die Frage aber, was ihn daran gehindert hatte, sich die Tatfolgen zum Zeitpunkt der Tat vorzustellen, weist in der Regel auf die Tat selbst, ihre Psychodynamik und den die Tat begleitenden Affekt hin. Die Urteilsfähigkeit und Denkfähigkeit aber ist in jedem Affekt eingeschränkt, sicher oft bis zur völligen Aufhebung.

Die hier berührte Grundfrage nach der Willensfreiheit braucht nicht weiter erörtert zu werden.

Die Diskrepanz zwischen rechtlich normativer Voraussetzung und psychologischer Realität kann aber nicht durch eine Verschiebung auf das Krankhafte überwunden werden, also in der Weise, daß man immer dann, wenn offensichtlich die normative Forderung nach Einsichts- und Steuerungsfähigkeit nicht erfüllt wurde, die Frage nach der Krankhaftigkeit des damaligen psychischen Zustandes stellt. Die Grenze zwischen erhaltener Fähigkeit zur Einsicht und Steuerung derselben ist zum einen unscharf und kontinuierlich, zum anderen in jedem Fall weit im Bereich des psychisch Gesunden.

Der forensische Gutachter täte sich leichter, wenn auch von juristischer

Seite dieses Faktum wenigstens insoweit anerkannt würde, daß man damit zwar noch nicht die Berechtigung zur Bestrafung, wie sie das Gesetz fordert, aufgibt, wohl aber die Berechtigung zur moralischen Abwertung des Täters. Dies gilt ganz besonders im Bereich des Jugendgerichtsverfahrens, wo glücklicherweise die Frage nach der Berechtigung der Strafe gegenüber der Notwendigkeit der Erziehung in den Hintergrund tritt. Um diese Notwendigkeit richtig zu erfassen und einzuschätzen, ist es aber notwendig, sich zumindest bei Affekttaten über die grundsätzliche Beeinträchtigung von Einsichts- und Steuerungsfähigkeit auch bei psychisch gesunden Menschen im klaren zu sein und darüber hinaus die individuellen familiären und auch die allgemein sozialen Hintergründe für die psychische Entwicklung und die spezielle Reaktionsbereitschaft in bestimmter Situation bei dem einzelnen Jugendlichen zu berücksichtigen.

Ähnliches gilt für die Feststellung des Vorsatzes des einzelnen Täters bei Gruppentaten. Nicht selten wird dabei vorher über die geplante Tat und ihre Ausführung gesprochen. Jeder, der sich mit Jugendlichen abgibt, weiß, daß solche Gespräche zunächst lange Zeit im unbestimmten Zwischenbereich zwischen Phantasie und Wirklichkeit ablaufen, daß lange Zeit niemand der Beteiligten sagen könnte, wie weit ein solcher Plan ernst gemeint oder nur mit dem Ziel geäußert wurde, sich vor den anderen der Gruppe großzutun. Hier ist dann Mißverständnissen zwischen den Gruppenmitgliedern Tür und Tor geöffnet und der Ängstliche ist dabei viel gefährdeter als der Sichere und Überlegene. Der Ängstliche wird lange Zeit hin- und hergerissen sein zwischen der Hoffnung, daß das alles Phantasie sei, und der Befürchtung, daß der Plan doch realer Absicht entspreche. Seine Angst wird ihn aber unter Umständen veranlassen, die von ihm befürchtete Rolle auch dann zu übernehmen, wenn sie in Wirklichkeit noch gar nicht von ihm erwartet wird.

Zwei 17jährige gehören einer Clique an, die sich regelmäßig trifft, gemeinsame Touren zu Diskotheken unternimmt und auch kleinere kriminelle Handlungen begeht. Am Ende eines solchen Treffens forderte der eine den anderen auf, noch mit ihm etwas zu unternehmen, wobei der spätere Täter zunächst an einen Automatendiebstahl oder dergleichen dachte.

Als sie nach kurzer Zeit einem allein dahingehenden älteren Mann begegneten, sagte der Stärkere und weniger Differenziertere der beiden: «Den nehmen wir», stürzte sich auf ihn und hielt ihn fest. Er forderte den Jüngeren auf: «los jetzt», und wollte damit aufgefordert haben, dem Mann die Brieftasche zu entwenden. Der Jüngere vernahm, wahrscheinlich in seiner Furcht, dies könnte von ihm erwartet werden, daß der andere rufe: «Stech zu». Er zog darauf ein Messer und stach auf das Opfer ein. Ohne etwas zu entwenden, rannten beide weg.

Man muß in einem solchen Fall, auch unter Kenntnis der Persönlichkeit des Täters, zwingend davon ausgehen, daß dieser bis zur Aufforderung durch den Älteren nie die Absicht gehabt hatte, einen Menschen zu erstechen, aber möglicherweise vorher befürchtet hatte, dies könnte in der Gruppe von ihm erwartet werden.

b) actio libera in causa

Dieser bereits besprochene juristische Begriff enthält die ebenfalls psychologische Frage nach dem Vorsatz, der in diesem Falle vor Einsetzen der schuldausschließenden oder schuldmindernden Betrunkenheit gefaßt wird.

Auch hier können sich daraus Probleme ergeben, daß auch ein Vorsatz nicht in eindeutiger Entscheidung gefaßt wird, sondern oft in fließendem Übergang von gedanklicher Spielerei, Phantasievorstellung bis zu realisierter Tat. Dieser fließende Übergang beinhaltet auch für den Täter die Möglichkeit, sich von seinem eigenen Vorsatz jederzeit zurückzuziehen und sich von ihm distanzieren zu können. Man hat das ja nicht so gemeint.

Ein 17jähriger Lehrling wurde von seinem Vater in zum Teil grotesker Weise drangsaliert und überfordert.

Schließlich steigerte sich auf einer längeren Radfahrt auf der Rückkehr von der Arbeitsstelle nach Hause seine Wut gegen den Vater – verbunden mit einer Angst vor neuen Repressalien wegen kleinerer Verfehlungen an der Arbeitsstätte – so sehr, daß er zu Hause das Gewehr des Vaters nahm, sich in 40 Meter Entfernung auf die Lauer legte und auf die Rückkehr des Vaters wartete. Er schoß auf den Vater und verletzte ihn schwer. Bei der Vernehmung vor der Polizei gab er arglos an, er habe sich auf der Heimfahrt Mut angetrunken, aber schon vorher den Gedanken gehabt, den Vater zu töten. Die Alkoholisierung war nicht unerheblich. Wegen dieser Angaben nahm die Staatsanwaltschaft eine actio libera in causa an und wollte dem Alkoholgenuß keine schuldmindernde Bedeutung beimessen. Es erscheint unter Berücksichtigung aller Umstände sehr fraglich, ob der Vorsatz, den Vater zu töten, wirklich einem echten Tatentschluß entsprach, oder nicht vielmehr einer wohl schon des öfteren durchlebten Phantasievorstellung, die dann, möglicherweise unter Alkoholeinfluß, erst zur Realisierung heranwuchs.

Gerade gegenüber Personen, gegen die ambivalente Haßgefühle bestehen, stellt man sich häufig aggressive Handlungen vor, die keineswegs einem Vorsatz zur Tat gleichgesetzt werden können. Gelgentlich werden auch solche Aggressionen und Tötungsvorsätze verbal gegenüber Dritten geäußert, ohne daß jemand solche Äußerungen falsch versteht und als echten Tatvorsatz interpretieren würde. Ob die Realitätsveränderung, die der Alkoholgenuß mit sich bringt, und die geeignet ist, aus der Phantasievorstellung Realität werden zu lassen, dem entspricht, was man mit der Formulierung «sich Mut antrinken» meint, erscheint fraglich, da in solchen Fällen in aller Regel der Alkohol nicht deswegen getrunken wird, damit aus der Phantasievorstellung Realität werde, sondern um sich aus einer unerträglichen Realität für einige Zeit fortzustehlen. Unbeabsichtigt und unerwartet entsteht aber dann durch die Alkoholwirkung unter Umständen erst die Realisierung der Phantasie. Solche Vorgänge müssen gerade bei Jugendlichen, die auch in der Regel noch nicht über große Alkoholerfahrung verfügen, sehr sorgfältig bedacht werden.

7. Die psychischen Besonderheiten einzelner Deliktgruppen

a) Eigentumsdelikte

Die Eigentumsdelikte nehmen unter den Jugendlichen die erste Stelle ein. Schon bei den strafbaren Handlungen der Kinder handelt es sich in dreiviertel aller bekannt gewordenen Fälle um einfachen und schweren Diebstahl. Diese große Bedeutung der Eigentumsdelikte ist nicht nur dadurch begründet, daß bei Jugendlichen die Möglichkeiten zu andersartigen Deliktformen geringer sind, sondern vor allem darin, daß die Respektierung fremden Eigentums eine soziale Fähigkeit ist, die erst im Laufe der Kinderjahre erlernt werden muß und dementsprechend in unterschiedlichen Graden erworben und fixiert wird. Dazu kommt noch der hohe gesellschaftliche Wert, welcher dem Besitz und dem Eigentum zugemessen wird. Schließlich ist dabei auch von erheblicher Bedeutung, daß mit zunehmender Freizeit die Bedürfnisse vielfach mehr und schneller steigen als die zur Verfügung stehenden Mittel zu ihrer Bewältigung, so daß auch das Bedürfnis nach Geld immer mehr ansteigt. Die soziale Fähigkeit, das fremde Eigentum zu respektieren, wird allerdings unter normalen Bedingungen sehr frühzeitig erlernt. Spätestens mit der Einschulung erwarten wir alle von einem Kinde, daß es in der Lage ist, «mein» und «dein» zu unterscheiden. Deswegen brauchen in aller Regel bei üblichen Diebstählen und anderen Eigentumsdelikten die Voraussetzungen des § 3 JGG fast nie in Zweifel gezogen zu werden. Die Reife zur Einsicht in das Unrecht eines Diebstahls und die Fähigkeit, danach zu handeln, können wir in der Regel schon bei 6jährigen voraussetzen.

In den meisten Fällen werden wir daher Diebstähle bei Jugendlichen feststellen, die Verwahrlosungssymptome zeigen, das heißt die eine ungenügende Erziehung genossen und oft in einer ungenügenden emotionellen Bindungssituation aufgewachsen sind. Die ungenügende Erziehung muß aber keineswegs nur und ausschließlich am Milieu, an der sozialen Situation der Familie liegen, sie kann komplementär auch an einer besonderen Erziehungsschwierigkeit des Kindes beziehungsweise des Jugendlichen gelegen sein, etwa an einer relativen Unterbegabung, an einer relativen Steuerungsschwäche im Rahmen einer leichtgradigen frühkindlichen Hirnschädigung oder dergleichen, jeweils Faktoren, die sich gemeinsam mit ungünstigen Milieuverhältnissen gegenseitig verstärken.

So bieten im großen und ganzen Eigentumsdelikte relativ geringe forensische psychiatrische Probleme, sie werden auch selten - vielleicht zu selten - Anlaß zu einer forensischen jugendpsychiatrischen Begutachtung.

Im einzelnen können wir vier verschiedene Sonderformen jugendlicher Eigentumsdelikte unterscheiden, die einer besonderen Beachtung und Bewertung bedürfen:

Kaufhausdiebstähle

Bei den weit verbreiteten Kaufhausdiebstählen, die als solche bereits als feste Betriebsunkosten von den Supermärkten und Großkaufhäusern einkalkuliert werden, handelt es sich im wesentlichen um die unmittelbare Folge eines aggressiven Verkaufsverhaltens, das heißt einer außerordentlich gesteigerten Versuchungssituation gerade gegenüber Kindern und Jugendlichen. Die Versuchungssituation wird bis zur letzten Möglichkeit zur Erhöhung des Umsatzes ausgereizt, was allerdings niemand daran hindert, die einer solchen Versuchung erliegenden Kinder und Jugendlichen mit Vorwürfen zu überschütten und sie zu kriminalisieren.

Zu einem weiteren Anteil geschehen solche Kaufhausdiebstähle aus einer Art Sport zwischen Jugendlichen, in welchem die Gefahrensituation einer solchen Handlung ausgekostet und als Mutprobe verwandt wird. Schließlich handelt es sich dabei auch nicht selten um Gruppendelikte beziehungsweise um Diebstahlshandlungen, die unter einem Gruppenzwang begangen werden. Um in einer bestimmten Jugendclique Anerkennung zu finden, fühlt sich der einzelne Jugendliche unter Umständen gezwungen, es hier seinen Cliquenkameraden gleichzutun, wenn er nicht ausdrücklich sogar dazu aufgefordert oder gar genötigt wird.

Eigentumsdelikte als Gruppendelikte

Auch außerhalb der Kaufhausdiebstähle kann eine Gruppensituation einzelne Jugendliche allein oder gemeinsam zu Diebstahlshandlungen veranlassen, sei es, daß sie sich an gemeinsamen Diebstählen oder Einbrüchen beteiligen, oder diese unter dem inneren oder äußeren Zwang der Gruppe allein ausführen. Hier finden sich auch viele manuell geschickte, aber sonst mißerfolgsgewohnte Jugendliche, die auf diesem Wege, etwa als Einbrecher oder Autoknacker, ihr Gruppenprestige aufbauen und ihre Gruppenzugehörigkeit festigen können. In solchen Fällen sind die inneren Abhängigkeiten des Einzelnen von der Gruppe und die Bedeutung, welche die Gruppe für den Einzelnen hat, genau zu prüfen. Beim Vorliegen besonderer Abhängigkeiten können in einzelnen Fällen die Voraussetzungen des § 3 JGG in Zweifel gezogen werden; in aller Regel können sie bei Heranwachsenden die Voraussetzungen des § 105, Abs. 1 JGG begründen.

Eigentumsdelikte Einzelner ohne das Vorliegen gleichzeitiger Verwahrlosungssymptome

Begeht ein Jugendlicher oder Heranwachsender bei sonst guter und unauffälliger sozialer Einordnung und bei offenbar geordneten Umweltverhältnissen als Einzelgänger Diebstahlshandlungen, dann besteht immer der Verdacht, daß es sich um neurotisch zu begründende Diebstähle handelt, vor allem dann, wenn die Bereicherung durch die Diebstähle nicht offenkundig wird, die Diebstähle sogar sinnlos und das Risiko beim Diebstahl unverhältnismäßig erscheint. In solchen Fällen sollte vor allem wegen der zu treffenden Maßnahmen ein jugendpsychiatrischer Sachverständiger zugezogen werden.

Eigentumsdelikte an Verkehrsmitteln

Die sehr häufigen und zunehmenden Diebstähle an Fahrrädern, Mofas, Mopeds und Autos durch Jugendliche und Heranwachsende bilden eine eigene Gruppe unter den Eigentumsdelikten. Zwar sind sie häufig mit Verwahrlosungssymptomen verbunden und die Täter unterscheiden sich oft kaum von der Gruppe der übrigen jugendlichen Eigentumsdelinquenten, dennoch ist der Verkehr und alles, was damit zusammenhängt, in den letzten Jahren zu einem zentralen sozialen Feld geworden, an dem teilzunehmen gerade für die Jugendlichen von besonderer Bedeutung ist. Da die Entwendung von Verkehrsmitteln sehr häufig auch Anlaß zu reinen Verkehrsdelikten gibt, wie Fahren ohne Führerschein, muß in einem eigenen Abschnitt darauf noch eingegangen werden.

b) Aggressions- und Tötungsdelikte

Aggressives Verhalten ist bei uns wenig tabuiert, ja es wird vielfach nicht nur straflos an Kindern praktiziert in Form von körperlicher Züchtigung, sondern es wird darüber hinaus noch ausdrücklich anerkannt und gefördert, etwa mit der Aufforderung an das Kind: «Laß dir nichts gefallen! Wehre dich».

Man muß sich darüber im klaren sein, daß eine große Zahl der Kinder und Jugendlichen in Familien aufwächst, in welchen tätliche Auseinandersetzungen zwischen Familienangehörigen die Regel sind und einem Normverhalten entsprechen, und daß auch unter Jugendlichen die körperliche tätliche Auseinandersetzung die Form ist, in der sich die Gruppenhierarchie bildet und behauptet.

Es ist in diesem Zusammenhang vielleicht charakteristisch, daß im Strafgesetzbuch die Vergewaltigung rechtssystematisch unter die Sexualdelikte und nicht als spezieller Tatbestand unter die Körperverletzungen eingeordnet ist. Dies weist darauf hin, daß dem sexuellen Tatgehalt die schwerwiegendere Bedeutung zugemessen wird als dem aggressiven und gewaltanwendenden Anteil des Tatbestandes. Reine Aggressionsdelikte geben im allgemeinen nur selten Anlaß, einen jugendpsychiatrischen Sachverständigen zuzuziehen. Häufig kommt es zu solchen Aggressionsdelikten auch in einer Gruppensituation. Gruppensituationen sind immer dadurch gekennzeichnet, daß sie den Einzelnen veranlassen können, innewohnende triebhafte Tendenzen unter dem Schutz einer eigenen Gruppennorm offenbar werden zu lassen, die er sich als einzelner nicht getrauen würde, offen zu zeigen.

In der Regel handelt es sich dabei um eine Demonstration der Stärke vor den Gruppenkameraden an den nicht zur Gruppe gehörenden Opfern.

Von den Aggressionsdelikten schwererer Art, von der schweren Körperverletzung und der gefährlichen Körperverletzung gibt es dann auch, was die Tätergruppe und was die Motive anbelangt, fließende Übergänge zu den Tötungsdelikten. Bei den versuchten Tötungsdelikten spielen oft schwierige psychologische Fragen eine Rolle, wie sie etwa bei der Besprechung des juristischen Begriffs der «billigenden Inkaufnahme» oder bei Fragen der Vorhersehbarkeit und des Vorsatzes erörtert wurden.

Vollendete Tötungsdelikte sind häufig sekundärer Art, das heißt sie sind aus einem vorausgegangenen andersartigen Delikt heraus entstanden. Ein Tötungsdelikt nach dem klassischen Muster des geplanten Mordes ist nach eigenen Untersuchungen bei Jugendlichen und Heranwachsenden äußerst selten und kommt höchstens in 3–5% aller Fälle vor (Lempp).

Sehr viel häufiger kommt es dadurch zum Tötungsdelikt, daß der Jugendliche zunächst eine andersartige Straftat begeht, entweder einen Raub oder ein Sexualdelikt. Mit dieser *Vortat* (Kahlert und Lamparter) meint er, in eine ausweglose Konfliktsituation geraten zu sein, die ihn veranlaßt, in einer Kurzschlußhandlung, in einer «Flucht nach vorne» (Lempp), das Opfer zu töten. Dieser Ablauf hängt dann auch vom Verhalten und der Reaktionsweise des Opfers ab. Handelt es sich bei der Vortat um ein Sexualdelikt, dann richtet sich dieses bei Jugendlichen oft gegen alte Frauen oder gegen Kinder. Beides sind Handlungen, welche die Jugendlichen dann oft mit ihren eigenen Wertvorstellungen nicht in Einklang bringen können, und aus dieser für sie unerträglichen Situation heraus kommt es zur Tötung des Opfers. Ähnliche Zusammenhänge beobachtet man auch bei Tötungsdelikten an Homosexuellen, wobei es hierbei oft die eigenen homosexuellen Tendenzen des Jugendlichen sind, die dieser nicht akzeptieren kann, aber nun nach der Konfrontation mit seiner eigenen Tat nicht mehr zu verdrängen vermag. Seltener handelt es sich um Tötungsdelikte gegenüber Autoritätspersonen, gegen Väter oder Lehrherren. Bei Tötungsdelikten gegen den Vater bleibt es besonders häufig beim Versuch, sei es, daß eine letzte Hemmung sie an der Vollendung hindert, sei es, was oft wahrscheinlicher erscheint, daß sie im Grunde nur ihre eigene Gefährlichkeit dem Vater demonstrieren wollten. Dies ist aber nur gegenüber einem überlebenden Vater möglich.

Schließlich kommen Tötungsdelikte auch als Gruppendelikte vor. Diese erfolgen häufig aus einer Art Übermut heraus, wobei die Beteiligung mehrerer den Einzelnen daran hindert, rechtzeitig mit den Provokationen und Aggressionshandlungen aufzuhören und es nicht zur letzten Konsequenz kommen zu lassen.

Im übrigen lassen sich gerade die Tötungsdelikte schwer auf ein typisches Schema zurückführen, wenngleich sich charakteristische Konstellationen in unterschiedlicher Variation doch immer wiederholen.

Fast nie sind die Voraussetzungen des § 3 JGG zu verneinen, dagegen fast stets diejenigen des § 105, Abs. 1 JGG.

Die Voraussetzungen des § 21 StGB müssen des öfteren diskutiert werden, vor allem wegen des Alkoholgenusses vor der Tat. Nur in ganz seltenen Fällen kommt § 20 StGB in Frage. Vor allem bei innerfamiliären Konflikten, aber auch sonst bei überschießenden Aggressionshandlungen im Rahmen des Tötungsdeliktes, ist eine sorgfältige psychodynamische Abklärung notwendig, um die Motivkonstellation möglichst weitgehend offenzulegen.

Im Zusammenhang mit Aggressions- und Tötungsdelikten können auch die Voraussetzungen des § 33 StGB für die Überschreitung der Notwehr zu diskutieren sein. Danach wird ein Täter nicht bestraft, der die Grenzen der Notwehr aus Verwirrung, Furcht oder Schrecken überschritten hat. Dieser Tatbestand wird in der Regel vom Gericht in eigener Zuständigkeit beantwortet. Da es sich jedoch bei Verwirrung, Furcht oder Schrecken um psychologische Zustände handelt, kann die Frage vom Gericht auch einmal an den Sachverständigen gerichtet sein. Hier wird man allerdings unter Berücksichtigung der Tatsituation und der vorausgegangenen Erfahrung des Täters mit dem Opfer eine deutliche affektive Alteration durch Angst voraussetzen müssen. Hier wird ausdrücklich nicht eine Bewußtseinstrübung oder eine krankhafte seelische Störung, also ein pathologischer Zustand, zur Annahme einer Schuldunfähigkeit vorausgesetzt, sondern die normalpsychologischen Reaktionen der Verwirrung, der Furcht und des Schreckens. Die Erinnerungsfähigkeit an die Tat wird dabei in aller Regel beim Täter erhalten sein.

c) Sexualdelikte

Bei den gewaltfreien Sexualdelikten, beim Exhibitionismus und beim Fetischismus, liegt meistens ein neurotisch-puberales Problem vor. In der Regel sind es Jugendliche, die in ihrer Kontaktfähigkeit beeinträchtigt oder unter der abwertenden Autorität eines übermächtigen Vaters im Finden ihrer männlichen Rolle behindert sind, oder es liegen gar beide Voraussetzungen gemeinsam vor.

Selten handelt es sich um eine definitive sexuelle Fehlentwicklung, worüber an anderer Stelle schon berichtet wurde (siehe Seite 260ff.). In Einzelfällen kann hier sehr wohl auch einmal ein Zweifel an den Voraussetzungen des § 3 JGG begründet sein, fast immer aber sind die Voraussetzungen des § 105, Abs. 1 JGG zu bejahen.

Eine erheblich verminderte Schuldfähigkeit im Sinne des § 21 StGB ist dagegen selten anzunehmen, praktisch nie eine Aufhebung der Schuldfähigkeit gemäß § 20 StGB. Die letztere ist höchstens bei Fällen von Schwachsinn zu prüfen. Hier ist aber die Wahl der Maßnahmen besonders kritisch und bedeutsam, da sie Entscheidendes zur positiven oder negativen Entwicklung des Jugendlichen beitragen können.

Sexualdelikte, die mit Gewaltanwendungen einhergehen, kommen vor allem im Zusammenhang mit plötzlichen pubertätskritischen Durchbrüchen vor. Auch hier findet man vorwiegend kontaktgestörte und gehemmte Jugendliche und meist kommen tiefgreifende neurotische Störungen zutage. Sie unterscheiden sich aber nicht grundsätzlich von denjenigen Jugendlichen, die im Anschluß an ein Sexualdelikt, vor allem, wenn es gegen Kinder oder alte Frauen gerichtet war, sich zu einer Tötung ihres Opfers hinreißen lassen. In jedem Fall ist hier eine eingehende Prüfung der dynamischen Komponenten angezeigt. Gewaltsame Sexualdelikte, die in der Gruppe verübt werden, zeigen dagegen beim einzelnen Täter oder Mittäter viel weniger psychopathologische Auffälligkeiten oder neurotische Abweichungen. Hier handelt es sich sehr viel mehr um milieubestimmte Verhaltensweisen, wohl aber auch um gestörte Beziehungen zum Elternhaus, welche die Gruppe und ihre Wertmaßstäbe für den einzelnen zum bestimmenden Faktor werden lassen. Auch solche von der Gruppe her bestimmten Sexualdelikte führen gelegentlich zu versuchten oder vollendeten Tötungsdelikten, doch sind fast nie die Voraussetzungen des § 3 JGG, wohl aber fast immer die Voraussetzungen des § 105 JGG zu bejahen, da die Gruppenabhängigkeit die psychosoziale Retardierung deutlich manifestiert. Schuldminderungs- oder Schuldausschließungsgründe liegen jedoch kaum vor, sofern nicht erheblicher Alkoholgenuß im Spiele war.

d) Brandstiftung

Während zündelnde Kinder den Kinderpsychiater im Zusammenhang mit Feststellungen zur Verantwortlichkeit gemäß § 828 BGB (siehe Seite 87) beschäftigen, spielt dies im strafrechtlichen Alter kaum mehr eine wesentliche Rolle.

Die zündelnden Kinder sind ihrer psychischen Struktur nach in aller Regel völlig normale Kinder (DAUNER), wogegen die Brandstifter im Jugendalter in der Regel psychisch abnorme, oft schwer neurotische Jugendliche sind. Die Brandstiftung des Jugendlichen und Heranwachsenden ist oft in ihrem Motiv sehr schwer zu fassen. Wohl findet man immer wieder den jungen Feuerwehrmann, der sich gerne bewähren möchte, aber meistens handelt es sich hier um neurotische Jugendliche, bei denen gelegentlich sogar die Voraussetzungen des § 21 StGB geprüft werden müssen.

Nicht selten stößt der forensische Psychiater aber bei der Klärung der Motive jugendlicher Brandstifter an unüberschreitbare Grenzen und es läßt sich keine evidente psychodynamische Entwicklung zur Tat darstellen. Der besondere emotionelle Reiz des Feuers ist in seiner Bedeutung und in seiner dynamischen Wirksamkeit tiefenpsychologisch noch keineswegs geklärt. Die vielfach behauptete sexuelle Komponente ist sicher extrem selten, wenn sie im Jugendalter überhaupt vorkommt, sofern man nicht jedes Vergnügen, auch wenn es sich nicht in körperlicher Gestimmtheit und vegetativen Reaktionen äußert, als sexuell bezeichnen will. Jedenfalls ist schon wegen der Frage der Wiederholungsgefahr eine eingehende jugendpsychiatrische Exploration und Untersuchung angezeigt.

e) Verkehrsdelikte

Verkehrsdelikte geben selten Anlaß zur Begutachtung. Wegen ihrer großen Zahl werden deswegen bei den Heranwachsenden in den meisten Fällen die Voraussetzungen des § 105 JGG verneint – allerdings ohne darüber ein Gutachten einzuholen –, um die Heranwachsenden nach Erwachsenenstrafrecht mittels Strafbefehl aburteilen zu können. Das Jugendgerichtsgesetz bietet ja nicht die Möglichkeit, ein Verfahren durch Strafbefehl zu erledigen, und es bedürfte in jedem Einzelfall der Verhandlung. Diese Verneinung der Voraussetzungen des § 105, Abs. 1 JGG wird in der Regel damit begründet, daß mit der Erteilung des Führerscheins gewissermaßen die Erwachsenenreife bestätigt worden sei. Dies ist natürlich eine in keiner Weise stichhaltige Begründung, da es sich bei dem Führerschein um einen Fähigkeitsnachweis und nicht um einen Reifenachweis handelt. Tatsächlich verbergen sich hinter vielen Übertretungen der Straßenverkehrsordnung, wie bei zu schnellem Fahren, bei besonderer Risikofreudigkeit, die sich etwa durch Überholen im Überholverbot äußern kann, vor allem aber beim Fahren ohne Führerschein sehr charakteristische jugendtümliche Züge, so daß man in sehr vielen Fällen wenn schon nicht die Voraussetzungen des § 105, Abs. 1 JGG, so doch die des § 105, Abs. 2 JGG bejahen könnte.

Von der Persönlichkeit her ergibt sich allerdings nur in den wenigsten Fällen von Verkehrsdelikten ein Anlaß, ein jugendpsychiatrisch forensisches Gutachten einzuholen. Es handelt sich bei diesen Jugendlichen in der großen Mehrzahl um psychisch völlig unauffällige, sehr normale Jugendliche, und auch in den wenigsten Fällen wird man allein aus den Verkehrsdelikten eine negative soziale Entwicklung ableiten können. Gleichwohl kann sich auch in Verkehrsdelikten, insbesondere im Fahren ohne Führerschein, eine Verwahrlosung äußern und der Beginn einer dissozialen Entwicklung ankündigen.

Ein besonderer Fall einer Verbindung von Eigentumsdelikten mit Verkehrsdelikten liegt bei solchen Jugendlichen vor, die in hartnäckiger Weise und in der Regel auch völlig allein Autodiebstähle begehen und mit den gestohlenen Autos Spritzfahrten unternehmen. Kommen solche Delikte in der Gruppe vor, dann ist dies für den geübten Autoknacker und Autofahrer in der Regel eine Gelegenheit, sein in anderer Weise beschränktes Prestige in der Gruppe aufzuwerten, da diese Fähigkeiten im allgemeinen einen sehr hohen Anerkennungswert darstellen. Geschieht der Autodiebstahl und das Fahren ohne Führerschein jedoch völlig im Alleingang und unbeeinflußbar durch erzieherische oder jugendrechtliche Maßnahmen, dann steht im allgemeinen eine neurotische Fixierung dahinter. Es handelt sich dabei nicht einmal immer um eine puberalneurotische dissoziale Haltung, die gewissermaßen den Jugendlichen veranlaßt, es den Erwachsenen gleichzutun oder sich nicht um deren Gesetze und Vorschriften zu kümmern, sondern wohl eher um eine neurotische Bindung, die in einer gewissen inneren Beziehung zum Fetischismus stehen könnte, ohne daß man dieses Verhalten als sexuell determiniert bezeichnen dürfte. Dennoch steht dahinter eine sehr komplex erlebte Befriedigung, die sich am Steuer eines Wagens bei möglichst hoher Geschwindigkeit einstellt. Es ist dabei ja auch erstaunlich, wie weit Jugendliche, ja sogar Kinder, in der Lage sind, einen Kraftwagen zu steuern, ohne auffällig zu werden.

Ein noch nicht strafmündiger 13jähriger war schon jahrelang dadurch aufgefallen, daß er unter großem Raffinement Autos entwendete, mit Vorliebe schnelle Sportwagen, wobei er sich jeweils an einer Tankstelle aufhielt, wartete, bis der Fahrer zum Bezahlen wegging, aber den Schlüssel stecken ließ. Diesen kurzen Augenblick benützte er, um einzusteigen, zu starten und mit dem Wagen, meist mit hohem Tempo, über die Stadtautobahn zu rasen. Verschiedene erzieherische Versuche und Milieuwechsel, unter anderem der Aufenthalt auf einer autofreien Nordseeinsel, scheiterten. Selbst dort machte er sich am einzigen PKW, dem des Inselarztes, zu schaffen, vor allem aber auch an den Sportflugzeugen, die dort landeten. Schließlich verursachte er auch schwere Unfälle mit und ohne Beteiligung Dritter, bei denen er sich schwer verletzte. Es bestand hier zweifellos eine enge libidinöse Bindung an das Auto und an das Autofahren, bei einem sonst in seiner ganzen Entwicklung, besonders seiner emotionalen Beziehungen, beeinträchtigten Jungen.

In vielen solchen Fällen ist die hartnäckige Praxis der Kriminalisierung deshalb so fragwürdig, weil die für die Ausgabe der Fahrerlaubnis zuständigen Verwaltungsbehörden vorausgegangenes Fahren ohne Führerschein in aller Regel zum Anlaß nehmen, diesen Jugendlichen auch nach Erreichung der Altersvoraussetzung den Führerschein vorzuenthalten. Diese Haltung nötigt solche Jugendliche gerade zu fahren; denn eine Psychotherapie im Sinne einer Entzugsbehandlung dieser «Autosucht» gibt es bis jetzt noch nicht. Man sollte allmählich davon loskommen, die Erteilung der Fahrerlaubnis als Charakterzeugnis zu mißbrauchen, anstatt sie als das anzusehen, was sie tatsächlich ist, als den Nachweis einer technischen Fähigkeit. Diese Voraussetzung erfüllen diese Jugendlichen in der Regel sehr gut. Die derzeitige Regelung jedoch leistet der Kriminalisierung Vorschub.

Besondere Probleme können sich in einzelnen Fällen von Unfallflucht ergeben, wobei ja in der Regel auch das Fahren unter Alkoholeinfluß hinzutritt. Hier wird man gerade bei Heranwachsenden auch die Beziehungen zum Besitzer des Autos, beziehungsweise zu den Eltern überprüfen. Nicht selten konnte das Auto nur mit vielen Versprechungen geliehen werden oder es wurde die Fahrerlaubnis mühsam von den Eltern abgetrotzt. Die nun nach einem verschuldeten Unfall zu erwartenden Vorwürfe, vor allem die zu erwartende Einbuße an Selbstwert, ist oft mehr, als der junge Fahrer im Augenblick zu verkraften vermag, so daß er sich zu einer unerlaubten Entfernung von der Unfallstelle hinreißen lassen kann.

f) Drogendelikte

Wenn es sich bei der Drogendelinquenz um das Dealen von kleinen Mengen handelt zur Finanzierung eines mäßigen Eigengebrauchs weicher Drogen, haben wir es in der Regel mit einem typischen Delikt im Umkreis einfacher Verwahrlosung und prognostisch noch völlig offener kleiner Jugendkriminalität zu tun, die sich in der forensischen Psychopathologie nicht von der des kleinen Diebes unterscheidet. Sobald die Straftaten im Zusammenhang mit einer echten körperlichen Abhängigkeit begangen werden, stehen wir jedoch vor einem schweren psychopathologischen Problem. In aller Regel handelt es sich um schwer deprivierte und bereits in ihrer frühen Sozialentwicklung geschädigte, schwer neurotische Jugendliche (STUTTE). Auch BRUNNER betont die

Wichtigkeit der Aufklärung der Persönlichkeitsentwicklung und der durch sie gekennzeichneten Tatverstrickung.

Es ist keine Frage, daß die Behandlung dieser Gruppe von Jugendlichen im Rahmen der Jugendkriminalrechtspflege am falschen Ort stattfindet. Es handelt sich hier eindeutig um kranke, schwer geschädigte und schwer gefährdete Jugendliche und Heranwachsende, deren größtes Problem die eingeschränkten therapeutischen Möglichkeiten sind.

Zwar kann zunächst einmal die Unterbringung in Untersuchungshaft und damit der zwangsweise Entzug und die damit erreichte vorläufige Entgiftung eine hilfreiche Maßnahme sein; ihre Fortsetzung im Vollzug einer Jugendstrafe kann aber nicht zum Erfolg führen. Dies ist nur in einer gezielten Entziehungsbehandlung möglich, für die aber die eigene Motivation eine wesentliche Voraussetzung darstellt. In diesen Fällen stoßen Psychotherapie wie auch Kriminalrechtspflege nicht selten an ihre Grenzen.

Literatur

AMMON, G.: Kindesmißhandlung. München: Reinhardt 1979.

BÖCKER, H., HÄFNER, H.: Gewalttaten Geistesgestörter. Berlin: Springer 1973.

BRESSER, P. H.: Grundlagen und Grenzen der Begutachtung jugendlicher Rechtsbrecher. Berlin: de Gruyter 1965.

BRESSER, P.H.: In: LANGELÜDDEKE, A., BRESSER, P.H.: Gerichtliche Psychiatrie. Berlin: de Gruyter 1976[4]

BRESSER, P. H.: Die Beurteilung Jugendlicher und Heranwachsender im Straf- und im Zivilrecht. In: GÖPPINGER, H., WITTER, H. (Hrsg.): Handbuch der forensischen Psychiatrie II, Teil C, 1284–1313. Berlin: Springer 1972.

BRUNNER, R.: Die Drogenkriminalität in der jugendrichterlichen Praxis. Juristische Rundschau 1973, 89–94.

BRUNNER, R.: Jugendgerichtsgesetz. Sammlung Guttentag, 6. Auflage. Berlin: de Gruyter 1981.

GAUPP, R.: Zur Psychologie des Massenmords. Hauptlehrer Wagner von Degerloch. In: GRUHLE, H.W., WETZEL, A. (Hrsg.): Verbrechertypen. Berlin: Springer 1914.

DALLINGER/LACKNER: Jugendgerichtsgesetz. Kommentar. München: Beck 1966[2].

DAUNER, J.: Brandstiftung durch Kinder. Bern/Stuttgart/Wien: Huber 1980.

Deutsche Vereinigung für Jugendgerichte und Jugendgerichtshilfen e. V.: Denkschrift über die kriminalrechtliche Behandlung junger Volljähriger. Januar 1977.

Deutsche Vereinigung für Jugendgerichte und Jugendgerichtshilfen e. V. und Deutsche Gesellschaft für Kinder- und Jugendpsychiatrie: Empfehlungen zur Stellung des psychiatrisch-psychologischen Sachverständigen. Dezember 1978.

Deutsche Vereinigung für Jugendgerichte und Jugendgerichtshilfen e. V. und Deutsche Vereinigung für Kinder- und Jugendpsychiatrie e. V.: Empfehlungen zur «Weisung nach § 10 II JGG». Z. Kinder- u. Jugendpsychiatrie 1973, *1,* 88–92.

ESER, A.: Empfiehlt es sich, die Straftatbestände des Mordes, des Totschlags und der Kindstötung (§§ 211–213, 217 StGB) neu abzugrenzen? Gutachten D zum 53. Deutschen Juristentag Berlin 1980. München: Beck 1980.

KAHLERT, TH., LAMPARTER, U.: Tötungsdelikte bei Jugendlichen und Heranwachsenden. Mschr. Krim. 1979, *62,* 206–217.

KELLER, U., KUHN, W., LEMPP, R.: Untersuchungen über die Entscheidungen gemäß § 3 und § 105 JGG an süddeutschen Amtsgerichten im Jahre 1969. Mschr. Krim. 1975, *58*, 153-163.

KERNBERG, O.: Borderline/Störungen und pathologischer Narzißmus. Frankfurt: Suhrkamp 1978.

KLOSINSKI, G.M.: Zur Diagnose einer sogenannten Borderline-Persönlichkeitsstruktur in der Adoleszens. Z.Kinder- u. Jugendpsychiatrie, 1980, *8*, 18-40.

KRETSCHMER, E.: Psychotherapeutische Studien. Stuttgart: Thieme 1949.

KREUZER, A.: Jugend-Rauschdrogen-Kriminalität. Wiesbaden: Akademische Verlagsgesellschaft 1978.

LEMPP, R.: Jugendliche Mörder. Bern/Stuttgart/Wien 1977.

LEMPP, R.: Die Verständigung über das Tatmotiv im Jugendgerichtsverfahren. Zentralbl. f. Jugendrecht und Jugendwohlfahrt, 1975, *62*, 41-49.

LEMPP, R.: Heilpädagogik oder Pädagogik? Z.Kinder- u. Jugendpsychiatrie 1978, *6*, 142-151.

LENCKNER, TH.: Die rechtlichen Grundlagen. In: GÖPPINGER, H., WITTER, H. (Hrsg.): Handbuch der forensischen Psychiatrie, I, Teil A, 3-286. Berlin: Springer 1972.

NIXDORF, H.: Das Kind als Opfer sexueller Gewalt. Inaugural-Dissertation. Tübingen. z.Z. im Druck.

PETERS, K.: Jugendstrafrecht. In: Handwörterbuch der Kriminologie, Band I. 455-472. Berlin: de Gruyter 1965².

PETERS, K.: Die Beurteilung der Verantwortungsreife. In: Handbuch der Psychologie, Band XI, Forensische Psychologie, 260-295. Göttingen: Hogrefe 1967.

PETERS, K.: Grundlagen der Behandlung jugendlicher Rechtsbrecher. Mschr. Krim. 1966, *49*, 49-62.

PETERS, K.: Die Justiz als Schicksal. Berlin: de Gruyter 1979.

REMSCHMIDT, H.: Neuere Ergebnisse der Kinderdelinquenzforschung. Praxis der Kinderpsychol. 1978, *27*, 29-40.

SCHAFFSTEIN, F.: Zur Situation des Jugendrichters. NStZ. 1980, *8*, 286-293.

SCHNEIDER, K.: Die Beurteilung der Zurechnungsfähigkeit. Stuttgart: Thieme 1961.

SCHÜTZE, G.: Jugendliche und Heranwachsende in der Untersuchungshaft. Mschr. Krim. 1980, *63*, 148-153.

SCHÜTZE, G., REINHARDT, G.: Jugendpsychiatrischer Aspekt des Begriffs der schädlichen Neigungen. In: MÜLLER-KÜPPERS, M., SPECHT, F. (Hrsg.): Recht, Behörde, Kind. Bern/Stuttgart/Wien: Huber 1979.

STUTTE, H., WALTER, R.: Katamnesen jugendlicher Gewaltdelinquenten. Mschr. Krim. 1976, 309-320.

ZULLIGER, H.: Helfen statt Strafen - auch bei jugendlichen Dieben. Stuttgart: Klett 1956.

E. Das Kind als Opfer und die Begutachtung zur Glaubwürdigkeit

I. Das Kind als Opfer

1. Die Kindesmißhandlung

Ist das Kind oder der Jugendliche nicht Täter, sondern Opfer einer strafrechtlichen Handlung, dann wird der Kinder- und Jugendpsychiater in der Regel nicht herangezogen, es sei denn zur Feststellung der Glaubwürdigkeit des Kindes oder des Jugendlichen als Belastungszeuge gegenüber dem in der Regel erwachsenen Täter, also nicht aus einem im Interesse des geschädigten Kindes liegenden Grunde, sondern zur Hilfe für die Justiz gegen den erwachsenen Täter. Der charakteristische Fall, in welchem das Kind zum Opfer wird, ist die *Kindesmißhandlung*. Diese wird bei uns allerdings viel zu sehr nur unter dem Gesichtspunkt einer kriminellen Handlung gesehen mit der Vorstellung, mit der möglichst exemplarischen Bestrafung der Täter, also meist der Eltern, sei die Ordnung wieder hergestellt und das Problem beseitigt.

Die Kindesmißhandlung ist in 2 Paragraphen des Strafgesetzbuches unter Strafe gestellt:

§ 223b StGB lautet:

1. Wer Personen unter 18 Jahren oder wegen Gebrechlichkeit oder Krankheit Wehrlose, die seiner Fürsorge oder Obhut unterstehen oder seinem Hausstand angehören, oder die von dem Fürsorgepflichtigen seiner Gewalt überlassen worden oder durch ein Dienst- oder Arbeitsverhältnis von ihm abhängig sind, quält oder roh mißhandelt, oder wer durch böswillige Vernachlässigung seiner Pflicht, für sie zu sorgen, sie an der Gesundheit schädigt, wird mit Freiheitsstrafe von drei Monaten bis zu fünf Jahren bestraft.
2. In besonders schweren Fällen ist die Strafe Freiheitsstrafe ein bis fünf Jahre, in minder schweren Fällen Freiheitsstrafe bis zu drei Jahren oder Geldstrafe.

Dabei bedeutet nach obergerichtlicher Entscheidung *Quälen* die Verursachung länger dauernder oder sich wiederholender erheblicher Schmerzen oder Leiden. Eine *Mißhandlung* ist dann roh, wenn sie aus einer gefühllosen, gegen die Leiden des Opfers gleichgültigen Gesinnung heraus erfolgt.

§ 170d StGB lautet:

> Wer seine Fürsorge- oder Erziehungspflicht gegenüber einer Person unter 16 Jahren gröblich verletzt und dadurch den Schutzbefohlenen in die Gefahr bringt, in seiner körperlichen oder psychischen Entwicklung erheblich geschädigt zu werden, einen kriminellen Lebenswandel zu führen oder der Prostitution nachzugehen, wird mit Freiheitsstrafe bis zu drei Jahren oder mit Geldstrafe bestraft.

Die Erfassung des Tatbestandes der Kindesmißhandlung als kriminelles Vergehen verkürzt die Gesamtproblematik der Kindesmißhandlung in erheblicher und nachteiliger Weise. Nur ein geringer Teil der Kindesmißhandlungen geschieht von vorneherein aus sadistischer Lust am Quälen oder gar einfach aus einer antisozialen, grundsätzlich gefühllosen Gesinnung heraus.

Nach einer eigenen Untersuchung (BÜHLER), in der auslesefrei alle Akten der Staatsanwaltschaften eines mehr ländlichen und eines großstädtischen Landgerichtsbezirks aus den Jahren 1976–1978 zu den §§ 223b und 170d StGB ausgewertet wurden, ergab sich, daß sich 90% der Mißhandlungen innerhalb der Familie abspielen, und zwar am häufigsten durch den leiblichen Vater (45%), gefolgt von der leiblichen Mutter (32%), wobei als Gründe am häufigsten Disziplinprobleme, Lügen, Unfolgsamkeit und Schulschwierigkeiten des Opfers angegeben wurden. Ein Drittel der Täter behauptete, in Ausübung eines Züchtigungsrechts mißhandelt zu haben. Das bedeutet, daß die körperliche Züchtigung des Kindes durch die Eltern, die ja bei uns grundsätzlich geduldet, ja vielerorts sogar ausdrücklich gefordert und erwartet wird, der Wegbereiter für die Kindesmißhandlung ist. Der Übergang von als normal angesehenen Erziehungsmaßnahmen zur Kindesmißhandlung ist fließend und die Grenzen sind unscharf. Das wird auch dadurch deutlich, daß 38% der Täter angaben, selbst in ihrer Kindheit mißhandelt worden zu sein. Weitere 24% der Täter wurden von ihren Eltern häufig geschlagen, so daß etwa zwei Drittel aller angeschuldigten Eltern die körperliche Züchtigung als ein legitimes, ja selbstverständliches Erziehungsmittel an sich selbst erlebt haben und selbst verwenden.

79% der angezeigten Kindesmißhandlungen waren Wiederholungstaten, wobei oft Monate und Jahre vergingen, ehe die Mißhandlung angezeigt wurde. Von den Kindern, die nach der angezeigten Mißhandlung weiterhin in der Familie des Täters untergebracht waren, gaben weitaus die meisten an, sie würden nach wie vor mißhandelt. Im übrigen waren die männlichen Täter überwiegend in der Altersgruppe der 31–40jährigen, die weiblichen in der der 21–30jährigen. Von den mißhandelten Kindern lag der Altersgipfel bei Jungen wie bei Mädchen bei 8 Jahren, ein zweiter Gipfel lag bei den Jungen im Vorschulalter, bei den Mädchen im Pubertätsalter.

Zu Exzessen in der Erziehung, die sich im wesentlichen auf körperliche Bestrafungen beschränkt, kommt es offenbar bevorzugt bei schlechten sozialen Verhältnissen, besonders bei engem Wohnraum, bei Alkoholabhängigkeit der Eltern und bei psychischen Entwicklungsstörungen der Kinder, die sich in Verhaltensstörungen, Unruhe und Anpassungsschwierigkeiten äußerten.

Dies heißt, daß die zu Kindesmißhandlern werdenden Eltern in der Regel in ihrer Erziehungsfähigkeit aufgrund negativer eigener Vorerfahrung und ungenügender erzieherischer Befähigung nicht in der Lage sind, unter erschwerten sozialen Bedingungen, wie gerade eingeschränkter Wohnraum, mit ihren unter Umständen schwierigeren Kindern fertig zu werden, ohne zu dem einzigen Mittel zu greifen, das es vermeintlicherweise gibt, und dem einzigen, das ihnen tatsächlich zur Verfügung steht: zur körperlichen Strafe.

Die Paragraphen der Kindesmißhandlung schränken zwar diese keineswegs auf eine körperliche Mißhandlung ein, praktisch werden sie aber stets nur auf die körperliche Mißhandlung bezogen, da die seelische Mißhandlung sehr viel schwerer nachweisbar und objektivierbarer ist und auch sehr viel weiter verbreitet ist. An ihr beteiligen sich besonders auch sozial bessergestellte Schichten.

In der Regel beschränkt sich die Hilfe, welche dem Kinde zugedacht ist, allein darauf, das Kind aus der Familie herauszunehmen und nach § 1666 BGB den Eltern das Sorgerecht zu entziehen und das Kind anderweitig unterzubringen. Dabei wird in der Regel übersehen, daß das Kind trotz der ihm zuteil werdenden Behandlung oft affektiv sehr an den es mißhandelnden Eltern hängt, einfach deswegen, weil andere Bindungen ihm nicht zur Verfügung stehen.

Eine Herausnahme, die tatsächlich häufig unvermeidlich ist, muß aber im Auge behalten, daß das Kind durch diese Schutzmaßnahme gegen weitere körperliche Mißhandlung diesen Schutz nicht mit dem Verlust aller emotionalen Bindungen bezahlen sollte. Da oft Gefahr im Verzuge ist, ist eine rasche Reaktion notwendig, und es wird häufig nicht möglich sein, sofort eine langfristige Pflege für das Kind ausfindig zu machen. Dies aber allein ist schon eine psychische Belastung für das Kind, die gegenüber der körperlichen Mißhandlung und ihrer Gefahr abgewogen werden muß.

Eine sinnvolle Hilfe gegen Kindesmißhandlung ist daher, wie dies auch von GIESEN betont wird, eine intensive soziale Betreuung der ganzen Familie mit dem Ziel, die Eltern instand zu setzen, andere gewaltfreie Erziehungsmethoden anzuwenden, ihre soziale Situation zu verbessern und die Familie auf diese Weise dem Kinde zu erhalten. Dies ist im Grunde die einzige Methode, aus dem Teufelskreis der sich über die Generationen weiterverbreitenden Kindesmißhandlungen heraus zu kommen. Dieses Vorgehen erfordert aber einen hohen personellen Aufwand, ein großes Einfühlungsvermögen und die Einrichtung von Institutionen, welche das Vertrauen der Familien frühzeitig erringen können. Dies ist aber nur durch weitgehenden Ausschluß der Kriminalisierung möglich, das heißt die betreffenden Eltern, die sich selbst oder deren Kinder sich um Hilfe an diese Betreuungsstellen wenden, müssen sicher sein, nicht der Polizei gemeldet zu werden.

Die Kindesmißhandlung als psychopathologisches Phänomen der Erwachsenen, also meist der Eltern, selten der Stiefeltern oder des Freundes der unverheirateten Mutter, ist außerdem Ausdruck einer erzieherischen Insuffizienz und sozialer Einengung, in seltenen Fällen offenbar auch Ausdruck einer psychischen Entwicklungsstörung in Gestalt einer Borderline-Persönlichkeitsstruktur (siehe Seite 257). Dies hat AMMON am Beispiel mehrerer wegen Kindesmißhandlung angeklagter Mütter aufgezeigt. Eigenartigerweise schildert er dies nur an Frauen, die ohnehin weniger häufig als Kindesmißhandler angezeigt werden als Männer. Immerhin fällt die Dissoziation zwischen der typisch weiblich-mütterlichen Rolle einerseits und dem Tatbestand der Kindesmißhandlung andererseits bei einer Frau eher als pathologisch auf als bei einem Mann, dem man eine aggressive Rolle eher zubilligt. Die Abspaltung inkompatibler Strebungen und Tendenzen spielt aber darum bei Frauen eine größere Rolle, und diese Möglichkeit und Notwendigkeit der Abspaltung ist ein charakteristisches Syndrom der Borderline-Persönlichkeit.

Eine etwa 27 Jahre alte Frau war wegen zweifacher schwerer Kindesmißhandlung angezeigt. Sie wirkte psychisch und sozial völlig unauffällig, war selbst als Kind einer zeitweise schizophrenen Mutter unter kargen Verhältnissen aufgewachsen, aber nie mißhandelt worden. Sie verheiratete sich glücklich. Ihr erstes Kind wurde angeblich nach einem schweren Sturz hirngeschädigt in ein Krankenhaus eingewiesen und mußte wegen schwerer Entwicklungsstörung und Spastik in einem Heim untergebracht werden. Erst als das kurz danach geborene zweite Kind etwa 1½ Jahre später ebenfalls mit schwerer Hirnverletzung ins Krankenhaus kommt, fällt der Verdacht auf die Mutter und sie gibt schließlich zu, beide Kinder mit harten Gegenständen auf den Kopf geschlagen zu haben. Der Ehemann war, ebenso wie die weitere Familie, völlig überrascht. Die Frau wirkte in der Untersuchung nicht wesentlich auffällig, affektiv etwas wenig ansprechbar, auch in ihrer Reaktion auf die Tat und ihre Situation wirkte sie zunächst gefühlsarm. Sie gestand dann dem Gutachter, daß sie schon während der Schwangerschaft des zweiten Kindes große Angst gehabt habe, daß es ihr wieder so gehe, daß sie aber niemand etwas darüber habe sagen können. Sie habe das Kind nicht schreien hören können und habe es deswegen immer an das andere Ende der Wohnung gestellt. Schließlich habe sie sich aber doch hinreißen lassen und das weinende Kind einmal schwer geschlagen, weswegen es ins Krankenhaus eingeliefert werden mußte. Zeichen einer Psychose bestanden bei der Frau nicht. Aufgrund der eigenen, emotional gestörten psychischen Entwicklung und der völligen Abspaltungsmöglichkeit inkompatibler eigener Tendenzen liegt hier die Diagnose einer Borderline-Persönlichkeitsstruktur nahe. Die Voraussetzungen des § 21 StGB wurden bejaht, dennoch eine längere Freiheitsstrafe ausgesprochen. Die dringend notwendige psychotherapeutische Behandlung hat sich unter diesen Umständen kaum realisieren lassen.

Solche Kindesmißhandlungen aufgrund pathologischer Persönlichkeitsstrukturen bei den Tätern werden aber eher die Ausnahmen sein. Sie können natürlich zusammen mit den negativen sozialen Bedingungen und den negativen Früherfahrungen, die wir bei den Kindesmißhandlern ebenso vorfinden wie bei den Borderline-Persönlichkeiten, mit solchen Persönlichkeitsfaktoren zusammenwirken.

Die Tendenz der Strafkammern, bei Kindesmißhandlern einen psychiatrischen Gutachter zuzuziehen, ist bis jetzt noch gering.

2. Das Kind als Opfer sexueller Straftaten

Sehr viel eher als bei der Kindesmißhandlung wird bei den an Kindern verübten Sexualdelikten das Kind in seiner Rolle als Opfer beachtet und vom Gericht auch gerne vorschnell eine seelische Schädigung des Kindes durch die kriminellen Handlungen des Sexualtäters unterstellt. Dies hängt wohl damit zusammen, daß die Sexualstraftat als solche ein viel stärkeres Tabu verletzt als die «nur» aggressive Tat der Kindesmißhandlung.

In eigenen Untersuchungen (Biermann) an Kindern, die nach Sittlichkeitsdelikten zur Frage der Glaubwürdigkeit untersucht wurden und durch Auswertungen aller Verfahren von 1976 bis 1978 bei einer Staatsanwaltschaft (Nixdorf) ergab sich, daß die seelische Schädigung des Kindes durch die Tat in aller Regel die Ausnahme darstellt, daß allerdings eine Traumatisierung häufiger als Folge des Ermittlungsverfahrens zu vermerken ist als durch die Tat selbst. Dies verwundert deswegen nicht, weil es sich bei den sexuellen Straftaten nur zum wenigsten um Gewalttaten handelt und die Kinder ihre Täter aus der Nachbarschaft und aus dem Bekanntenkreis kennen. Bei einem Drittel kam die Tat durch Übereinkunft zwischen Opfer und Täter zustande, wobei in diesen Fällen der Täter typischerweise noch unter 21 Jahren war. Erwachsene Täter nutzen ihre Autorität, Alte und Greise treten aber eher unsicher auf. Das Gehorchenmüssen öffnet dem Verwandten den Weg, Autoritäten und Bekannte lassen ihrem Opfer einen größeren Freiraum. Die Hälfte der Kinder duldet das Geschehen passiv, ein Drittel macht aktiv mit, nur jedes sechste Kind wehrt sich.

Eine Sonderstellung nimmt der inzestuöse Kontakt zwischen Vater und Tochter ein. 14% wurden vom eigenen Vater mißbraucht, wobei die zum Teil sehr intensiven Praktiken durchschnittlich 3¼ Jahre lang andauerten.

Die gesetzlichen Grundlagen der Sexualdelikte enthalten die §§ 173, 174 und 176 StGB.

§ 173 StGB lautet:

(1) Wer mit einem leiblichen Abkömmling den Beischlaf vollzieht, wird mit Freiheitsstrafe bis zu drei Jahren oder mit Geldstrafe bestraft.
(2) Wer mit einem leiblichen Verwandten aufsteigender Linie den Beischlaf vollzieht, wird mit Freiheitsstrafe bis zu zwei Jahren oder mit Geldstrafe bestraft; dies gilt auch dann, wenn das Verwandtschaftsverhältnis erloschen ist. Ebenso werden leibliche Geschwister bestraft, die miteinander den Beischlaf vollziehen.
(3) Abkömmlinge und Geschwister werden nicht nach dieser Vorschrift bestraft, wenn sie zur Zeit der Tat noch nicht 18 Jahre alt waren.

§ 174 StGB lautet:

(1) Wer sexuelle Handlungen
   1. an einer Person unter sechzehn Jahren, die ihm zur Erziehung, zur Ausbildung oder zur Betreuung in der Lebensführung anvertraut ist,
   2. an einer Person unter achtzehn Jahren, die ihm zur Erziehung, zur Ausbildung oder zur Betreuung in der Lebensführung anvertraut oder im Rahmen eines Dienst- oder Arbeitsverhältnisses untergeordnet ist, unter Mißbrauch einer mit dem Erziehungs-, Ausbildungs-, Betreuungs-, Dienst- oder Arbeitsverhältnis verbundenen Abhängigkeit oder
   3. an seinem noch nicht achtzehn Jahre alten leiblichen oder angenommenen Kinde

   vornimmt oder an sich von dem Schutzbefohlenen vornehmen läßt, wird mit Freiheitsstrafe bis zu fünf Jahren oder mit Geldstrafe bestraft.
(2) Wer unter den Voraussetzungen des Absatz 1, Nr. 1–3
   1. sexuelle Handlungen vor dem Schutzbefohlenen vornimmt oder
   2. den Schutzbefohlenen dazu bestimmt, daß er sexuelle Handlungen vor ihm vornimmt,

   um sich oder den Schutzbefohlenen hierdurch sexuell zu erregen, wird mit Freiheitsstrafe bis zu drei Jahren oder mit Geldstrafe bestraft.
(3) Der Versuch ist strafbar.
(4) In den Fällen des Abs. 1 Nr. 1 oder des Abs. 2 in Verbindung mit Abs. 1 Nr. 1 kann das Gericht von einer Bestrafung nach dieser Vorschrift absehen, wenn bei Berücksichtigung des Verhaltens des Schutzbefohlenen das Unrecht der Tat gering ist.

§ 176 StGB lautet:

(1) Wer sexuelle Handlungen an einer Person unter 14 Jahren (Kind) vornimmt oder an sich von dem Kind vornehmen läßt, wird mit Freiheitsstrafe von 6 Monaten bis zu zehn Jahren, in minder schweren Fällen mit Freiheitsstrafe bis zu fünf Jahren oder mit Geldstrafe bestraft.
(2) Ebenso wird bestraft, wer ein Kind dazu bestimmt, daß es sexuelle Handlungen an einem Dritten vornimmt oder von einem Dritten an sich vornehmen läßt.
(3) In besonders schweren Fällen ist die Strafe Freiheitsstrafe von einem Jahr bis zu zehn Jahren. Ein besonders schwerer Fall liegt in der Regel vor, wenn der Täter 1. mit dem Kind den Beischlaf vollzieht oder 2. das Kind bei der Tat körperlich schwer mißhandelt.
(4) Verursacht der Täter durch die Tat leichtfertig den Tod des Kindes, so ist die Strafe Freiheitsstrafe nicht unter fünf Jahren.
(5) Mit Freiheitsstrafe bis zu drei Jahren oder mit Geldstrafe wird bestraft, wer
   1. sexuelle Handlungen vor einem Kind vornimmt,
   2. ein Kind dazu bestimmt, daß es sexuelle Handlungen vor ihm oder einem Dritten vornimmt, oder
   3. auf ein Kind durch Vorzeigen pornographischer Abbildungen oder Darstellungen durch Abspielen von Tonträgern pornographischen Inhalts oder durch entsprechende Reden einwirkt,

   um sich, das Kind oder einen anderen hierdurch sexuell zu erregen.
(6) Der Versuch ist strafbar; dies gilt nicht für die Tat nach Abs. 5 Nr. 3.

Nach den Untersuchungen von Nixdorf können die Opfer nach dem unterschiedlichen Alter unterschiedlich charakterisiert werden:

Das *kindliche* Opfer ist selten, steht einem jungen, fremden Täter gegenüber, ist auch autoritätshörig, verhält sich passiv und erzählt alles weiter. Es schildert das Vorgefallene (im allgemeinen harmlosere Praktiken) als Mißhandlung.

Das *frühpubertäre* Opfer steht ebenfalls häufig vor einem jungen Täter. In allen übrigen Punkten ist es das polare Gegenstück zu dem kindlichen Opfer, das heißt es verhält sich eher aktiv und berichtet nicht spontan über das Vorgefallene. Eine Zusammenfassung der Erfahrung mit Kindern, die das Opfer sexueller krimineller Handlungen geworden sind, drängt zu der Frage, ob es sinnvoll und notwendig ist, die Kinder vor sexuellen Handlungen zu schützen. Der Schutz muß sich sinnvollerweise auf die Gewalt beschränken. Sexuelle Gewalt ist nicht immer Sexualität als Gewalt. Die Vermutung liegt nahe und läßt sich begründen, daß eine Erziehung, welche das Recht an der Integrität der eigenen Persönlichkeit von der allgemeinen Gehorsamsverpflichtung ausschließt, manches Kind vor einer sexuellen Gewalttat geschützt hätte. Andererseits erscheint es aber offenbar, daß manches Kind nach einer an ihm verübten sexuellen Handlung nicht getötet worden wäre, «um eine Straftat zu verdecken», wenn es keine Straftat gewesen wäre, das heißt wenn hier sexuelle Handlungen, die ohne Gewalteinwirkung stattfinden, weniger kriminalisiert würden.

Eine Ausnahme davon macht offenbar das inzestuöse Verhältnis. Hierdurch wird in aller Regel ein nachhaltiger, oft über Jahre fortbestehender seelischer Schaden gesetzt, wenn nicht gar für die Lebenszeit. Zunächst wird der inzestuöse Kontakt – in der Regel zwischen dem Vater und seiner Tochter – von dem Kinde mit einer gewissen Scheu, aber keineswegs negativ aufgenommen. Nach einiger Zeit macht er einer engen, positiven Bindung zwischen Vater und Tochter Platz, wobei die Tochter diese bevorzugte Stellung beim Vater eher genießt. Erst mit Erreichen der Pubertät versucht dann regelmäßig die Tochter, sich aus dieser Bindung zu lösen, deren Abwegigkeit, Sinnlosigkeit und auch deren familienzerstörende Wirkung sie allmählich erkennt. Diese Lösung wird aber dann in aller Regel vom Vater nicht erlaubt und unter Einsatz von Drohungen oder gar Gewalt zu verhindern versucht.

Inzestuöse Verhältnisse werden im allgemeinen erst dann bekannt, wenn es in der Familie zu schweren und nachhaltigen Zerwürfnissen gekommen ist, oft auch erst nach Jahren, wenn die Tochter dem inzwischen gefundenen Freund und Verlobten davon berichtet und dieser, aus welchen Beweggründen auch immer, die Tochter veranlaßt, den Vater anzuzeigen. Es ist davon auszugehen, daß der größte Teil solcher inzestuöser Verhältnisse unbekannt bleibt.

Außerhalb dieser speziellen Situation ist die Einstellung der Kinder zu den Handlungen der Erwachsenen, sofern diese nicht mit Gewaltanwendung einhergegangen sind, oft interessiert, neugierig, oder auch gleichgültig, zumindest zunächst. Dies gilt für Kinder im Vorschulalter und Grundschulalter. Kinder in der Vorpubertät und Pubertät erfassen schneller den spezifischen Bedeutungsgehalt und sehen in diesen Handlungen ein interessantes Teilhabendürfen am für Kinder ihres Alters sonst verbotenen Geheimnisbereich der älteren Jugendlichen und Erwachsenen. Erst dies führt in der Regel zu einem gewissen, aber durchaus erträglichen Schuldgefühl. Bei den kleineren Kindern tritt dieses Schuldgefühl erst angesichts der zunächst unverstehbaren Reaktion der Erwachsenen auf. Meist ist die Haltung der Erwachsenen doch vorwurfsvoll, meist war doch irgendein früheres Gebot nicht beachtet und offenbar vergessen worden. Jedenfalls tritt im Gefolge der Geständnisse, Berichte und Vernehmungen ein zunehmendes Schuldgefühl bei den Kindern auf, das sie in besonderer Weise bereit macht, die Schuld und Verantwortung ganz auf den Erwachsenen zu übertragen, was im Zusammenhang mit der Glaubwürdigkeitsbeurteilung von Bedeutung sein kann.

So ist tatsächlich die Bearbeitung der sexuellen Handlungen an Kindern, erfolge sie durch die Polizei und das Gericht oder außerhalb dieser Institutionen, oft erst das eigentlich psychisch belastende Moment. Es wäre daher nachdrücklich zu prüfen, ob man in solchen Fällen in Abweichung von der rechtlichen Stellung eines Belastungszeugen, wie er bei uns kodifiziert ist, zu einem modifizierten Verfahren gelangen könnte, wie es zum Beispiel in Israel üblich ist, wo ein fachlich geschulter Vertreter vor Gericht als einzige Person das Kind exploriert und seine Aussagen sowie seine Glaubwürdigkeit vor Gericht vertritt. Auch die Verwendung von Tonband- oder Videoprotokollen wäre hier geeignet, das Kind einem Minimum an psychischer Belastung auszusetzen. Diese Tonband- oder Videoprotokolle müßten dann als einziges Beweismittel vor Gericht zur Verfügung stehen und ausreichen. Jedenfalls könnte auf diesem Wege eine immer neu wiederholte Exploration des Kindes, ein- oder mehrfach vor der Polizei, der weiblichen Kriminalpolizei, vor dem Gutachter, möglicherweise vor einem Gegengutachter und schließlich vor den Gerichten in mehreren Instanzen diesem erspart bleiben.

II. Die Beurteilung der Glaubwürdigkeit kindlicher und jugendlicher Zeugen

1. Allgemeine Vorbemerkungen

Grundsätzlich ist jede Zeugenaussage, auch die von erwachsenen Zeugen, mehr oder weniger kritisch zu beurteilen. Gegen die bewußte falsche Aussage, die Lüge, glaubt man sich durch entsprechende Strafandrohung und Belehrung des Zeugen vor seiner Aussage schützen zu können. Damit ist aber die unbewußte Falschaussage, der Irrtum, nicht erfaßt. Auch beim erwachsenen Zeugen können bewußte oder unbewußte Tendenzen, Wünsche und Hoffnungen erinnerungsfälschend wirksam werden.

Da bei einem kindlichen Zeugen eine Strafandrohung nicht möglich ist, weil das Kind noch nicht strafrechtlich verantwortlich gemacht werden kann, vielleicht auch, weil sich das Gericht bei der Beurteilung kindlicher Aussagen unsicherer fühlt, werden zur Beurteilung der Zeugenaussagen von Kindern und Jugendlichen des öfteren psychologische oder kinder- und jugendpsychiatrische Sachverständige hinzugezogen.

Eine solche gutachtliche Äußerung sollte sich dabei stets auf eine vorangegangene psychologisch-psychiatrische Untersuchung des kindlichen oder jugendlichen Zeugen und seine Exploration stützen können. Von den Gerichten wird oft erwartet, daß der Sachverständige allein aufgrund seiner Teilnahme an der Gerichtsverhandlung und den dabei vom Kinde oder Jugendlichen gemachten Zeugenaussagen sein Gutachten abgeben könne. Diese Vorstellung beruht auf einer noch weit verbreiteten magischen Vorstellung von den Fähigkeiten der Psychologen und Psychiater. Natürlich wird ein erfahrener Psychologe oder Kinder- und Jugendpsychiater unter Berücksichtigung der Tatsituation und der Zeugensituation oft einiges dazu sagen können, wie weit im konkreten Fall Falschaussagen möglich sind oder mit ihnen gerechnet werden muß. Ein umfassendes Gutachten zur Glaubwürdigkeit ist aber allein aufgrund einer so oberflächlichen Beobachtung nicht möglich, es verlangt ein eingehendes Aktenstudium und außerdem eine eingehende Exploration und gegebenenfalls eine psychologische Testuntersuchung des Zeugen. Damit ist aber auch für den Zeugen, wenn es sich um ein Kind handelt, eine zusätzliche psychische Belastung entstanden, die man ihm in vielen Fällen besser ersparen sollte. An anderer Stelle wurde schon darauf hingewiesen, daß der Zwang zur allein mündlichen Hauptverhandlung und der unmittelbaren Zeugenaussage durch das Kind – in aller Regel handelt es sich ja um Sexualdelikte Erwachsener – in manchen Fällen eine schwere Belastung, ja Schädigung eines Kindes bedingen kann, die über die Schädigung durch die Tat oft weit hinaus geht, ja oft die alleinige schädigende Situation darstellt. Natürlich *muß* nicht in jedem Fall eine zusätzliche Exploration des Kindes eine Belastung oder Schädigung bedeuten, vor allem, wenn sie sachgerecht und einfühlend vorgenommen wird. Dies ändert aber nichts daran, daß auch eine noch so einfühlende und verständnisvolle Exploration bei dem Kind das Gefühl der Schuld, der Beschämung oder der Angst wieder hervor- oder wachruft. Selten hat ja der explorierende Gutachter anschließend Zeit und Gelegenheit, die psychische Belastung durch das Verfahren durch klärende Gespräche oder Spieltherapie wieder auszugleichen. Es wäre daher dringend zu wünschen, daß durch eine Änderung der Strafprozeßordnung bei kindlichen Zeugen eine stellvertretende Aussage durch den allein explorierenden, unabhängigen Sachverständigen oder durch Tonträger möglich würde (siehe Seite 330).

Auch wenn nach der Prozeßordnung ein Zeuge zur Zeugenschaft verpflichtet ist und damit in der Regel auch die Eltern nicht verhindern können, daß ihr Kind in der Hauptverhandlung aussagen muß, so kann doch kein Zeuge gezwungen werden, sich auf seine Glaubwürdigkeit begutachten zu lassen, das heißt daß auch die Eltern eines solchen Kindes nicht gezwungen werden können, die Begutachtung ihres Kindes zuzulassen.

Erstaunlicherweise verweigern aber Eltern nur ganz ausnahmsweise eine solche gutachtliche Untersuchung. Neben der bereits genannten Belastung durch die Begutachtung kann tatsächlich eine solche Begutachtung durch einen Sachverständigen auch eine Bewältigungshilfe sein, wenn der Sachverständige sich genügend Zeit nimmt und auf das Kind in entsprechender Weise einzugehen vermag.

Dazu gehört aber auch, daß der Sachverständige keineswegs seine Hauptaufgabe darin sehen sollte, wie dies oft geschieht, im wesentlichen nur den inkriminierten Tatvorgang sich zum wievielten Male noch einmal in allen kleinen Details schildern zu lassen, um gegebenenfalls mehr oder weniger große Abweichungen von früheren, in den Akten protokollierten Aussagen feststellen zu können. Die spezielle Glaubwürdigkeit eines kindlichen und jugendlichen Zeugen hängt in aller Regel viel weniger von diesen Aussageabweichungen ab, als vielmehr von der Klärung der psychodynamischen Vorgänge beim Zeugen von der Tat bis zur Erstaussage und im darauf folgenden Verlauf bis zur Hauptverhandlung. Der Sachverständige zur Frage der Glaubwürdigkeit kindlicher und jugendlicher Zeugen sollte seine Rolle nicht mit derjenigen der weiblichen Kriminalpolizei gleichsetzen, welche die Aufgabe hat, Tatbestände in Erfahrung zu bringen und die Aussagen zu sichern.

Grundsätzlich ist dabei festzustellen, daß der Sachverständige zur Frage der Glaubwürdigkeit kindlicher und jugendlicher Zeugen in keinem Fall aufgrund seiner besonderen fachlichen Kenntnisse in der Lage ist, festzustellen, ob eine bestimmte Aussage eines Kindes wahr ist oder falsch. Ist dies möglich, so ist ihm dies aufgrund logischer Schlüsse möglich, die auch vom Nichtsachverständigen, das heißt vom Gericht gezogen werden können.

Die Psychologie und Psychiatrie verfügt über keine Instrumente, welche die Wahrheit von der Unwahrheit in einer Aussage im Sinne eines zwingenden Beweises unterscheiden könnten. Grundsätzlich muß festgehalten werden, daß auch das in seinem übrigen Leben immer korrekt handelnde und wahrheitsliebende Kind oder der Jugendliche in eine Situation geraten kann, in der er unbewußt oder auch bewußt einmal die Unwahrheit sagt, ebenso wie auch das lügenhafte, verwahrloste und unzuverlässige Kind einmal die reine Wahrheit sagen kann.

Der Glaubwürdigkeitsgutachter ist aufgrund seiner besonderen Fachkenntnisse lediglich dazu in der Lage, festzustellen, ob es mehr oder weniger viele, mehr oder weniger gewichtige Befunde, Gründe und Hinweise gibt, die einen Zweifel an der Wahrheit der Aussage des Kindes oder Jugendlichen gerechtfertigt erscheinen lassen. Die zusammenfassende Feststellung eines Glaubwürdigkeitsgutachters kann daher in der Regel nicht mit der positiven Feststellung enden, die Aussage des kindlichen oder jugendlichen Zeugen sei der Wahrheit entsprechend, sondern immer nur in der negativen Form, der Gutachter sei nicht in der Lage, aufgrund seiner fachlichen Kenntnisse Anhaltspunkte dafür zu erkennen, daß die Aussagen des Kindes nicht in allen wesentlichen Einzelheiten den Tatsachen entsprächen. Findet er aber Hinweise darauf, daß die Aussagen bewußt oder unbewußt verfälscht sein könnten, dann hat er sich nicht mit der pauschalen Feststellung zu begnügen, das Kind sei unglaubwürdig, sondern er hat diese Hinweise im einzelnen darzulegen, zu begründen und zu gewichten. Die Entscheidung, wie weit das Gericht wegen dieser Hinweise und Bedenken sich nicht oder trotzdem auf die Aussagen des Kindes stützen will, muß von diesem allein getroffen werden.

Handelt es sich um belastende Aussagen eines Kindes oder eines Jugendlichen gegen eigene Familienangehörige, so ist grundsätzlich das Aussageverweigerungsrecht sowohl des kindlichen oder jugendlichen Zeugen, wie auch von dessen Familienangehörigen zu berücksichtigen, die das Kind oder den Jugendlichen eventuell zur Begutachtung begleiten und oft vom Sachverständigen ebenfalls noch einmal zur Situation exploriert werden. Von der Aufgabe des Sachverständigen zur Frage der Glaubwürdigkeit her gesehen, ist eine solche Exploration der Angehörigen des Kindes nicht nur sinnvoll, sondern unter Umständen sogar notwendig, um die psychischen Beziehungen des Kindes und den emotionellen Bezug zu seiner Umwelt aufzuklären. Ist der Beschuldigte kein Familienangehöriger, so bereitet das keine rechtlichen Probleme, da auch die Angehörigen dann vor Gericht gegebenenfalls zur Zeugenaussage verpflichtet sind. Anders ist dies aber, wenn sich die Beschuldigung gegen einen Familienangehörigen richtet. Oft sind die Kinder dann zur Aussagensicherung bereits richterlich vernommen worden und der Sachverständige kann sich auf diese vor dem Richter protokollierte Aussage beziehen. Nicht selten aber hat sich im Laufe des Verfahrens in der Familie ein Sinneswandel eingestellt, und Angehörige, die aus einer momentanen familiären Spannung heraus zu einer belastenden Aussage bereit waren, ja vielleicht eine Aussagemöglichkeit ausdrücklich gesucht haben, sind nun nicht mehr zur weiteren Aussage bereit. Dies hat auch der Sachverständige zu berücksichtigen. Auch wenn seine Belehrung der Angehörigen und der Zeugen auf ihr Zeugnisverweigerungsrecht möglicherweise keine rechtliche Relevanz haben kann (siehe Seite 40), so ist eine solche Frage zur Information des Gutachters durchaus berechtigt und sinnvoll. Daß es nicht seine Aufgabe sein kann, das Kind und die Angehörigen zu einer Aussage bereit zu machen, versteht sich von selbst.

Er hat dabei auch durchaus die Folgen im Auge zu behalten, die jenseits aller gerichtlichen Verfahren für das Kind oder den Jugendlichen daraus entstehen, daß es sich ja einst wird möglicherweise vorhalten müssen und daran zu tragen haben wird, daß es seinen unmittelbaren Familienangehörigen ins Gefängnis gebracht hat.

Ergeben sich für den Sachverständigen aus einer solchen Situation Zweifel über seine Kompetenz oder über seine Möglichkeit zur Untersuchung für die Begutachtung, so sollte er sich vorher mit dem auftraggebenden Gericht in Verbindung setzen.

2. Die allgemeine Glaubwürdigkeit

Die Prüfung der allgemeinen Glaubwürdigkeit kann nicht dazu dienen, die spezielle Glaubwürdigkeit, die allein für die konkrete Aussage des kindlichen oder jugendlichen Zeugen bedeutsam ist, zu begründen oder zu widerlegen. Sie hat vielmehr die allgemeinen Grundvoraussetzungen zu prüfen, ob das Kind zu einer entsprechenden Aussage überhaupt in der Lage ist. Hier werden vor allem die intellektuellen Fähigkeiten des Zeugen zu prüfen sein, mit welchen die Aussagen des Zeugen nachher bei der Prüfung der speziellen Glaubwürdigkeit in Beziehung gesetzt werden müssen.

Grundsätzlich ist ein schwach begabter Zeuge nicht unbedingt ein schlechterer Zeuge als ein gut begabter, da vielfach eine etwas eingeschränkte Beobachtungs- und Ausdrucksfähigkeit durch eine fehlende, möglicherweise erinnerungsfälschende Phantasietätigkeit ausgeglichen werden kann. Auch ist ein schwach begabtes Kind oft stärker an tatsächliche, reale eigene Erlebnisse und Erfahrungen gebunden als ein hoch begabtes Kind, das sich von der konkreten Erfahrung eher freimachen und auch Gedanken und Vorstellungen zur Realität werden lassen kann.

Neben der Intelligenz ist daher durch Exploration der Eltern und Betreuer, aber auch durch eigene Exploration des Kindes, gegebenenfalls durch testpsychologische Untersuchungen, seine Phantasiebegabung und sein Realitätsbezug zu prüfen.

Die Frage der Suggestibilität, sowohl der Fremd- wie der Eigensuggestibilität, kann bei den entsprechenden Testuntersuchungen mit genügender orientierender Sicherheit festgestellt werden, wobei der visuelle und der auditive Bereich getrennt geprüft werden müssen, ebenso wie auch die Erinnerungsfähigkeit für diese beiden sensorischen Erfahrungsbereiche.

Nur in solchen Fällen, in welchen die Prüfung der allgemeinen Glaubwürdigkeit unter Einschluß der Beobachtungsfähigkeit und Suggestibilität von einer Durchschnittsnorm abweichende Resultate bringt, hat das Ergebnis der Prüfung der allgemeinen Glaubwürdigkeit einen manchmal entscheidenden Einfluß auf das Ergebnis der Prüfung der speziellen Glaubwürdigkeit. In allen anderen Fällen, in welchen es sich um normal leistungsfähige Kinder und Jugendliche handelt, wird das Ergebnis der Prüfung der speziellen Glaubwürdigkeit davon kaum berührt.

Die Suggestibilität, insbesondere die visuelle Suggestibilität, sowohl die Eigen- wie Fremdsuggestibilität, ist übrigens bemerkenswerterweise ziemlich altersunabhängig. Man kann also nicht davon ausgehen, daß grundsätzlich kleine Kinder für Eigen- und Fremdeinflüsse suggestibler seien als ältere. Die Suggestibilität hängt darüber hinaus sehr vom Autoritätsverhältnis ab, in dem das Kind steht.

3. Die spezielle Glaubwürdigkeit

Bei der Prüfung der speziellen Glaubwürdigkeit ist die Rekonstruktion der Zeugenaussage die wichtigste Aufgabe. Dabei ist in der Regel der entscheidende Augenblick derjenige, an welchem das Kind erstmals einer dritten Person gegenüber einer Aussage gemacht hat, die dann schließlich zur belastenden Anzeige geführt hat. Hier ist es notwendig, die psychische Situation des erzählenden Kindes, vor allem aber auch die Reaktion desjenigen, dem das Kind erstmals von der Begebenheit berichtet hat, zu rekonstruieren, und zwar vor allem auch in ihrer emotionellen Entwicklung. Schließlich muß dabei auch die psychisch-emotionelle Beziehung des Kindes zu demjenigen, dem es die Geschichte zum erstenmal erzählte, aufgeklärt werden.

Es geht darum, das Motiv der Aussage aufzudecken und dabei zu prüfen, wie weit dieses Motiv durch die Reaktion des Angesprochenen und sein Verhalten eine Änderung oder Beeinflussung erfahren haben könnte. Schuldgefühle beim kindlichen Zeugen entstehen oft erst in diesem Augenblick des ersten Geständnisses, infolge einer entsprechenden Verhaltensweise desjenigen, dem das Geständnis gemacht wurde. Auch die wiederholten Befragungen, die Bemühungen dem Kinde bis dahin völlig fremder Personen, wie der Kriminalpolizei, des Gutachters und schließlich der Richter, können diese Schuldgefühle des Kindes verstärken oder abbauen und damit auch die Aussage verändern. Des weiteren ist die Geschichte der Aussage als solche zu beurteilen, und zu berücksichtigen, daß im Laufe der Zeit unwesentliche Randdetails verloren gehen, der affektiv getönte Erlebnisinhalt dagegen erhalten bleiben oder gar eine gewisse Verstärkung erfahren kann. Völlig stereotype, gleichmäßige, sich nicht verändernde Berichte legen den Verdacht einer eingeübten Falschaussage nahe oder einer verzweifelten Fixierung an eine vielleicht zunächst nur leichtfertige falsche Beschuldigung. Ebenso sind natürlich anschwellende Aussageinhalte, bei welchen immer mehr Randdetails zum Vorschein kommen, die am Anfang nicht berichtet wurden, auf eine Falschaussage verdächtig. Dies muß kein grundsätzliches Argument gegen die Richtigkeit des Grundgeschehens sein, diese Entwicklung müsste aber im einzelnen begründet werden. Das schlechte Gewissen des kindlichen Zeugen weist übrigens des öfteren gar nicht auf eine Falschaussage hin, sondern auf eine gewisse, oft minimale Eigenbeteiligung des kindlichen Zeugen am Tatgeschehen, sei es, daß das Kind sich neugierig positiv am Tatgeschehen beteiligt hat, oder auch nur vermeintlich sich nicht stark genug dagegen gewehrt oder sein Nichteinverständnis entsprechend deutlich zum Ausdruck gebracht zu haben meint, oder auch nur, daß das Kind eine Situation nicht rechtzeitig als verboten erkannt hatte.

Da nur Hinweise auf eine Falschaussage möglich sind, kommt man am ehesten zu einem für das Gericht verwertbaren Ergebnis, wenn man die vier wesentlichen Möglichkeiten einer Falschaussage prüft und zunächst von den Einlassungen des Beschuldigten ausgeht und daran die Möglichkeiten der Falschaussage des kindlichen oder jugendlichen Zeugen mißt. Es muß die Möglichkeit geprüft werden, ob der kindliche oder jugendliche Zeuge

1. bewußt falsch aussagt,
2. einer Suggestion von dritter Seite unterliegt,
3. einer Autosuggestion unterliegt,
4. seine Aussagen durch eine Veränderung der eigenen Einstellung zur Tat unbewußt ändert.

Zu 1

Eine bewußte Falschaussage kann im allgemeinen rasch ausgeschlossen werden, zumindest bei Kindern und jungen Jugendlichen. Es gehört ein relativ hohes Maß an Intelligenz dazu, eine falsche Aussage, die sich auf keine eigenen Erlebnisse stützen kann, widerspruchsfrei über längere Zeit aufrecht zu erhalten, ohne sich auf eine stereotype, unelastische Aussage zurückziehen zu müssen. Auch bedarf es für die Aufrechterhaltung einer bewußten Falschaussage eines entsprechenden Motivs, das allerdings im Einzelfall auch einmal darin liegen kann, nicht zugeben zu müssen, daß man bewußt oder fahrlässig bei der Erstaussage aus den unterschiedlichsten Motiven heraus eine Falschaussage gemacht hat. Von dieser abzurücken, kann für manche Kinder und Jugendliche außerordentlich schwierig sein.

Hier durch geschickte Exploration goldene Brücken zu bauen, kann eine wichtige Aufgabe des Sachverständigen sein.

Wenn bekannt wird, daß das Kind ähnliche Erfahrungen in anderem Zusammenhang gemacht hat oder gemacht haben könnte, ist natürlich die Übertragung eines anderweitigen Geschehens auf eine Situation mit dem jetzt Beschuldigten möglich, und die Aussage kann sich somit bis zu einem gewissen Grad, wenn auch nicht bezüglich der zeitlichen Vorgänge und wahrscheinlich auch nicht der örtlichen, auf eine gewisse Eigenerfahrung stützen. Aber auch dann müßte das Motiv einer solchen bewußten Falschübertragung eruierbar sein.

Zu 2

Die Möglichkeit einer Fremdsuggestion durch Dritte ist im großen und ganzen sehr eingeschränkt.

Eine Fremdsuggestion würde bedeuten, daß das Kind aufgrund der Suggestion Dritter ein tatsächlich nichterlebtes Geschehen als erlebt übernimmt.

Für ältere Kinder und Jugendliche ist das praktisch nicht möglich. Sie können allenfalls zu Falschaussagen angestiftet werden, die dann unter den obengenannten Kriterien zu prüfen sind. Kleinere Kinder dagegen, die möglicherweise durch ganz bestimmte Personen in hohem Maße beeinflußt sein können, sind dagegen selten in der Lage, ein solches Ereignis allein aufgrund fremder Suggestion in wiederholten Anhörungen stimmig wiederzugeben. Insofern ist die Erörterung einer Fremdsuggestion eher theoretischer Natur.

Zu 3

Die Möglichkeit der Autosuggestion ist dagegen gerade dann größer, wenn ein Kind anderweitig erlebte Vorgänge unbewußt auf den Beschuldigten überträgt.

Zu einer solchen Autosuggestion bedarf es aber einer lebhaften, meist sexuellen Phantasie und einer ausgeprägten Psychodynamik, die hinter solchen unbewußten Verfälschungsvorgängen stehen muß. Hier handelt es sich oft um Kinder in der Vorpubertät oder Kinder, die ungenügend aufgeklärt, aber bereits sexuell sehr interessiert sind. Hier wird man die Möglichkeiten von Mißverständnissen, Fehlinterpretationen realer Vorgänge und Aufbauschungen harmloser Geschehnisse berücksichtigen müssen.

Zu 4

Eine Beeinflussung der Aussage von kindlichen und jugendlichen Zeugen durch die Veränderung der eigenen Einstellung zum Tatgeschehen kommt recht häufig vor. Die betreffenden Kinder und Jugendlichen erfahren oft erst im Laufe des Verfahrens, daß sie sich mit den Beschuldigten in Handlungen eingelassen haben, welche die Eltern, andere Erwachsene oder die Polizei und das Gericht offenbar sehr negativ bewerten. Nur wenige Kinder, vor allem, wenn sie aus sogenanntem «guten Hause» kommen, sind in der Lage, dann nicht der Versuchung zu erliegen, ihren eigenen Handlungsanteil immer geringer, den Tatanteil des Beschuldigten dagegen immer stärker hervorzuheben. Hier kommt es dann zu dem schlechten Gewissen wegen der eigenen, manchmal gar nicht bewußten Aussageverfälschung, die keineswegs einer Falschbeschuldigung entspricht, sondern nur einer Verschiebung der Handlungsakzente. Da diese aber für die Beurteilung der Tat und damit für den Beschuldigten auch von großer Bedeutung sein können, ist hier eine sehr sorgfältige und dem Kinde helfende Exploration notwendig. Hier muß der Sachverständige zur Frage der Glaubwürdigkeit oft in therapeutischer Weise eingreifen und die ungerechtfertigten Schuldgefühle des Kindes abbauen, nicht nur, um das Kind zu entlasten, sondern auf diesem Wege zur Klärung des Tatbestandes beizutragen.

Die bloße psychologische Abklärung der beim kindlichen oder jugendlichen Zeugen vorhandenen psychischen Voraussetzungen mittels testpsychologischer Untersuchungen und die Überprüfung der Aussagengeschichte und ihr inhaltlicher Vergleich hinsichtlich Wahrscheinlichkeit und Unwahrscheinlichkeit allein reicht für eine Glaubwürdigkeitsbegutachtung nicht aus. Das Schwergewicht der Sachkunde des psychologischen oder psychiatrischen Sachverständigen muß sich auf die Analyse der Motive der Zeugen aber auch der Angehörigen, der kindlichen und jugendlichen Freunde und Kameraden sowie der Änderung der eigenen Einstellung zum Tatgeschehen richten. Die Erörterung der emotionellen Beziehung des Kindes zu seinem nächsten Angehörigen und auch eventuell zum Angeschuldigten, wie auch die Klärung der Motivlage, sind wichtiger als die immer detailliertere Erörterung des Tatgeschehens selbst.

Es kann nicht Aufgabe des Sachverständigen sein, um jeden Preis Beweise für die Glaubwürdigkeit des kindlichen oder jugendlichen Zeugen zur Überführung des Beschuldigten zu erbringen, sondern er muß vor allem die Hilfe des Gerichts sein, um zu verhindern, daß das Gericht sich auf eine mögliche Falschaussage stützt.

Literatur

AMMON, G.: Kindesmißhandlung. München: Reinhardt 1979.

AENGENENDT, J.: Die Aussage von Kindern in Sittlichkeitsprozessen. Bonn: Köllen 1955.

BIERMANN, I.: Glaubwürdigkeit von Kinderaussagen in Sittlichkeitsprozessen. Inaugural-Dissertation Tübingen 1973.

BÜHLER, E.: Das Kind als Opfer körperlicher Gewalt. Inaugural-Dissertation Tübingen (im Druck).

GIESEN, D.: Kindesmißhandlung. Paderborn: Schöningh 1979.

LEMPP, R.: Seelische Schädigung von Kindern als Opfer von gewaltlosen Sittlichkeitsdelikten. NJW 1969, *21,* 2265-2268.

MÜLLER-LUCKMANN, E.: Über die Glaubwürdigkeit kindlicher und jugendlicher Zeuginnen bei Sexualdelikten. In: Beitr. Sexualforschg. 1959, *14.*

NIXDORF, H.: Das Kind als Opfer sexueller Gewalt. Inaugural-Dissertation Tübingen (im Druck).

Nachträgliche Anmerkung zu Seite 102–104

Am 3.11.1982 hat das Bundesverfassungsgericht das gemeinsame Sorgerecht sich scheidender Eltern für ihr gemeinsames Kind grundsätzlich als Möglichkeit zugelassen. Man wird nun abwarten müssen, wie sich dies in der Praxis auswirkt und in welchem Umfange davon Gebrauch gemacht wird. FTHENAKIS hat sich unter Berufung auf die amerikanische Literatur über das joint-custody vehement dafür ausgesprochen (FTHENAKIS, W., NIESEL, R., KUNZE, H.R.: Ehescheidung, Konsequenzen für Eltern und Kinder. Urban und Schwarzenberg, München/Wien/Baltimore 1982). Dabei sind die Berichte von dort durchaus zwiespältig und keineswegs nur positiv (STEINMANN, S.: The experience of children in a joint-custody arrangement. A report of a study. Amer. J. Orthopsychiat. 51 (3), 403-415, [1981]). Einiges was an Lösungen für das Kind angeboten und offenbar auch praktiziert wird, erscheint aus unserer Sicht mit dem Kindeswohl unvereinbar, zum Beispiel monatlichen oder gar wöchentlichen Wechsel von Vater zu Mutter und wieder zurück. Immerhin ist das gemeinsame Sorgerecht eine weitere Möglichkeit, die Elternstreit vermeiden kann, was auch dem Kinde dienlich sein kann. Es besteht die Gefahr, daß Eltern, um rasch geschieden zu werden, gemeinsames Sorgerecht beantragen und erhalten, um danach nach § 1696 BGB dann die Übertragung des Sorgerechts auf sich allein zu beantragen. Sie könnten dann ohne Zeitdruck um das Kind streiten und der Vorteil der Reform des Scheidungsrechts vom 1.7.1977 für das Kind, nämlich die Gleichzeitigkeit von Scheidung und Sorgerechtsentscheidung wäre wieder aufgehoben, zum Nachteil des Kindes.

Paragraphenregister

Namensregister

Sachregister

Anhang

Schweizerische und österreichische Gesetzestexte

Auszüge aus dem Schweizerischen Strafgesetzbuch

Zweiter Titel: Die Strafbarkeit

Art. 9

1. Verbrechen und Vergehen

[1] Verbrechen sind die mit Zuchthaus bedrohten Handlungen.

[2] Vergehen sind die mit Gefängnis als Höchststrafe bedrohten Handlungen.

Art. 10[1)]

2. Zurechnungsfähigkeit Unzurechnungsfähigkeit

Wer wegen Geisteskrankheit, Schwachsinn oder schwerer Störung des Bewußtseins zur Zeit der Tat nicht fähig war, das Unrecht seiner Tat einzusehen oder gemäß seiner Einsicht in das Unrecht der Tat zu handeln, ist nicht strafbar. Vorbehalten sind Maßnahmen nach den Artikeln 43 und 44.

Art. 11[1)]

Verminderte Zurechnungsfähigkeit

War der Täter zur Zeit der Tat in seiner geistigen Gesundheit oder in seinem Bewußtsein beeinträchtigt oder geistig mangelhaft entwickelt, so daß die Fähigkeit, das Unrecht seiner Tat einzusehen oder gemäß seiner Einsicht in das Unrecht der Tat zu handeln, herabgesetzt war, so kann der Richter die Strafe nach freiem Ermessen mildern (Art. 66). Vorbehalten sind Maßnahmen nach den Artikeln 42–44 und 100bis.

Art. 12

Ausnahme

Die Bestimmungen der Artikel 10 und 11 sind nicht anwendbar, wenn die schwere Störung oder die Beeinträchtigung des Bewußtseins vom Täter selbst in der Absicht herbeigeführt wurde, in diesem Zustande die strafbare Handlung zu verüben.

Art. 13[1)]

Zweifelhafter Geisteszustand des Beschuldigten

[1] Die Untersuchungs- oder die urteilende Behörde ordnet eine Untersuchung des Beschuldigten an, wenn sie Zweifel an dessen Zurechnungsfähigkeit hat oder wenn zum Entscheid über die Anordnung einer sichernden Maßnahme Erhebungen über dessen körperlichen oder geistigen Zustand nötig sind.

1) Fassung gemäß Ziff. I des BG vom 18. März 1971, in Kraft seit 1. Juli 1971 (AS **1971** 777 807; BBl **1965** I 561).

² Die Sachverständigen äußern sich über die Zurechnungsfähigkeit des Beschuldigten sowie auch darüber, ob und in welcher Form eine Maßnahme nach den Artikeln 42–44 zweckmäßig sei.

Art. 14–17[2]

Art. 18

3. Schuld. Vorsatz und Fahrlässigkeit

¹ Bestimmt es das Gesetz nicht ausdrücklich anders, so ist nur strafbar, wer ein Verbrechen oder ein Vergehen vorsätzlich verübt.

² Vorsätzlich verübt ein Verbrechen oder ein Vergehen, wer die Tat mit Wissen und Willen ausführt.

³ Ist die Tat darauf zurückzuführen, daß der Täter die Folge seines Verhaltens aus pflichtwidriger Unvorsichtigkeit nicht bedacht oder darauf nicht Rücksicht genommen hat, so begeht er das Verbrechen oder Vergehen fahrlässig. Pflichtwidrig ist die Unvorsichtigkeit, wenn der Täter die Vorsicht nicht beobachtet, zu der er nach den Umständen und nach seinen persönlichen Verhältnissen verpflichtet ist.

Art. 43[1]

Maßnahmen an geistig Abnormen

1. Erfordert der Geisteszustand des Täters, der eine vom Gesetz mit Zuchthaus oder Gefängnis bedrohte Tat begangen hat, die damit im Zusammenhang steht, ärztliche Behandlung oder besondere Pflege und ist anzunehmen, dadurch lasse sich die Gefahr weiterer mit Strafe bedrohter Taten verhindern oder vermindern, so kann der Richter Einweisung in eine Heil- oder Pflegeanstalt anordnen. Er kann ambulante Behandlung anordnen, sofern der Täter für Dritte nicht gefährlich ist.

Gefährdet der Täter infolge seines Geisteszustandes die öffentliche Sicherheit in schwerwiegender Weise, so wird vom Richter seine Verwahrung angeordnet, wenn diese Maßnahme notwendig ist, um ihn vor weiterer Gefährdung anderer abzuhalten. Die Verwahrung wird in einer geeigneten Anstalt vollzogen.

Der Richter trifft seinen Entscheid aufgrund von Gutachten über den körperlichen und geistigen Zustand des Täters und über die Verwahrungs-, Behandlungs- oder Pflegebedürftigkeit.

2. Wird vom Richter Einweisung in eine Heil- oder Pflegeanstalt oder Verwahrung angeordnet, so schiebt er im Falle einer Freiheitsstrafe deren Vollzug auf.

Zwecks amublanter Behandlung kann der Richter den Vollzug der Strafe aufschieben, um der Art der Behandlung Rechnung zu tragen. Er

[1] Fassung gemäß Ziff. I des BG vom 18. März 1971, in Kraft seit 1. Juli 1971 (AS **1971** 777 807; BBl **1965** I 561).

[2] Aufgehoben durch Ziff. I des BG vom 18. März 1971 (AS **1971** 777; BBl **1965** I 561).

kann in diesem Falle entsprechend Artikel 41 Ziffer 2 Weisungen erteilen und wenn nötig eine Schutzaufsicht anordnen.

3. Wird die Behandlung in der Anstalt als erfolglos eingestellt, so entscheidet der Richter, ob und wieweit aufgeschobene Strafen noch vollstreckt werden sollen.

Erweist sich die ambulante Behandlung als unzweckmäßig oder für andere gefährlich, erfordert jedoch der Geisteszustand des Täters eine ärztliche Behandlung oder besondere Pflege, so wird vom Richter Einweisung in eine Heil- oder Pflegeanstalt angeordnet. Ist Behandlung in einer solchen Anstalt unnötig, so entscheidet der Richter, ob und wieweit aufgeschobene Strafen noch vollstreckt werden sollen.

An Stelle des Strafvollzugs kann der Richter eine andere sichernde Maßnahme anordnen, wenn deren Voraussetzungen erfüllt sind.

4. Die zuständige Behörde beschließt die Aufhebung der Maßnahme, wenn ihr Grund weggefallen ist.

Ist der Grund der Maßnahme nicht vollständig weggefallen, so kann die zuständige Behörde eine probeweise Entlassung aus der Anstalt oder der Behandlung anordnen. Sie kann den Entlassenen unter Schutzaufsicht stellen. Probezeit und Schutzaufsicht werden von ihr aufgehoben, wenn sie nicht mehr nötig sind.

Die zuständige Behörde hat ihren Beschluß dem Richter vor der Entlassung mitzuteilen.

5. Der Richter entscheidet nach Anhören des Arztes, ob und wieweit aufgeschobene Strafen im Zeitpunkt der Entlassung aus der Anstalt oder nach Beendigung der Behandlung noch vollstreckt werden sollen. Er kann insbesondere vom Strafvollzug ganz absehen, wenn zu befürchten ist, daß dieser den Erfolg der Maßnahme erheblich gefährdet.

Die Dauer des Freiheitsentzugs durch Vollzug der Maßnahme in einer Anstalt ist auf die Dauer einer bei ihrer Anordnung aufgeschobene Strafe anzurechnen.

Die zuständige Behörde äußert sich bei der Mitteilung ihres Beschlusses zur Frage, ob sie der Ansicht ist, der Vollzug von Strafen sei für den Entlassenen nachteilig.

Art. 44[1)]

Behandlung von Trunk- und Rauschgiftsüchtigen

1. Ist der Täter trunksüchtig und steht die von ihm begangene Tat damit in Zusammenhang, so kann der Richter seine Einweisung in eine Trinkerheilanstalt oder, wenn nötig, in eine andere Heilanstalt anordnen, um die Gefahr künftiger Verbrechen oder Vergehen zu verhüten. Der Richter kann auch ambulante Behandlung anordnen. Artikel 43 Ziffer 2 ist entsprechend anwendbar.

1) Fassung gemäß Ziff. I des BG vom 18. März 1971, in Kraft seit 1. Juli 1971 (AS **1971** 777 807; BBl **1965** I 561).

Der Richter holt, soweit erforderlich, ein Gutachten über den körperlichen und geistigen Zustand des Täters sowie über die Zweckmäßigkeit der Behandlung ein.

2. Die Trinkerheilanstalt ist von den übrigen Anstalten dieses Gesetzes getrennt zu führen.

3. Zeigt sich, daß der Eingewiesene nicht geheilt werden kann oder sind die Voraussetzungen der bedingten Entlassung nach zwei Jahren Aufenthalt in der Anstalt noch nicht eingetreten, so entscheidet nach Einholung eines Berichts der Anstaltsleitung der Richter, ob und wieweit aufgeschobene Strafen noch vollstreckt werden sollen.

An Stelle des Strafvollzuges kann der Richter eine andere sichernde Maßnahme anordnen, wenn deren Voraussetzungen erfüllt sind.

4. Hält die zuständige Behörde den Eingewiesenen für geheilt, so beschließt sie dessen Entlassung aus der Anstalt.

Die zuständige Behörde kann ihn für ein bis drei Jahre bedingt entlassen und ihn für diese Zeit unter Schutzaufsicht stellen.

Die zuständige Behörde hat ihren Beschluß dem Richter vor der Entlassung mitzuteilen.

5. Der Richter entscheidet, ob und wieweit aufgeschobene Strafen im Zeitpunkt der Entlassung aus der Anstalt oder der Behandlung noch vollstreckt werden sollen. Die zuständige Behörde äußert sich hierüber bei der Mitteilung ihres Beschlusses. Die Dauer des Freiheitsentzuges durch den Vollzug der Maßnahme in einer Anstalt ist auf die Dauer der bei ihrer Anordnung aufgeschobenen Strafe anzurechnen.

6. Dieser Artikel ist sinngemäß auf Rauschgiftsüchtige anwendbar.

Die zuständige Behörde bestimmt die für die Behandlung geeignete Anstalt.

Art. 45[1)]

Bedingte und probeweise Entlassung

1. Die zuständige Behörde prüft von Amtes wegen, ob und wann die bedingte oder probeweise Entlassung anzuordnen ist.

In bezug auf die bedingte oder probeweise Entlassung aus einer Anstalt nach Artikel 42 oder 43 hat die zuständige Behörde mindestens einmal jährlich Beschluß zu fassen, bei Verwahrung nach Artikel 42 erstmals auf das Ende der gesetzlichen Mindestdauer.

In allen Fällen hat sie vor dem Entscheid den zu Entlassenden oder seinen Vertreter anzuhören und von der Anstaltsleitung einen Bericht einzuholen.

2. Die zuständige Behörde kann dem Entlassenen Weisungen über sein Verhalten während der Probezeit erteilen, insbesondere über Berufsausübung, Aufenthalt, ärztliche Betreuung, Verzicht auf alkoholische Getränke und Schadensdeckung.

1) Fassung gemäß Ziff. I des BG vom 18. März 1971, in Kraft seit 1. Juli 1971 (AS **1971** 777 807; BBl **1965** I 561).

3. Begeht der Entlassene während der Probezeit ein Verbrechen oder Vergehen, für das er zu einer drei Monate übersteigenden und unbedingt zu vollziehenden Freiheitsstrafe verurteilt wird, so beantragt die zuständige Behörde dem Richter den Vollzug aufgeschobener Strafen oder ordnet die Rückversetzung an.

Wird der Entlassene zu einer milderen oder zu einer bedingt zu vollziehenden Strafe verurteilt, so kann die zuständige Behörde von einem Antrag an den Richter auf Vollzug aufgeschobener Strafen absehen und von der Rückversetzung Umgang nehmen.

Handelt der Entlassene trotz förmlicher Mahnung der zuständigen Behörde einer ihm erteilten Weisung zuwider, entzieht er sich beharrlich der Schutzaufsicht oder täuscht er in anderer Weise das auf ihn gesetzte Vertrauen, so beantragt die zuständige Behörde dem Richter den Vollzug aufgeschobener Strafen oder ordnet die Rückversetzung an. In leichten Fällen kann die zuständige Behörde von einem Antrag auf Vollzug aufgeschobener Strafen absehen und von der Rückversetzung Umgang nehmen.

Wird von der Rückversetzung Umgang genommen, so kann die zuständige Behörde den Entlassenen verwarnen, ihm weitere Weisungen erteilen und die Probezeit höchstens um die Hälfte der ursprünglich festgesetzten Dauer verlängern.

Die zuständige Behörde kann die Rückversetzung auch anordnen, wenn es sich herausstellt, daß der Zustand des Täters dies erfordert.

Bei Rückversetzung in den Vollzug der Maßnahme des Artikels 44 beträgt die neue Höchstdauer zwei Jahre. Die Gesamtdauer der Maßnahme bei mehrfacher Rückversetzung darf jedoch sechs Jahre nicht überschreiten.

Diese Ziffer gilt sinngemäß, wenn eine ambulante Behandlung unter Aufschub der Strafe gemäß Artikel 43 oder 44 angeordnet wurde.

4. Bewährt sich der Entlassene bis zum Ablauf der Probezeit, so ist er endgültig entlassen.

5. Artikel 40 über Unterbrechung des Vollzugs ist anwendbar, soweit der Zweck der Maßnahme dies zuläßt.

6. Sind seit der Verurteilung, dem Rückversetzungsbeschluß oder der Unterbrechung der Maßnahme mehr als fünf Jahre verstrichen, ohne daß deren Vollzug begonnen oder fortgesetzt werden konnte, so entscheidet der Richter, ob und wieweit die nicht vollzogenen Strafen noch vollstreckt werden sollen, wenn die Maßnahme nicht mehr nötig ist. Für die Verwahrung ist die Frist zehn Jahre; im Fall der Strafverjährung ist auch die Verwahrung nicht mehr zu vollziehen.

Vierter Titel: Kinder und Jugendliche[2)]

Erster Abschnitt: Kinder

Art. 82[3)]

Altersgrenzen

[1] Kinder, die das 7. Altersjahr noch nicht zurückgelegt haben, fallen nicht unter dieses Gesetz.

[2] Begeht ein Kind, welches das 7., aber nicht das 15. Altersjahr zurückgelegt hat, eine vom Gesetz mit Strafe bedrohte Tat, so gelten die nachstehenden Bestimmungen.

Art. 83

Untersuchung

Die zuständige Behörde stellt den Sachverhalt fest. Soweit die Beurteilung des Kindes es erfordert, macht sie Erhebungen über das Verhalten, die Erziehung und die Lebensverhältnisse des Kindes und zieht Berichte und Gutachten über dessen körperlichen und geistigen Zustand ein. Sie kann auch die Beobachtung des Kindes während einer gewissen Zeit anordnen.

Art. 84[3)]

Erziehungsmaßnahmen

[1] Bedarf das Kind einer besondern erzieherischen Betreuung, namentlich wenn es schwererziehbar, verwahrlost oder erheblich gefährdet ist, so wird von der urteilenden Behörde die Erziehungshilfe, die Unterbringung in einer geeigneten Familie oder in einem Erziehungsheim angeordnet.

[2] Durch die Erziehungshilfe ist dafür zu sorgen, daß das Kind angemessen gepflegt, erzogen und unterrichtet wird.

Art. 85[3)]

Besondere Behandlung

[1] Erfordert der Zustand des Kindes eine besondere Behandlung, namentlich wenn das Kind geisteskrank, schwachsinnig, blind, erheblich gehör- oder sprachbehindert, epileptisch oder in seiner geistigen oder sittlichen Entwicklung erheblich gestört oder ungewöhnlich zurückgeblieben ist, so ordnet die urteilende Behörde die notwendige Behandlung an.

[2] Diese Behandlung kann jederzeit auch neben den Maßnahmen des Artikels 84 angeordnet werden.

3) Fassung gemäß Ziff. I des BG vom 18. März 1971, in Kraft seit 1. Jan. 1974 (AS **1971** 777 807; **1973** 1840; BBl **1965** I 561).

Art. 86[1]

Änderung der Maßnahmen

[1] Die urteilende Behörde kann die getroffene Maßnahme durch eine andere Maßnahme ersetzen.

[2] Vorgängig kann die Beobachtung des Kindes während einer gewissen Zeit angeordnet werden.

Art. 86bis [2]

Vollzug und Aufhebung der Maßnahmen

[1] Die vollziehende Behörde überwacht in allen Fällen die Erziehung und die besondere Behandlung des Kindes.

[2] Wenn das Kind das 15. Altersjahr zurückgelegt hat, können auf Anordnung der vollziehenden Behörde die Maßnahmen nach den Artikeln 91–94 vollzogen werden.

[2] Die vollziehende Behörde hebt die getroffenen Maßnahmen auf, wenn sie ihren Zweck erreicht haben, spätestens jedoch mit dem zurückgelegten 20. Altersjahr. Bei Heimversorgung ist die Heimleitung anzuhören.

Art. 87[1]

Disziplinarstrafen

[1] Bedarf das Kind weder einer Erziehungsmaßnahme noch besonderer Behandlung, so erteilt ihm die urteilende Behörde einen Verweis oder verpflichtet es zu einer Arbeitsleistung oder verhängt Schularrest von einem bis zu sechs Halbtagen.

[2] In geringfügigen Fällen kann die urteilende Behörde auch von diesen Disziplinarstrafen absehen und die Ahndung dem Inhaber der elterlichen Gewalt überlassen.

Art. 88[1]

Absehen von Maßnahmen und Disziplinarstrafen

Die urteilende Behörde kann von jeder Maßnahme oder Disziplinarstrafe absehen,

wenn bereits eine geeignete Maßnahme getroffen oder das Kind bestraft worden ist,

wenn das Kind aufrichtige Reue betätigt, insbesondere den Schaden durch eigene Leistung, soweit möglich, wiedergutgemacht hat,

oder wenn seit der Tat drei Monate verstrichen sind.

1) Fassung gemäß Ziff. I des BG vom 18. März 1971, in Kraft seit 1. Jan. 1974 (AS **1971** 777 807; **1973** 1840; BBl **1965** I 561).

2) Eingefügt durch Ziff. I des BG vom 18. März 1971, in Kraft seit 1. Jan. 1974 (AS **1971** 777 807, **1973** 1840; BBl **1965** I 561).

Zweiter Abschnitt: Jugendliche

Art. 89[1]

Altersgrenzen

Begeht ein Jugendlicher, der das 15., aber nicht das 18. Altersjahr zurückgelegt hat, eine vom Gesetz mit Strafe bedrohte Tat, so gelten die nachstehenden Bestimmungen.

Art. 90

Untersuchung

Die zuständige Behörde stellt den Sachverhalt fest. Soweit die Beurteilung des Jugendlichen es erfordert, macht sie Erhebungen über das Verhalten, die Erziehung und die Lebensverhältnisse des Jugendlichen und zieht Berichte und Gutachten über dessen körperlichen und geistigen Zustand ein. Sie kann auch die Beobachtung des Jugendlichen während einer gewissen Zeit anordnen.

Art. 91[1)]

Erziehungsmaßnahmen

1. Bedarf der Jugendliche einer besondern erzieherischen Betreuung, namentlich wenn er schwererziehbar, verwahrlost oder erheblich gefährdet ist, so wird von der urteilenden Behörde die Erziehungshilfe, die Unterbringung in einer geeigneten Familie oder in einem Erziehungsheim angeordnet.

Mit der Erziehungshilfe kann Einschließung bis zu 14 Tagen oder Buße verbunden werden.

Dem Jugendlichen können jederzeit bestimmte Weisungen erteilt werden, insbesondere über Erlernung eines Berufes, Aufenthalt, Verzicht auf alkoholische Getränke und Ersatz des Schadens innert bestimmter Frist.

Durch die Erziehungshilfe ist dafür zu sorgen, daß der Jugendliche angemessen gepflegt, erzogen, unterrichtet und beruflich ausgebildet wird, daß er regelmäßig arbeitet und seine Freizeit und seinen Verdienst angemessen verwendet.

2. Ist der Jugendliche besonders verdorben oder hat er ein Verbrechen oder ein schweres Vergehen verübt, das einen hohen Grad der Gefährlichkeit oder Schwererziehbarkeit bekundet, so wird von der urteilenden Behörde seine Einweisung in ein Erziehungsheim für eine Mindestdauer von zwei Jahren angeordnet.

1) Fassung gemäß Ziff. I des BG vom 18. März 1971, in Kraft seit 1. Jan. 1974 (AS **1971** 777 807, **1973** 1840; BBl **1965** I 561).

Art. 92[1)]

Besondere Behandlung

[1] Erfordert der Zustand des Jugendlichen eine besondere Behandlung, namentlich wenn der Jugendliche geisteskrank, schwachsinnig, blind, erheblich gehör- oder sprachbehindert, epileptisch, trunksüchtig, rauschgiftsüchtig oder in seiner geistigen oder sittlichen Entwicklung erheblich gestört oder ungewöhnlich zurückgeblieben ist, so ordnet die urteilende Behörde die notwendige Behandlung an.

[2] Diese Behandlung kann jederzeit auch neben den Maßnahmen des Artikels 91 angeordnet werden.

Art. 93[1)]

Änderung der Maßnahmen

[1] Die urteilende Behörde kann die getroffene Maßnahme durch eine andere Maßnahme ersetzen.

[2] Vorgängig kann die Beobachtung des Jugendlichen während einer gewissen Zeit angeordnet werden.

Art. 93[bis 2)]

Vollzug und Versetzung in eine Arbeitserziehungsanstalt

[1] Die vollziehende Behörde überwacht in allen Fällen die Erziehung und die besondere Behandlung des Jugendlichen.

[2] Ist ein Jugendlicher in ein Erziehungsheim eingewiesen worden, so kann die vollziehende Behörde die Maßnahme in einer Arbeitserziehungsanstalt durchführen lassen, wenn er das 17. Altersjahr zurückgelegt hat.

Art. 93[ter 2)]

Einweisung in ein Erziehungsheim für besonders schwierige Jugendliche

[1]Erweist sich der nach Artikel 91 in ein Erziehungsheim oder nach Artikel 93bis in eine Arbeitserziehungsanstalt Eingewiesene als außerordentlich schwer erziehbar, so kann ihn die vollziehende Behörde, wenn nötig nach Einholung eines Gutachtens, in ein Therapieheim einweisen.

[2] Erweist sich der Jugendliche in einem Erziehungsheim als untragbar und gehört er nicht in ein Therapieheim, so kann ihn die vollziehende Behörde in eine Anstalt für Nacherziehung[3)] einweisen. Eine vorübergehende Versetzung kann auch aus disziplinarischen Gründen erfolgen.

1) Fassung gemäß Ziff. I des BG vom 18. März 1971, in Kraft seit 1. Jan. 1974 (AS **1971** 777 807, **1973** 1840; BBl **1965** I 561).

2) Eingefügt durch Ziff. I des BG vom 18. März 1971, in Kraft seit 1. Jan. 1974 (AS **1971** 777 807, **1973** 1840; BBl **1965** I 561).

3) Bis zur Schaffung einer solchen Anstalt kann die zuständige Behörde einen Jugendlichen, der sich in einem Erziehungsheim als untragbar erweist und nicht in ein Therapieheim gehört, in eine Anstalt gemäß Art. 37 dieses Gesetzes einweisen (Art. 7 der V (1) vom 13. Nov. 1973 zum Schweizerischen Strafgesetzbuch - SR **311.01**).

Art. 94[1)]

Bedingte Entlassung und Aufhebung der Maßnahme

1. Hat der Jugendliche mindestens ein Jahr in einer oder mehreren Anstalten nach Artikel 91 Ziffer 1, 93bis Absatz 2 oder 93ter zugebracht, im Falle der Einweisung nach Artikel 91 Ziffer 2 mindestens zwei Jahre, und ist anzunehmen, der Zweck der Maßnahme sei erreicht, so kann ihn die vollziehende Behörde nach Anhören der Anstaltsleitung bedingt entlassen. Sie bestimmt eine Probezeit von sechs Monaten bis zu drei Jahren. Sie stellt den Entlassenen unter Schutzaufsicht. Damit können Weisungen nach Artikel 91 Ziffer 1 Absatz 3 verbunden werden.

2. Handelt der Entlassene während der Probezeit trotz förmlicher Mahnung der zuständigen Behörde einer ihm erteilten Weisung zuwider oder mißbraucht er in anderer Weise die Freiheit, so kann ihn die vollziehende Behörde verwarnen, ihm bestimmte Weisungen erteilen, ihn in eine Anstalt zurückversetzen oder der urteilenden Behörde die Anordnung einer andern Maßnahme beantragen.

Nötigenfalls kann die vollziehende Behörde die Probezeit höchstens bis auf drei Jahre, aber nicht über das 22. Altersjahr hinaus verlängern. Wurde der bedingt zu Entlassende nach Artikel 91 Ziffer 2 in ein Erziehungsheim eingewiesen, kann die Probezeit bis auf fünf Jahre verlängert werden, aber nicht über das 25. Altersjahr hinaus.

3. Bewährt sich der Entlassene bis zum Ablauf der Probezeit, so ist er endgültig entlassen. Die vollziehende Behörde verfügt die Löschung des Eintrags im Strafregister.

4. Die vollziehende Behörde hebt die übrigen Maßnahmen nach Artikel 91 Ziffer 1 auf, sobald sie ihren Zweck erreicht haben.

Haben sie ihren Zweck nicht vollständig erreicht, so kann die vollziehende Behörde den Jugendlichen bedingt entlassen. Es können damit Weisungen nach Artikel 91 Ziffer 1 Absatz 3 und Schutzaufsicht verbunden werden. Ziffer 2 Absatz 1 ist sinngemäß anwendbar. Weisungen und Schutzaufsicht werden aufgehoben, wenn sie nicht mehr nötig sind.

5. Die vollziehende Behörde hebt die Einweisung in ein Erziehungsheim nach Artikel 91 Ziffer 2 spätestens mit dem zurückgelegten 25. Altersjahr des Jugendlichen auf, die übrigen Maßnahmen mit dem zurückgelegten 22. Altersjahr.

Art. 94bis [1)]

Entlassung aus der besondern Behandlung

Die vollziehende Behörde verfügt die Entlassung aus einer Anstalt nach Artikel 92, sobald der Grund der Maßnahme weggefallen ist. Ist der Grund nicht vollständig weggefallen, so kann die vollziehende Behörde eine probeweise Entlassung aus der Anstalt verfügen. Artikel 94 Ziffern 1–3 sind sinngemäß anwendbar. Die vollziehende Behörde kann die

1) Eingefügt durch Ziff. I des BG vom 18. März 1971, in Kraft seit 1. Jan. 1974 (AS **1971** 777 807; **1973** 1840; BBl **1965** I 561).

Rückversetzung auch anordnen, wenn es sich herausstellt, daß der Zustand des Zöglings dies erfordert.

Art. 95[1)]

Bestrafung

1. Bedarf der Jugendliche weder einer Erziehungsmaßnahme noch besonderer Behandlung, so erteilt ihm die urteilende Behörde einen Verweis oder verpflichtet ihn zu einer Arbeitsleistung oder bestraft ihn mit Buße oder mit Einschließung von einem Tag bis zu einem Jahr. Einschließung und Buße können verbunden werden.

Begeht ein Jugendlicher, für den schon eine Maßnahme angeordnet ist, eine neue strafbare Tat und genügt die Weiterführung der Maßnahme oder ihre Änderung allein nicht, so kann er mit Buße oder mit Einschließung bestraft werden. Ist er in einer Anstalt versorgt, so ist deren Leiter anzuhören. Einschließung und Buße können verbunden werden.

2. Wird der Jugendliche mit Buße bestraft, so sind die Artikel 48-50 dieses Gesetzes anzuwenden. Doch tritt im Falle der Umwandlung an Stelle der Haft die Einschließung.

3. Die Einschließung wird in einem für Jugendliche geeigneten Raum vollzogen, jedoch nicht in einer Straf- oder Verwahrungsanstalt. Einschließung von mehr als einem Monat ist durch Einweisung in ein Erziehungsheim zu vollziehen. Nach vollendetem 18. Altersjahr kann die Einschließung in einem Haftlokal vollzogen werden, bei Einschließung von mehr als einem Monat durch Einweisung in eine Arbeitserziehungsanstalt.

Der Jugendliche wird angemessen beschäftigt und erzieherisch betreut.

Wird die Einschließung binnen drei Jahren nicht vollzogen, so fällt sie dahin.

4. Sind zwei Drittel der Einschließung verbüßt worden, mindestens aber ein Monat, so kann die vollziehende Behörde von sich aus oder auf Antrag, nach Anhören des Anstaltsleiters, die bedingte Entlassung gewähren. Die vollziehende Behörde bestimmt eine Probezeit von sechs Monaten bis zu drei Jahren. Sie stellt den Entlassenen unter Schutzaufsicht. Damit können Weisungen nach Artikel 91 Ziffer 1 Absatz 3 verbunden werden.

5. Handelt der Entlassene während der Probezeit trotz förmlicher Mahnung der zuständigen Behörde einer ihm erteilten Weisung zuwider, oder täuscht er in anderer Weise das auf ihn gesetzte Vertrauen, so verfügt die vollziehende Behörde die Rückversetzung. In leichten Fällen kann sie statt dessen den Jugendlichen verwarnen, ihm weitere Weisungen erteilen und die Probezeit höchstens um die Hälfte der ursprünglich festgesetzen Dauer verlängern.

1) Fassung gemäß Ziff. I des BG vom 18. März 1971, in Kraft seit 1. Jan. 1974 (AS **1971** 777 807, **1973** 1840; BBl **1965** I 561).

Bewährt sich der Entlassene bis zum Ablauf der Probezeit, so ist er endgültig entlassen. Die vollziehende Behörde verfügt die Löschung des Eintrags im Strafregister.

Art. 96[1]

Bedingter Strafvollzug

1. Die urteilende Behörde kann die Einschließung und den Vollzug der Buße aufschieben und eine Probezeit von sechs Monaten bis zu drei Jahren bestimmen, wenn nach Verhalten und Charakter des Jugendlichen zu erwarten ist, daß er keine weiteren strafbaren Handlungen begehen werde, insbesondere wenn er vorher noch keine oder nur geringfügige strafbare Handlungen begangen hat.

2. Der Jugendliche wird unter Schutzaufsicht gestellt, wenn nicht besondere Umstände eine Ausnahme begründen. Dem Jugendlichen können Weisungen gemäß Artikel 91 Ziffer 1 Absatz 3 erteilt werden.

3. Handelt der Jugendliche während der Probezeit trotz förmlicher Mahnung der zuständigen Behörde einer ihm erteilten Weisung zuwider, oder täuscht er in anderer Weise das auf ihn gesetzte Vertrauen, so verfügt die urteilende Behörde den Vollzug der Strafe.

Statt den Strafvollzug anzuordnen, kann die urteilende Behörde in leichten Fällen den Jugendlichen verwarnen, ihm weitere Weisungen erteilen und die Probezeit höchstens um die Hälfte der ursprünglich festgesetzten Dauer verlängern.

4. Bewährt sich der Jugendliche bis zum Ablauf der Probezeit, so verfügt die urteilende Behörde die Löschung des Eintrags im Strafregister.

Art. 97[1]

Aufschub der Anordnung einer Strafe oder Maßnahme

¹ Kann nicht mit Sicherheit beurteilt werden, ob der Jugendliche einer der vorgesehenen Maßnahmen bedarf oder ob er zu bestrafen ist, so kann die urteilende Behörde den Entscheid hierüber aufschieben. Sie setzt eine Probezeit von sechs Monaten bis zu drei Jahren fest und kann ihm Weisungen nach Artikel 91 Ziffer 1 Absatz 3 erteilen. Die weitere Entwicklung des Jugendlichen wird überwacht.

² Bewährt sich der Jugendliche während der Probezeit nicht, so verhängt die urteilende Behörde Einschließung oder Buße oder eine der vorgesehenen Maßnahmen.

³ Bewährt sich der Jugendliche bis zum Ablauf der Probezeit, so beschließt die urteilende Behörde, von jeder Maßnahme oder Strafe abzusehen.

[1] Fassung gemäß Ziff. I des BG vom 18. März 1971, in Kraft seit 1. Juli 1971 (AS **1971** 777 807; BBl **1965** I 561).

Art. 98[1)]

Absehen von Maßnahmen oder Strafen

Die urteilende Behörde kann von jeder Maßnahme oder Strafe absehen,

wenn bereits eine geeignete Maßnahme getroffen oder der Jugendliche bestraft worden ist,

wenn der Jugendliche aufrichtige Reue betätigt, insbesondere den Schaden durch eigene Leistung, soweit möglich, wiedergutgemacht hat,

oder wenn seit der Tat ein Jahr verstrichen ist.

1) Fassung gemäß Ziff. I des BG vom 18. März 1971, in Kraft seit 1. Jan. 1974 (AS **1971** 777 807, **1973** 1840; BBl **1965** I 561).

145. Ist die Klage angebracht, so trifft der Richter die für die Dauer des Prozesses nötigen vorsorglichen Maßregeln, wie namentlich in bezug auf die Wohnung und den Unterhalt der Ehefrau, die güterrechtlichen Verhältnisse und die Versorgung der Kinder [160², 170, 178ff.].

Cc (Fassung vom 11.7.1975) 251/8; Cci (Fassung vom 19.5.1975) 155 und Gesetz vom 1.12.1970 (scioglimento del matrimonio).

156. Über die Gestaltung der Elternrechte und der persönlichen Beziehungen der Eltern zu den Kindern [273ff.] trifft der Richter bei Scheidung oder Trennung die nötigen Verfügungen nach Anhören der Eltern und nötigenfalls der Vormundschaftsbehörde.

Der persönliche Verkehr des Ehegatten mit den Kindern, die ihm entzogen werden, und der Beitrag, den er an die Kosten ihres Unterhaltes zu entrichten hat, werden nach den Bestimmungen über die Wirkungen des Kindesverhältnisses [273ff.] *geregelt*[1].

Er hat ein Recht auf angemessenen persönlichen Verkehr mit den Kindern[1].

Cc (Fassung vom 11.7.1975) 286 95; D. EheG 74/5; Österreich EheG 81; Cci (Fassung vom 19.5.1975) 156 und Gesetz vom 1.12.1970 (scioglimento del matrimonio).

157. Verändern sich die Verhältnisse infolge von Heirat [286], Wegzug, Tod eines der Eltern oder aus andern Gründen, so hat der Richter auf Begehren der Vormundschaftsbehörde oder von Vater oder Mutter die erforderlichen Anordnungen zu treffen.

Cc (Fassung vom 11.7.1975) 286/95; D. EheG 74/5; Cci (Fassung vom 19.5.1975) 155 und Gesetz vom 1.12.1970 (scioglimento del matrimonio).

C. Kindesschutz
I. Geeignete Maßnahmen

307 [283]. ¹ Ist das Wohl des Kindes *gefährdet und sorgen die Eltern nicht von sich aus für Abhilfe oder sind sie dazu außerstande, so trifft* die Vormundschaftsbehörde *die geeigneten Maßnahmen zum Schutz des Kindes.*

² *Die Vormundschaftsbehörde ist dazu auch gegenüber Kindern verpflichtet, die bei Pflegeeltern untergebracht sind oder sonst außerhalb der häuslichen Gemeinschaft der Eltern leben.*

³ *Sie kann insbesondere die Eltern, die Pflegeeltern oder das Kind ermahnen, ihnen bestimmte Weisungen für die Pflege, Erziehung oder*

[1] Abs. 2 in der Fassung (und Abs. 3 aufgehoben) gemäß BG vom 25.6.1976 über die Änderung des ZGB (Kindesrecht).

Ausbildung erteilen und eine geeignete Person oder Stelle bestimmen, der Einblick und Auskunft zu geben ist.

Cc (Fassung vom 4.6.1970) 375/375–8; DB 1666; OeB (Text seit 1.1.1978) 176/178a; Cci (Fassung vom 19.5.1975) 330/7.

II. Beistandschaft
1. Im allgemeinen

308. [1] *Erfordern es die Verhältnisse, so ernennt die Vormundschaftsbehörde dem Kind einen Beistand, der die Eltern in ihrer Sorge um das Kind mit Rat und Tat unterstützt.*

[2] *Sie kann dem Beistand besondere Befugnisse übertragen, namentlich die Vertretung des Kindes bei der Wahrung seines Unterhaltsanspruches und anderer Rechte und die Überwachung des persönlichen Verkehrs.*

[3] *Die elterliche Gewalt kann entsprechend beschränkt werden.*

2. Feststellung der Vaterschaft

309 [311]. [1] *Sobald eine unverheiratete Frau während der Schwangerschaft die Vormundschaftsbehörde darum ersucht oder diese von der Niederkunft Kenntnis erhält, wird dem Kind ein Beistand* [*392ff.*] *ernannt, der für die Feststellung des Kindesverhältnisses zum Vater zu sorgen und die Mutter in der nach den Umständen gebotenen Weise zu beraten und zu betreuen hat.*

[2] *Die gleiche Anordnung trifft die Vormundschaftsbehörde, wenn ein Kindesverhältnis infolge Anfechtung* [253] *beseitigt worden ist.*

[3] *Ist das Kindesverhältnis festgestellt oder die Vaterschaftsklage binnen zwei Jahren seit der Geburt nicht erhoben worden, so hat die Vormundschaftsbehörde auf Antrag des Beistandes darüber zu entscheiden, ob die Beistandschaft aufzuheben oder andere Kindesschutzmaßnahmen anzuordnen seien.*

III. Aufhebung der elterlichen Obhut

310 [284]. [1] *Kann der Gefährdung des Kindes auf andere Weise nicht begegnet werden,* so hat die Vormundschaftsbehörde es den Eltern *oder, wenn es sich bei Dritten befindet, diesen* wegzunehmen *und* in angemessener Weise unterzubringen.

[2] Die gleiche Anordnung trifft die Vormundschaftsbehörde auf Begehren der Eltern *oder des Kindes, wenn das Verhältnis so schwer gestört ist, daß das weitere Verbleiben des Kindes im gemeinsamen Haushalt unzumutbar geworden ist* und nach den Umständen nicht anders geholfen werden kann.

[3] *Hat ein Kind längere Zeit bei Pflegeeltern gelebt, so kann die Vormundschaftsbehörde den Eltern seine Rücknahme untersagen, wenn diese die Entwicklung des Kindes ernstlich zu gefährden droht.*

311 [285]. [1] *Sind andere Kindesschutzmaßnahmen erfolglos geblieben oder erscheinen sie von vornherein als ungenügend,* so entzieht die *vormundschaftliche Aufsichtsbehörde* die elterliche Gewalt:

IV. Entziehung der elterlichen Gewalt
1. durch die vormundschaftliche Aufsichtsbehörde

1. *wenn die Eltern wegen Unerfahrenheit, Krankheit, Gebrechen, Ortsabwesenheit oder ähnlichen Gründen* außerstande sind, die elterliche Gewalt *pflichtgemäß auszuüben;*
2. *wenn die Eltern sich um das Kind nicht ernstlich gekümmert oder ihre* Pflichten gegenüber dem Kinde *gröblich verletzt* haben.

[2] Wird beiden Eltern die Gewalt entzogen, so erhalten die Kinder einen Vormund [379ff.].

[3] Die Entziehung ist, *wenn nicht ausdrücklich das Gegenteil angeordnet wird, gegenüber allen,* auch den später geborenen Kindern wirksam.

Cc (Fassung vom 4.6.1970) 378/81; DB 1666/7; OeB (Text seit 1.1.1978) 176/78a; Cei (Fassung vom 19.5.1975) 330.

312 [286, 286a], Die *Vormundschaftsbehörde* entzieht die elterliche Gewalt:

2. durch die Vormundschaftsbehörde

1. *wenn die Eltern aus wichtigen Gründen darum nachsuchen;*
2. wenn sie in eine künftige Adoption des Kindes durch ungenannte Dritte eingewilligt haben [265a].

313 [287]. [1] *Verändern sich die Verhältnisse, so sind die Maßnahmen zum Schutz des Kindes der neuen Lage anzupassen.*

V. Änderung der Verhältnisse

[2] Die elterliche Gewalt darf in keinem Fall vor Ablauf eines Jahres nach ihrer Entziehung [311/52] wiederhergestellt werden.

314 [288]. Das Verfahren wird durch das kantonale Recht geordnet *unter Vorbehalt folgender Vorschriften:*

VI. Verfahren
1. Im allgemeinen

1. *Ist die vormundschaftliche Aufsichtsbehörde keine richterliche Behörde, so bleibt gegen die Entziehung der elterlichen Gewalt der Weiterzug an eine kantonale gerichtliche Behörde vorbehalten.*
2. *Hat eine Beschwerde* [420] *gegen eine Kindesschutzmaßnahme aufschiebende Wirkung, so kann ihr diese von der anordnenden oder von der Beschwerdeinstanz entzogen werden.*

314a.[1)] [1] *Wird das Kind von einer Behörde in einer Anstalt untergebracht, so gelten die Vorschriften über die gerichtliche Beurteilung und das Verfahren bei fürsorgerischer Freiheitsentziehung gegenüber mündigen oder entmündigten Personen sinngemäß* [397a–397f].

2. Bei fürsorgerischer Freiheitsentziehung

[1)] Eingefügt durch BG vom 6. Oktober 1978 über die fürsorgerische Freiheitsentziehung (ZGB 397a–397f).

[2] *Hat das Kind das sechzehnte Altersjahr noch nicht zurückgelegt, so kann es nicht selber gerichtliche Beurteilung verlangen.*

[3] *Für die Fälle, in denen Gefahr im Verzuge liegt oder das Kind psychisch kank ist, können die Kantone die Zuständigkeit zur Unterbringung in einer Anstalt außer der Vormundschaftsbehörde auch andern geeigneten Stellen einräumen* [397b].

VII. Zuständigkeit
1. der vormundschaftlichen Behörden

315. [1] Die Kindesschutzmaßnahmen [307/13] werden von den vormundschaftlichen Behörden *am Wohnsitz des Kindes* [25[1]] angeordnet.

[2] *Lebt das Kind bei Pflegeeltern oder sonst außerhalb der häuslichen Gemeinschaft der Eltern oder liegt Gefahr im Verzug, so sind auch die Behörden am Ort zuständig, wo sich das Kind aufhält.*

[3] *Trifft die Behörde am Aufenthaltsort eine Kindesschutzmaßnahme, so benachrichtigt sie die Wohnsitzbehörde.*

2. des Richters

315a. [1] *Hat der Richter nach den Bestimmungen über die Ehescheidung [145, 156] die Elternrechte und die persönlichen Beziehungen der Eltern zu den Kindern zu gestalten, so trifft er auch die nötigen Kindesschutzmaßnahmen und betraut die vormundschaftlichen Behörden mit der Vollziehung.*

[2] *Vorbehalten bleibt die Zuständigkeit der vormundschaftlichen Behörden:*

1. *wenn das Kindesschutzverfahren vor dem Scheidungsverfahren durchgeführt oder eingeleitet worden ist;*
2. *wenn die zum Schutz des Kindes sofort nötigen vorsorglichen Maßnahmen vom Richter voraussichtlich nicht rechtzeitig getroffen werden können.*

[3] *Verändern sich die Verhältnisse nach dem Urteil, so können die vormundschaftlichen Behörden die vom Richter getroffenen Kindesschutzmaßnahmen in bezug auf einen Elternteil ändern, sofern dadurch die Stellung des andern nicht unmittelbar berührt wird.*

VIII. Pflegekinderaufsicht

316. [1] *Wer Pflegekinder* [294, 300, 307] *aufnimmt, bedarf einer Bewilligung der Vormundschaftsbehörde oder einer andern vom kantonalen Recht bezeichneten Stelle seines Wohnsitzes und steht unter deren Aufsicht.*

[2] *Der Bundesrat erläßt Ausführungsvorschriften*[1]*.*

IX. Zusammenarbeit in der Jugendhilfe

317. *Die Kantone sichern durch geeignete Vorschriften die zweckmäßige Zusammenarbeit der Behörden und Stellen auf dem Gebiet des zivilrechtlichen Kindesschutzes, des Jugendstrafrechts und der übrigen Jugendhilfe.*

---

[1] Siehe Verordnung vom 19. Oktober 1977 über die Aufnahme von Pflegekindern, abgedruckt im Anhang XI.

Auszüge aus dem Allgemeinen Bürgerlichen Gesetzbuch von Österreich

°° Entziehung oder Einschränkung der elterlichen Rechte und Pflichten

°° **§ 176.** (1) Gefährden die Eltern oder Großeltern durch ihr Verhalten das Wohl des minderjährigen Kindes, so hat das Gericht, von wem immer es angerufen wird, erforderlichenfalls nach Anhörung der Bezirksverwaltungsbehörde, die zur Sicherung des Wohles des Kindes nötigen Verfügungen zu treffen; eine solche Verfügung kann auf Antrag eines Elternteils auch ergehen, wenn die Eltern in einer wichtigen Angelegenheit des Kindes kein Einvernehmen erzielen. Besonders darf das Gericht alle oder einzelne aus den familienrechtlichen Beziehungen zwischen Eltern und minderjährigen Kindern erfließenden rein persönlichen Rechte und Pflichten (§ 144), auch gesetzlich vorgesehene Einwilligungs- und Zustimmungsrechte, entziehen.[1] Im Einzelfall hat das Gericht auch eine gesetzlich erforderliche Einwilligung oder Zustimmung eines Elternteils zu ersetzen, wenn keine gerechtfertigten Gründe für die Weigerung vorliegen.[2] [3]

(2) Die Entziehung der Pflege und Erziehung oder der Verwaltung des Vermögens des Kindes schließt die Entziehung der gesetzlichen Vertretung in dem jeweiligen Bereich mit ein; die gesetzliche Vertretung kann für sich allein entzogen werden, wenn der betroffene Elternteil seine übrigen Pflichten erfüllt.

(3) Durch seine Verfügung darf das Gericht die elterlichen Rechte nur so weit beschränken, als dies zur Sicherung des Wohles des Kindes nötig ist.

[1] Das Gericht kann somit den Eltern nur die rein familienrechtlichen Ansprüche i.S. des § 144 (das Pflege- und Erziehungsrecht i.S. des § 146, das Vermögensverwaltungsrecht i.S. des § 149 und das gesetzliche Vertretungsrecht des § 154), nicht aber elterlich vermögensrechtliche Ansprüche (insbes. die elterlichen Unterhaltsansprüche i.S. der §§ 143, 166) oder elterliche erbrechtliche Ansprüche entziehen oder beschränken.

[2] Siehe JWG, § 24; StGB. § 88 (2) Z.1; JGG. § 2. – Gerichtsgebühren: GJGebG. TP 8 Anm. 2 lit d.

[3] **Übergangsbestimmung:** KindG. Art. XVIII § 4: «(1) Ist die väterliche Gewalt nach § 176 ABGB in der bisherigen Fassung außer Wirksamkeit getreten, so gelten für die aus den familienrechtlichen Beziehungen zwischen Eltern und minderjährigen Kindern erfließenden rein persönlichen Rechte und Pflichten mit dem Inkrafttreten dieses Bundesgesetzes dessen Bestimmungen. (2) Eine gerichtliche Verfügung nach den §§ 171, 177 und 178 ABGB in der bisherigen Fassung gilt als Verfügung nach § 176 ABGB in der Fassung dieses Bundesgesetzes.»

°° **§177.** Ist die Ehe der Eltern eines minderjährigen ehelichen Kindes geschieden, aufgehoben oder für nichtig erklärt worden oder leben die Eltern nicht bloß vorübergehend getrennt, so können sie dem Gericht eine Vereinbarung darüber unterbreiten, wem von ihnen künftig alle aus den familienrechtlichen Beziehungen zwischen Eltern und minderjährigen Kindern erfließenden rein persönlichen Rechte und Pflichten (§ 144) allein zustehen sollen. Das Gericht hat die Vereinbarung zu genehmigen, wenn sie dem Wohl des Kindes entspricht.[1] [2]

(2) Kommt innerhalb angemessener Frist eine Vereinbarung nicht zustande oder entspricht sie nicht dem Wohl des Kindes, so hat das Gericht, im Fall nicht bloß vorübergehender Trennung der Eltern jedoch nur auf Antrag eines Elternteils, zu entscheiden, welchem Elternteil die bezeichneten Rechte und Pflichten künftig allein zustehen. Das Gericht hat vor dieser Entscheidung das mindestens zehnjährige Kind und erforderlichenfalls die Bezirksverwaltungsbehörde zu hören.

(3) Wird ein Elternteil, dem die bezeichneten Rechte und Pflichten allein zustehen, in der Weise des § 145 Abs. 1 erster Satz betroffen, so stehen diese dem anderen Elternteil zu.

[1] Vgl. JWG. § 24; GJGebG. TP. 8 Anm. 2 lit. d.

[2] **Übergangsbestimmung:** Kind G. Art. XVIII § 3: «Ist ein minderjähriges eheliches Kind nach Scheidung, Aufhebung oder Nichtigerklärung der Ehe oder bei nicht bloß vorübergehender Trennung seiner Eltern aufgrund einer gerichtlich genehmigten Vereinbarung seiner Eltern oder einer gerichtlichen Entscheidung einem Elternteil überlassen worden, so gilt dies mit dem Inkrafttreten dieses Bundesgesetzes als Zuteilung der elterlichen Rechte und Pflichten im Sinn des § 177 ABGB in der Fassung dieses Bundesgesetzes an einen Elternteil allein.»

Auszüge aus dem Strafgesetzbuch von Österreich

Zurechnungsunfähigkeit

§ 11. Wer zur Zeit der Tat wegen einer Geisteskrankheit, wegen Schwachsinns, wegen einer tiefgreifenden Bewußtseinsstörung oder wegen einer anderen schweren, einem dieser Zustände gleichwertigen seelischen Störung unfähig ist, das Unrecht seiner Tat einzusehen oder nach dieser Einsicht zu handeln, handelt nicht schuldhaft.

Unterbringung in einer Anstalt für geistig abnorme Rechtsbrecher

§ 21. (1) Begeht jemand eine Tat, die mit einer ein Jahr übersteigenden Freiheitsstrafe bedroht ist, und kann er nur deshalb nicht bestraft werden, weil er sie unter dem Einfluß eines die Zurechnungsfähigkeit ausschließenden Zustandes (§ 11) begangen hat, der auf einer geistigen oder seelischen Abartigkeit von höherem Grad beruht, so hat ihn das Gericht in eine Anstalt für geistig abnorme Rechtsbrecher einzuweisen, wenn nach seiner Person, nach seinem Zustand und nach der Art der Tat zu befürchten ist, daß er sonst unter dem Einfluß seiner geistigen oder seelischen Abartigkeit eine mit Strafe bedrohte Handlung mit schweren Folgen begehen werde.

(2) Liegt eine solche Befürchtung vor, so ist in eine Anstalt für geistig abnorme Rechtsbrecher auch einzuweisen, wer, ohne zurechnungsunfähig zu sein, unter dem Einfluß seiner geistigen oder seelischen Abartigkeit von höherem Grad eine Tat begeht, die mit einer ein Jahr übersteigenden Freiheitsstrafe bedroht ist. In einem solchen Fall ist die Unterbringung zugleich mit dem Ausspruch über die Strafe anzuordnen.

§ 24. (1) Die Unterbringung in einer Anstalt für geistig abnorme Rechtsbrecher oder in einer Anstalt für entwöhnungsbedürftige Rechtsbrecher ist vor der Freiheitsstrafe zu vollziehen. Die Zeit der Anhaltung ist auf die Strafe anzurechnen. Wird die Unterbringung vor dem Ablauf der Strafzeit aufgehoben, so ist der Rechtsbrecher in den Strafvollzug zu überstellen, es sei denn, daß ihm der Rest der Strafe bedingt oder unbedingt erlassen wird.

(2) Die Unterbringung in einer Anstalt für gefährliche Rückfallstäter ist nach der Freiheitsstrafe zu vollziehen. Vor der Überstellung des Rechtsbrechers in die Anstalt für gefährliche Rückfallstäter hat das Gericht von Amts wegen zu prüfen, ob die Unterbringung noch notwendig ist.

Auszüge aus dem Jugendgerichtsgesetz von Österreich

I. Hauptstück

Begriffsbestimmungen

§ 1. In diesem Bundesgesetz werden genannt:

1. Personen, die das vierzehnte Lebensjahr noch nicht vollendet haben, *Unmündige;*

2. Personen, die zwar das vierzehnte, aber noch nicht das achtzehnte Lebensjahr vollendet haben, *Jugendliche;*

3. mit gerichtlicher Strafe bedrohte Handlungen und Unterlassungen, die von Jugendlichen begangen werden, *Jugendstraftaten* und

4. Strafverfahren gegen Beschuldigte (Angeklagte), die zur Zeit der Einleitung des Verfahrens das achtzehnte Lebensjahr noch nicht vollendet hatten, *Jugendstrafsachen.*

Anm. Für die Einleitung des Verfahrens kommt es auf den Zeitpunkt des Einlangens der Anzeige bei Gericht an, uzw auch dann, wenn das Gericht nach § 33 nicht zuständig ist (ÖJZ-LSK 1976/67).

II. Hauptstück

Erziehungsmaßnahmen

Allgemeine Bestimmungen

§ 2. (1) Begeht ein Unmündiger oder Jugendlicher eine mit Strafe bedrohte Handlung oder Unterlassung und war zumindest eine der Ursachen hiefür seine mangelhafte Erziehung, so sind, unabhängig davon, ob er bestraft wird oder nicht, die zur Abhilfe erforderlichen und den Umständen angemessenen Verfügungen zu treffen, insbesondere nach den §§ 176, 177, 217 oder 254 des Allgemeinen Bürgerlichen Gesetzbuches oder nach den §§ 26, 28, 29 oder 31 des Jugendwohlfahrtsgesetzes.

(2) Die Verfügungen nach Abs. 1 sind, soweit gesetzlich nichts anderes bestimmt ist, aufzuheben, sobald ihr Zweck erreicht oder dessen Erreichung in anderer Weise sichergestellt ist oder wenn sich die Erreichung des Zweckes als voraussichtlich unmöglich erweist. Mit dem Eintritt der Volljährigkeit des Rechtsbrechers erlöschen alle noch aufrechten derartigen Verfügungen. Im übrigen kann die Entscheidung über diese Verfügungen aufgrund neuer Tatsachen oder Beweismittel jederzeit geändert werden.

IdF JugendstrafrechtsanpassungsG und BGBl 1977/403.

§ 3. Die Anordnung der Fürsorgeerziehung (§ 29 des Jugendwohlfahrtsgesetzes) ist neben der Verhängung einer einen Monat übersteigenden Freiheitsstrafe nur zulässig, wenn die Strafe bedingt nachgesehen wird (§§ 43 und 44 des Strafgesetzbuches).

IdF JugendstrafrechtsanpassungsG.

§§ 4 bis 8. Entfallen.

Entfall gem JugendstrafrechtsanpassungsG.

III. Hauptstück

Jugendstrafrecht

Strafunmündigkeit

§ 9. Unmündige, die eine mit Strafe bedrohte Handlung oder Unterlassung begehen, sind nicht strafbar.

Verzögerte Reife

§ 10. Jugendliche, die eine mit Strafe bedrohte Handlung oder Unterlassung begehen, sind nicht strafbar, wenn sie aus besonderen Gründen noch nicht reif genug sind, das Unrecht der Tat einzusehen oder nach dieser Einsicht zu handeln.

Anm. Die Fähigkeit, das Unrecht der Tat einzusehen und nach dieser Einsicht zu handeln, kann bei schweren Rechtsbrüchen eher erwartet werden als bei bloß leichten Gesetzesverstößen (ÖJZ-LSK 1975/78). Zum Wesen der sog Diskretions- und Dispositionsfähigkeit s auch Anm zu § 9 StGB. Die Unreife muß auf Umstände zurückzuführen sein, die die Entwicklung abweichend von der Norm ungünstig beeinflußt und bewirkt haben, daß die Vorstellungen von Recht und Unrecht, von sozialem und unsozialem Verhalten nicht genügend gefühlsbetont sind (ÖJZ-LSK 1975/58). Verzögerte Reife kann auch dann nicht zu einer Maßnahme nach § 21 Abs. 1 StGB führen, wenn sie einer geistigen oder seelischen Abartigkeit gleichzuhalten ist (EvBl 1977/75, JBl 1977, 101, ÖJZ-LSK 1976/154).

Besonderheiten der Bestrafung

§ 11. Für die Ahndung anderer Jugendstraftaten gelten die allgemeinen gesetzlichen Vorschriften, soweit im folgenden nichts anderes bestimmt ist:

1. An die Stelle der Androhung einer lebenslangen Freiheitsstrafe oder der Androhung einer Freiheitsstrafe von zehn bis zu zwanzig Jahren oder lebenslanger Freiheitsstrafe tritt, wenn ein Jugendlicher die Tat nach Vollendung des 16. Lebensjahres begangen hat, die Androhung einer Freiheitsstrafe von fünf bis zu fünfzehn Jahren, sonst die Androhung einer Freiheitsstrafe von fünf bis zu zehn Jahren. Das Höchstmaß und das Mindestmaß aller in den Strafgesetzen sonst angedrohten zeitlichen Freiheitsstrafen wird auf die Hälfte herabgesetzt.
2. Für die Einteilung der strafbaren Handlungen nach § 17 des Strafgesetzbuches und bei Anwendung der §§ 21, 37, 42 und 57 des Strafgesetzbuches ist nicht von den durch die Z. 1 geänderten Strafdrohungen auszugehen. Der § 41 Abs. 2 des Strafgesetzbuches gilt nicht für Jugendstraftaten.
3. Bei der Entscheidung, ob eine bedingte Strafnachsicht zu gewähren ist (§ 43 des Strafgesetzbuches), muß weder auf die Strafdrohung noch auf das Ausmaß der zu verhängenden Freiheitsstrafe Bedacht genommen werden.
4. In gesetzlichen Bestimmungen vorgesehene Rechtsfolgen treten nicht ein.

IdF JugendstrafrechtsanpassungsG.

Von Reinhart Lempp sind im Verlag Hans Huber u.a. folgende Werke erschienen:

Psychosen im Kindes- und Jugendalter – eine Realitätsbezugsstörung
Eine Theorie der Schizophrenie
1973, 211 Seiten, kartoniert

«Das vorliegende Buch bringt neue und interessante Gesichtspunkte zur Pathogenese kindlicher Psychosen, insbesondere der Schizophrenie. Richtet sich bisher die Diagnostik nach den psychopathologischen Befunden, wie sie aus der Erwachsenenpsychiatrie übernommen wurden, so bemüht sich der Verfasser um eine nosologische und ätiologische Klärung psychotischer Syndrome aus dem Verlauf der psychischen Entwicklung des Kindes. Der Verfasser geht besonders auf die Ergebnisse der modernen Schizophrenieforschung schweizerischer und amerikanischer Provenienz ein (Bleuler und Angst, Benedetti, Bateson, Jackson, Lang, Lidz und Wynne). Die Lemppsche Theorie der Realitätsbezugsstörung wird so in einen weiten Rahmen gestellt. Die klare und präzise Sprache erleichtert den Zugang sehr.»

Zeitschrift für Klinische Psychologie und Psychotherapie

Jugendliche Mörder
Eine Darstellung an 80 vollendeten und versuchten Tötungsdelikten von Jugendlichen und Heranwachsenden
1977, 227 Seiten, kartoniert

«Jugendliche Mörder sind Heranwachsende wie zahllose andere auch, die nie in ihrem Leben sozial oder gar kriminell auffällig werden. Nach Lempp sind es vielfach Täter, die in eine verhängnisvolle Situation hineingeraten, aus Gründen, die nur zum Teil ihrer Persönlichkeitsstruktur zuzuschreiben sind, und die dann extrem aggressiv reagieren.

Lempp hat dieses Buch sowohl für den Kinder- und Jugendpsychiater, als auch für den Jugendrichter, Jugendstaatsanwalt, Sozialarbeiter, insbesondere aber den Jugendgerichtshelfer und den Bewährungshelfer, den Kriminologen und Psychologen, den Polizeibeamten, den Strafvollzugsbeamten und nicht zuletzt für den interessierten Laien geschrieben.»

Kriminalistik